JCI评审攻略

100招提升医院质量与安全

STRATEGY OF ACCREDITATION

主　　编： 王建安

副 主 编： 陈正英　赵小英

执行编委： 陈正英　方　序　戴晓娜　周　权

编　　委：

梁廷波　游向东　黄　建　王　凯　项美香　金　玲　王惠琴　王华芬
李　伟　姚晓红　张秀来　陆新良　赵百亲　潘胜东　徐　翔　陆　群
陈昌贵　陆　艳　俞　剑　胡新央　徐　雯　兰美娟　张苏展　方　曙

光明日报出版社

图书在版编目（CIP）数据

JCI评审攻略：100招提升医院质量与安全 / 王建安主编. -- 北京：光明日报出版社, 2013.11
ISBN 978-7-5112-3742-2

Ⅰ.①J… Ⅱ.①王… Ⅲ.①医院－管理 Ⅳ.①R197.32

中国版本图书馆CIP数据核字(2013)第260044号

JCI评审攻略——100招提升医院质量与安全

主　　编：王建安

策　　划：赵　红　冯　蕾　　特约编辑：冯　蕾　汪兆平
责任编辑：张盈秀　　责任校对：李爱平
封面设计：龙　惠　　责任印制：曹　净
排　　版：李　平

出版发行：光明日报出版社
地　址：北京市东城区珠市口东大街5号，100062
电　话：010-67078241（咨询），67078870（发行），67078235（邮购）
传　真：010-67078227，67078255
网　址：http://book.gmw.cn
E-mail：gmcbs@gmw.cn　zhangyingxiu@gmw.cn
法律顾问：北京市天驰洪范律师事务所徐波律师

印刷装订：北京盛源印刷有限公司
本书如有破损、缺页、装订错误，请与本社联系调换

开　本：710×1000　1/16
字　数：380千字　　印　张：38
版　次：2013年11月第1版　　印　次：2013年11月第1次印刷
书　号：ISBN 978-7-5112-3742-2

定　价：98.00元

前言

为百年老院植入JCI基因

什么是好医院？

什么是好医院？怎样才能建设一所好医院？

从医，做管理多年，我常常从不同的角度思考这两个问题。

2009年，当了院长之后，这成了我每天都问自己的问题。浙医二院，这所我成长于斯，中间虽离开了十余载，最终又回归于斯的医院，与自己想象中的医学圣殿还是有一定的距离。

事实上，这家从广济医院发展而来、有着140余年历史的医院，是一所名副其实的百年名院。早在1911年，医院就引进了华东第一台X光机，并专门配备了自来水塔和发电机。在那个时代，自来水可能比现在的进口矿泉水还稀有，而X光机更可比拟今天的超大型设备。但是为什么医院要费尽心思地配备这些仪器和设施？这充分体现了一家好医院的超前意识和管理情怀，而这种意识和情怀，追根溯源就是“患者至上”的热情，它是医院不懈追求精湛技术、舒适环境和先进仪器设备的真正动力。这些老祖宗留给我们的宝贵财富支撑医院发展到今天。

然而，任何事物的发展都有起伏，在漫长的历程中，热情会慢慢地耗成惯性，思维上因循守旧，理念上人人自安，检查总是流于形式，服务常常本位主义，任何一家老医院都面临着或者曾经面临过类似的挑战。传统文化有时就像一只无形的大手，在它的笼罩之下，任何的突破与创新都显得步履维艰。

要破解老医院的斯芬克斯之谜，要让百年名院在新的历史时期内长出新枝、冒出新芽、开出新花，需要重塑一种文化，植入素质与品质的基因——当然，还需要一个好抓手。

我们选择的抓手之一就是JCI评审。

从百年名院到JCI：一路有多远?

选择JCI，并非是一蹴而就的冲动，而是深思熟虑的集体智慧。

2009年下半年，医院先后组织了多个批次、涉及全院中层干部的学习，去美国看世界最好的医院、去台湾看品质最棒的医院，在对比中，大家都有了深深地触动，也第一次对“好医院”有了直观、清晰的概念。

令我印象最深的是全院的中层干部第一次一起去台北医学大学附设万芳医院学习，大家在台北的小吃街上一边嚼着臭豆腐，一边你一言我一语地讨论着医院该如何改变，浑然不觉夜色已经越来越浓。每当想起当时的画面，都会让我特别感动。的确，浙医二院有着悠久的历史，太过辉煌的历史让大家有意无意地惯于一种自我陶醉。但当意识到差距的时候，大家进步的欲望还是非常强烈。改变就成了共识。

对话世界名院，需要一种“语言”，要迅速地知己知彼，快速地学以致用，我们想到了JCI标准。按照官方的说法，JCI标准是全世界公认的医疗服务标准，代表了医院服务和医院管理的最高水平，其目的在于促进医院的领导层、管理层及专业技术人员通力合作，不断提高医院的医疗质量和服务水平。换句话说，JCI标准，就是全球关于“好医院”的实践标准。

2012年10月，在医院第一次接受JCI Mock Survey的闭幕式上，我说过：JCI评审之于医院，无异于身心的“洗礼”，推动着思想、行为、方式的深刻改变。这确实是我们的有感之言。就如后来很多同行总是会问起，JCI标准虽好，可是如何能落地呢？这无疑是一个漫长而艰难的系统过程，一所老医院的改变尤是如此。

最根本的难题是人的思想转变。一个人的思想和行为方式的形成是潜移默化的，当他年轻时来到这家医院，他的所见所学正体现为今天的行为，然后他又会把这样的行为传递给现在的年轻人。我们所要推动的变革不是一阵风，一下到达理想的顶峰，再任由人们退回到山脚下，我们做的是持久战的准备。

首先要统一医院管理班子的思想。最初接触JCI评审，大家的第一反应是：为什么要JCI评审？医院已经那么忙了，干嘛还给自己找事？但是在若干次参观和学习后，在频繁的思维与观念的碰撞中，大家看到了有品质的服务、绩效、学科、团队……先是班子成员，然后是中层骨干，大家看了，比了，想了，触动了，慢慢地思想的禁锢被打开了。随后再由这些骨干向所有员工播撒“种子”，直至形成患者为先、追求品质的文化。

西方医院管理有一个理念：举全院之力为患者提供最佳照护（It takes a hospital to provide optimal care for patients）。这个“全院之力”，并不仅仅是指硬件上的投入。当然，品质的维持一定程度上需要硬件的及时更新，但更重要的是软件，包括思想的落地，流程的优化，制度的规范等等——而这些，才是整个变革中最难坚持但却是最核心的。

比如，对于很多地处市区的医院来说，停车难是挥之不去的“痛”。而对于一个院区面积仅有40余亩的医院而言，更是“痛上加痛”。尽管如此，2010年，医院还是毅然决定把院区内近300个车位全部无偿地让给病人，同时在医院附近租了一批车位给员工停车。虽然员工们车子停得稍微远了一点，但是病人们方便了。

以前，我们的专家介绍牌以及停诊信息都张贴在门诊楼内，晚上大门一锁，病人都看不到。国内大多数医院都是如此，大家习以为常，并不觉得任何不妥。但我们后来经过仔细观察发现，很多病人来自偏远的农村，他们字认不了几个，手机也不大会用，更不用说上网，为了挂一个专家号，他们从头一天晚上就在等，一直到第二天清晨，直到医院开门了，才发现想挂号的专家今天停诊。于是，我们把专家门诊信息牌移到了门诊大门对面的户外，还专门在顶端安装了一排灯，为的就是让病人随时都能看清楚。

我们医院的核心价值观是“患者与服务对象至上”，当我们判断一件事情该不该做、值不值得做，只要看它是否符合这样的价值观。比如医院给全院各科室标配除颤仪和抢救车，也曾有很多员工不理解，其中最直接的反对观点认为像内分泌科、皮肤科这类科室极少用到除颤仪，为什么也要配一台？但是当他们意识到即使只是多抢救了一位患者，生命的价值也远非几台除颤仪所能衡量的，员工们就变得容易理解了。

当然，“举全院之力”并不意味着奢华，就像寒冷的冬天，你给客人递一杯普通的暖茶，亦或奉上一杯上等人参泡的茶，两者成本可能天差地别，但给客人的感受却是差不多的。所以我们不会给病人上人参茶，但是我们会端给他一杯暖茶。或许这正是医学人文的意义，我们的品质不在于锦上添花，而在于雪中送炭，更胜者在于未雨绸缪。

事实上，在万芳医院的专家给我们辅导的过程中，开始时他们并没有信心能帮我们通过JCI评审，但直到一位细心的顾问看到一位医生为了抽根烟而跑到医院外面，他感觉到医院开始发生质的变化了。就因为这件小事，他对我说，他觉得这家医院可以改变。

分享，为了更大的进步

不管哪种语言的证书，它终有一个期限；但唯有改变，源远流长生生不息，最终可以细化为医院每一个环节“知一言一行”的和谐统一，领导团队与员工队伍的步调统一，医院发展与患者需求的内在统一，我想，这就是评审或者评鉴的精髓所在。

作为一所百年名院，面对改变，我们需要更多的坚定和坚持，在坚持的过程中，我们也曾彷徨，也曾经历几多阵痛，也曾历练几多蜕变。

我们希望把改变过程中的所思、所感、所悟全盘托出，奉献给所有同行，因为我们有一个梦想，希望大家都能变得更好、更有品质、更为和谐，从而形成整体的大环境更开放、更人性、更注重质量与安全，个体的进步才变得水到渠成且能持续深入。

我们深知，医疗的质量与安全就像一个陡坡上的球，一旦推着它向上的力变小了，甚或消失了，它就会无情地滚落。只有持续的推动力，才能让它不断地高举，这种推动力可能需要借助于外界的评审，但最终是来自医院内部的种种举措。唯一不变的是，要把这种对素质、品质的追求融入每个人的血液，植入成组织结构的基因。

王建安

2013年11月

目 录
contents

绪论 组织运筹迎评JCI 001—004

IPSG 国际患者安全目标 005—040

篇章序///005
患者身份如何辨识///006
无缝管理危急值///010
高危药品如何转“危”为“安”///015
Time out 杜绝错误///022
院感防控“手”当其冲///026
评估着手 降低跌倒/坠床致伤///032

ACC 医疗可及性和连续性 041—062

篇章序///041
如何应对国际性难题——急诊室滞留///042
面对突发群体伤：急诊室如何应对///048
“稀缺”的ICU资源如何合理使用///053
出入院标准一目了然///058

PFR 患者与家属的权利 063—090

篇章序///063
住院病人的隐私权///064
门诊病人的隐私权保护///069
家属权利亦不容忽视///074
学会尊重病人信仰///078
知情同意化解医患危机///082

AOP 患者评估 091—130

篇章序///091
病人评估大有文章///092
特殊人群 个性评估///097
营养评估如何“知行合一”///102

疼痛评估 全面实施///107
整体护理 依“计”行事///112
影像报告如何又快又准///118
检验标本 实时监控///122
临时医用耗材如何不断供///127

COP 患者服务

131—170
篇章序///131
病人有异 服务无别///132
高风险患者 享特殊关照///136
跨团队照护服务///142
急救医疗体系如何建立///147
专科护理 团队助威///153
化疗药物“严”管当头///159
临终照护折射人性关怀///164

ASC 麻醉和手术治疗

171—192
篇章序///171
规范开展中深度镇静治疗///172
麻醉诱导前评估///176
让患者远离围手术期疼痛///179
拧紧麻醉药品管理的安全阀///184
术前告知如何做到位///189

MMU 药物管理和使用

193—258
篇章序///193
建立完善的药品选供体系///194
杜绝冷链系统“断链”///200
化解自备药自理药隐患///206
规范化医嘱/处方如何开立///210
药品信息 自助查询///215
多管齐下审核医嘱处方///218
搭建高效的PIVAS平台///224
打造标准化药物标签///228
攻关单剂量药品调剂制///232
临床用药监测：医生的眼和耳///237

管理用药差错：从制度到文化///242
药物治疗的连续性和协调性///247
药事追踪 无招胜有招///252

PFE 患者与家属教育 259—268

篇章序///259
健康教育始于患者需求评估///260
健康教育：医护各司何职///264

QPS 质量改进与患者安全 269—332

篇章序///269
构建医院质量管理组织体系///270
指标监测促质量提升///276
运用RCA营造安全文化///283
灾害脆弱性分析评估风险///289
再造脑梗死患者溶栓流程（质量持续改进案例一）///295
病理标本全流程管控（质量持续改进案例二）///300
缩短术后留置导尿时间（质量持续改进案例三）///305
日间手术（质量持续改进案例四）///311
提速二级护理站（质量持续改进案例五）///317
抗菌药物术前使用重时机（质量持续改进案例六）///322
薪酬发放落袋为安（质量持续改进案例七）///329

PCI 感染预防与控制 333—366

篇章序///333
降低导管相关性血流感染///334
无菌医疗用品的统一管理///341
多重耐药菌感染如何防控///344
建筑施工 严防感控///352
降低空气传播疾病风险///358
院感培训不留死角///363

GLD 主管、领导和指导 367—416

篇章序///367
“领导访谈”：如何接招///368
医院委员会：有“章”可循///373

外包服务：放手不松手///381
临床服务 计划在先///387
医院伦理管理：找到“组织”///393
为经济活动套上预算的辔头///398
财务培训：“三步曲”建长效机制///405
合同签订的规范管理///410

FMS 设备管理与安全 417—476

篇章序///417
如何建立医院应急呼叫系统///418
如何确保全天候水电供应///424
FMEA降低医院火灾风险///432
建筑安全“顶”层设计///439
危险化学品化“险”为夷///446
有害废物管理 追求“零”风险///452
规范医院门禁系统管理///460
抢救车全院标配///465
医用冰箱如何“消灭”隐患///471

SQE 员工资格与教育 477—506

篇章序///477
岗位分析厘清岗位职责///478
“培训大学”高效运作秘诀///483
让医生拥有“阳光资质”///488
如何完善员工考核体系///493
把好员工建档关///497
志愿者也专业///502

MCI 交流与信息管理 507—544

篇章序///507
医院社区联动发展///508
跨团队协作促信息化提升///511
电子病历 分级授权///515
护理病历 无声胜有声///520
质量监测系统 重在数据整合///525

病人信息安全 步步设防///530
医学术语 缩写有规矩///533
如何确保病案号的唯一性///539

MPE 医学教育 545—574

篇章序///545
“玩转”医学专业教育管委会///546
“严”师才能出高徒///550
如何监管医学学员的医疗行为///555
始业教育塑专业品质///560
全面评估医学学员///564
住院医培训：教学相长///569

HRP 人体研究 573—594

篇章序///573
把关临床研究者资质///574
如何处理临床试验过程中严重不良事件///577
临床研究病历的特殊管理///581
临床研究药物：专库专管///585
临床研究如何知情同意///590

绪 论

组织运筹迎评JCI

质量与安全是JCI之精髓，关乎医院每一位病人、每一位员工、每一个角落和每一处细节。作为一所承载了140多年传统的百年老院，浙医二院要通过以先进管理理念为内核的JCI评审，长期的管理积淀固然是不可或缺的基础，而针对迎评工作的组织运筹也是成败的关键，它能在短时间内深化每位员工对质量与安全的理解，固化他们的质量与安全意识，并将其落实到点滴的工作之中。

在为迎接评审所进行的组织运筹中，如何构建层次清晰、职责分明的迎评组织架构是一项重中之重的工作。为此，医院召集不同层面会议，听取各方意见，最终达成共识：建立以医院评审领导小组为决策中枢、以评审工作小组为筹备和监督机构、以评审办公室为专职的日常协调和办事部门、以职能科室和章节组长为执行主导和以科室质量与安全管理小组为主线的迎评组织架构（见下图）。

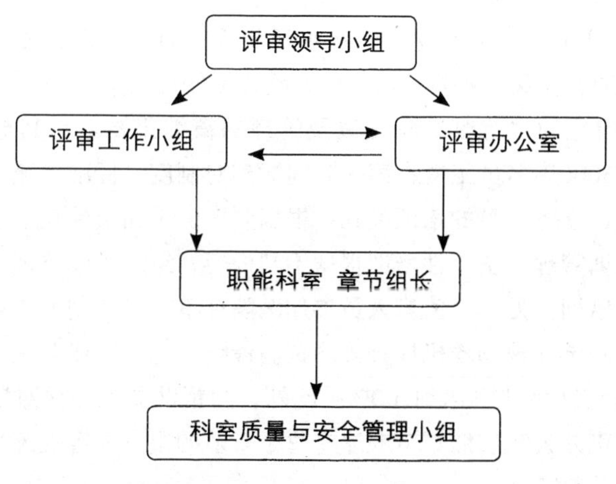

图 浙医二院迎评组织架构图

评审领导小组是JCI迎评工作的总指挥，负责对一些重大及疑难事项的决策。医务、护理和质量管理办公室主任和/或副主任组成评审工作小组，负责评审前期筹备、标准解读以及分工落实。第四版JCI评审标准有1300多条测量要素，各要素间相对独立又相互关联，为避免问题“孤岛”及“被遗忘”现象，医院专门成立JCI评审办公室，由常务副院长具体分管，抽调医务、护理、质管部门人员组建成8人专职团队，负责整个迎评工作的总协调、总策划，如计划评审进度，召集各章节组工作协调会，策划、安排追踪动线，总结追踪结果并督促改进，协调章节组之间问题，对难以决策事项提交评审领导小组决议以及模拟和正式评审日程安排等。科室质量与安全管理小组主要负责科室质量管理与安全工作，按照医院JCI迎评总进度，将各阶段总体目标分解为科室具体的计划目标，组织培训并督导科室成员认真执行标准，确立质量监控指标，运用PDCA、QCC等质量管理工具持续改进科室质量。

JCI标准是以章节的形式体现的。从2013年开始，JCI总部在全球首次启动JCI学术医学中心认证工作，在2008版的14个章节基础上新增了“教学与科研”两个章节内容，总计16个章节，浙医二院成为全球首家接受国际学术医学中心认证的单位。根据JCI评审标准设定特点，医院建立主参—责任人—协助人章节主导的工作模式，即以章节为单元的组长负责制：每一个章节由一名分管院领导作为主参，负责所属章节督查及疑难问题决策等；组长为章节责任人，人选根据章节特点及职能部门分管条块匹配确立。组长对章节所有测量要素负责，督查落实到位；因各章节有内容交叉，各章节由协助人配合责任人工作。

JCI对安全问题的“苛刻”程度以及管理的精细化要求是其他评审所没有的。为了让全院3000多名员工能在第一时间达到对制度、标准、流程的掌握，医院采取了全方位、立体交叉的培训模式。根据制度侧重面及受众面不同，进行全院和科室二级培训管理。全院性培训根据不同内容，组织集中培训、专场培训、专科培训等现场培训。另外，值班人员参加医院评审专栏“制度与培训”模块的学习并通过网上测试和现场随机抽查等测试。最终，总计完成全院性制度培训50多场，在岗人员制度培训率达到100%。此外，为帮助员工加深对制度的理解和把握关键点，评审办公室按照章节顺序将每个章节的重点内容提炼加工并整理成册，以供人手一册阅览。

JCI是以“符合”、“部分符合”、“不符合”来评价医院的。有制度没落实等于不符合。为了督查员工是否真正按照制度、流程去执行，医院成立Tracer小组，实时督查制度落实情况。Tracer小组成员由院领导、章节组长、职能部门以及临床相关人员5～6人组成团队，全院共分为6个Tracer组，以院领导为核心，按照评审办事先设定的访查动线，模拟JCI追踪方法学，对照标准定期或不定期进行现场追踪访查，评审办公室负责访查结果汇总、反馈和督促，落实不到位的内容列入下一轮追踪访查重点，半年时间共计Tracer 100多次。

（兰美娟）

读懂JCI

JCI（Joint Commission International）是医疗机构评审联合委员会国际部的简称，是TJC（The Joint Commission）的分支机构，用于对美国以外的医疗机构进行评审。JCI是全世界公认的医疗服务标准，代表了医院服务和医院管理的最高水平。JCI强调以患者为中心，强调医疗照护一致性，注重患者安全与持续质量改进，也是世界卫生组织认可的医院评审模式。2013年1月1日起，JCI启用新的评审标准用于对学术医学中心进行评审，新增医学教育（MPE）和人体研究（HRP）两个章节。

JCI评审采用追踪方法学，分医疗组、管理组、护理组、临床组等对医院的医疗、护理、教学、科研、管理、后勤服务等多个维度进行个案追踪和系统追踪，最大程度地发掘医院管理与医疗服务中存在的系统问题，提出改进建议，帮助医院实现患者安全与质量提升。

IPSG

国际患者安全目标

国际患者安全目标（IPSG）为JCI标准的第一章，其重要性显而易见。标准明确规定“所有通过医疗机构评审国际联合委员会的国际标准评审的医院，都应按照国际患者安全目标的要求执行”，其目的就是促进患者安全得到切实有效的改进。

本章节标准共6条，内容涵盖医疗护理质量安全的最核心环节，从身份核对到用药，从手术核查到感染控制，从口头医嘱到跌倒预防。同时，标准适用范围广，从门诊到病区，从医患、护患之间到医护之间，各个方面多个环节均有涉及。

本章节标准明确，但部分标准或要求对于中国大型公立医院的现状提出了很大挑战，如：全院唯一的患者身份确认方法、高浓度电解质不能存放在病房中、所有侵入性操作需进行time out、全体员工的手卫生依从性及所有患者（包括门诊）的跌倒风险评估等。我院经过近两年的不断努力，从标准制定到流程改进，从措施落实到反复稽查，最终达到JCI标准的各项要求。

有效地落实各项患者安全目标，确保标准、流程的执行力以及执行力的同质性，从强调医疗安全到强调患者安全，是医院管理理念的变革，是质量管理的深化，更是以患者为中心理念的具体体现。

001

患者身份如何辨识

一位首次来院就诊的患者在挂号时，挂号窗口工作人员会要求他出示身份证，为他建档，并给他分配一个唯一的病案号，在此后的就诊过程中，该号码就是患者的身份辨识码。同时，按照国际病人安全目标的要求，至少使用两种确认患者身份的方法（不包括使用患者的房间号或床号），于是，我院经讨论最终决定，至少使用患者姓名+病案号两种方式对患者身份进行确认，请患者本人或患者家属说出患者的姓名，再核对患者的病案号，确保患者身份信息准确无误。

目前医院的住院患者已全部采用统一腕带、PDA刷条码、问患者姓名的方式进行身份辨识；门诊患者的身份辨识经过多次改进后，最终也采取了和住院患者身份辨识相似的方法。唯一不同的是，住院患者佩戴腕带，而门诊患者是在患者门诊病历本上张贴患者身份信息标签，该标签中含有患者的身份信息条码，各部门可通过扫码器获取患者身份信息，核对患者身份，这样，就实现了全院使用统一的方式对患者进行身份辨识。

• 标准出处 •

国际患者安全目标（IPSG）1：准确确认患者身份。

• 难点分析 •

★患者就诊时如没有携带身份证，易造成患者身份信息录入不完整。

★门诊量过大，患者的每一个诊疗环节都需要对其进行身份核对。

★急诊抢救无名氏患者时的身份确认，以及意识不清、沟通障碍患者身份确认。

★患者不配合或遇特殊情况患者无法佩戴腕带（如全身大面积烧伤）时的身份确认流程。

● 制定标准与操作流程 ●

在诊疗活动中，医务人员要严格核对患者身份，确保正确的治疗在正确的时间、依正确的途径给予正确的患者。所有相关工作人员均须正确核对患者身份；患者或其代理人应协助医护人员正确核对患者身份。

辨识方式、工具和时机

至少同时使用患者姓名和病案号等两种以上的方式，核对患者身份。辨识工具包括显示有患者姓名和病案号信息的腕带、门诊病历本信息标签、各种表单或电脑信息系统等。在对患者进行问诊、给药、标本采集、检验、检查、输血或血制品、治疗、侵入性操作、手术、发特殊饮食之前，以及患者转交接时都需要进行患者身份识别。

操作流程与方法

1. 门诊患者

医务人员在为门诊患者提供医疗服务时，需核对承载有患者姓名及病案号的门诊病历本、各种表单或电脑信息系统等。

针对患者没有带身份证就诊的习惯，制定相应的制度《制卡流程和管理》，规范挂号人员的操作，对于无法提供患者本人身份证或其他有效证件的，可凭患者填写的完整信息单和门诊办公室的签章进行制卡。门诊办公室有专人负责补录患者的身份信息，确保所有就诊患者信息的准确、完整。

考虑到门诊量大，我们采用信息化手段来提升核对效率。患者首次来我院就诊挂号时，挂号窗口工作人员需核对几项要素进行制卡，包括身份证号、姓名、性别、出生年月、职业、联系电话和地址。挂号人员需正确分配患者的病案号，打印出信息标签，并将信息标签粘贴在患者门诊病历本的右下角。为了提高身份辨识的效率和准确性，我们在门诊检验系统安装了扫码器，通过刷取患者病历本上的信息标签条码，再询问患者姓名，实现更精准、更快捷的患者身份核对。

2. 急诊患者

医务人员在为急诊抢救室患者提供医疗服务时，须核对承载有患者姓名及病案号的腕带、病历本、各种表单或电脑信息系统等；医务人员在为急诊诊间患者提供医疗服务时，须核对承载有患者姓名及病案号的病历本、各种表单或电脑信息系统等。

对于身份不明的急诊患者或无自主意识的急诊患者，以无名氏1、2……表示姓名，由急诊分诊台手工分配临时病案号，待患者身份确定后再更改患者信息，该病案号正式入库。

3. 住院患者

医务人员在为住院患者提供医疗服务时，须核对承载有患者姓名及病案号的腕带、各种表单或电脑信息系统等。

4. 无法交流沟通的患者

有代理人在场时，须请在场的代理人陈述患者的姓名，并根据操作环节核对显示有患者姓名和病案号信息的腕带、病历本、各种表单或电脑信息系统等；无代理人在场时，医护人员须严格核对辨识工具上面的姓名和病案号，确保正确的操作给予正确的患者。

• 典型案例 •

PDA扫描识患者

患者张某，护士遵医嘱给予静脉输液。药剂科将配置好的含有身份信息条码的输液袋运送至病房，护士持输液袋等输液用品，携PDA至患者床边给药，给药经过如下：

护士询问：您叫什么名字？

患者回答：我叫张某。

护士协助患者出示腕带，用PDA扫描患者腕带及输液袋，只有两者吻合，才能正常扫描，否则PDA将发出"滴滴"的报警声，提醒护士身份核对异常。当身份核对正常之后，护士再给予给药、健康教育等护理工作，确保正确的药物给到正确的患者，同时还能及时记录给药时间。

在扫描过程中，信息匹配用的就是患者的姓名和病案号，由于患者病案号在院内是唯一的，因此能最大限度地防止身份辨识错误的发生。用这种方法进行身份核对，只要在操作前给予扫描，就不会出错。

• 改进成效 •

全院员工均已熟知患者身份辨识流程，并采用PDCA的方式进一步提高患者身份辨识操作正确率（见图1）。

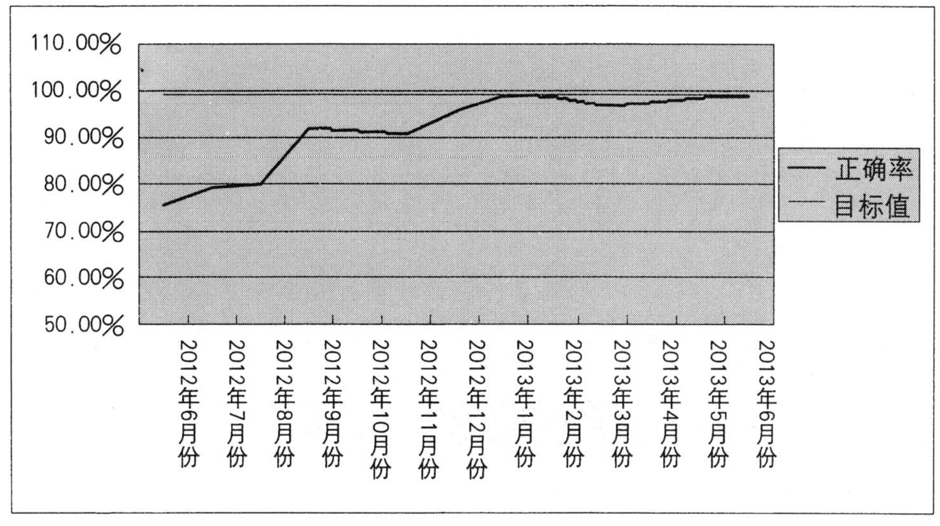

图1　2012年6月～2013年6月患者身份辨识操作正确率

● 招式点评 ●

针对国际患者安全目标（IPSG）的相关要求，我院总结出一系列患者身份辨识的注意事项，譬如严禁以床号作为辨识方式；以主动问答的方式进行患者姓名的核对；患者进入病房/抢救室时，护士与患者/代理人核对无误后为患者佩戴腕带，再予以操作；对于拒绝佩戴腕带的患者，医护人员须加强宣教，了解原因，告知腕带的作用与重要性。对于四肢烧伤无法佩戴腕带的患者，可将腕带粘贴在胃管上，每次操作、给药等诊疗活动前正确核对患者身份。

患者身份识别管理，最重要的还是要树立患者安全目标，在全院范围内得到落实。质量管理办公室每月收集监控指标，动态监测执行情况，不断采取有效措施，持续完善。当然，这一过程中信息化的参与必不可少，它有助于提高身份辨识操作的准确性和员工的依从度，保障患者安全。

（戴晓娜　李毅）

002 无缝管理危急值

一位住院病人血常规检查结果血钾2.2mmol/L，濒临生命危及状况，急需报至主管医生，给予患者必要的医疗干预措施。

这种情况在医疗行业称为“危急值”，也叫紧急或警告值，指的是当出现这样的检验结果时，患者可能正处于生命危险的边缘。此时，临床医师如能及时得到检验信息，迅速采取有效的治疗措施，就可能挽救患者生命。实现危急值的无缝管理不仅是JCI评审的指标要求，更是维护患者医疗安全的重要体现。

• 标准出处 •

国际患者安全目标（IPSG）2：促进有效交流。

测量要素1：接收者要复读所记录的完整的口头和电话医嘱或检验结果；

测量要素4：有制度或程序确保在口头或电话医嘱下达时，能进行准确交流。

患者评估（AOP）5.3.1：有危急值报告流程。

测量要素1：各方协作制定危急值管理流程；

测量要素2：定义各检验项目的危急值范围；

测量要素3：定义危急值的报告方和接收方；

测量要素4：明确在病历中需记录的内容；

测量要素5：监督危急值报告的依从性，并通过监督结果调整流程。

难点分析

★标准不统一

20世纪90年代中期，中国开始接受“危急值”概念，2007年起原卫生部将危急值报告列入患者安全目标（2007年目标4、2008年目标4、2009年目标6），要求各级医疗机构根据实际情况，制定适合本单位的危急值项目和危急值报告制度，对危急值报告项目实行严格质量控制并能提供咨询服务。原卫生部等级医院评审标准实施细则（2011版）亦对危急值报告提出明确要求。

尽管危急值报告已有40年历史，但由于检测系统、方法学、患者人群、临床认知与临床能力等的差异，一直未能实现标准化，诸如危急值项目如何确定、危急值报告期限如何确定、危急值识别及报告路径的优化等。

★危急值管理联动机制不足

危急值自报出到医生给予救治整个过程涉及到检查工作人员、送检工人、护理人员、主管医生、门诊办公室工作人员等，涉及范围广、交接程序复杂，因此难以形成全院性的联动机制，将检验科、病理科、放射科等检查科室，以及护理管理、后勤管理、医务管理等部门的相关科室有效关联，形成有效的无缝管理。

★危急值流程粗放、不智能

传统的危急值报出是通过电话寻找主管医生，浪费人力及宝贵的救治时间，一旦有多项危急值出现，势必造成部分患者救治的滞后。危急值报告流程粗放，临床与检查科室信息共享及信息的实时传输功能缺少，是临床危急值无缝管理的瓶颈。

制定标准与操作流程

院科两级管理构建全院联动

为建立全院危急值联动机制，有效推动危急值管理工作，医院分院科两级进行危急值报告管理，形成全院性联动机制。具体工作由医务部牵头，组建实验室管理委员会，吸纳检验科、放射科等检查科室、护理管理部门、后勤管理部门等相关科室，明确分工及作业，提高危急值报告管理的效率。与此同时，按照院科两级具体落实联动机制：在医院层面，制定《危急值报告制度》，明确危急值报告流程、职责及具体操作事务；制定《危急值报告接收制度》明确各病区护士接收到危急值后的工作内容。科室层面制定《临床检验手册》、《病理标本运送》等制度规范标本接收前质量控制，制定《危急值管理程序》，明确发现危急值后检查科室具体操作规程。通过院科两级管理制度的建立形成危急值质控、报告、处置联动机制，形成闭环沟通。

标准化危急值报告流程

在调查分析危急值报告流程的基础上，将现行作业方法的每一操作程序和每一动作进行分解，形成一种优化作业程序——《危急值报告制度》。通过《危急值报告制度》使员工清晰了解到自己的职责、作业流程及操作内容，达到准确、一致、高效、省力的作业效果。特别是结合宣教与追踪访查之后，更能有效促进工作的开展，达到制度/流程在整个医院实施的一致性和稳定性。

评估危急值项目及范围

危急值是医学决定水平中的一个“阈值”，但医学决定水平不等于都是危急值。我院在制定危急值项目及范围时，充分发挥实验室管理委员会功能，由委员会召集各相关临床科室进行探讨，参照国内、外生命指标范围，寻找相关期刊、研究报告、论文等文献资料，结合学科特殊案例，在过去一年全院危急值分析报告的基础上共同商定，同时考虑到国内的评审要求，拓展危急值项目和范围，最大范围保证患者安全。危急值的项目和范围还必须每年进行一次有效性评估，通过回顾上一年度的危急值项目报告情况及临床意见，适当进行调整。

信息技术优化流程

危急值虽然项目多、数量大、工作量繁重，但必须做到精确、无误。检查人员电话报病区所采取的双人核对、记录的方法存在记录、传话上的隐患。为优化危急值报告流程，提高报告准确性、及时性，我院采取的是电子病历提示框以提醒危急值的方法。检查科室建立的实验室信息系统(1aboratory information system，LIS)能够自动搜索并显示项目的危急值，一旦检查人员确定危急值，给予审核后，系统会通过信息平台发送至医生和护士工作站，并跳出信息提示框（住院号、姓名、危急值项目等），等待医护人员查收。危急值被点击查看后记录所有的联系情况（包括报告时间、接收者、结果等情况）。

• 典型案例 •

血液检查危急值管理

当患者血液检验结果出现下述危急值时，医护人员将根据不同情况按照危急值流程进行处置（见表1、图1）。

• 改进成效 •

形成危急值无缝管理。在明确危急值项目和范围的基础上，由医务部牵头，实验室委员会管理，吸纳检验科室、护理管理部门、后勤管理部门等相关科室，建立全院性联动机制，有效提高了危急值报告效率。

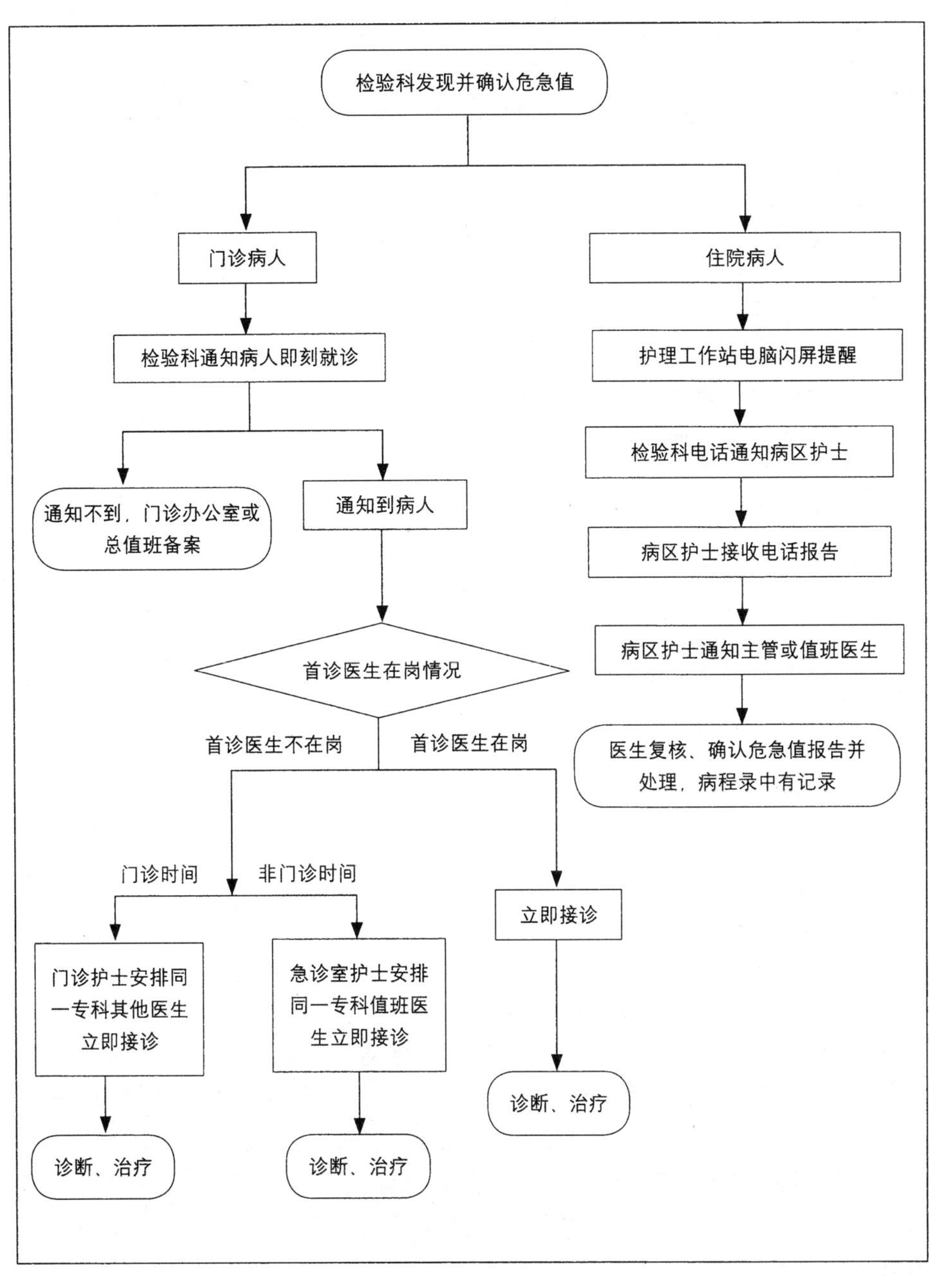

图1　检验科危急值处置流程图

表1 血液学检查危急值项目及范围

序号	检查项目	单位	低于	高于	备注
1	**白细胞计数**(WBC)	10^9/L	2.0	50	首诊病人或特发性减低
2	血小板计数(PLT)	10^9/L	20 10（血液科）	---	首诊病人或特发性减低
3	血红蛋白(HGB)	g/L	60	---	首诊病人或特发性减低
4	凝血酶原时间(PT)	S	---	50.0	或INR≥3.0
5	中性粒细胞计数(NE)	10^9/L	0.5	---	
6	活化部分凝血活酶时间(APTT)	S	---	100	
7	血浆纤维蛋白原(FBG)	g/L	0.6	---	
8	血糖(GLU)	mmol/L	2.8	22.4	空腹血糖或随机血糖
9	血钾(K)	mmol/L	2.8	6.2	
10	血钠(Na)	mmol/L	120	160	
11	血钙(Ca)	mmol/L	1.5	3.25	
12	肌钙蛋白(Trop-I)	ng/ml	---	2.0	首诊病人或首次增高
13	血液(pH)		7.20	7.60	
14	血液(pCO_2)	mmHg	20	80	
15	血液(pO_2)	mmHg	40	---	

● 招式点评 ●

危急值无缝管理实施的关键在于联动机制及信息化的落实。通过联动机制将医、护、勤、技各方面串联，形成危急值应急处理团队，一旦发现危急值，整个团队将全力以赴、争分夺秒为患者争取救治时间。另一方面，信息化的实现对于推动危急值无缝管理具有跨越性的意义。通过智能的筛选、信息的实时传输与提示，不仅降低了医院的人力、物力，更节省了患者救治时间，有效地保障了患者安全。此外，危急值报告流程的宣教也非常重要。每一位医技人员、医生、护士均可能接触到危急值，其中任何一个环节或人员的执行不力都会影响危急值制度的有效性。医院应加强危急值重要性及报告流程的宣教，提高知晓度，降低危急值报告盲点。

（马戈 张秀来）

003 高危药品如何转“危”为“安”

当某种药物使用错误时，会有很高风险引起明显的患者伤害，这样的药物就是高危药品（High-alert medications）。这是美国安全用药实践研究所（Institute for Safe Medication Practices，ISMP）对高危药品的定义。ISMP是对医疗机构和患者提供有关安全用药实践教育的一个非盈利机构。JCI特别关注高危药品的管理，全面评审医院对高危药品的管理和实施细则，从选择与供应、储存、医嘱、调剂（医嘱审核、调配、核对）、发药、给药和监测各个环节严格考量具体管控措施。JCI对于高危药品的定义除了国际标准的定义外，还广义地推广到外观极相似或读音相似的药品。

标准出处

国际患者安全目标（IPSG）3：促进高危药物安全管理。

测量要素1：多部门协作制定制度或程序，规定高危药物的确认、使用的地点、标识和储存的方式；

测量要素2：贯彻执行该制度或程序；

测量要素3：高浓度电解质不能存放在病房中。除非临床上需要备用，则应有制度规定这些备用部门采取预防措施，防止误用；

测量要素4：高浓缩电解质存放在病房中必须使用明显的标识，按要求存放，并适当限制其可及性。

药物管理和使用（MMU）3：正确、安全地储存药物。

测量要素：高浓度电解质药品不能储存在病房，除非病房需要。储存在病房的时候要有相应的安全措施以预防给药上的疏忽。

药物管理和使用（MMU）4.1：医院规定完整的医嘱或处方要素，及使用可接受的各种医嘱类型。

测量要素：对看起来或听起来名字相像的医嘱药物要有特殊的警示或程序。

● 难点分析 ●

★药房储存和发出的每一种高危药品需要有相应的专用标记。这将极大地增加药房的工作量。

★医护人员如何直观地知道手中处理的药品是否属于高危药品？而不是需要去网络上和表格上去查询。

★一些特殊高危药品的给药需要双核对机制，如何呈现双核对操作？如何让核对过程可追溯？

★开高危药品医嘱时是否考虑可测量目标？高危药品给药后如何监测用药后的反应？哪些情况下护士需将监测结果呈报医生？

★监护室是否要取消高浓度电解质注射液？紧急情况下需要使用氯化钾注射液时怎么办？静脉用药调配中心和病区药房的药物调剂和配送是否能满足临床需要？

★病区原来储备的高危药品种类和数量是否需要减少？临床紧急情况下需要使用时，医院现有的药物配送系统是否可以保证？

● 制定标准与操作流程 ●

高危药品管理制度制定的背景

在2010年6月前医院在高危药品管理方面存在以下问题:

1. 没有高危药品的全院性目录。

2. 病区护理单元存放大量高危药品。

3. 高危药品的医嘱没有明显标识。

4. 护士不清楚什么是高危药品。

5. 部分特殊高危药品的给药没有做到双核对机制。

6. 高浓度电解质在病房有储备，未经稀释的氯化钾注射液也在病房出现和储备，病人床头柜里也有氯化钾注射液（口服补钾用），存在极高风险。

7. 氯化钾注射液未经稀释发往病房，同时没有做到单剂量调配。医院曾经发生一起严重的不良事件。某病区护士在给药时发现注射时病人大叫痛，改变注射部位后仍旧喊痛，护士突然想到一个问题，跑到护理单元检查空安瓿，吓得要命。原来护士拿40ml氯化钾注射液去稀释头孢米诺钠2g，氯化钾注射液与氯化钠注射液配错了。所幸没有将错误的配液给予病人，不然会导致死亡事件。

医院制定了《高危药品管理制度》、《高浓度电解质药品管理制度》和《相似药品管理制度》，将高危药品管理列为医院2012年九大安全目标之一。

高危药品管理

药剂科负责高危药品目录的及时更新，及时将药品信息告知临床，促进临床合理应用。药库和各调剂部门的高危药品需专柜存放，并标红底白字（药品名）标识；除麻醉药品、第一类精神药品及抢救车药品外，各护理单元原则上不建议存放高危药品。如确需存放，需要备案，并严格按照高危药品管理，如专柜存放、红底白字（药品名）标识。发往病区的高危药品应在药品标签上注明“高危药品”，且标志要明显易辨。

开具高危药品的处方（医嘱）需要慎重，应保证处方适宜性，避免处方环节造成临床用药的失误。医生需要注明可测量目标，例如，在开具静脉用胰岛素时需要开具微量法血糖监测、控制血糖范围值，以便于护士及时将监测结果报告给医生。

高危药品的调配要实行双人复核，确保发放准确无误，避免调配环节的临床用药失误发生。静脉用胰岛素、静脉用肝素、化疗药物、麻醉药品和第一类精神药品的给药应执行双核对制。给药前在病人床边进行核对，核对者应通过PDA输入自己工号和密码，以便于双核对过程的可追溯。同时需在药物标签上签字。

高浓度电解质注射液

药剂科负责制定高浓度电解质注射液的目录和使用中特殊注意事项，品种包括25%硫酸镁注射液（10ml）、10%氯化钾注射液（10ml）、10%浓氯化钠注射液（10ml）、10%葡萄糖酸钙注射液（10ml）、复合磷酸氢钾注射液（2ml）。

高浓度电解质注射液的存放要求：药库需专区存放，并标高浓度电解质专用标识；各护理单元不得储备高浓度电解质注射液（抢救车内备用的葡萄糖酸钙注射液除外）。

高浓度电解质注射液的处方：开具处方（医嘱）需要慎重，应保证处方适宜性，严把禁忌证，避免处方环节的临床用药失误发生。药剂科有口服氯化钾片和氯化钾缓释片提供，不建议高浓度氯化钾注射液和高浓度氯化钠注射液口服或鼻饲给药，以保证药房不发放未经稀释的氯化钾注射液和浓氯化钠注射液。

高浓度电解质注射液在调配时，必须实行双人核对，确保发放准确无误，避免调配环节的临床用药失误发生。所有高浓度电解质注射液由药剂科统一稀释调配。高浓度电解质在给药时需注意滴速。对于稀释后高渗的电解质输液，参照静脉输液通路选择的临床路径，尽可能采用中心静脉给药或PICC给药。采用预配含氯化钾静脉输液(ready-to-use)的方式向临床提供ST医嘱的氯化钾静脉输液。经过稳定性考察发现预配氯化钾静脉输液在室温下可放置7天。协定处方内容见表1。药剂科负责对科室储存的高浓度电解质实行统一管理，每月一次到所有科室检查。药剂科负责组织相关培训。

表1　氯化钾静脉输液协定处方

预配氯化钾静脉输液（0.2%）	10%KCl注射液10ml+0.9%氯化钠注射液500ml
预配氯化钾静脉输液（0.3%）	10%KCl注射液15ml+0.9%氯化钠注射液500ml
预配氯化钾静脉输液（3%）仅供微泵给药	10%KCl注射液15ml+0.9%氯化钠注射液35ml
预配氯化钾静脉输液（3%，葡萄糖稀释）仅供微泵给药	10%KCl注射液15ml+5%葡萄糖注射液35ml

相似药品

相似药品指的是外形相似、读音相似、同一通用名高低剂量的产品，包括不同药品但包装相似、不同药品但名称或读音相似、同一药品不同规格但包装相似、同一成份但不同剂型。相似药品管理的作业内容：

1. 药剂科药库保管员验收新药或已有药品时，若发现有相似药品应统一拍照。各调剂部门若发现有其它相似药品，应及时与药库联系，做好药品数据库的维护。对相似药品储存位置贴上“相似药品”警示标签（黄底黑字）。根据照片和文字统一印刷“相似药品”警示标签。及时更新相似药品目录，并在院内信息网公布。

2. 医生开具医嘱时须仔细，避免相似药品有关的药物选择错误、用法用量错误。护士做好自己部门的药品管理工作。给药时须仔细，避免相似药品有关的用药差错和近似错误。

3. IT中心负责建立相似药品医嘱标识模块（具体品种维护由药剂科完成）。相似药品药物医嘱开具应有相应的警示。

• 典型案例 •

门冬胰岛素的风波

2011年8～9月医院连续发生6起门冬胰岛素和门冬胰岛素30相似药品混淆的用药差错，其中1起为药师调剂错误，3起为护士交叉给药错误，1起为医生医嘱错误。药剂科病区药房立即展开了PDCA改进。

原因分析

这两种规格的药品为同一公司产品，药名和包装极其相似，容易造成混淆；两种药品的摆放位置比较接近；药房调配和核对人员由于工作量大，没有仔细核对发放清单和药品实物；8～9月份新职工刚参加工作，医院对药师和护士有关相似药品和高危药品管理制度的培训还不够到位。

干预措施

1. 加强员工的培训和考核；要求调配药品一定要仔细核对名称（包括商品名和通用名）、规格等信息；

2. 更改药品名称，药品名称前加附注，即改成(诺和锐30 蓝色)门冬胰岛素30针、(诺和锐 橙色)门冬胰岛素针；名称上标有对应包装的颜色，可以直观的区分（见图1）；

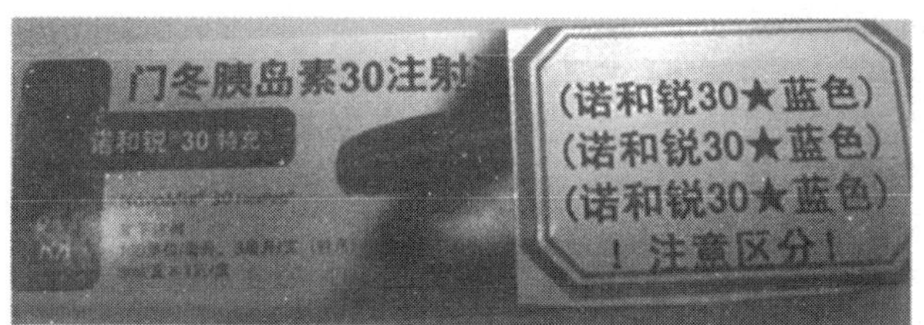

注：标签上注明蓝色，与原包装的蓝色相呼应，标签上的文字与原包装上的文字相互核对，杜绝了该品种与门冬胰岛素注射液的混淆差错。

图1 门冬胰岛素30药品外包装的明显标识

3. 调整药品摆放位置：将两种药品分开摆放，并提高到上层药架，药品摆放位置与人眼水平线接近，使其区别更加显眼；

4. 在门冬胰岛素30针包装上再粘贴有明显区别的红色标签；

5. 采取心理干预措施，将这两种药品在药品领药清单上的位置排序调整到最顶部；

6. 增加了“差错提示单”：将差错以书面的形式通知当事人，当事人阅读签名后保存备案。

干预效果确认

2011年9月26日之后医院再无发生两者混淆的用药差错，做到了零发生。

• 改进成效 •

医院在2010年6月发动第一次高危药品管理的PDCA，成果包括：大幅度减少高危药品储备数量，全院高危药品统一标签，部分药品的给药实行双核对，药师调剂时必须实现双核对，取消高浓度电解质注射液在普通病房的储备。

2012年6月发动第二次高危药品管理的PDCA。

监测期限为2012年6月–10月。评估频率为每月一次。数据来源：病区药房备份的各部门储备药清单、现场检查资料。

计划（Plan）：成立小组，小组成员包括医务部、药剂科、护理部、IT中心。进行现状调查和原因分析。主要拟采取方法: 行政干预、流程优化和信息支持。

实施(Do)：调整高危药品储备药的目录（种类和数量）；临床急用时以ST医嘱形式开立医嘱；应用预配静脉氯化钾输液的方式。取消10%氯化钾注射液和10% 氯化钠注射液的口服用法；病区药房发出的高危药品以单剂量调配形式，并有明显标识；培训；每月一次药师对药房外药品的检查；对医护人员高危药品管理与使用知识的了解程度进行追踪检查。

检查（Check）：成效显著。临床科室的反馈基本满意，没有收到因为本项PDCA所导致的不良事件（见表2）。

表2 高危药品管理质量改进效果确认

指标	干预前	干预后
高危药品注射剂在病区的储备药品种数（种）	32	11
高危药品注射剂在病区的储备药品的数量（支）	1592	253
高危药品口服药在病区的储备药品种（种）	4	3
高危药品口服药在病区的储备药数量（片）	97	37
10%氯化钾注射液是否在病房出现	可能	零出现
监护室是否储存高浓度电解质注射液	是	否
高危药品的正确标识率	90%	100%
是否存在多个患者拼用一瓶胰岛素	是	否
静脉用胰岛素、静脉用肝素、化疗药物和麻醉药品、第一类精神药品的给药是否实行双核对	否	100%实行

处理（Action）：持续监测数据和临床执行情况。进一步改善空间：高危药品医嘱开具时规范可测量目标的确定和记录，以及跟踪检查给药后监测情况。

静脉用药调配中心进行了相似药品管理的PDCA，监测项目为临时医嘱相似药品内差差错率。改进方案包括，建立相似药品相关的一些机制、制度及培训资料等，如：相似药品目录、相似药品目录准入制度、新进药品预警机制、相似药品差错预警、积分绩效考核、增设退药环节的核对机制等。对相关人员进行各类相似药品培训并严格考核后方能从事相关作业。鼓励员工参与相似药品的管理、流程、维护等工作，激励个别表现优秀的同志，如评选每月积分绩效考核之星。建立相似药品摆放库位、标示、电脑显示及排序等标准流程。监测时间：2011年起至2012年第一季度。PDCA的成效：相似药品相关的内差从2011年的70起/月下降到2012年第一季度的23起/月。

• 招式点评 •

高危药品的管理与使用为JCI必查的内容之一。假如出现扣分，则JCI评审将一票否决。因此，医院需高度重视制度的制定、落实、追踪和持续质量改进。坚决放弃侥幸心理，加强流程管理和信息技术的应用。JCI评审时往往会找一个高危药品例如静脉用肝素或胰岛素作为对象，从药品储存、医嘱、转录医嘱、医嘱审核、调配、核对、配置、发放、给药、监测等各个环节进行系统追踪。JCI评审委员会抽查医生、药师和护士，进行访谈，实地考察各环节的管理。在具体落实高危药品管理制度和高浓度电解质管理制度中，需要注意临床医生、护士和药师的沟通，放弃本位主义，务实做好药品从医嘱开立到药品配送各环节的流程优化，确保不影响临床治疗。

（周权 潘胜东）

004

Time out　杜绝错误

为保障患者安全，患者手术前需进行短暂暂停（Time out），核对患者相关信息以减少医疗隐患。然而Time out在国内尚属新鲜事物，如何开展术前Time out？需要核查哪些内容？如何切实在全院推行？这些问题是准备评审前必须考虑的重点工作。

● 标准出处 ●

国际患者安全目标（IPSG）4：确保正确的病人、正确的部位、正确的操作/手术。

测量要素2：医院采取核对表或其他术前核对方式，以确保正确的手术部位、正确的手术程序、正确的手术病人，及完整的病历资料和需要的设备都准备就绪，设备到位并能正常运用；

测量要素3：整个手术团队要在手术/操作即将开始前进行“Time out”，并记录；

测量要素4：制定制度或程序提供相同的流程以确保手术部位正确、手术程序正确、手术病人无误。手术室以外的医疗或牙科操作也应包括在内。

● 难点分析 ●

★手术新定义。

传统手术的定义是指以刀、剪、针等器械在人体局部进行的操作，是外科的主要治疗方法，俗称“开刀”；JCI标准将其定义为通过诊断或治疗性切除、修复、植入等方法来查明或治疗人体疾病、功能紊乱的各类操作，手术范畴有了扩大，除涵盖传统手术外，纳入胃镜、肠镜、口腔拔牙等操作。如何定义手术直接关系到医院后续核对工作决策，是按照传统定义还是与国际接轨成为Time out工作开展的首要难点。

★核查标准无据可依。

Time out系手术前的短暂暂停，在国内没有针对该项工作的专题研究。可以参考的国内标准仅有中国医院管理协会提出的手术安全核查中术前核查内容，但也仅诊断传统意义上手术。对于胃镜、肠镜、拔牙等方面的核查标准国内暂无可参考依据。如何制定Time out核查标准是继手术定义之后又一难点。

★工作落实难。

Time out是手术检查工作的新开展项目，对于保护手术医患双方安全有很大好处，但新工作的引入势必造成临床工作的增加以及医疗人员对于该项工作的抵触，如何能够在全院快速推动Time out工作，形成有效的手术安全体系是开展此项工作的重中之重。

制定标准与操作流程

明确手术定义

围绕JCI定义，向国内权威医疗机构管理学会、医疗机构咨询，得知现有的手术定义基本趋向国际标准，特别是在近年国家相关病历培训上，也趋向于将手术范畴拓展。为此我院决定采用JCI定义：通过诊断或治疗性切除、修复、植入等方法来查明或治疗人体疾病、功能紊乱的各类操作。重点关注以下几个方面的内容：部位易发生错误、需中重度镇静/麻醉下实施、易发生严重并发症、其它。

制定核查流程

根据手术定义制定手术室内（手术）、手术室外（操作）Time out核查流程。手术室内Time out由主刀发起，手术室内所有人参与，Time out作业内容包括身份确认、诊断、手术名称、手术部位。手术室外手术Time out由操作者负责实施。操作者、麻醉师（如有）和护士以口头方式确认病人姓名、操作部位、操作方式和人员、仪器设备准备情况。

加强宣传

Time out的实行对临床工作有巨大的影响，为了提高Time out的可操作性和临床医务人员的可依从性，我院通过三种方式进行宣传：制作Time out标准操作录像，组织全院会议共同观看学习，并将录像放置院内办公网，方便全院员工日常加深学习；制定Time out展板标明操作要点，放置于涉及需Time out处；通过院内专项培训、院周会、全院医师大会等集体学习的形式进行宣教。

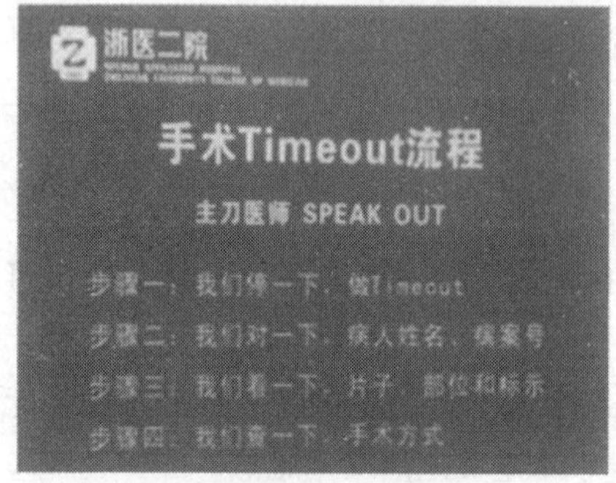

Time out作业流程提示板

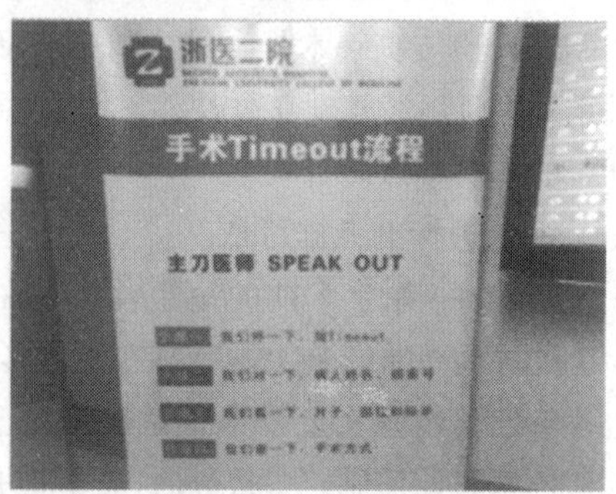

Time out作业流程宣传栏

建立检查监督机制

建立现场与病历双重检查机制。制定《Time out核查表》（见表1），现场追踪访查具体实施情况，如有不完善予以现场更正，并总结反馈至科室。考虑到检查人力无法全部覆盖所有手术，结合病历检查，对Time out进行专项病历书写检查。

表1　Time out 核查表(Checklist)

稽查者：						稽查时间：			
序号	手术间	患者姓名	病案号	科室	主刀医生	核查参与人员	是否进行病人身份辨识	是否进行手术部位及标记核对	是否进行手术方式核对
1						主刀□ 麻醉人员□ 护士□			
2						主刀□ 麻醉人员□ 护士□			
3						主刀□ 麻醉人员□ 护士□			
4						主刀□ 麻醉人员□ 护士□			
5						主刀□ 麻醉人员□ 护士□			
备注：评估方式：现场稽查和病历抽查； 评估结果描述：参与的人员打“√”，已进行核查的内容打“√”,未行核查的内容打“×”。									
其他问题：									

典型案例

Time out 进行时

一位49岁男性患者，因患右膝内侧半月板损伤收住我院，拟行右膝关节镜下半月板成形修补术。当患者躺在手术台上，摆位、消毒、铺巾均已完成，拟划刀。这时，由主刀医生提出“Time out”，医生、护士、麻醉医师暂停手中工作，主刀大声说出患者姓名、病案号、手术操作、手术部位、医师、护士、麻醉师三方核对信息，信息无误后再进行划刀。

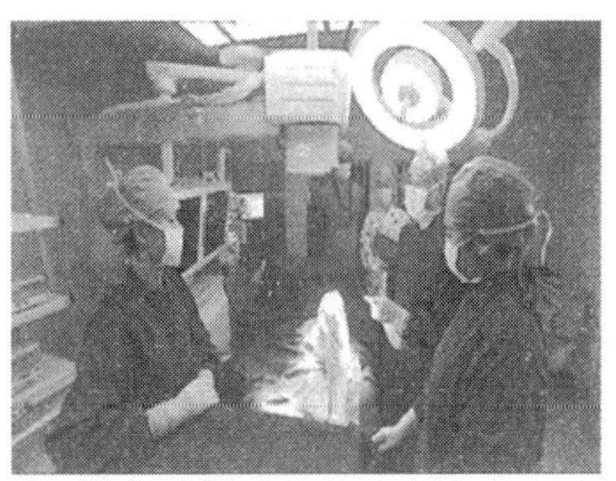

图　手术室划刀前进行Time out

改进成效

Time out是最后一次对病人核查把关，能有效防止做错病人，做错手术，能最大限度地保护患者。自Time out引入以来，我院通过制定作业流程、加强宣传、强化监督等方式标准化术前Time out作业，使Time out理念深入人心，进一步有效降低了手术错误的风险。据我院Time out执行完整发生率PDCA统计，我院共现场检查1200余例手术及3000余例核查单，执行完整率最初为57%，现已达到100%。

招式点评

患者安全问题一直受到医务界的高度关注，而错误的手术仍然被国际医疗界认定是威胁手术病人安全的一大难题。手术错误发生的几率虽然不高，但后果却很严重。确保在病人身体的正确部位实施正确的手术是保障手术病人安全最基本和最重要的环节。

我院开展Time out工作过程中，认为宣传与监督是落实Time out的关键点。Time out工作对于国内医疗机构尚属新鲜事物，虽然对医疗安全确有助益，但也确实增加了医务人员的工作量。因此，实施过程中需采取多方位宣传，最短时间内改变医务人员的理念。同时也应加强监督，突破原有表单检查的方式，切实开展现场访查，发现问题及时改进、及时反馈，切实提高Time out的落实情况。

（马戈　张秀来）

005

院感防控“手”当其冲

各种先进医疗技术的应用，令侵入性操作日益增加，病人感染的几率也随之提升。医护人员手卫生的执行情况显得越来越重要，做好手卫生直接关系到医疗护理工作的成败。事实上，在JCI认证过程中，手卫生是一项必备的检查内容，它被视作医院预防和感染控制能力的重要体现。

• 标准出处 •

国际患者安全目标（IPSG）5：降低医源性感染的风险。

医院感染预防与控制（PCI）9：确保手套、口罩、眼罩、其他保护性设备，洗手液和消毒剂的供应和正确使用。

测量要素3：医院明确需要采用洗手、手消毒或表面消毒程序的场合。

测量要素4：在这些场合执行正确的洗手和手消毒程序。

• 难点分析 •

★医护人员的传统理念和习惯不易改变，如“我查房不洗手，也没得过什么病”。

★手卫生设施不完善，有些医护人员甚至用白大衣抹干。

★医护人员忙碌起来不能做到每接诊一位患者做一次手卫生，且手卫生的准确性不高。

★如何提高依从性较低人群如保洁人员等的洗手依从性？

制定标准与操作流程

定义

1. 手卫生：洗手、卫生手消毒和外科手消毒的总称。

2. 洗手：用肥皂(皂液)和流动水洗手，去除手部皮肤污垢、碎屑和部分致病菌的过程。

3. 卫生手消毒：用速干手消毒剂揉搓双手，以减少手部暂居菌的过程。

4. 外科手消毒：外科手术前医务人员用肥皂(皂液)和流动水洗手，再用手消毒剂清除或者杀灭手部暂居菌和减少常居菌的过程。使用的手消毒剂可具有持续抗菌活性。

洗手和手消毒指征

1. 洗手与卫生手消毒应遵循的原则。

当手部有血液或其他体液等肉眼可见的污染时，应用肥皂(皂液)和流动水洗手；手部没有肉眼可见污染时，宜使用速干手消毒剂消毒双手代替洗手。

2. 医务人员选择洗手或使用速干手消毒剂的条件。

直接接触每个患者前后，从同一患者身体的污染部位移动到清洁部位时；接触患者粘膜、破损皮肤或伤口前后，接触患者的血液、体液、分泌物、排泄物、伤口敷料等之后；穿脱隔离衣前后，摘手套后；进行无菌操作、接触清洁、无菌物品之前；接触患者周围环境及物品后；处理药物或配餐前。

3. 医务人员先洗手再采取卫生手消毒的条件。

接触患者的血液、体液和分泌物以及被传染性致病微生物污染的物品后；直接为传染病患者进行检查、治疗、护理或处理传染病患者污物之后。

手卫生方法

1. 标准洗手（六步或七步洗手法）

用肘开水龙头或是感应水龙头，用洗手液和水洗手时，湿润双手；取适量洗手液，均匀涂抹至整个手掌、手背、手指和指缝；认真揉搓双手，每步至少来回洗5次，应注意清洗双手所有皮肤。概而言之，七步洗手法口诀是内、外、夹、弓、大、立、腕。

在流动水下彻底冲净双手，并用肘关水龙头，纸巾或烘手机干燥双手。如水龙头为接触式，则用纸巾关闭水龙头。

2. 速干手消毒剂

取适量的快速手消毒剂涂抹于手， 揉搓时保证手消毒剂完全覆盖手部皮肤，直至手部干燥。

监测科室与时间

1. 至少每季度对手术室、导管室、层流洁净病房、骨髓移植病房、器官移植病房、重症监护病房、血液透析病房、烧伤病房、感染疾病科、口腔科等部门工作的医务人员进行手消毒效果的监测；当怀疑医院感染爆发与医务人员手卫生有关时，应及时进行监测，并进行相应致病性微生物的检测。

2. 监测指标及反馈

◎卫生手消毒监测：细菌菌落总数应≤10cfu/cm^2。

◎手卫生依从性监测：每月抽样进行手卫生依从性现场监测。

◎反馈：每月反馈监测结果，对发现的问题及时指出，提出质量持续改进措施。

● 典型案例及成效 ●

PDCA改进手卫生依从性

2012年6月医院手卫生依从性调查发现有下降趋势（见图1，表1，表2），对

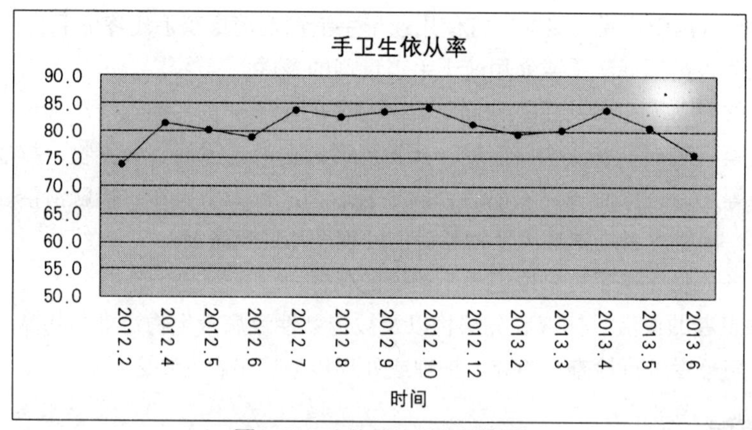

图1 手卫生依从性调查趋势图

表1 2012年6月份手卫生依从性检查情况

科室	检查总数	执行数	依从率%	总体情况
A	18	11	61.1%	依从性较差
B	25	16	64.0%	
C	20	13	65.0%	
D	18	12	66.7%	
E	21	14	66.7%	
F	20	14	70.0%	
G	19	16	84.2%	依从性较好
H	19	16	84.2%	
I	22	19	86.4%	
J	20	18	90.0%	
K	20	18	90.0%	

表2 2012年4-6月浙医二院手卫生依从性检查结果反馈表

手卫生时机	护士			医生			总体		
	操作数	总次数	百分率	操作数	总次数	百分率	操作数	总次数	百分率
无菌操作前	158	185	85.4%	31	38	81.6%	189	223	84.8%
接触患者前	61	67	91.0%	50	62	80.6%	111	129	86.0%
接触患者后	316	400	79.0%	252	344	73.3%	568	744	76.3%
接触患者周围环境后	8	11	72.7%	45	69	65.2%	53	80	66.3%
体液暴露后	13	17	76.5%	107	124	86.3%	120	141	85.1%
合　计	556	680	81.8%	485	637	76.1%	1041	1317	79.0%

6月手卫生依从性调查结果进行分析，发现个别科室和个别时机依从性较低，于是立即开展原因分析，并进行PDCA改进项目。

医院感染管理科马上与科主任及护士长联系，分析、查找其中的原因：手卫生宣传图中洗手时机欠清晰，医务人员对接触患者及周围环境后手卫生的重要性认识不够到位。

针对上述原因，医院制定了相应的改进措施：

制作新版本洗手图；完善各病区和公共场所快速手消毒剂配制；完善检查标准，加强重点科室检查和反馈；针对性专项培训；从医务人员的培训扩大到患者、陪护者、来访者等。

以2012年6月作为分水岭，改进前后，无论是依从性比较低的科室还是依从性较低的洗手时机均有不同程度的改善。2012年12月，全院的手卫生依从性提高到86.4%。图2～3是改进前（2012年6月）后（2012年7-12月）的情况对比说明：

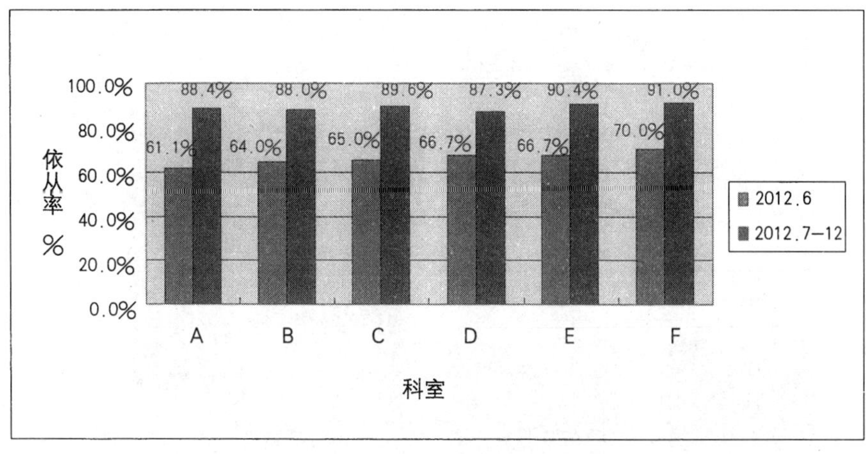

图2　手卫生依从性改进前后对比

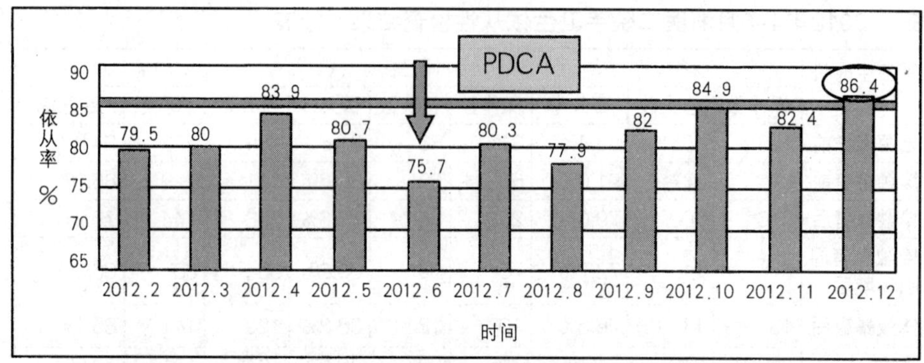

图3 手卫生依从性抽查情况

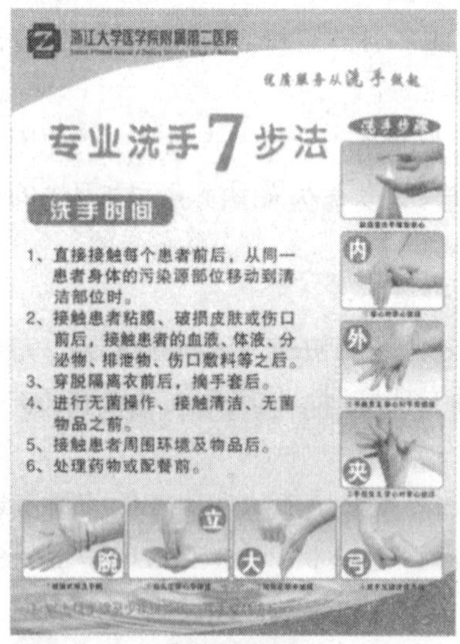

新版洗手图

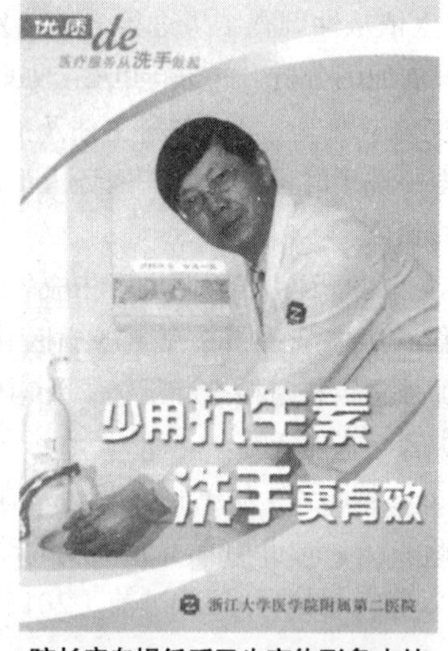

院长亲自担任手卫生宣传形象大使

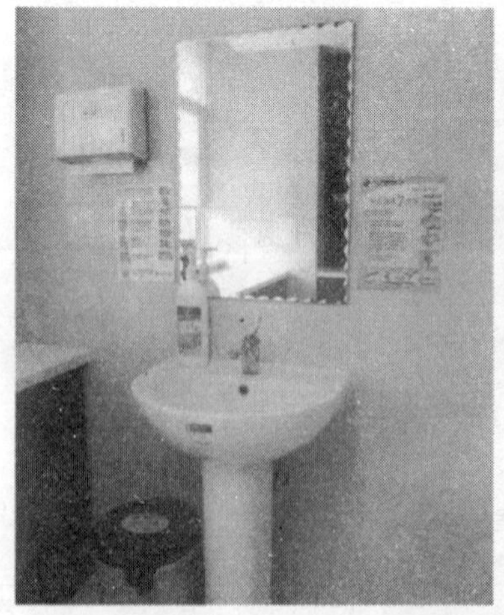

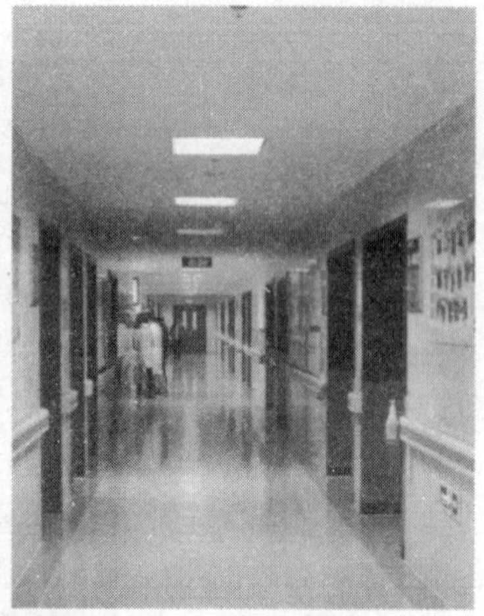

完善手卫生设施

• 招式点评 •

手卫生贯穿于整个医疗护理过程中，要提高医务人员手卫生依从性，必须加强宣传培训，改善手卫生设施，包括增加洗手池，提供洗手液，完善干手设施等方式，使医务人员做到洗手高效、方便。在提高全院人员手卫生意识与知识水平的同时，还应制定操作性强的手卫生管理制度，加强监督、监测与指导，使手卫生工作真正得到落实。

一个重要的体会就是应大力推广速干手消毒剂的使用，速干手消毒剂具有作用快、杀菌效果好、使用方便，可以节约医务人员大量的工作时间，提高工作效率。更重要的是，手卫生使用速干手消毒剂，可以不受水源、水池、场所等限制，尤其是当医务人员的手没有受到患者血液、体液等明显污染时，使用速干手消毒剂就可代替洗手。结合我国目前的情况下，大力推广速干手消毒剂的使用，是直接提高医护人员手卫生依从性的好方法，尤其是在缺水地区、洗手池数量少的医疗机构，接诊病人数量多、医务人员特别忙的部门，使用速干手消毒剂，具有无可比拟的优势。

总之，做好手卫生是预防医院感染最直接、最有效、最经济的方法，希望医务人员能将手卫生当作一个良好的职业习惯。

（陆群　董丽）

006

评估着手 降低跌倒/坠床致伤

患者跌倒/坠床是院内伤害的主要风险之一，跌倒/坠床的发生往往会增加住院天数，浪费医疗资源；严重时甚至危及患者生命，还可能引起医疗纠纷。防范与减少患者跌倒/坠床事件的发生，不仅被列入JCI国际患者安全目标之一，也是中国医院协会制订的患者安全目标之一，是评价医院医疗护理质量的一个重要标准。

• 标准出处 •

国际患者安全目标（IPSG）6：降低患者因跌倒/坠床所致的伤害。

测量要素1：患者入院时，医院要评估其跌倒/坠床的风险，当病情、用药变化时再次评估；

测量要素2：对有跌倒/坠床风险的患者采取措施降低其风险；

测量要素3：对措施的有效性进行监控，包括跌倒/坠床所致伤害的下降，以及其他非预期性后果；

测量要素4：制度或程序可支持患者因跌倒/坠床所致伤害的持续下降。

• 难点分析 •

★如何对所有门诊患者进行有效的跌倒/坠床风险评估？

★如何确立门诊患者跌倒风险评估量表？

★当患者被评估为高危跌倒患者，如何有效地进行信息传递，让各部门员工都能知晓并采取有效的预防措施？

★如何提高医务人员对跌倒防范制度落实的准确性并达到同质化管理？

★如何提高病人及其家属对防范举措的依从性？

• 制定标准与操作流程 •

跌倒的定义与伤害程度分级

1. 跌倒定义：非预期情况下，患者身体的某部分接触到地面或其他低处。

2. 跌倒所致伤害程度分级

◎无伤害。

◎Ⅰ级伤害：只需稍微治疗与观察的伤害，如：挫伤、擦伤、不需缝合的皮肤小裂伤。

◎Ⅱ级伤害：需冰敷、包扎、缝合或夹板等医疗或护理的处置或观察的伤害，如：扭伤、大而深的撕裂伤或小挫伤等。

◎Ⅲ级伤害：需医疗处置及会诊的严重的组织或功能损害，如：骨折、意识丧失、精神状态改变等。此伤害会严重影响病人疗程及造成住院天数延长。

相关人员职责

1. 全体员工：协助保持医院环境安全，防止跌倒/坠床的发生；对跌倒/坠床患者进行正确处置和汇报。

2. 护士：准确及时评估患者跌倒/坠床风险，并落实预防措施。

3. 保洁员工：保持地面干燥，拖地或地面潮湿时及时放置警示标识。

4. 护理部、质量管理办公室：对患者跌倒/坠床事件进行监控、分析并反馈。

跌倒防范执行流程

1. 全面评估患者跌倒风险

从患者进入医院起，首诊接待护士要对患者进行跌倒的风险评估。对于门诊患者，重点评估患者的年龄、步态、有无头晕/眩晕、有无服用易致跌倒药物等项目，符合一项及以上的患者即为高危跌倒患者（见表1）。对于住院患者，

表1　门、急诊患者跌倒/坠床危险因子评估表

陪伴者：☐无　☐家属　☐保姆　☐其他

评估项目	勾选
6周岁以下	☐
主诉：头晕、晕眩	☐
步态不稳	☐
特殊药物：24小时内使用药物如镇静安眠、利尿剂、降压药、麻醉止痛剂、泻剂、散瞳剂中任何一种药物	☐
符合者在☐内打勾，勾选1个及以上项目表示为高危跌倒/坠床患者	
评估者签名：________　　时间：　年　月　日　时　分	

使用医院《住院患者跌倒/坠床危险因子评估表》（见表2）进行每日评估，评分≥4分为高危跌倒患者。在发生病情变化或跌倒/坠床危险因子项目发生改变时需要复评。

表2 住院患者跌倒/坠床危险因子评估表

评价内容		危险因子	分数
最近1年内跌倒史		无	0
		曾有跌倒经历	1
意识障碍		意识正常；或深昏迷	0
		偶尔或持续意识模糊	1
视力障碍		无	0
		单盲、双盲、弱视、白内障、青光眼、眼底病、复视	1
活动障碍	活动能力	活动正常；或卧床无法自行活动者	0
		有活动功能障碍，需他人、辅助器协助	1
	行为	行为正常；或卧床无法自行活动者	0
		躁动不安、沮丧	1
	排泄	可自行处理；或卧床完全由他人处理	0
		如厕需协助、尿频、腹泻、大小便失禁	1
年龄		< 65周岁	0
		≥65周岁	1
体能虚弱		步态稳健平衡	0
		步态不稳健平衡	3
头晕、眩晕、体位性低血压		无；或卧床无法自行活动者	0
		有	2
特殊用药：镇静安眠、利尿剂、降压药、麻醉止痛剂、泻剂、散瞳剂		未使用此类药物；或卧床无法自行活动者	0
		24小时内使用任何一种及以上特殊药物	1
家人或其他人员陪伴		有	0
		无	1

2. 规范标识高危跌倒患者

高危跌倒患者的信息如何做到有效传递并真正落实防范？我们从标识与记录着手。为了实现高效与同质，我们设计了专用标识：高危风险的门、急诊患者，在身上明显部位粘贴“小心跌倒”标识，同时在患者门急诊病历的日常记录单上盖章，从图章内容中的勾选项目还可知晓患者具有哪方面的高风险。住院患者在床尾挂置“防跌”标识，并在患者腕带上贴上“小心跌倒”标识。而腕带作为患者住院期间的“身份证”，一直佩戴至出院，可帮助其他科室人员轻松辨识（见图1、图2）。

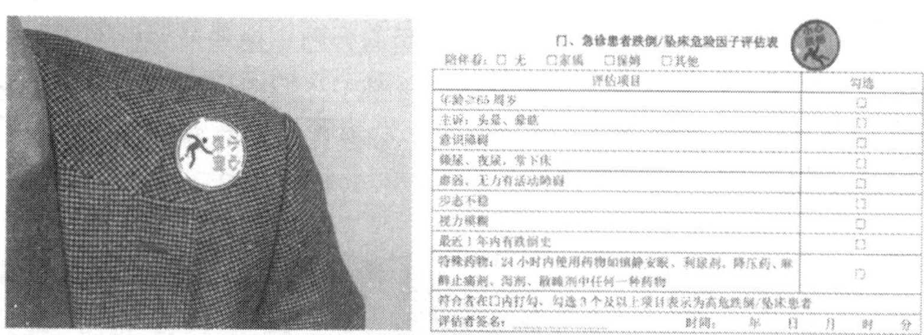

门、急诊患者跌倒/坠床危险因子评估表

陪伴者：□ 无 □家属 □保姆 □其他

评估项目	勾选
年龄≥65周岁	□
主诉：头晕、眩晕	□
意识障碍	□
尿频、夜尿，常下床	□
虚弱、无力有活动障碍	□
步态不稳	□
视力模糊	□
最近1年内有跌倒史	□
特殊药物：24小时内使用药物如镇静安眠、利尿剂、降压药、麻醉止痛剂、泻剂、散瞳剂中任何一种药物	□
符合者在□内打勾，勾选3个及以上项目表示为高危跌倒/坠床患者	
评估者签名： 时间： 年 日 月 时 分	

图1 门、急诊患者高危跌倒标识

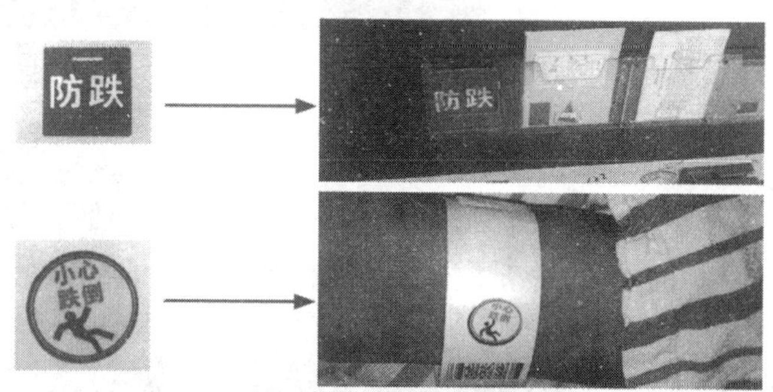

图2 住院患者高危跌倒标识

3. 落实预防患者跌倒/坠床措施

医院《患者跌倒/坠床防范管理制度》中明确规定了高危跌倒/坠床患者应落实的措施，包括：床、轮椅、便椅的轮子加以固定；呼叫器放在患者易取位置；卧床时加用护栏，离床活动时应有人陪护，教会患者使用合适的助行器具；当患者头晕时，确保卧床休息；避免穿大小不合适的鞋和衣裤；躁动不安者专人陪护等。

在规范管理跌倒/坠床事件的同时，医院增加相关培训，提高全体员工包括医护人员、行政后勤人员、保洁人员、保安等所有员工对患者跌倒/坠床的重视；加强对患者及家属的宣教，让患者和家属主动参与跌倒/坠床事件的预防；充分利用电子化手段在各个环节对医护人员加强提醒；共同努力将患者跌倒/坠床伤害降到最低。

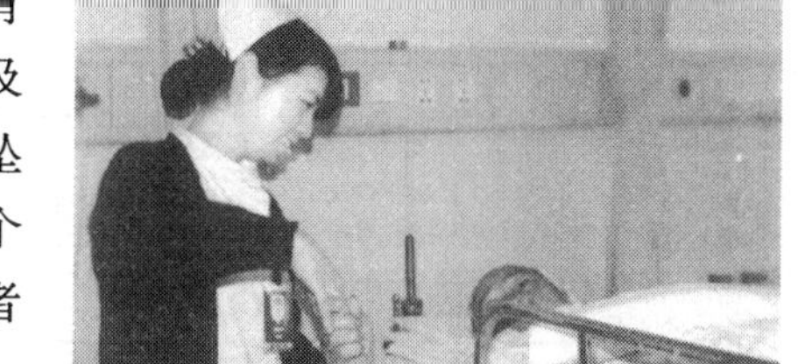

4. 创建安全有序就诊环境

在医院后勤部门的帮助下，保持医疗区域、公共区域光线充足，地面干燥不潮湿，通道无障碍物；增加全院各处警示标识的张贴；拖地或地面潮湿时及时放置警示标识。同时，在全院病房及所有公共区域卫生间内增设了紧急求助铃，全院共计271个。一旦有警铃触发，护理站将立即报警。公共区域在楼层报警的同时，联动医院消控中心，确保工作人员第一时间赶到并处理。

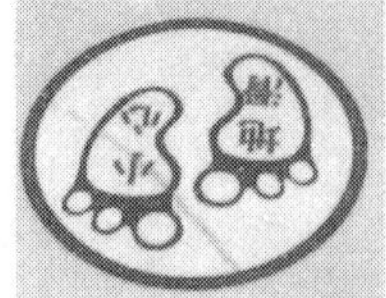

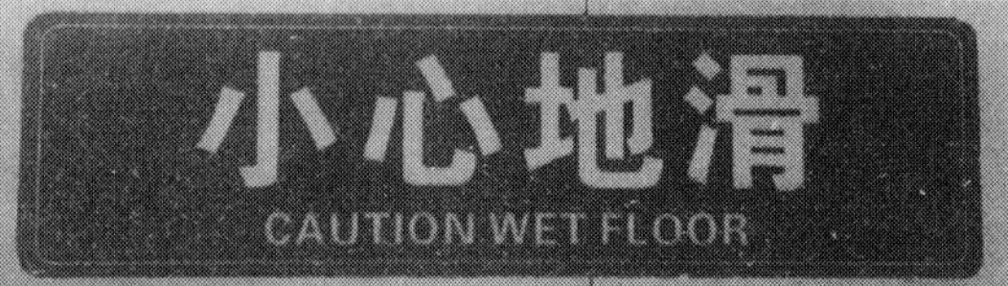

各类防跌标识

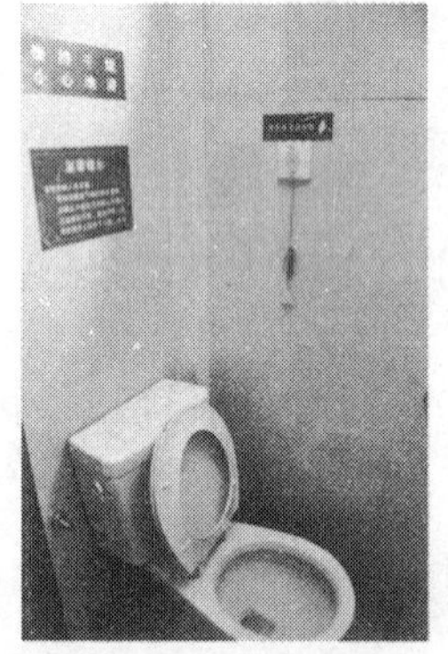

病房卫生间紧急呼叫铃

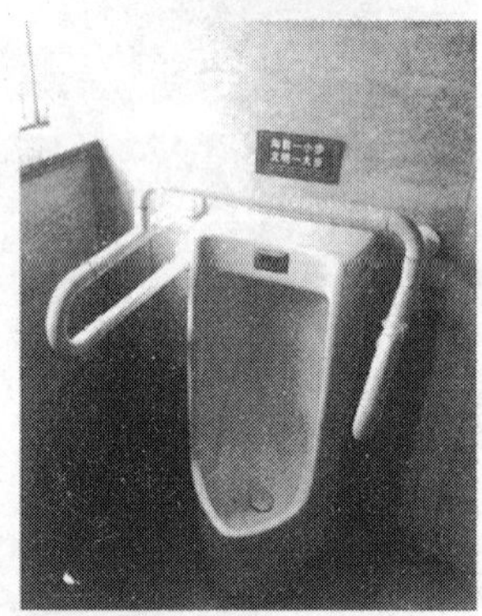

公共卫生间无障碍设施

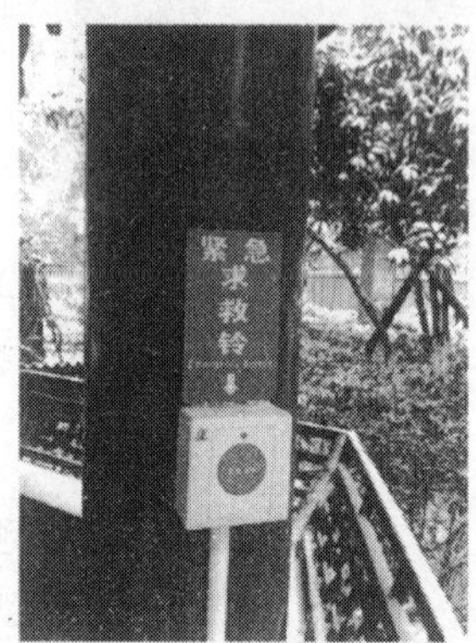

小花园内的紧急呼叫铃

5. 加强药物管理

在患者使用增加跌倒/坠床风险的药物时，医护人员需对患者及家属需进行告知和宣教。而如何辨识这些药物？护理部、药剂科和信息中心动了很多脑筋，如确定医院高危跌倒药品的种类；在医生开立易致跌倒/坠床药物的医嘱及护士处理

病人列表 加班4

加班4 98563241 男 测试病房 0106床 入院日期:2013-07-18

入院诊断: 过敏史 213456，111111

首页 临床路径 文书

路径执行 医嘱录入 | 路径表单 |

长期医嘱 临时医嘱 护理 检查结果 检验结果 手术 血糖监测

开始 日期	开始 时间	组	医嘱内容		
13-10-09	05:00		CEA(癌胚抗原) 胸水	化验	ONCE
13-10-10	05:00		MGMT基因甲基化	化验	ONCE
13-10-10	05:00		K-RAS基因突变	化验	ONCE
13-10-10	05:00		EML4-ALK融合基因检测	化验	ONCE
13-10-16	11:00		手术后医嘱	其他	ONCE
13-10-20	*20:00*		*艾司唑仑片 1 mg （睡前）*	*口服*	*ONCE*
13-10-29	*09:13*		*呋塞米注射液 20 mg*	*静脉注射*	*ONCE*

图3 医嘱电子界面以斜体字显示易致跌倒药物

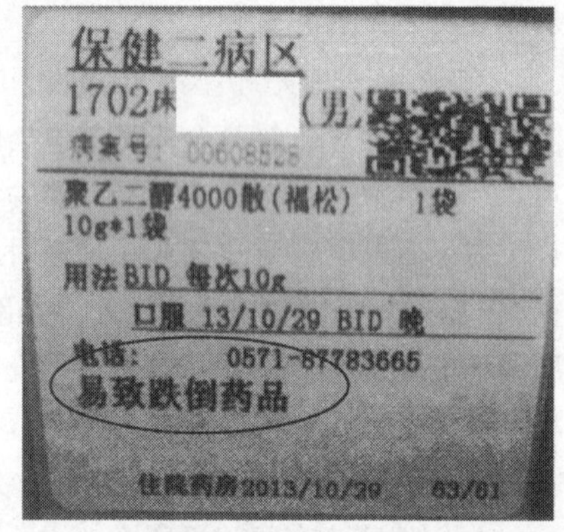

图4 发放易致跌倒类药物时需标明“易致跌倒”字样

和查看医嘱的电子界面，此类药物均以斜体字显示（见图3）；药剂科将此类药物发放至护理单元时，需标明“易致跌倒”字样（见图4），以便护士加以提醒。

6. 监控患者跌倒/坠床事件

降低患者因跌倒/坠床所致的Ⅱ、Ⅲ级伤害率，是我院JCI监控指标之一。一旦患者发生跌倒/坠床，员工需将此事件在院内网“不良事件与近似错误无责呈报”系统中上报，逐项填写发生时间、经过、事件结果等。全院跌倒/坠床事件管理员对上报事件进行审核，当发现事件过程有需改进之处时，该事件将被转发至相关科室，由科室对此事件进行分析、讨论，提出改进措施并负责落实整改。

典型案例

推行门诊患者跌倒风险评估

众所周知，大型公立医院的门诊患者多，我院2012年单日门诊量在7300人次左右，高峰时达13000人次以上。同全国大多数医院一样，门诊护士数量相对不足。如何对门诊患者进行适合、有效的评估，给我们提出了相当大的挑战。

我院通过多次调研、讨论并借鉴国内外医院经验，制定出《门、急诊患者跌倒/坠床危险因子评估表》。同时针对专科疾病，评估重点可有适当的调整。例如，对眼科门诊患者的评估，我院制定为符合以下5项中的任何一项即为高风险：①散瞳患者；②低视力患者；③使用辅助工具移动者；④6周岁以下的儿童患者；⑤眼科门诊术后患者。

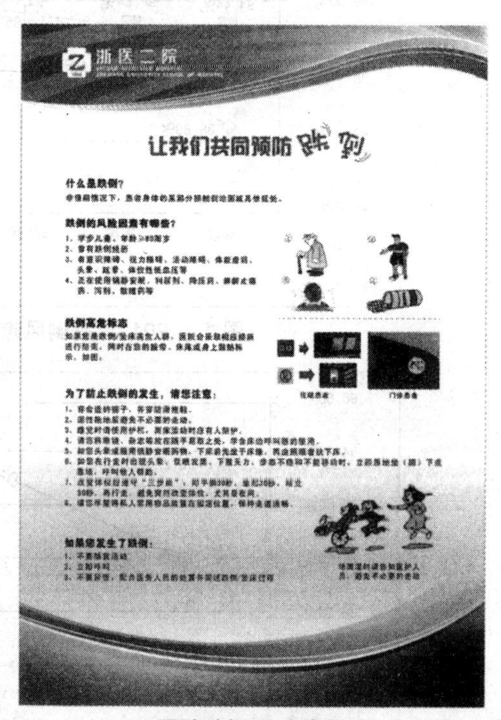

预防跌倒/坠床海报

在实施过程中，我们以分片落实，逐个突破的原则，最终达到全面执行。自2012年6月起，对门诊患者根据专科不同确立整体的风险程度，如眼科、神经科、心血管科、各种侵入性检查与治疗的科室如内镜中心、针灸理疗等列入第一批次，骨科、消化科、呼吸科、普外科等列入第二批次，具体由门诊护士自行拟定分批次落实计划，截止

2013年1月前全面落实。

改进成效

历时一年，我院从心血管内科、眼科、血透室、内镜室（静脉麻醉/吸入麻醉治疗患者）、输液室等跌倒高风险门诊科室开始试点，到所有门诊患者跌倒风险评估的全面推开，逐步规范，实施常态化评估。2012年对全院病区（包括门诊）跌倒风险管理质量进行稽查，结果显示：患者跌倒/坠床风险评估准确性、患者预防措施落实率都有不同程度的增加（见图1）；高危患者标识的正确率也上升至94.74%（见图2）；2012年患者跌倒/坠床发生率较2011年均有所下降（见图3），因跌倒/坠床所致的Ⅱ、Ⅲ级伤害率也控制在较低水平（见图4）。正如放射科的小李护士所说："我们在为患者服务时，一旦看到患者身上粘贴的标识，以及病历上的评估结果，或者腕带上的标识，都会主动为患者安排等候椅或平车，提醒家属或护工注意并协助患者移动，尽可能防止患者发生跌倒等意外事件。"

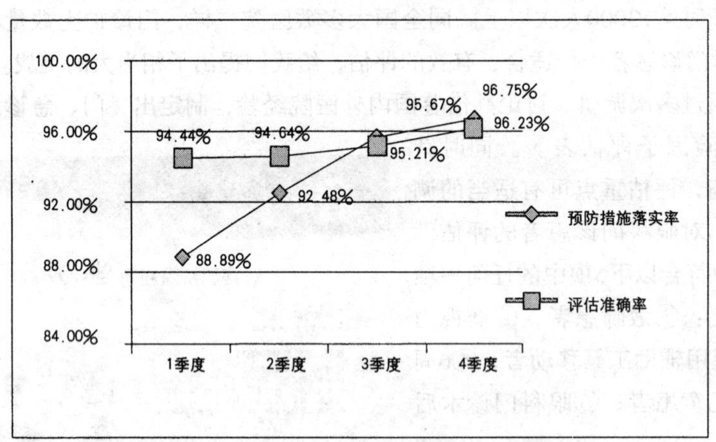

图1　2012年跌倒风险管理稽查结果

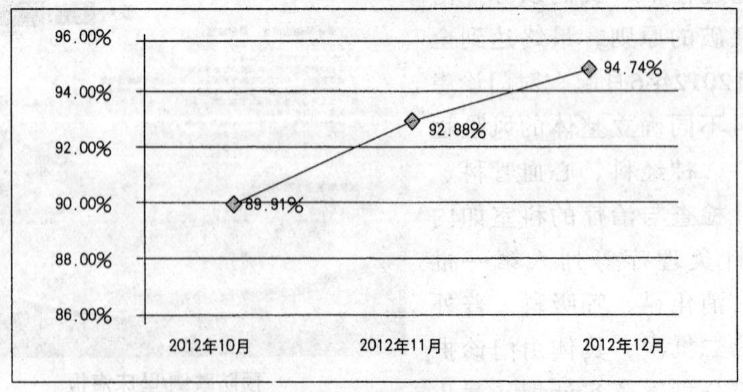

图2　2012年高危跌倒患者标识稽查结果

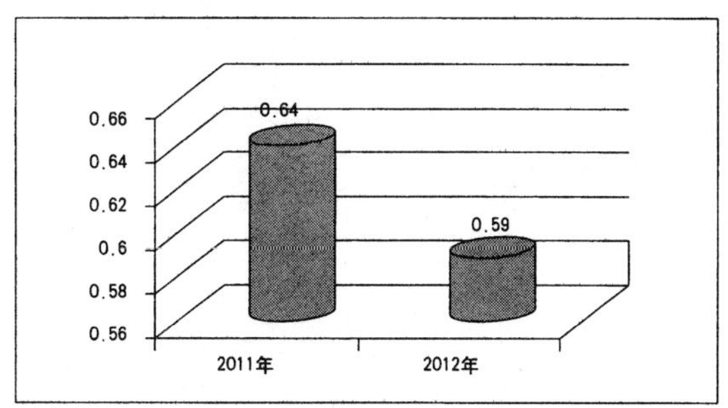

图3　2011年、2012年跌倒发生率比较

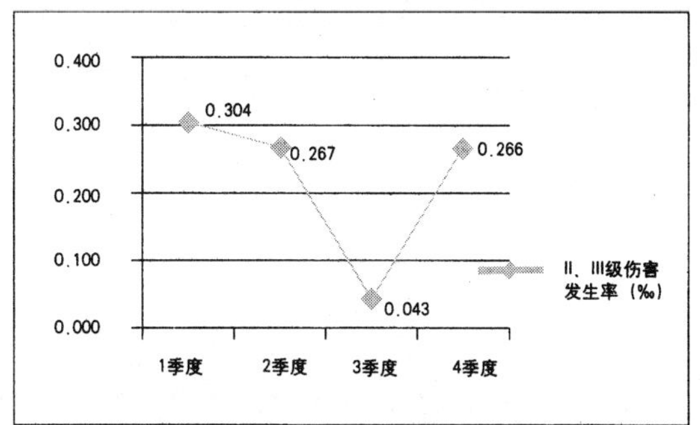

图4　2012年患者因跌倒所致Ⅱ、Ⅲ级伤害发生率（‰）

● 招式点评 ●

降低跌倒/坠床所致的伤害关键是从风险评估着手，为此我们建立了适合门诊患者、急诊患者、住院患者、儿童患者以及眼科患者等个体化的风险评估量表。同时，在标准的启用过程中，从重点科室开始试行，如门诊选择心血管内科和眼科作为试点科室，逐个突破。在试行过程中充分听取临床护士的意见，对于条目的措词进行不断修正和解读，以便临床护士能够快速准确定位患者的风险程度。

其次，对高风险患者进行明显标识，可以让信息进行有效传递，使各部门员工、患者自身及家属都能知晓并采取有效的预防措施。为此，在门诊患者的身体明显处和住院患者的腕带上进行简捷的防跌标注，达到共同管理的目标。

再次，预防跌倒的发生，人人有责。医院努力从硬件上进行改进，包括对路面、台阶、光线的调整，在门诊大楼多处配置轮椅、平车等辅助工具，以便有需要的人及时取用；在管理上加强力度，尤其是对保洁员、运送员进行实时管理。全体员工及志愿者对有高危跌倒标识但无家属陪伴的患者主动提供帮助。这样层层把关、全院联动的模式，进一步落实了跌倒防范举措。

总之，跌倒评估及预防措施，尽量达到便捷性、可行性和有效性，从而提高了员工和患者自身的依从性，实现了同质化的管理，保障患者与员工安全。

（王华芬　黄鑫）

ACC

医疗可及性和连续性

医疗可及性和连续性（Access to Care and Continuity of Care）是JCI标准中所涉医疗行为范围最广、延续性最长的部分，涵盖了“院前、院中、院后”各个环节。从标准构成上看，它由“入院、连贯性服务、出院和随访、病人转诊、转运”五部分组成，

入院前的“筛查”要求医院的服务功能必须能够满足患者的需要，应对急危患者要有优先评估和诊治，转入转出重症监护病房要有标准。患者住院诊疗的各个阶段要明确一名具有资质的人员负责，以保持医疗服务的连续性。出院后随访或转诊要求医院能尽早制定患者继续治疗计划，明确转诊的医疗机构和医师。同时，强调对患者交通工具需求的评估。

ACC章节涉及的入院、出院两个环节，急诊室和监护病房管理两项内容是评审重点，也是难点。分析其原因有两点：其一，医疗体制不够完善，医疗机构之间缺乏有效的医疗信息沟通；其二，标准和制度的量化指标应用不够。因此，本章节几个招式的选择希望做到有的放矢，重点突出。

ACC章节的特点是多部门的协调与合作。我院院前床位协调中心和出院后随访中心的设立及其卓有成效的工作开展，是医院完善服务功能、改进服务内涵、提高诊疗效率、真正让患者受益之举。

007

如何应对国际性难题——急诊室滞留

一位急诊患者被120救护车送到急诊室，经过积极的初步抢救和检查，患者需要收住专科病房接受进一步的诊断和治疗。但由于诸多原因，患者在急诊室等待住院床位的时间过长，从而产生各种矛盾和问题。

事实上，急诊室滞留这一全球医院普遍面临的问题，在中国大型公立医院中更是存在已久，且随着社会的快速发展和人民群众需求的不断增长而愈发明显。尤其当前新医改措施的实施，使广大百姓的医疗需求急剧释放，此一现象进一步加剧，甚至延伸到县级医疗机构。

有效应对急诊室滞留问题是JCI评审对医疗机构质量改进和病人安全的重要评估项目之一，其目标是加快急诊室患者分流速度，使需要住院的患者及时收住专科病房和获得确定性治疗，减轻患者的痛苦和经济负担，最终改善患者的预后。

• 标准出处 •

医疗可及性和连续性（ACC）1.1：医院有一个收治病人入院及门诊服务及登记的流程。

医疗可及性和连续性（ACC）1.1.1：对急诊或有紧急需求的病人，优先给予评估和治疗。

医疗可及性和连续性（ACC）1.1.3：医院应考虑到病人在等待或延迟诊断和治疗期间的临床需要。

医疗可及性和连续性（ACC）1.4：根据医院制定的标准，将病人收入或转入转出重症病房或特殊病房。

患者服务（COP）2：医院有整合与协调为病人提供服务的程序。

患者服务（COP）3.1：医院有制度和流程指导急诊病人的服务。

难点分析

★国内外普遍认为，医院专科病房床位不足是急诊室过度拥挤和患者滞留的主要原因，难点之一就在于如何有效改善全院床位管理，提高床位使用效率，或适当增加额定床位。

★部分涉及多个科室的疑难复杂急危重症患者，相关科室存在一定程度的互相推诿，这会明显阻碍患者有效分流，并可能会造成严重后果。

★急诊患者就诊人数的增加以及病情较轻的“非真正急诊患者”也会导致急诊室过度拥挤和患者滞留，因此，做好院前分流和院内急门诊间的分流也至关重要。

★部分急诊患者需要在急诊室接受较多的实验室和影像学检查，也是造成患者滞留的原因之一。如何科学有效地安排急诊患者及时获得辅助检查，也是加快急诊患者分流的重点。

制定标准和操作流程

国外大量研究表明，急诊室拥挤会增加患者的病死率，主要原因是患者延迟接受确定性治疗而导致预后变差。因此，医院从领导到职能科室和临床科室应形成共识，提高对急诊室滞留问题的重视程度，这是保证问题得到有效解决的前提条件。急诊滞留问题的解决绝不只是急诊科和医务部的职责，而是需要全院所有科室和部门共同努力来达成的。医院需要通过多种途径、多种形式，反复向全院职工宣传、强调落实急诊优先、缓解急诊室滞留的重要性。

采用合理指标衡量滞留状况

急诊室滞留时间是指患者从进入急诊室到离开急诊室的时间间隔。目前，国内外均采用急诊室滞留时间的长短来表示急诊患者滞留的严重程度，这是一个简单易得的指标，可以衍生出6小时、12小时、24小时、48小时和72小时的分流比例，以及评估不同科室急诊患者的急诊滞留时间。

此外，急诊室内患者总数、等待挂号的患者总数、等待医师检查的患者总数、救护车转向比例、辅助检查等待时间、等待专科床位的患者总数、等待专科床位时间等指标也可用来衡量患者滞留状况，但这些数据的获得需配以有效的急诊信息系统。医院通过建立有效的监控指标，动态掌握急诊室滞留和分流的状况，能及时采取针对性措施，并有效评价措施的效果。我院监测急诊室滞留状况的指标包括急诊室滞留时间（中位数和百分位数），6小时、24小时、48小时和72小时内从急诊室分流的比例，还比较不同学科急诊患者的滞留时间。

当然，合理的急诊室滞留时间还应结合区域卫生资源状况及病情严重程度而有所差异。国际上普遍采用6小时作为患者在急诊室滞留的合理上限，但对于需要急诊手术或收住ICU的危重患者，则应该尽最快的速度从急诊室分流。

针对滞留原因采取综合措施

国外有学者提出“急诊室入口–急诊室处置–急诊室出口”模型，很好地解释了造成急诊滞留的三方面原因。“急诊室入口”代表急诊就诊患者总数；“急诊室处置”表示急诊室处理流程或过程；“急诊室出口”则表示患者从急诊室分流的情况，包括住院、出院或转院。

国外普遍认为，急诊室出口因素即医院专科病房床位不足是导致滞留的主要原因。但国内的实际情况与国外有着较大差异，“非真正急诊”患者是我国急诊室拥挤的主因之一。此外，由于我国急诊医学起步较慢，院前急救、院内急诊和医院后续治疗的衔接不够流畅，也成为急诊室拥挤的原因之一。

针对滞留原因及我国实际情况，我院总结出以下缓解措施，以期加快急诊患者分流，改善急诊室拥挤的状况。

1. 调控“急诊室入口”因素

急诊就诊人数增加在国际上并非急诊滞留的主要原因，但在中国却是一个不容忽视的因素，急诊人次增加是近年来国内医院面临的普遍现象，必须通过适当的分流措施控制急诊人次的快速增长。

◎医院与卫生行政部门、社会和社区医院的共同努力，与基层卫生服务中心建立有效的双向联系，提高其医疗服务水平和疾病预防效果，减少慢性病的急性发作，实现“小病在社区，大病到大医院”的院前分流措施。

◎完善院前急救和院内急诊的信息系统建设，让院前急救中心能够及时掌握区域内医院床位资源等信息，急诊室能够在接收患者前获取患者的疾病信息。在区域统一的信息网络建立之前，医院通过与院前急救中心建立有效的沟通机制，及时反馈急诊室床位饱和状况，实施暂停接收急诊患者的制度，明确相应的标准、作业流程，由医务部和/或医院总值班核准是否启动“暂停接收”。

◎加强预检分诊，实施规范的ESI（急诊严重度指数）5级分诊标准，提高门诊服务的管理水平，一周7天开放门诊，有效地向门诊分流非真正急诊的患者。

2. 优化急诊处置流程

◎加强预检分诊，重视急诊相关电子信息系统的建设，及时掌握患者就诊过程的时间信息。

◎科学合理地使用影像学和其它辅助检查，严格掌握急诊检查的指征，避免非急诊患者占用急诊的有限资源。例如急诊CT检查，在医嘱系统中对检查的开具进行反复提示，医务部不定期分析和反馈急诊检查的合理性，减少滥用急诊CT。

◎医院加大投入和制定相应政策，确保相关科室和检查操作能够及时提供，切实落实急诊优先的制度。如采用电子会诊系统，减少等待影像学检查的时间等等。

◎加强急诊医务人员自身素质，包括业务能力、管理协调能力和人文修养，科室组织各种指南学习、病例回顾分析、质量改进项目，急性心肌梗死、急性脑梗塞、严重多发性创伤等重大危重急症实施明确的急诊处理临床路径。

3. 改善“急诊室出口”状况

增加医院规模和床位数的确能够在短时内改善急诊患者滞留的状况，但单纯扩大医院规模并不能从根本上解决急诊室滞留的问题，必须采取综合措施提高医院床位的使用效率，尤其是在医院规模短期内无法增加的情况下更加重要。

◎加强医院床位管理，成立住院床位协调中心，对全院所有的床位和病人收治进行统一管理，突破由各病区独立收治患者的传统做法，并在一定程度上打破病房按照专科划分的界限而统筹收治急诊患者，明显提高了医院的床位使用效率。

◎加强对各病区床位使用效率的考核，通过采取住院前准备、提高公共辅助检查科室工作效率、缩短待手术时间、加强和社区医院的联系和转诊，不断缩短医院的平均住院床日，实现“空床等患者”。

◎医院严格落实急诊绿色通道制度、首诊负责制和急诊优先制度，专科患者有明确的住院指征时必须及时收住院。

◎加强涉及多专科疑难复杂急诊患者收治的管理，明确多发性创伤患者由急诊医学科收治，其他涉及多科问题的患者授权急诊医学科医师决定最终的收治科室。

◎健全医院夜间和节假日的总值班制度，设立行政、医疗和护理总值班，及时巡视、解决急诊室滞留和跨科收治等问题。

◎改善住院患者的出院模式，实施出院前1天提前结账，确保次日早上即可空出床位，在一定程度上缓解急诊患者收住院的潮汐现象。

● 典型案例 ●

多发伤患者抢救流程

为了系统地规范多发伤患者的接诊、分诊、检查、诊断、治疗、抢救全程医疗服务行为，使患者得到及时、规范、高效、周到的医疗服务，缩短急诊室滞留时间，提高抢救成功率，降低医疗风险，我院制定了多发伤抢救流程。

医护人员职责

预检护士职责：评估病情，安置患者，正确分诊，呼叫医生，测量和记录初次生命体征。

责任护士职责：做好抢救准备，监测生命体征，做好抢救记录。

急诊医生职责：评估患者病情，下达医嘱，做好抢救措施，通知专科医生会诊，手术准备通知及谈话签字，安全转运患者。

作业内容

当患者到达急诊科，预检护士迅速评估患者病情，立即将患者送入复苏室（A区）或抢救室（B区），呼叫医生，并在5分钟内完成患者合适体位的摆放、吸氧、开通监护仪进行监护并完成生命体征监测。

责任护士立即开通静脉通路、采取血标本（血常规、血型、生化、凝血谱或交叉配血）备用，做好抢救记录。预检护士建立患者门诊病历并记录患者入院的时间、初次生命体征，做好急诊管理系统的电脑登记，打印身份识别的手腕带，与责任护士核对后正确佩戴。

急诊首诊医生询问病史、查体、迅速判断影响生命体征的主要因素，下达抢救、会诊、检查、手术等医嘱，口头医嘱由责任护士复述并记录，医生确认后执行。抢救后6小时内由抢救医生完成急诊抢救病历的书写和口头医嘱的补录。

急诊室呼叫院内抢救急会诊5分钟内到达，如有医疗工作暂不能离开者，要指派本专业有相应资质的医生前往。

经急诊医生评估，病情危重、需紧急施行抢救手术的患者，如脑疝、肝脾破裂、血管损伤大出血等，责任护士按照《急诊患者手术准备流程》快速做好术前必要的准备，同时，急诊医生电话通知手术室、麻醉科做好相应的急诊手术准备。

病情危重的多发伤患者，由ICU医生会诊后，符合进入ICU指证的应及时收住。

所有多发伤患者的检查、转运必须由医护人员陪同并备好相应的抢救物品，按照《危重患者转运规程》进行转运。

多发伤患者医学检查结果报告时限：

◎急诊放射检查（平片、CT）应在30分钟内出具报告，可以是口头报告，但应尽快完成书面报告。

◎心电图、超声科医生在接到急诊医生电话后10分钟内抵达患者床边，完成检查后当即出具报告，可以是口头报告，但应尽快完成书面报告。

◎化验室接到血标本后，30分钟内出具常规检查报告，配血申请30分钟完成。

抢救患者用药先用急诊科备用抢救药品，药房在接到处方后优先配药发药。

所有进入绿色通道的多发伤患者所开的处方、检查申请单、手术通知单、住院证等医学文件在左上方贴上红色的“绿色通道”标记，先进行医学处理再进行财务收费，如为无主或无钱的危重患者由医院总值班签署欠款单（白天：门诊办公室，晚间和节假日：医院总值班）。

改进成效

医院在全面落实应对策略后，急诊医护人员主观上感受到急诊患者的分流较前通畅，客观指标上急诊室过度拥挤和患者滞留时间得到有效改善。从2011年至2012年，在急诊抢救室收治危重急诊患者例数增加12.6%（分别为7357、8281例）的情况下，患者在急诊抢救室滞留时间的中位数减少了37%（13.7小时vs10小时）。其中，滞留时间大于6小时的患者比例从62%降低至58.5%，滞留时间大于24小时的患者比例从28%减少到25.1%。尤其是滞留最为严重的急诊内科患者滞留时间明显缩短，约降低16.7%。需要住院的急诊患者滞留时间明显缩短，减少13.6%（见表1）。

表1　2011年、2012年急诊滞留情况对照表

	2011年	2012年
急诊危重患者人数（例）	7357	8281
滞留时间（h，中位数）	13.7	10
滞留时间超6h患者比例（%）	62%	58.5%
滞留时间超24h患者比例（%）	28%	25.1%
急诊住院患者滞留时间（h）	17.7	15.3
急诊内科患者滞留时间（h）	24	20

招式点评

急诊室滞留是全球医院面临的普遍问题，尤其在当前我国社会的医疗需求快速增长和医疗资源之间不平衡的矛盾突出的形势下更为明显。有效缓解急诊室滞留问题需要持续采取系统的综合管理措施，绝非一剂“奇药”能彻底解决。可行的措施包括：提高医院全员的认识和重视程度是前提，并尽可能争取政府和社会的参与；通过资源投入、优化急诊服务流程，减少患者处置时间，提高单位时间内急诊室的处置效率和质量；实施住院床位集中管理，缩短医院平均住院床日，提高床位使用效率；确保落实急诊优先制度，加快需要住院的急诊患者的及时收治等——上述“组合拳”的应用才能有效缓解这一难题。

（张茂）

008 面对突发群体伤：急诊室如何应对

我国正处于经济快速发展和社会转型期，不确定因素增多，各种突发公共卫生事件频发。医院是突发事件预警与救援的重要环节，医院应急能力的大小直接影响着突发事件损失的严重程度。我们除了制定相关的应急预案和加强应急演练之外，其实我们更应当关注急诊室在这场应对中的地位和作用，譬如面对突发群体伤时，急诊如何制定相关的服务规程，有效应对。

标准出处

医疗可及性和连续性（ACC）1.1.1：对急诊或有紧急需求的患者，优先给予评估和治疗。

患者服务（COP）3.1：医院有制度和流程指导急诊患者的服务。

国际患者安全目标（IPSG）1：准确确认患者身份。

设备管理与安全（FMS）6：医院制定并更新紧急事件管理计划，应对可能发生的社区突发事件、流行病爆发、自然灾害或其它灾难。

设备管理与安全（FMS）6.1：医院定期测试其对突发事件、流行病和灾难的应对能力。

难点分析

★面对群体伤时，患者的身份确认很重要，有效辨识难度大。

★面对群体伤时，患者人数多，病情复杂，如何快捷准确地评估，合理有效地分流，及时规范的救治？

★急诊室如何面对短时间内医院调动的大量人力物力而保持其有序、高效？

● 制定标准和操作流程 ●

突发重大公共卫生事件是指突然发生，造成或者可能造成社会公众健康严重损害的重大传染病疫情、群体性不明原因疾病、重大食物和职业中毒以及其他严重影响公众健康的事件。为此医院制定了《突发重大事件医疗救治应急预案》，并明确各种危害、危险和突发事件的类型、几率与后果；明确医院在此类突发事件中的作用；应对突发事件的沟通策略；明确突发事件中对备用资源、临床医疗活动场地的管理；明确分配突发事件中员工的任务和责任。急诊室作为医院应对突发事件的重要部门，必须有明确的服务规程，医务人员明确各自的角色功能，提高应对紧急事件的能力。

建立准确确认患者身份的方法

面对群体伤时，为杜绝身份辨识错误，医务人员需核对承载有患者姓名及病案号的门诊病历本、腕带、各种表单或电脑信息系统。对于身份无法确认的昏迷患者，以“无名氏+就诊年月日+两位数顺序号”的形式作为患者姓名，如“无名氏13101201”，为患者建档。

制定预检分诊标准，根据病情分区管理

根据患者的意识、生命体征、疼痛评分等测量指标并结合患者主诉/症状，将病情分为5级。

Ⅰ级（急危症）：病情危重，危及生命；即刻处理，需开通绿色通道送入复苏室。

Ⅱ级（急重症）：有潜在的生命危险，病情可能急剧变化，需要紧急处理及马上密切观察。

Ⅲ级（即紧急）：生命体征稳定但有可能病情转差，急性症状持续不缓解。

Ⅳ级（即亚紧急）：病情稳定，没有严重并发症，多见于慢性疾病急性发作，情况不会转差，可等候。

Ⅴ级（即非紧急）：病情稳定，情况不会转差，没有并发症，门诊开放时可到门诊诊治。

在预检电脑上输入患者主诉/症状、评估的意识、T、P、R、BP、SpO2、疼痛评分等指标，电脑系统立刻按照计算机后台设置的分级标准自动进行病情分级。分诊智能化能够提高预检护士分诊速度和分诊一致性，提高分诊准确率。

同时根据病情进行急诊分区管理，急诊室分为A\B\C共三区。A区放置I级患

者；B区放置II级和部分III级患者；C区安置部分III级以及IV\V级患者。分诊流程的规范（见图1）。

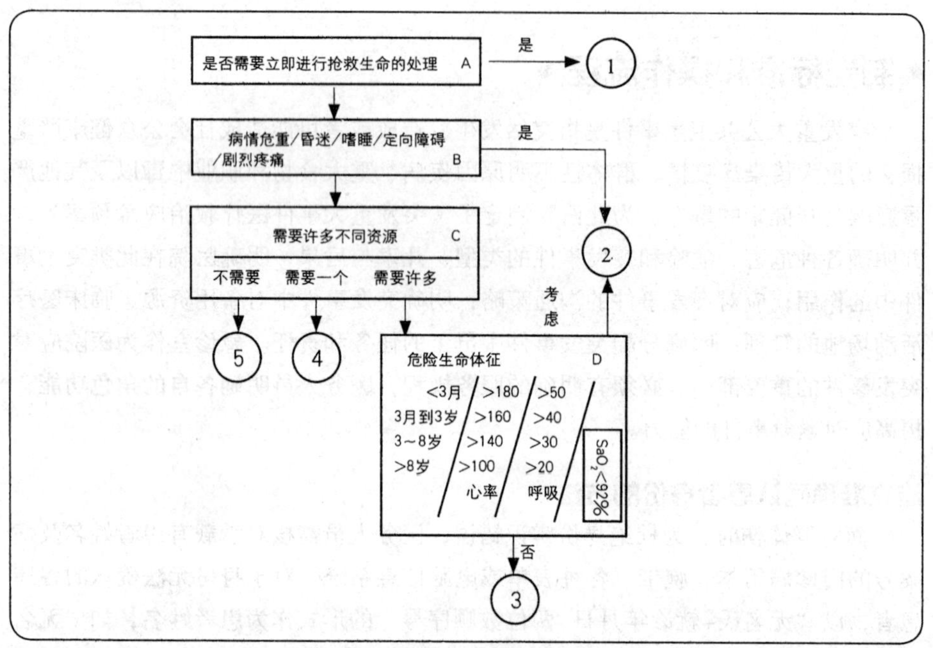

图1 规范分诊流程

● 典型案例 ●

急诊室群体伤应急准备演练方案

演练地点：浙医二院急诊科

时间： 年 月 日

事件：台风天气，工地塌方，送入急诊室20名外伤患者，一名心跳呼吸骤停，三名昏迷，其余生命体征暂时平稳。

结果：1人死亡，2人急诊手术，8人住院，14人出院。

急诊科主任：现场总指挥，紧急安排分配急诊科的应急资源。

急诊科护士长：启动应急流程，上报科主任、医务部，通知总机，准备急诊室相应的物资、人员、床位等。

预检护士：正确获得信息，立即上报护士长，迅速启动全院群体伤应急预案。

各相关部门：根据各自的部门在群体伤救治中所应承担的职责去准备科内应急，准备作业程序，准备相应物资、人员等。

具体作业内容：

急诊预检护士在接到大批伤患者的电话时，准确问清3W1H，包括：①事故的种类(What)？②地点(Where)？③有多少患者(How)？④预计抵达时间 (When) ？

然后立即汇报护士长3W1H内容，并启动全院群体伤应急预案。

随后科主任/护士长安排科内医护人员按照医院建立的《突发事件应急准备标准作业流程》布置急诊室，具体安排见图2，保证每个区域都有一个明确的负责人，确保支援的人员、物资到达现场时，按预定的计划安排放置，做到井然有序、迅速有效。每个医疗区域都有一个医疗主管和护理组长，负责本区域的抢救治疗、护理工作。

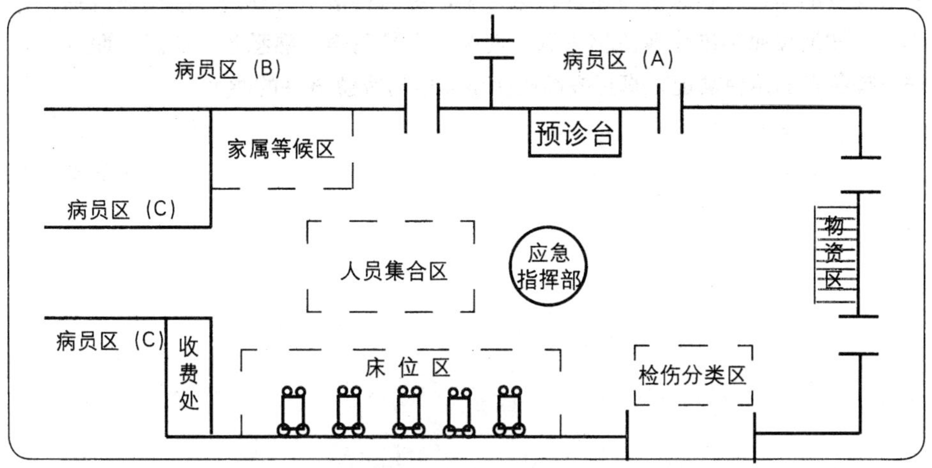

图2　急诊室群体伤应急准备区域划分平面图

群体伤患者到达急诊室，检伤医护人员采用我院初步构建的一套符合急诊分诊管理特色的急诊预检分级标准，迅速对患者病情进行评估、分级，并分配到各个相应的病员区域进行救治。将1例心跳呼吸停止的患者安置在A区（复苏区）进行抢救，3名昏迷患者及另外2名生命体征暂时平稳但可能短期出现变化的患者安置在B区（抢救区）进行抢救，其余患者安排在C区（诊疗区）进行救治。

此次突发事件中有4位昏迷患者身份无法识别。预检护士根据绿色通道管理制度，针对无法确认正确身份的患者，以“无名氏+就诊年月日+两位数顺序号”的形式作为患者姓名，填写绿色通道病历本，绿色通道建档，保证医护人员在诊疗护理过程中，正确辨识患者身份。

改进成效

各项应急指标如预检护士正确分级、分诊，无名氏信息的快速、正确建立，救援人员、救援物资到达时间，救治环境布置时间，现场准备时间等明显改善。

通过建立突发事件标准作业流程，每次在启动突发事件应急预案时，信息传递迅速、通畅，支援人员和物资迅速到位，各部门各司其责，定点定位，部门间配合默契，现场有条不紊、有序救治。

● 招式点评 ●

医院是社会应对突发公共事件的主要医疗机构。面对突发事件的发生，医院需要大规模调配参与救援的人员、应急抢救的物资，并在急诊室迅速定位，有序清晰地进行调配，才能保障紧急救护的及时性、有效性。规范、有序应对突发事件，除了合理的应急预案及其标准作业流程，还需要对员工进行培训，并进行多次、反复的演练，持续进行质量改进，制定更为科学、合理的标准作业流程，并不折不扣地按照标准作业流程去做，使医务人员明确、熟悉各自的岗位职责，有序发挥各自的角色功能，真正提高医院整体应对紧急事件的能力。

（陈水红）

009

“稀缺”的ICU资源如何合理使用

急诊室紧急送来一位车祸致全身严重多发伤的病人，需要进入监护室进行严密监护，但监护室的每张床位上都有救治中的病人，若危重患者不能及时接受更高级别的救治，每分钟的延宕都可能意味着生存希望的逝去。

ICU，英文全称为“Intensive Care Unit”，中文称作“加强病房”或“重症监护室”。ICU往往需要强有力的仪器装备和人员配备，其实质是通过多学科合作、调动一切软硬件资源对重症病人实施治疗和抢救。临床上多脏器衰竭、多发性损伤等危重病人的抢救，基本都在ICU完成。可以说，一家医院的ICU，代表着这家医院的综合抢救能力和护理水平。如何确保ICU医疗资源得到合理使用，也是JCI评审对医疗机构的重点考察目标。

• 标准出处 •

医疗可及性和连续性（ACC）1.4：根据医院制定的标准，将病人收入或转入转出重症病房或特殊病房。

• 难点分析 •

★如何制定切实、合理、实用性强的监护室入科与出科标准，合理使用这一最为稀缺也最为昂贵的医疗资源？

★全院有7个不同病种的ICU单元，如何确保人人了解并严格执行标准与流程？

★如何避免或减少“人情”这个现实与伦理、道德的难关？

制定标准和操作流程

建立院级制度《ICU患者转入/转出规定》，明确全院性应急急救标准规范，及医生护士、职能部门等相关人员、部门职责。

ICU收住范围

1. 急性、可逆、已经危及生命的器官或者系统功能衰竭，经过严密监护和加强治疗短期内可能得到恢复的患者；

2. 存在各种高危因素，具有潜在生命危险，经过严密的监护和有效治疗可能减少死亡风险的患者；

3. 在慢性器官或者系统功能不全的基础上，出现急性加重且危及生命，经过严密监护和治疗可能恢复到原来或接近原来状态的患者；

4. 其他适合在重症医学科进行监护和治疗的患者。

慢性消耗性疾病及肿瘤的终末状态、不可逆性疾病(如临床脑死亡状态，非DCD患者)和不能从加强监测治疗中获得益处的患者，一般不是ICU的收治范围。

患者病情达到监护室收住标准，则按病种优先收治到相应监护室。急诊多发伤、严重创伤患者收住急诊监护室；神经系统疾病患者收住脑科重症监护室；重大普通外科手术术后患者收住外科重症监护室；其余患者收住中心监护室。患者达到收住监护室标准，而专科监护室无空床时，可协调至其他监护室救治。

ICU收住程序（见图1）

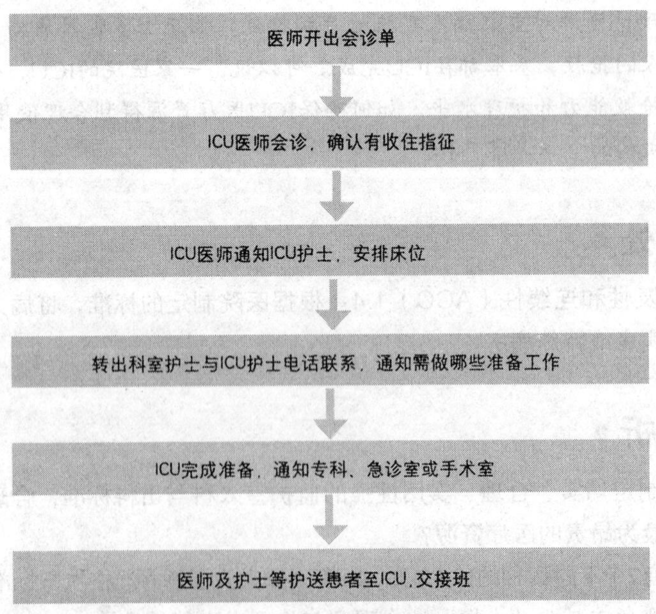

图1 ICU收住流程图

重大手术，术者应在手术前向ICU预约床位，如有可能，还应当和ICU医生讨论术后照护的相关事宜。急诊手术患者术后如需转入ICU，麻醉科医生或手术医生应及时通知ICU医生，以确保患者术后能够直接从手术室转入ICU，转入时由麻醉科或手术医师与ICU医师床边交接。

ICU收住原则

1. 按照病情的优先顺序。
2. 按照联系的时间顺序：先联系者优先。
3. 按照患者场所：手术室>急诊室>病房。

ICU转出至病房程序（见图2）

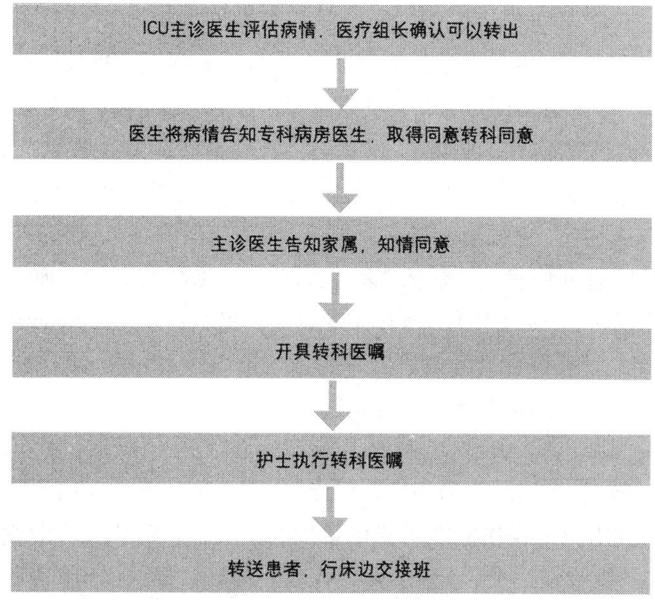

图2 ICU转出流程图

培训

为了真正让全院员工尤其是监护室的医生、护士明确ICU转入、转出标准及流程，医院通过公布SOP标准、网上课程培训考核、集中培训等多种形式对全院职工开展全院性和个性化的培训。

全院性培训：全院所有工作人员，均需参加《ICU患者转入/转出规定》的讲解培训，并要求通过网上考试。转入转出标准及流程等信息通过院内网公布，医院模拟检查组对各科室进行不定期的抽查考核，并将员工的应答符合度在每周一次的医院中层会议上公示，使全院上下广泛知晓。

个性化培训：ICU等重点科室的医护人员除了必须参加全院性的培训外，还要进行科室内再培训。

典型案例

谁该入住ICU?

急诊危重病人是ICU转入病人的重要来源，我们通过几个典型急诊案例，探讨一下ICU转入优先度分级，对ICU资源合理应用的影响。

某天夜间急诊，几乎同时到达三例危重急诊病人。

病人A，男性，36岁车祸致多发伤病人，诊断：失血性休克，右大腿开放性股骨干骨折，多发肋骨骨折，双肺挫伤，急性呼吸衰竭。下级医院已气管插管，机械通气，并清创止血缝合，补液升压治疗，血压使用去甲肾上腺素联合多巴胺维持，仍低于正常，持续无尿。

病人B，女性，22岁，车祸致脑外伤，诊断：重型颅脑损伤，弥漫性轴索损伤，颅底骨折。昏迷GCS评分7分，已气管插管，自主呼吸平稳，气管插管内吸氧。

病人C，男性，54岁，诊断：肝硬化，肝性脑病，急性肾功能衰竭，高钾血症。

三人均有入住ICU抢救治疗指征。但三个ICU床位均满，仅脑科ICU一张床，并预定转入外院脑外伤病人。病人B复查头颅CT，无新发出血，神经外科会诊无手术指征，建议转脑科ICU治疗；病人C复查血气提示：血钾6.2mmol/L，pH7.21，利尿治疗无效，肾脏科会诊考虑肝肾综合征，需CRRT治疗。再次联系各监护室后，确定病人C就是脑科ICU预定由外院转入的脑外伤病人。

在三位危重病人需入住ICU,而仅一张ICU床位空余情况下，我们首先动员各监护室将ICU好转病人转入普通病房，但当时ICU入住病人均未达到转出标准。启用后备方案，应用ICU收住标准对三位急诊危重病人进行优先度分级。病人A和病人B都符合一级收住标准，病人C为二级收住标准。但病人B虽昏迷评分GCS<8分，但无颅内占位性病变，暂不需要生命支持设备，仅需严密观察，于是暂时留急诊抢救室监护观察。病人A进一步抗休克及使用生命支持设备，马上转入脑科ICU抢救治疗。病人C肾衰无尿，高钾血症未到紧急透析标准，可以药物纠正电解质紊乱，降钾治疗，其血流动力学稳定，可普通透析治疗，暂转入普通病房，进一步联系血透室IHD（间歇透析）透析治疗。

应用优先度分级流程后，我们虽临时调整了脑科ICU收治范围，但保证每个病人都得到及时合理的救助，使有限的重症病房人力及设备资源有效利用，将生命支持设施和危重抢救技术给真正需要的病人，也避免了ICU病房加床措施导致医护人力负担和病人安全风险增加。透过以上病例分析，我们的体会是，合理的急诊分流流程和临时缓冲是稀缺的ICU资源合理使用的途径之一。

● 招式点评 ●

通过多次组织召开重症医学管理委员会，由专家来讨论制定标准转入转出生理标准。标准的制定，遵循卫生计生委的相关要求，结合医院实际情况，由不同专科监护室专家联合讨论决定。不仅要确保生理标准的科学性，还要兼顾实际可执行性。每一位进入监护室的患者都要求进行出入科评估，评判其是否达到生理标准，对于到达转科标准却未及时转出的患者要求分析原因。

通过制定《ICU患者转入/转出规定》并落实执行，确保了医院ICU医疗资源的公平合理利用。虽然目前仍未做到绝对的“公平合理”，但该项指标已作为医院、科室不断改进的项目之一。

（杨燕　李伟）

010

出入院标准一目了然

一位来看病的老人病情复杂且存在入院指征，急需住院，但其存在明显学科交叉，两三个科室都诊治该患者，这个病人该由谁首诊？医院如何做到有效地分诊病人？

再如一位病人因工伤（或其他原因如车祸、公费等）入院，经过及时有效的治疗，医生按照病情认为该患者可以出院。但是患者拒绝出院，要求长期住院康复治疗，又该如何正确处理？

类似案例均对常规的病人出入院情况构成挑战，亟需医院形成一套收治病人和处理病人出院的标准与规范。

• 标准出处 •

医疗可及性和连续性（ACC）1.1：医院有一个收治病人入院及门诊服务及登记的流程。

医疗可及性和连续性（ACC）1.1.2：根据入院时病人的情况，判断病人在预防性、姑息性、根治性、康复性服务方面的需求，确定优先等级。

医疗可及性和连续性（ACC）3：医院有制度指导病人出院、转诊流程。

• 难点分析 •

★每个科室相关专业都有各自的入院标准，标准之间不尽相同。

★遇到床位负荷大、病情复杂等原因时可能出现推诿病人的情况，与JCI的

"患者安全"要求及我院"患者与服务对象至上"的核心价值观相违背。如何科学、有效、及时地分诊病人，确定首诊科室或负责科室？这就要求医院制定交叉学科之间明确的分诊制度和标准。

★如何在保证患者安全的情况下，科学、有效地安排出院？

• 制定标准和操作流程 •

出入院标准

1. 明确入院标准（见附录1），入院具体流程如图1所示：

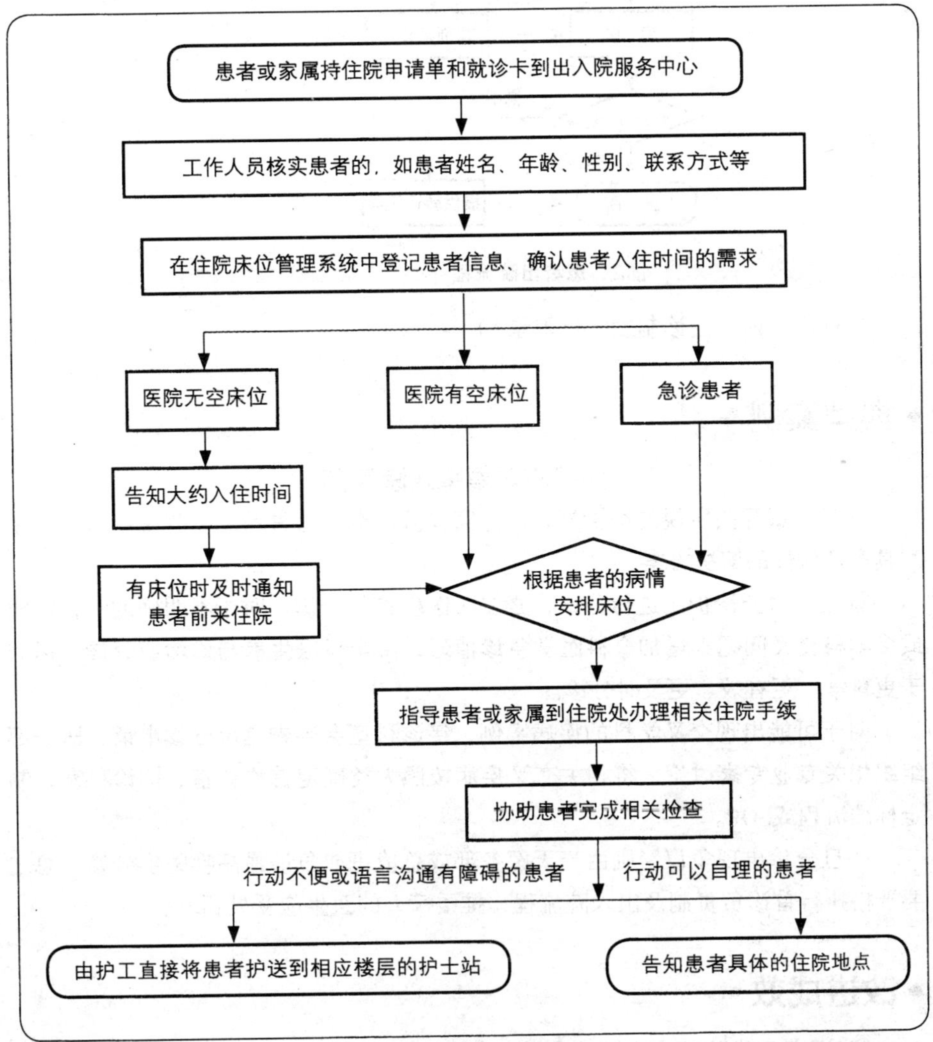

图1　患者入院流程

2. 明确出院标准，出院流程如图2所示：

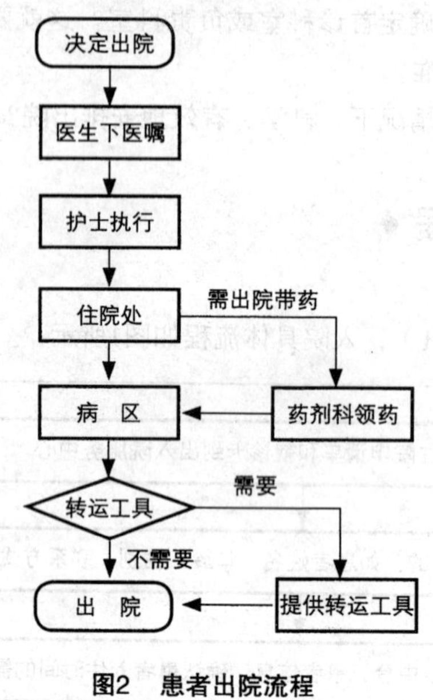

图2　患者出院流程

3. 规范院内的会诊制度（见附录2）。

典型案例

如何应对复杂入院病例

针对文章开头所说的病情复杂、急需住院的老人这种情况，我院会采取一系列具有针对性的解决方案：

首先，由分诊护士进行分诊，必要时医生参与分诊。对于不明确的专科疾病或多学科交叉问题，增加全科医学急诊值班，由全科医生参与诊治或分诊，以利于更科学、更有效、更及时分诊。

对于可能出现交叉学科的疾病案例，接诊科室会事先提出分诊申请，医务部组织相关专业专家讨论，将相关交叉疾病按照大类确定首诊科室、协诊科室，制定标准流程或SOP。

一旦分诊出现争议，则由当天医务部或总值班或急诊最高唤医生分诊。总之要严格执行首诊负责制及出入院流程，推诿病人的医生应受处罚。

改进成效

JCI评审后我院的出入院流程更加规范。医院统一不同途径入院的流程，各个专科明确疾病出入院的标准，患者的出入院规范、有序而高效。当然，也难以避免存在交叉学科的疾病案例和分诊出现争议的案例，现在，针对此类案例也有了明确的流程，做到了有据可依，有法可循。我院的出入院流程本身已处于省内甚至国内的一流水平，通过评审，现已达到国际JCI医学中心的标准。

• 招式点评 •

出入院标准和流程是医院诊疗服务的一个重要环节，JCI标准对此并没有提出具体的标准和要求，但根据对ACC 1等标准的详细解读，我们通过出入院流程的建立和规范，相关SOP标准的执行，取得了良好的效果。出入院标准和流程的难点，并不在于规范流程，而是专科明确各个疾病达到什么情况需要入院治疗、达到什么情况可以出院。有了明确统一的标准，使患者得到及时最优化的救治，降低发生医疗纠纷的可能性，改善医患关系。

（杨燕　李伟　任海涛）

附录1　出入院标准

1　总则

1.1　根据医院诊疗范围和设施来收治患者。

1.2　我院具有职业医师资格者方有权开具住院申请单，申请单必须注明入院初步诊断，并向患者及其家属告知以下内容：入院初步诊断、预计的住院时间、预交款额、预期效果、特殊检查及治疗方案等。

1.3　入院前必须的标准筛查和诊断性检查。

1.3.1　除卫生行政部门临时特别规定外，医院对入院前必须的标准检查（检验）项目不做统一规定。

1.3.2.　各专科入院前所做的与本次诊疗疾病相关的筛查或诊断性检查项目由医生根据病种诊疗规范决定，主要包括实验室与影像学检查。

1.4　医院所关注的老年人、有残疾、语言、不同文化背景或其他存在障碍会影响出入院及接受医疗服务的患者，参照《虚弱老人、儿童及残疾患者服务规程》提供医疗服务。

1.5　出入院服务中心根据“急危重症优先，预约主导”原则，根据患者治疗需要安排到合适的病区。在本专科病床已满的情况下，根据“专业、地源相近”的原则安排至相应病区。

2　急诊患者入院

2.1　专科医生评估后，根据病情需要，开具入院申请单。

2.2　家属办理床位登记、入院、缴费手续。夜间入院及白天病情非常危重者至急诊收费处办理入院缴费手续。

2.3　病情危重患者（如休克、严重创伤、昏迷患者）经抢救治疗并评估达到转运要求后，方可转送至病房。按《危重患者转运规程》进行。

2.4　病区护士接到通知后，做好患者接收准备，并通知病区医生准备接收患者，做好交接班。

3　患者出院工作规程

3.1　患者入院后，制定相应的出院计划，鼓励患者一起参与。

3.2　出院前应有上级医生查房同意出院记录。主管医生按照各科具体要求，评估后决定患者是否出院，下达出院医嘱。

3.3 不符合出院标准，患者和家属坚持要求出院的，应做好解释工作，签自动出院知情同意书。

3.4 责任护士确认医嘱、评估患者，协助患者办理出院手续。

3.5 出院前患者结清费用，取出院带药，凭出院记录及诊断证明书到医院门诊部盖章。

3.6 主管医生及护士以简明易懂的方式，提供适合患者需求的出院指导，如目前治疗计划、随访时间与次数、自我保健、如何在紧急情况下得到医疗帮助。

3.7 出院记录一份放在病历归档，一份交给患者或家属。出院记录内容包括：入院原因、诊断以及并发症，重要的体检和其他发现，诊断和治疗措施，重要的用药，包括所有的出院带药，病人出院时的情况，随访指导。

3.8 依据患者的病情和需要联系合适的交通工具。

附录2 会诊制度概要

1 院内急会诊

1.1 急会诊范围：凡病人由于各种疾病发作或加重、突然外伤受害及异物侵入体内、突发公共卫生事件等，身体处于危险状态或非常痛苦状态，涉及其他专科时，主管医生或值班医 师应及时邀请有关科室会诊。

1.2 科间急会诊程序

1.2.1 本科难以处理，急需其他科室协助诊治的急、危、重症病人，由经治医师或值班医师提出急会诊申请。急会诊需按常规填写会诊申请单（急诊室除外），并在会诊申请单左上角注明“急”字。紧急情况下应先电话联系会诊医生。

1.2.2 会诊医师接到紧急会诊申请后，应在15 分钟内到达申请科室进行会诊。如果病情并不需要会诊医生在15分钟内到场，申请者应先在电话中说明，会诊单上不注明“急”字。

1.2.3 会诊医师到达申请急会诊科室后，主管医生、值班医生或上级医生必须全程陪同。急会诊时经治医生不在场或未执行全程陪同者，会诊按普通会诊处理。会诊医师应向医务部门汇报，医务部将按有关规定进行处理。

1.2.4 会诊结束后会诊医生应当将会诊意见当场填写在会诊单中。

1.3 院内多科会诊

1.3.1 疑难、危重病例如需三个以上学科会诊者，由科室提出会诊申请。一般应提前1天将拟会诊患者床号、姓名、住院号、病情摘要、会诊目的、会诊时间、地点告知邀请会诊人员。如病情需要，则可在当天电话通知。会诊申请单应有主治及以上医师签字。

1.3.2 会诊讨论由申请科室副主任或以上医师主持。经治医师汇报病情，并作好会诊记录。

1.3.3 各被邀请科室医生参与会诊及讨论，将有关意见记录于会诊意见中。主持人进行小结最终由科室综合会诊意见决定诊疗方案。

1.3.4 经治医师将会诊过程按“疑难病例讨论”记录于病程录中，具体参照《病历书写质量考核制度》。

会诊医师的资格：院内会诊要求为高年资住院医师及以上职称的医师承担。

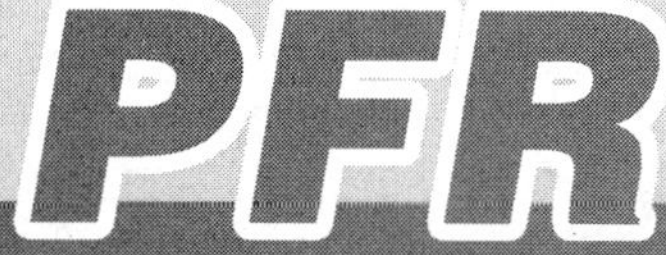

患者与家属权利

患者与家属的权利（Patient and Family Rights）章节是JCI标准中最重视病人价值、最能体现医院人文关怀的部分，内容涉及病人和家属权利、知情同意、临床科研和器官捐赠等四大部分。现代医学提倡的模式是“生物一心理一社会”，医学界涌动着回归人、回归社会、回归人文的思潮，强调医学的目的是以人为本，维护病人权利越来越受到全社会和医疗界的重视。

但是，如何让患者心理感受良好是一项相当困难的工作，每位病人都有各自的需求、能力、价值观和信仰，医院要与病人互建信任，坦诚沟通，理解和维护病人在文化、社会心理及精神上的需要。

尊重、维护病人和家属的权利，领导必须重视，医院需制定相应的制度和流程，对全院员工（包括医务人员、行政后勤人员、进修人员、学生等）进行培训，使全院员工熟知有关病人和家属的权利以及他们在维护病人和家属权利方面的责任，在全院形成一种尊重病人和家属权利的文化氛围。

在治疗护理病人的过程中，医务人员应保护病人隐私，诊疗知情告知，鼓励病人和家属参与医疗过程，并充分考虑到病人和家属的文化、价值观和宗教信仰对治疗过程的影响，为病人提供周到、体贴、能够维护病人尊严的医疗服务。

011 住院病人的隐私权

据相关调查显示，当医生询问病人较隐私的病情时，近80%的人表示“很反感，恨不得转身就走”，觉得“没关系，可以配合”的只有2%。具体到是否愿意接受异性医生检查、参加“医学观摩”等问题上，超过75%的人表示不能容忍。

医院作为一个不可避免地要接触到病人隐私的特殊场所，正日益成为一个隐私权侵权医疗纠纷的多发地带。在医疗活动中，医务工作者既是病人隐私权的义务实施者，同时也是病人隐私权的保护者。但我国相当多的医务工作者对这种双重素质的要求没有给予足够的关注，对病人隐私的尊重意识远未到位。JCI标准指导我们从制度、设施、理念、行动等方面创造条件，有效地保护病人隐私。

• 标准出处 •

患者与家属权利（PFR）1.2：医院为病人提供治疗时，应尊重病人隐私的需求。

患者与家属权利（PFR）1.6：对病人信息采取保密措施。

交流和信息管理（MCI）10：保持信息的隐私性和保密性。

交流和信息管理（MCI）16：妥善保管记录和信息，防止遗失、损坏、篡改，未经许可不得查看和使用信息。

• 难点分析 •

★需要纠正医生因传统医学观念的影响而形成的错误观念。

传统的医学观念过分夸大了医生的权利和作用，认为医生不仅在医疗活动中有权主动为病人决定一切，同时认为病人在医生面前无任何权利和隐私可言。这种观念为医生侵害病人的隐私权提供了思想基础，甚至帮那些职业道德低下的医生明目张胆地侵害病人隐私权。

★病人对自身隐私权的认识存在误区。

在医疗过程中，病人对自身权利的认识带有盲目性、模糊性，在对待自己的隐私权问题上，缺乏理性的态度。比如，有的病人认为在医生面前没有隐私，病人应绝对服从医生；也有的病人过分强调个人隐私，甚至只认识到权利的不可侵犯。这两种认识走向了两个极端，并不有利于隐私权的合理保护。

★隐私权概念的模糊性和不确定性。

隐私权概念本身具有高度模糊、抽象性和不确定性，这使得本来就比较特殊的病人隐私权的界定更加困难。作为一种主观感受，不同人对隐私的理解完全因人而异，这种特性必然使得医护人员对病人的隐私范围无法准确了解。

制定标准和操作流程

制度修订

病人的隐私是指医方在实行医疗行为时所表现出来的，病人自身因诊疗行为而被医方合法获悉，但不得非法泄露的个人秘密。病人的隐私权是指法律赋予病人在接受医疗服务时享有的，要求医方对其合法掌握的有关病人个人的各种秘密不得擅自泄露，并排斥医方非法侵犯的权利。

为有效维护病人的隐私权，我院修订了《维护病人和家属权利的规定和服务规范》，详细规定了病人的隐私范围，包括：病人不愿意他人知道的个人信息、私人活动、私有领域、可造成病人精神伤害的疾病、病理生理上的缺陷、有损个人名誉的疾病、身体的隐蔽部位、病人不愿他人知道的隐情等。

完善保护措施

1. 病房取消床头卡设置，护理站取消病人信息一览表设置。床头卡详细地标明了患者的姓名、性别、年龄、诊断、入院日期、饮食情况及一些传染病或隐私性较强的疾病。护理站病人信息一览表标明了患者的姓名、性别、年龄、床号等信息。随着人们自我意识、法制观念的增强，一些患者不愿意在住院过程中让他人知道自己的信息，特别是诸如病理生理上的缺陷，床头卡和信息一览表的设置却无意中暴露了他们不愿意外漏的信息，在实际工作中造成了很多的麻烦。

2. 对非单人病房或非单人检查室，我们通过努力改善诊疗环境来设法保护病人的隐私，如进行屏风遮挡、床单位间进行活动帘隔离、医护人员与病人交谈时的语言轻柔等措施。

3. 病人病历、化验单、检查报告单等经常随意放置于床头柜或病床上，病人信息被暴露。针对此现象，我院采取有效措施来改进，如病人信息由护士保管，不得让无关人员随意翻阅，任何人不得因私获取、利用；写有或印有病人隐私信息的纸张（主要指写有病人姓名、病案号）作废后，原则上不准重复使用，如果需要重复使用的必须将病人姓名和病案号等病人识别信息删除；含有患者信息的医疗文件和物品不得随意丢弃，由科室统一保管，放置于科室指定的地方并上锁，每一季度送到后勤管理中心统一保管，至少半年一次集中处理。不得将含病人识别信息的纸张在病区内、护士办公室、医生办公室及其他场所张贴或通过其他渠道公示。

4. 凡涉及病人隐私的行为（即使这种行为通常被认为是正当合理的），都应事先征得患者的同意，如：带教进修生、医学生为病人检查、执行操作时，当给病人拍照用于发表医学论文时，当各种身体检查会暴露其肢体时，皆应先向病人解释并获得同意才可继续进行。

5. 如住院病人不愿向探视者公开其床号，我院会给予配合。责任护士遇到需保密床号的病人，可在医嘱系统录入“保密床号”医嘱，并告知其主管医生。

执行环节（见图1）

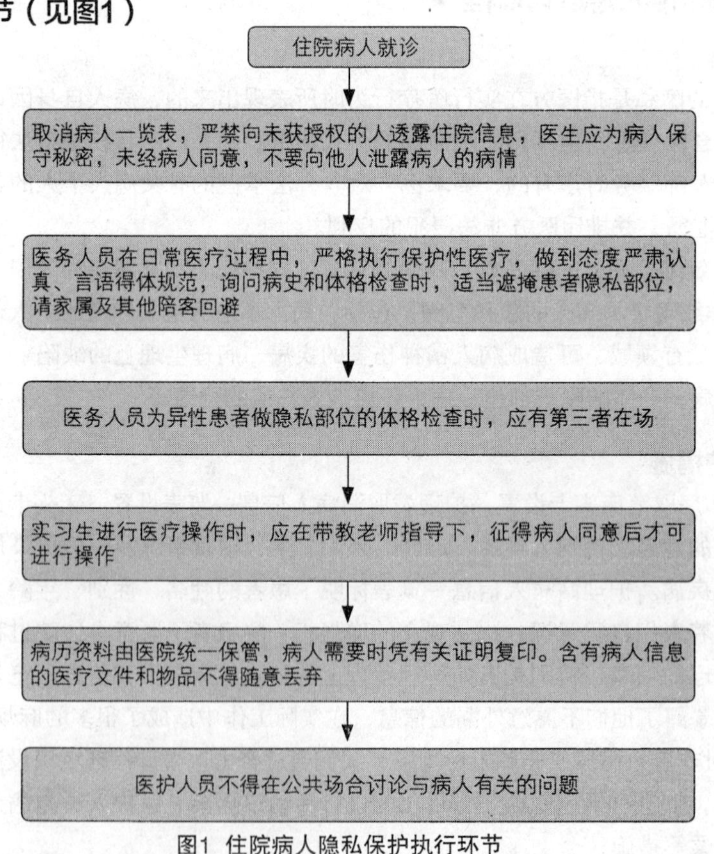

图1 住院病人隐私保护执行环节

员工培训

保护病人的隐私是对患者人格的尊重，是医护人员应尽的义务，医院制定和实施保护病人隐私的相关制度和程序，对全院员工（包括医务人员、行政后勤人员、进修人员、学生等）进行培训，并对培训后的效果进行追踪访查反馈，增强医护人员自觉尊重患者隐私的意识并转变为一种自觉的行动。

● 典型案例 ●

病人隐私 点滴做起

一位男患者入住我院泌尿外科的多人病房，因怕被歧视而不愿意泄露自己的病情，同时，也拒绝向外来探访者公开其住院信息。这位患者的隐私保护要求不是个别现象，对于这些情况，我院医务人员会尊重病人的意愿。

首先，考虑到床头卡和护理站病人信息一览表的设置，会无意中暴露患者不愿外漏的信息。因此，病人的单位、职业、病情等信息不必呈现在床头卡上，而是写在病历里就够了。针对病人不愿向外来探访者公开其住院信息的要求，我院在医嘱系统中增设了“保密床号”医嘱，可由病人的责任护士录入该医嘱；对于非单人病房的住院病人，医务人员在进行诊疗或操作时会采取屏风遮挡或拉上活动帘等隔离措施；若带教进修生、医学生为病人检查、执行操作时，会先向病人解释并获得同意再继续进行。另外，为有效保护病人住院期间的信息，病人的病历、化验单、检查报告单等会由医生护士保管，这样不仅满足了病人的隐私保护要求，也体现了我院人性化的服务和关怀，促进了医患和谐。

● 改进成效 ●

目前，住院病人的隐私问题主要体现在床头卡暴露病情、化验单结果不慎外泄、隐私部位问诊被人亵渎、实习医生观摩无法保密等。

我院制定和实施保护病人隐私相关制度和措施后，强化了医务人员保护患者隐私的意识。如现在医生询问病史和进行体格检查时，会适当遮掩患者隐私部位，请家属及其他陪客回避，带教进修生和医学生时会事先征求患者的同意。医生查完房后，不会当着很多人的面讨论病情，做科研汇报时会把病人名字删去，涉及照片时会把病人的眼睛蒙上等。

● 招式点评 ●

希波克拉底医学誓言中讲到，“行医处世所见所闻，永当保密，绝不泄露”，保护病人的隐私是医护人员刻不容缓的职责，如何最大限度地做到病人隐私的保护？除了要有舒适的诊疗环境和完善的制度流程外，更重要的是医护人员应树立自觉尊重患者隐私的意识，并转化成自觉的行动。

另外，因为隐私权概念本身具有高度模糊、抽象性和不确定性，这使得本来就比较特殊的病人隐私权的界定更加困难。所以，医护人员在保护患者隐私时应注意一致性，医护协同努力，病人隐私权才能得到真正有效的保护。

（杨娟　姚晓红）

012
门诊病人的隐私权保护

病人享有不公开自己的病情、家庭史、接触史、身体隐私部位、异常生理特征等个人生活秘密和自由的权利，医院及其工作人员不得泄露。

但是在现实的医疗活动中，医务工作者轻视病人隐私、引起医患纠纷的情况时有发生。为有效地维护病人的隐私权，促进医患和谐，我院根据相关的法律法规，制定了《维护病人和家属权利的规定和服务规范》。

标准出处

患者与家属权利（PFR）1.2：医院为病人提供治疗时，应尊重病人隐私的需求。

患者与家属权利（PFR）1.6：对病人信息采取保密措施。

交流与信息管理（MCI）10：保持信息的隐私性和保密性。

交流与信息管理（MCI）16：妥善保管记录和信息，防止遗失、损坏、篡改，未经许可不得查看和使用信息。

难点分析

★医护人员保护病人隐私权意识淡薄。

由于职业道德和法律意识不强，对病人隐私权的认识不够，很多时候医护人员侵犯了病人的隐私权却不自知。如在其他病人在场的情况下询问病人私生活情况、生育情况；公布就医者的体检信息；给病人做心电图、B超等检查时不注意拉上护帘或关门等。病人有些隐情不愿让他人知道，甚至包括自己的配偶。但事实上只要家属询问，医生都会和盘托出。相反，出于一种习惯或一种关心和同情，有些重大疾病比如恶性肿瘤等，医生往往只告诉家属，病人本人却蒙在鼓里。

★医院的硬件设施条件不足。

如一诊室内安排多名医生坐诊，多名病人在同一诊间里被同时问诊；检验科血标本采集处无遮挡设施，病人抽几管血，化验什么项目，旁人都一目了然。

★病人的信息管理存在缺陷。

为了方便管理，减少差错，医院门诊候诊处、体检候检处、取药处等显示屏上会显示候诊病人和体检者的姓名，广播叫号系统也反复播叫轮到就诊或检查者的姓名；病人或家属可随意查阅或领取化验报告单等，都直指信息管理的缺陷。

★人们普遍缺乏尊重他人隐私的意识。

如候诊时随意进入医生诊室，甚至围在正在接受诊疗的病人旁边；挂号收费（取药、取化验单、抽血化验、打针等）时挤在挂号缴费（取药、取化验单、抽血化验、打针等）人的左右。

● 制定标准和操作流程 ●

医院通过多种渠道大力宣传教育，定期组织全院员工学习相关法律条款及其他医疗卫生行政法规，普及有关病人隐私保护的法律知识。

同时，医院根据《刑事诉讼法》、《民事诉讼法》、《执业医师法》、《侵权责任法》、《医疗事故处理条例》、《护士管理办法》、《传染病防治法》、《医务人员医德规范及实施办法》等相关条款，制定了《维护病人和家属权利的规定和服务规范》，要求全院员工执行。在修改院内规定的基础上，医院及时出台和完善了各种保护病人及家属隐私权的具体措施。

提高保护病人隐私权意识

1. 全院医护人员严格执行国家颁布的《医务人员医德规范及实施办法》中规定的“实行保护性医疗、不泄露病人隐私与秘密”的规定，并告知病人，他们的相关信息在不违背国家法律、法规的情况下将被作为隐私得到保护，在未征得病人同意时，医院不得向他人公开病人的信息。

2. 对有特殊生理结构的病人(如返祖现象、两性畸形等)或生理缺陷、残疾的病人，应注意保护病人隐私，不得在公开场合谈论或宣扬。

3. 在为病人做检查、治疗时，应关门工作，实行一室一医一病人制度。

4. 医生在为异性病人检查胸、腹、外阴等隐蔽部位时，应有第三者在场。

5. 医生应为病人保守秘密，未经病人同意，不得向他人泄露病因病情。当病人不愿与他人共同就诊、检查、操作 / 治疗及转运时，应尽量满足他们的需求。

医护人员不要在公众场合（食堂、电梯等）讨论与病人有关的问题。

6. 在进行体格检查、诊疗操作或手术时，医务人员之间的交流要注意患者的隐私保护。

7. 实习生应在带教老师指导下并先征得病人同意后才可进行操作。

8. 抢救病人时，要尽量体现对患者的隐私保护。

改善医院硬件设施

1. 对门诊诊室进行改造，确保一个诊室一名医生一个病人。

2. 在门急诊、住院收费处、挂号处、取药处、取化验单处等场所设置 1 米限制线。

3. 注射室增设护帘，护帘外设置一米限制线。

4. 在门诊大厅设多台自助取检验报告机，病人或家属须凭就诊卡在自助取单机上现场打印；取单机两侧加设挡板，避免信息泄露等。

加强病人的信息管理

1. 门诊候诊、体检候检处显示屏上用门诊序号替代患者姓名。

2. 病人或家属查阅或领取化验单、检查报告单须凭就诊卡。

3. 电子病历书写完后应及时退出病人病历界面以免其他人看到，需病人签字确认的知情同意书等纸质部分由医院统一保管，病人需要时可凭相关证明复印病历。

4. 各种医疗文书是保密的，除涉及对病人实施医疗活动的医务人员及医疗服务质量监控人员外，其他任何机构和个人不得擅自查阅该病人的病历。医院全体员工必须了解和严格执行原卫生部颁布的《医疗机构病历管理规定》，保存好病历资料，严防损坏、丢失或他人偷看。

5. 写有或印有病人隐私信息的纸张（主要指写有病人姓名、病案号）作废后原则上不准重复使用，如果需要重复使用的必须将病人姓名和病案号等病人识别信息删除。含有患者信息的医疗文件和物品不得随意丢弃，由科室统一保管，放置于科室指定的地方并上锁，每季度送到后勤管理中心统一保管，至少半年一次集中处理。不得将含病人识别信息的纸张在病区内、护士办公室、医生办公室及其他场所张贴或通过其他渠道公示。不在公共场合讨论与病人有关的事项。

提高来院接受服务者尊重他人隐私的意识

通过张贴宣传标语、志愿者服务等多种途径，告知大家如候诊或等候体检时不能随意进入诊室或检查室，更不能围在正在接受诊疗或检查的病人旁边；排队取药（取化验单或检查单、抽血化验、打针等）时不挤在正在取药（取化验单或检查单、抽血化验、打针等）人的左右，而是等候在1米限制线以后等，提高人们尊重他人隐私的意识，逐渐形成自觉尊重他人隐私的习惯。

典型案例

保护病人隐私从叫号做起

医院候诊区往往通过电子屏显示患者的就诊序号、姓名，病人不易漏号，然而这个公开透明的叫号系统，使不少患者在就诊时遭遇尴尬，感觉自己的隐私不被尊重。我院有效保护病人隐私，就从叫号做起：用门诊序号替代患者姓名。小小一改动，就保护了患者的具体信息。

除了叫号系统隐去全名外，在B超等检查室凡是出现病人姓名的显示屏上，也全部用门诊号来取代患者姓名。

浙医二院占地面积仅有40亩左右，在有限的空间里，医院克服各种困难，对诊室进行改造，保证一个诊室一名医生一个病人；在门急诊、住院收费处、挂号处、取药处、取检验报告处等处设置1米限制线；注射室增设护帘，护帘外设置一米线；检验报告单要病人或家属凭就诊卡在自助取检验报告机上现场打印，并在机器两侧加设挡板，避免信息泄露等。这样，医院自觉保护病人隐私权的气氛浓厚了，病人自主保护自己隐私权的意识加强了。医院不仅为病人提供了更人性化的关怀和服务，也促进了医患关系的和谐发展。

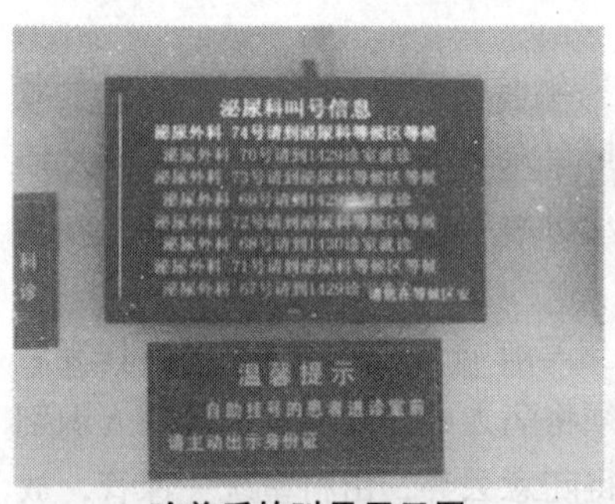

改善后的叫号显示屏

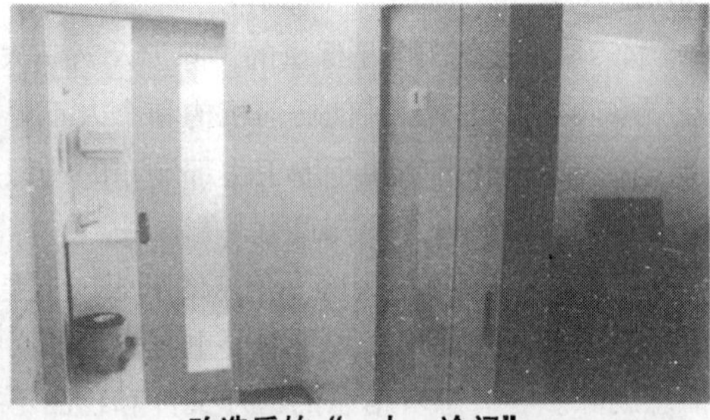
改造后的“一人一诊间”

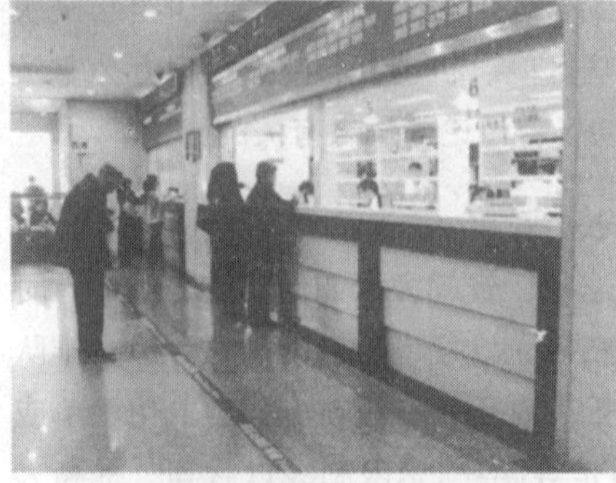
取药处设置 1 米限制线

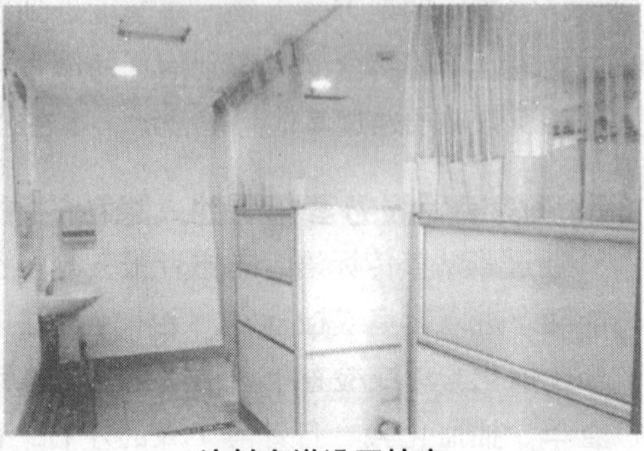
注射室增设了护帘

改进成效

我院《维护病人和家属权利的规定和服务规范》和相应措施实施以后，保护病人隐私的气氛浓厚了。如病人进入单人诊间时，医生会示意他关上门；问诊时，医生也会注意语气轻柔，避免声音太大传出诊间；检查身体隐秘部位时，医生更会注意关门并拉上帘子。

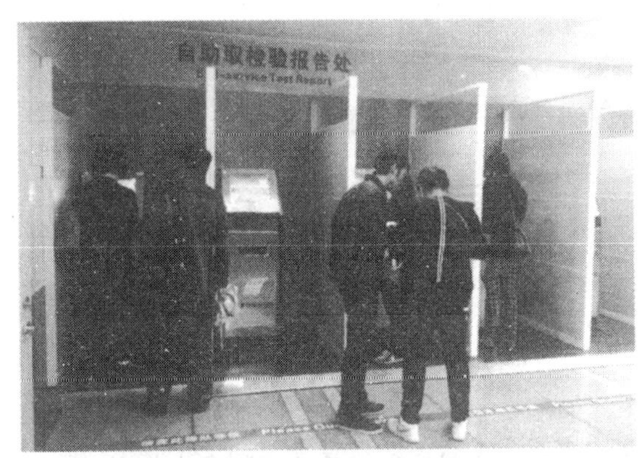

自助取检验报告机增设了左右挡板

在设置了一米限制线的挂号收费处、取药处、自助取检验报告机前，大多数情况都是秩序井然，前面一人操作，后面的人则都在一米线以外等候。

在进行体格检查、诊疗操作或手术时，医护人员之间的交流很注意病人的隐私保护，很少听到医护人员在公共场合讨论与病人有关的问题。可见，医院保护病人隐私权利的制度已在落实，尊重病人隐私权利的习惯正在养成。

招式点评

在现有的医疗条件下，我院已进行了很多软硬件方面的条件改善，如实行医生单人诊室，但候诊病人或家属由于缺乏意识，常常随意出入医生诊间，使就医病人与候诊病人零距离接触，单人诊间无法发挥作用。也偶有性急之人无视一米线的存在，直接挤到正在接受服务的病人身边等候，或有莽撞之人直接闯入注射室，并掀开护帘，使正在打针病人尴尬暴露……不一而足，因此，思想意识上的真正改变才是有效保护病人隐私权的关键。所以医院应该加大宣传力度，使医护人员、病人及家属切实意识到保护隐私权的必要性，使保护隐私权成为一种自觉行为，医患协同努力，病人隐私权才能得到真正有效的尊重和保护。

（胡卫林　杨娟　姚晓红）

013

家属权利亦不容忽视

国内的医院出台了很多制度和规范来保障患者权利，但还欠缺对患者家属权利的有效维护，患者家属在就诊中因不具备与患者、医生同样的主体地位而常被忽视。当患者家属参与医疗决策时，医生也应尊重他们的文化和价值观。

“以顾客为关注焦点”是质量管理的重要原则之一，“患者与服务对象至上”是医院管理的首要责任。“患者与服务对象至上”不是一句空话，需要从具体行为加以体现，如主动了解并实现患者家属的需求和期望；对患者家属的权利加以定义，并对患者家属和员工广泛宣教。

• 标准出处 •

患者与家属权利（PFR）1：医院负责提供相应程序以支持患者及家属在治疗过程中的权利。

患者与家属权利（PFR）2：医院支持患者及其家属参与医疗过程的权利。

患者与家属权利（PFR）3：告知患者及家属关于医院接受和处理投诉、纠纷和针对患者治疗的不同意见的程序，及患者参与这些过程的权利。

• 难点分析 •

★对患者家属权利的维护缺乏法律和政府的有效支持，更多的需要行业协会加以规范，医务工作者在执业活动中加以约束，形成维护患者家属权利的良好氛围。

★在我国的医患关系中，患者家属因不具备医学意义上的主体地位而被忽略，无从谈起其基本权利的维护。

★患者家属受文化程度、整体环境等影响，缺乏保护自身权利的意识。

★确保全院范围内维护患者家属权利的规范性和同质性。

• 制定标准和操作流程 •

为了有效维护和促进患者家属的权利，我国从1999年5月1日正式实施《中华人民共和国执业医师法》，我院也相继修订了《维护患者和家属权利的规定和服务规范》、《诊疗知情同意制度》等，明确规定患者及家属的权利包括：知情权、知情同意权、医疗决策参与权、隐私保护权、人格权、申诉权（且其诊疗不能因为申诉而受到影响）、宗教和文化受到尊重等权利。

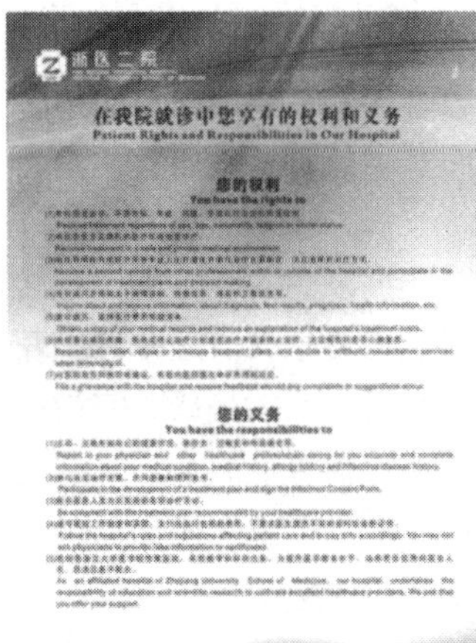

《病人和家属的权利和义务》的中英文海报

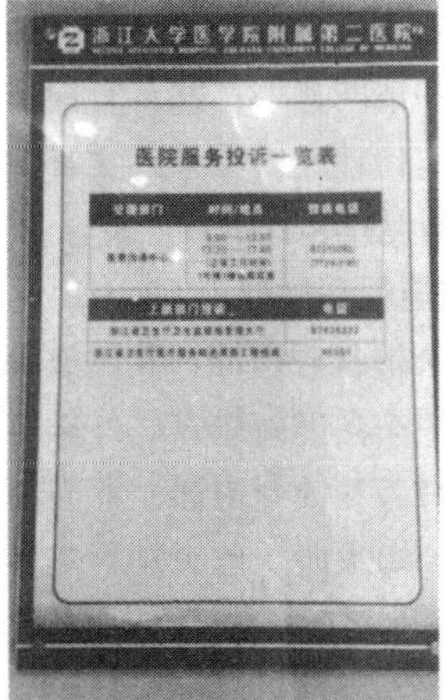

挂在院内的服务投诉一览表

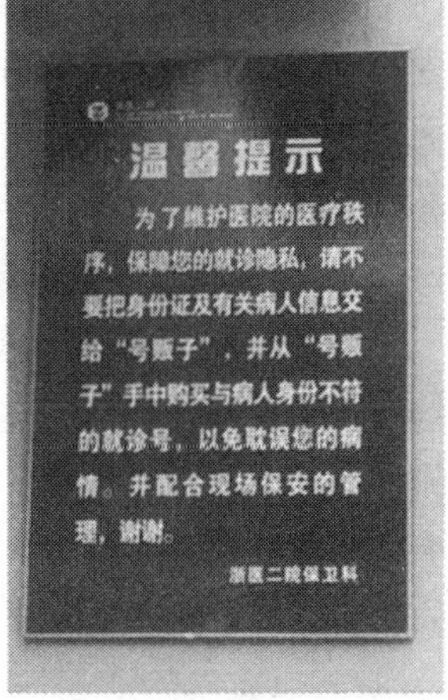

院内醒目的挂号提示

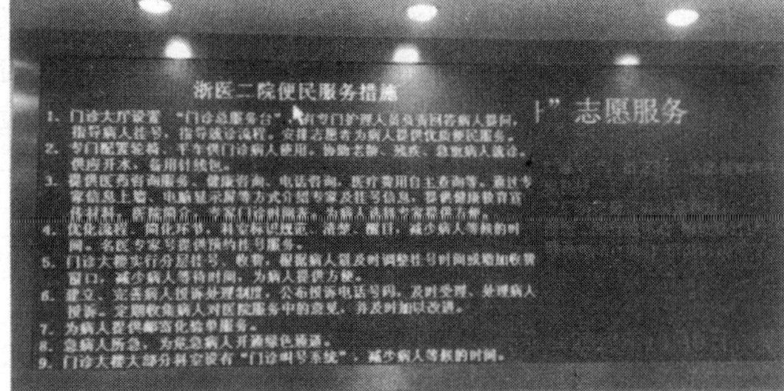

门诊大厅告知显示屏

具体保护措施

1. 细致履行对患者及家属的告知。

将中英文《病人和家属的权利和义务》告知书张贴在各大楼入口、门诊候诊区、急诊室等处；将医院看病指南显示于医院门诊大厅最显眼处；将挂号温馨提示挂于医院多个入口处，提醒患者及家属做好防范工作；将服务投诉一览表张贴于诊室及收费处周边，方便患者及其家属行使权利。

2. 明确患者家属的知情同意权。

患者参与治疗决策的主要途径之一就是享有知情同意权。一般情况下由患者本人或其监护人、授权委托人行使知情同意权，对不具备完全自主行为能力的患者，应由符合相关法律规定的人代为行使知情同意权：不具备完全民事行为能力的患者（如未成年人、精神疾病患者等），由其法定代理人或其监护人签字；患者因病（如昏迷、气管插管、窒息等）无法正确表达自己真实意愿或无法签字时，由其直系亲属或授权委托人签字；无直系亲属者，由其关系人签字。

因实施保护性医疗措施不宜向患者直接说明的，须将有关情况通知患者的直系亲属，由直系亲属签署知情同意书，并及时记录。患者无直系亲属或直系亲属无法签字的，由患者的法定代理人或关系人签署知情同意书。直系亲属、关系人和法定代理人须获得患者的授权委托书。

3. 尊重患者家属的价值观和信仰。

患者家属也有自己的价值观和信仰，我院鼓励患者和患者家属表达并尊重其信仰。患者入院时，责任护士在询问患者之外还要了解患者家属的民族、宗教信仰、价值观及与之相关的行为和饮食习惯，并为满足这些习惯提供服务。当患者家属有宗教精神支持方面的需求时，由责任护士联系门诊部，后者会协助提供相关社会工作者的联系方式，在国家法律法规范围内从事有关宗教活动。

强化员工意识

有效维护患者家属权利是医院所有员工的日常工作准则。医院制定并落实患者家属权利保护的相关制度和规范，对全院员工（包括医务人员、行政后勤人员、进修人员、学生等）进行培训，并对培训后的效果进行追踪访查反馈，最终促使全院员工熟知有关患者家属的权利以及他们在维护患者权利方面的责任和义务。

● 典型案例 ●

“化疗”心理疾病

一位35岁的男性患者，在胃癌改良根治术后半个月住院化疗。入院第一天，责任护士与他交谈评估时发现，这位患者性格内向柔弱，依赖性很强。尤其当他听说该科实行无陪护护理时，情绪立时变得很低落，原来他很依赖妻子的照顾，不让妻子陪护，会感觉很无助，很孤独，所以提出能不能允许妻子晚上陪护？责任护士诚恳地安抚他，并将其情况及时报告给护士长，最后根据其实际情况给他安排了单间病房，并允许他的妻子在化疗期间晚上陪护。责任护士告知患者，让他有需求第一时间向自己反映，并且抽空便去病房陪伴他，用一点点温暖的爱心和耐心，帮助患者变绝望为希望，变焦灼为宁静，变痛苦为哲思。

这位患者在院期间非常积极配合，愉快地接受了化疗，性格也渐渐变得开朗。他的妻子非常感谢，称医护人员同时治好了病人的生理和心理疾病。

改进成效

为维护患者家属的权利，医院制定了多项规范和措施，有效促进了医务人员在诊疗过程中尊重患者家属的价值观和宗教信仰，以其可以理解的方式告之他们所享有的权利，支持患者家属参与医疗决策的权利。

另一方面，这些举措同时也提高了患者家属的权利意识，使患者家属形成良好的观念，避免在纠纷发生时采取非法或过激行为，很有利于构建和谐医患。

招式点评

结合JCI标准，维护患者家属在院期间的权利需要做到以下几点：

首先，完善制度、标准，充分支持患者家属在医院期间的权利。如我院修订《维护患者和家属权利的规定和服务规范》、《诊疗知情同意制度》、《患者拒绝治疗及拒绝复苏制度》等，明确规定患者家属的权利包括：知情同意权、医疗决策参与权、隐私保护权、人格权、申诉权（且其诊疗不能因为申诉而受到影响）、宗教和文化受到尊重等权利。

其次，重于执行。认真履行告知义务，如告知患者及家属关于终止治疗的权利与责任；告知患者及家属哪些检验、操作和治疗需要获得他们的同意，以及以何种方式和途径给予同意；告知患者及家属如何获知医疗情况和治疗计划等。

最后，加强教育，让全院员工了解到他们在尊重和维护患者及家属权利方面所起到的作用以及让员工以对方能够理解和接受的方式，告知其所享有的权利。

（韩勤　姚晓红　杨娟）

014

学会尊重病人信仰

南丁格尔曾说过："人是多种多样的，由于社会职业、地位、民族、信仰、生活习俗和文化程度的不同，所患的疾病和病情也不相同，要使千差万别的人都能达到治疗或康复所需的最佳身心状态，本身就是一项最精细的艺术。"

当机体产生病变时，生理即会发生变化，而且受疾病折磨与困扰、经济负担加重、人际关系改变等因素的影响，导致了患者心理改变，相应出现一些心理问题，进而影响到疾病的发展和治疗效果。因此，近些年来，心理治疗已经日渐成为医务人员每天工作随时而又必要的组成部分。为了实施有效的心理治疗，在操作之前要收集患者各方面的资料和信息，以了解其心理过程和特征。在这一过程中，一个日益突出的影响患者心理的因素就是病人的信仰和价值观。

JCI标准指导我们从制度、设施、理念、行动等方面创造条件，鼓励病人表达他们的信仰和价值观。因为它能影响治疗过程和病人对治疗的反应。因此，医务人员要在了解病人信仰和价值观的基础上提供与之相适应的医疗服务。

• 标准出处 •

患者与家属权利（PFR）1 .1：医院提供服务时，应考虑和尊重病人的信仰和价值观。

患者与家属权利（PFR）1.1.1：医院制定有关的程序，以应对病人和家属对宗教服务，或与病人精神和宗教信仰方面有关的需求。

患者与家属权利（PFR）4：教育如何理解病人的价值观和信仰并维护病人的权利。

患者服务（COP）7：医院制度规定提供临终关怀服务。

患者服务（COP）7.1：最大限度地保证临终病人的舒适和尊严。

患者与家属教育（PFE）2.1：评估病人及家属的学习能力和学习愿望。

• 难点分析 •

★既往医学以疾病和技术为中心，忽略病人的心理治疗，不重视病人的信仰和价值观对治疗产生的影响。

★每位病人都有各自的信仰和价值观，某些信仰和价值观是病人共有的，通常起源于文化习俗和宗教，而某些信仰和价值观则是个别病人特有的，医院需从制度层面鼓励病人表达他们的信仰和价值观。

★医院制定相关制度和流程，教育并规范医院员工在尊重和理解病人信仰和价值观的基础上提供与之相适应的医疗服务，该氛围的形成是一个长期的过程。

• 制定标准和操作流程 •

制度修订

为了鼓励病人表达他们的信仰和价值观，教育并规范医院员工在尊重和理解病人的信仰和价值观的基础上提供与之相适应的医疗服务，我院修订了《维护病人和家属权利的规定和服务规范》、《临终关怀制度》、《鼓励病人参与医疗安全活动的制度》等规范和制度，明确规定在国家法律、法规允许的范围内，医疗服务要考虑和尊重病人的个人价值观及信仰。

操作流程

在医疗服务过程中，对待病人，无论种族、民族、性别、职业、地位、经济状况及信仰如何，都要一视同仁。病人可能是老人、残疾人、使用其他语言或方言的人。不同的文化背景以及其他的障碍，有可能使入院过程和接受医疗服务变得十分困难。医院应在医疗服务过程中采取措施消除或减少这些障碍，或者设法减少这些障碍对医疗服务过程的影响。

患者入院时，由责任护士了解病人的民族、宗教信仰、价值观及与之相关的行为和饮食习惯，并为满足这些习惯提供服务。当患者及其家属有宗教/精神支持方面的需求时，责任护士可联系门诊部，后者协助提供相关社会工作者的联系方式，在国家法律法规许可的范围内从事宗教活动。

有特殊饮食习惯的病人由责任护士通知营养科，为其提供所需食品。病人有权利在尊重他人信仰的前提下表达自己的信仰。为患者提供医疗护理过程中，医务人员要充分考虑到患者的文化、价值观和宗教信仰对治疗过程的影响。

在病人知情同意的前提下，纯粹技术性的决定一般由医务人员向病人提出建议，供病人及家属选择，并说明各种选择的优缺点；涉及个人生活方式、宗教信仰和价值观方面的问题，则需尊重病人的意愿。病人及家属有权参与医疗决策并做出最终决定。在不违背医疗原则、法律法规、伦理道德的前提下，医务人员要充分尊重病人及家属的决策权。

员工不要将自己的价值观和信仰强加给病人，也不能评判病人价值观和信仰的是非。在特殊情况下，病人和家属要求终止治疗，撤销对病人的生命支持，放弃临终前的心肺复苏。这种决策对于病人和家属来说是痛苦的，只要不违反国家的法律法规、不违背人道主义和伦理道德的原则，我们将尊重病人和家属的意愿，告知病人及家属行使该决策后可能出现的后果及所要承担的责任、可选择的其他治疗方法等。他们有权随时改变放弃治疗的决定并签字确认。

医护人员对临终患者的评估必须包括患者/家属的心理社会需求和宗教信仰；医护人员提供的临终服务包括对患者的心理精神支持；医院对临终患者应尽可能提供相关帮助，如提供宗教需求和心理帮助与疏导等。

典型案例

文化信仰影响药物选择

医生常规治疗为一位患者开具了西药，这位患者并没有使用医生的方案。因为他的文化信仰使他根深蒂固地认为补充和替代医学更有效，于是自行服用草药治疗，不过他并没有跟医生和药师报告这一情况，结果由于治疗不依从性而导致了严重不良事件。

患者第二次就诊时，医生认真与患者沟通，让他认识到文化信仰虽和科学诊治同样重要，但必须意识到擅自服用草药的危险性，发现异常问题应及时向主管医生报告。我院要求医生在病人就诊时，应主动询问病人的用药史并记录，对其进行中西药相互作用原理的宣教。

另有一位回民患者明确提出不用和猪有关的任何药品和食品。我们特别请教了药师，了解到有些药品中含有此类禁忌，如大补阴丸中含有猪脊髓，霍胆丸中含有猪胆汁，化瘀止痛栓中含猪胆粉，骨肽注射液的来源是健康猪的四肢骨中提取的多肽性物质，这些药品都不能给这位患者使用。

改进成效

医院制定并实施尊重和理解病人的信仰和价值观相关规定和制度以来，护士在对住院病人宣教时及时告知病人，医院将在尊重和理解病人的信仰和价值观的前提下提供与之相适应的医疗服务，病人自身如有特殊的饮食等生活需求也可当场提出。如此，住院病人能很好地感受到自身的信仰和价值观得到了尊重，并能以愉悦的心情配合医务人员的诊疗过程。

另一方面，医院通过这些规定敦促了医务人员时刻注意理解和维护每位病人的心理、社会、精神和文化价值观，并针对不同信仰、不同价值观的病人采取具有针对性的心理治疗措施。尊重病人的信仰和价值观制度实施后，医务人员明显感觉到患者在治疗过程中的心情状况更加稳定，配合意愿也愈加强烈。

招式点评

我们必须理解：寻求和保持信仰是人精神生活中一种基本权利与责任。对信仰的理解，说到底是对人的精神权利与责任的理解。在病人信仰与价值观和自己的信仰与价值观相冲突时，要避免评判性言论；医护人员需在超越生活方式、文化、信仰、种族、肤色、性别、体能、年龄、社会经济地位等基础之上去理解和尊重病人；发自内心地关爱病人，照顾病人的特殊饮食习惯，给临终患者提供关怀和帮助等。这与“见病不见人、治病不治人、治病不治心”以及“一个医生，一个病人，开一个处方，做一个手术”的纯治行为模式是截然不同的。

（杨娟　姚晓红　韩勤）

015 知情同意化解医患危机

迟女士因急性化脓性阑尾炎并腹膜炎入院治疗，医生拟定手术方式为阑尾切除术+腹腔引流术。医院与迟女士亲属签署手术知情同意书后，实施了拟定手术。手术中，主治医生发现迟女士腹腔有暗褐色液体约1000ml，为了进一步明确诊断，医生在未与迟女士及亲属签署手术知情同意书的情况下，实行了剖腹探查术，发现迟女士卵巢囊肿破裂，又做了右附件切除术。

迟女士住院20天痊愈出院后，某司法鉴定中心鉴定：迟女士右侧卵巢已切除，其伤残等级评定为七级，已行剖腹探查，其伤残等级评定为九级，根据《劳动能力鉴定职工工伤与职业病致残等级》规定的晋级原则，迟女士的伤残等级最终评定为七级。为此，迟女士诉诸法院，要求医院赔偿其各项损失。

近年来，这样的医疗纠纷日益增多。有统计表明：医疗纠纷产生的原因中，医疗事故只占较少的比例，由于知情同意落实不到位引起的医疗纠纷占的比例最大。随着患者权利意识和自我意识的觉醒、参与意识和法律意识日益增强，患者的知情同意越来越受关注，成为医疗实践中的一个基本伦理观念和原则。实行知情同意体现了对患者人格、自主权的尊重和对生命的尊重，尤其是在当前价值观念多元化的时代，有助于患者行使自主权，以及和谐医患关系，化解医患危机。

• 标准出处 •

患者与家属权利（PFR）6：病人根据医院所规定的程序获得知情同意，并由经过培训的医务人员，使用病人能够理解的语言来告知。

患者与家属权利（PFR）6.1：病人和家属充分获知有关疾病、治疗计划和医务人员的信息，以便其作出医疗决定。

患者与家属权利（PFR）6.2：在现行法律和文化框架内，医院规定在何种情况下，授权委托人能获得知情同意。

患者与家属权利（PFR）6.3：病人被收治住院或首次门诊就诊时，医院对治疗的常规知情同意有明确的范围和限定。

患者与家属权利（PFR）6.4：在手术、麻醉、使用血和血制品、其他高危治疗和操作前，应获得病人的知情同意。

患者与家属权利（PFR）6.4.1：医院列出需得到特定知情同意的治疗和操作的类别或目录。

• 难点分析 •

★长期的生物医学模式以及传统的义务论伦理观使医务人员的认识仍保有单向责任的印记，即过多强调医生对病人的责任，忽视患者的知情同意权，擅自决定治疗方案。

★病人由于长期受传统文化的影响，缺乏知情同意的意识，而病人自主与家属同意有时也相分离。

★知情同意是一个过程而不是一个事件或结果，需要医患双方共同加强对这一权利的认识，相互尊重和理解，促进和谐医患关系的构建。

★患者的知情同意权是患者的基本权利，同时医生决定权也是医生在临床医疗救护时享有的正当权利。当患者自己的决定与医疗机构的治疗决定产生冲突时，势必会对患者的治疗产生不良影响，如何调节二者的冲突具有重要意义。

• 制定标准和操作流程 •

制度修订

为了有效维护病人的知情同意权，我院修订了《诊疗知情同意制度》、《鼓励病人参与医疗安全活动的制度》、《患者拒绝治疗及拒绝复苏制度》等，明确规定医院必须履行书面知情同意的范围、对病人知情告知的内容以及签署知情同意人员要求等。

1. 必须履行书面知情同意的范围

手术、有创诊疗、麻醉（包括中深度镇静）、输血和血制品治疗，以及包括医院规定的需得到特定知情同意的治疗和操作项目；相关病情告知，如入院 72 小时谈话，术后谈话，病危、病重告知；高风险药物治疗，如化疗、免疫抑制剂治疗、溶栓治疗、长期激素治疗、镇静。

以此为基础，针对高风险、易发生意外及其他必须获得知情同意的项目，医院特制定了一整套知情同意的操作和治疗目录，分为全院通用的知情同意书及科室知情同意书。全院通用的知情同意书包括：手术知情同意书、输血血液制品治疗知情同意书、麻醉知情同意书、胸腔穿刺/置管引流术知情同意书、腹腔穿刺术知情同意书、腰椎穿刺术知情同意书、肝脏穿刺术知情同意书、紧急气管插管知情同意书、气管切开术知情同意书、更换气切套管知情同意书、更换金属气管切开套管知情同意书、拔除气管插管导管知情同意书、激素治疗知情同意书、甲状腺细针穿刺细胞学检查知情同意书、淋巴结活检知情同意书、免疫抑制剂用药前谈话知情同意书、深静脉穿刺诊疗操作知情同意书、CRRT知情同意书、2013碘对比剂使用知情同意书（血肌酐＞133umol/L的患者）、纤支镜检查吸痰知情同意书、化疗知情同意书、保护性约束知情同意书、碘对比剂使用知情同意书、钆对比剂使用知情同意书、钆对比剂使用知情同意书(血肌酐＞133umol/L的患者）、拒绝治疗（拒绝复苏）知情同意书知情同意书、留置胃管知情同意书、术中冰冻快速诊断知情同意书、危重病转运知情同意书、腰大池置管引流知情同意书、重大疑难手术审批知情同意书、自费药品检查知情同意书、中深度镇静治疗知情同意书等。科室知情同意书结合科室的特点制定相关科室内目录，如口腔矫形科有特定桩、冠、桥修复诊疗操作知情同意书及牙颌畸形矫治诊疗操作知情同意书等。

此外，我院在开展与人体有关的临床研究、临床调查或临床试验时，参与病人需签署“临床研究知情同意书”。

2. 知情告知的内容

一般包括：病人的病情、治疗方案、治疗预期的效果、治疗利弊、其他可供选择的治疗方案、拒绝治疗可能出现的后果、参与患者治疗的医生或相关治疗小组成员信息、诊疗过程中可能发生的问题及并发症。

3. 签署知情同意书的人员要求

◎有民事行为能力的患者，在不违反保护性医疗制度的前提下，原则上应由患者本人签字。

◎如患者具备完全民事行为能力，但如实告知病情、医疗措施、医疗风险后可能不利于患者治疗，或患者要求，可由患者指定代理人代为行使知情同意权。患者可以授权的方式指定委托代理人，并由双方（患者和委托代理人）按医院规定在授权书上签名，授权书保存在医院。委托代理人可代表患者行使其在医院治疗期间的知情同意权，签署各项医疗活动同意书。

◎未成年人（小于 18 周岁），无完全民事行为能力的成年患者（如昏迷、精神异常），由其法定代理人代为行使知情同意权。

◎由于文盲或不能书写等其他特殊原因，可以由他人代为签名，在签名的位置加按患者指纹（建议大拇指），并写明指纹名称。

◎如患者无民事行为能力，但因病情需要紧急处置（如手术或有创诊疗操作），家属或代理人不能及时到达医院，主管医生应及时向医疗组长或当日最高唤医生或科主任汇报，确定需要紧急处置时，联系患者家属或代理人（如有可能），取得家属或代理人口头同意（事后补签），同时立即向医院管理部门汇报，白天报医务部，夜间或非工作日报总值班，并由医务部主任（或副主任）或总值班和主管医生双签名，在病历中写明情况。经医务部或总值班批准后，可以对患者开展紧急处置。

◎知情同意告知，医方应由接受过知情同意相关培训的具备医师资格或护士资格的医务人员（一般为主管医师、护士）向患者及/家属做出解释和说明并签字。特殊诊疗操作由参与操作的医师解释和说明并签字。

◎遇到授权签名难以解决的问题，或未尽事宜，请联系医务部。

履行知情同意的流程和注意事项

1. 在做需要书面知情同意诊疗操作/治疗前，医护人员必须按照知情同意的要求告知相关内容，征求患者或其代理人同意，患者或其代理人签字同意后才能开展相应诊疗操作/治疗。

2. 履行知情同意应以书面形式予以确认，主管医生应向患者或委托代理人充分解释和说明，确认其理解后再予以签署。

3. 知情同意书必须先由医师签字、再由患者或委托代理人签字，注明签字日期与时间，且时间需精确到分。

4. 知情同意书需保存于医院，和住院患者相关的知情同意书保存30 年，和门诊患者相关的知情同意书保存15 年。

员工培训

病人参与治疗决策的主要途径之一就是享有知情同意权。因此，医院制定和实施维护病人知情同意权的相关制度和程序，对医务人员进行培训，并对培训后的效果进行追踪访查反馈，最终使全院员工熟知有关病人和家属的权利以及他们在维护病人权利方面的责任。

● 典型案例 ●

手术患者如何签署知情同意书

一位53岁的男性患者因“左肾占位2周”入院。两周前单位常规体检时B超发现其左肾占位，大小约3.3cm。无腹痛、腰痛；无肉眼血尿；来我院复查CT提示左肾癌可能性大，予以收治入院，拟行左肾部分切除术。患者有高血压病史2

年，糖尿病史2年，目前均药物控制，血糖血压控制平稳。

手术前日，具有谈话资质的医生与这位患者进行术前谈话，告知其手术的相关事宜。医生首先告知患者其享有的权利，除出现危及生命的紧急情况外，在没有获得患者签署的书面同意前，医生不能对其施行手术，在手术前的任何时间，患者都有权接受或拒绝本手术；随后，医生告知患者其主刀医生的姓名、目前的诊断及手术名称等，并用通俗易懂的语言向患者解释该手术的目的与预期的效果，针对其个人情况告知其术中、术后可能发生的意外和危险。该患者高血压病史2年、糖尿病病史2年，术中、术后会注意监测血糖、血压，注意心脏功能和肾功能的监测和保护。除告知风险外，医生将采取的防范措施也一一向患者说明；另外，医生会告知患者可选择的其他治疗方法，包括内科保守治疗或进行左肾根治性切除术等。

谈话结束后，手术知情同意书由谈话医师先签字，再交由患者或其委托代理人签字，双方均注明签字日期与时间，且时间精确到分（“手术知情同意书模板”见文后附录）。在征得患者或其代理人签字同意后，医护人员才能正式实施相关手术操作。

● 改进成效 ●

医院为保护病人知情同意权所制定的相关制度及实施的各项措施，一方面帮助患者加深对其病情和治疗方案的了解，有利于患者选择；另一方面，医务人员在履行知情同意告知过程中，就是对疾病、治疗方案及可能出现不良后果的重温过程，这一过程让医务人员在思想上进一步提高警惕，小心谨慎，减少医疗差错的发生。

改进前后的对比：

1. 改进前的知情同意书医院虽有大概的模板，但各科室之间并不完全统一，谈话的内容有多有少。为了达到规范化统一标准，我院统一制定了特定格式的知情同意书模板，包括全院通用模板和科室模板；此外，根据JCI要求，医院规定了需得到特定知情同意的治疗和操作的类别或目录，包括介入治疗、内镜下治疗、穿刺活检术、麻醉、紧急器官插管、腹膜透析、血液透析、CRRT治疗、血液和血制品使用、部分高危药品的治疗、拒绝治疗等。

2. 改进前，知情同意书一般仅告知患者及其委托代理人目前的诊断结果、诊疗操作的目的、主要意外风险及并发症；改进后的知情同意书增加了该诊疗操作的防范措施及可替代的方案，并根据患者的特殊病情，特别告知其可能出现的特殊并发症或风险，让患者及其委托代理人对疾病的治疗方案及最终选择明确地知情并同意。

3. 改进前，知情同意书的签字时间为××年××月××日，改进后的签字时间为××年××月××日××时××分，并强调谈话医生的签字时间必须在患者签字时间之前，避免了部分诊疗操作仅有患者家属签字而无谈话医生的签字，改进后的知情同意书也更能体现先告知，再知情后同意签字的时间顺序。

● 招式点评 ●

知情同意权是医患关系中最为基本的权利之一，也是决定着医疗质量的一个重要环节。患者知情同意权包括密切相连的两个方面——知情权和同意权，患者对医疗资讯的知情是其做出同意的基础和前提，同意是知情的结果和价值体现。加强对知情同意权的保护，既是法律赋予患者的权利，也是医疗机构和医务人员的法定义务，是预防医疗纠纷的有效途径。所以，制定特定格式的知情同意书模板能有效地让谈话医生更全面地对疾病和治疗方案及可能出现的不良后果、防范措施和替代方案做一个全面的回顾和分析，尽可能让患者及其委托代理人能对疾病和治疗方案有全面的知情。

（杨娟　赵百亲　姚晓红　冯志骏）

附录

浙江大学医学院附属第二医院手术知情同意书

1 这是一份有关手术的告知书，目的是告诉您有关医生建议您进行的手术相关事宜。请您仔细阅读，提出与本次手术有关的任何疑问。您有权知道手术性质和目的、存在的风险、预期的效果或对人体的影响。在充分了解后决定是否同意进行手术。除出现危及生命的紧急情况外，在没有给予您知情并获得您签署的书面同意前，医生不能对您施行手术。在手术前的任何时间，您都有权接受或拒绝本手术。

2 您的主刀医生是：__________________

3 目前诊断：

手术名称：

4 医生会用通俗易懂的语言给您解释：

4.1 手术指征与预期的效果：

4.2 告诉任何可能伴随的不适、并发症或风险：

a 手术中可能出现的意外和危险性：

□ 药物过敏反应　　□ 难以控制的大出血

□ 术中心跳呼吸骤停，导致死亡或无法挽回的脑死亡

□ 情况变化导致手术进程中断或更改手术方案

□ 不可避免的邻近器官、血管、神经等损伤，将导致患者残疾或带来功能障碍

□ 其它：

b 手术后可能出现的意外及并发症：

□ 术后出血　　□ 局部或全身感染

□ 切口裂开　　□ 脏器功能损伤和/或衰竭

□ 水、电解质平衡紊乱　　□ 术后气道阻塞

□ 呼吸、心跳骤停　　□ 诱发原有疾病恶化

□ 术后病理报告与术中快速冰冻病理检查结果不符　　□ 再次手术

□ 其它

c 特殊风险或主要高危因素（如需特别说明，请注明）：

根据您的特殊病情，可能出现以下特殊并发症或风险：

1/2

4.3 针对上述情况将采取的防范措施：

基于上述可能发生的风险，我们将根据医疗规范，采取下列防范措施来最大限度地保护病人安全，使治疗过程顺利完成。具体措施为：

1）术前认真评估病人，选择合适的手术方案，完善术前检查和围手术期处理，并根据基础疾病进行对症治疗；

2）术中仔细、规范操作，密切监测生命体征，备齐各种急救设备，及时处理术中出现的各种情况；

3）术后严密监测生命体征及手术部位变化，发现问题及时处理；

4）必要时请相关科室会诊协助治疗；

5）其它相关防范措施：

5 其他可选择的治疗方法：[ ]内科保守治疗 [ ]其它手术 [ ]其它

您的选择：

拒绝该手术可能会产生的后果：

6 医学是一门经验科学，还有许多未被认识的领域。另外，患者的个体差异很大，疾病的变化也各不相同，相同的诊疗手段有可能出现不同的结果。因此任何手术都有可能达不到预期结果，出现并发症、损伤甚至病情恶化。任何手术都具有较高的诊疗风险，有些风险是医务人员和目前医学知识无法预见和防范的，医生也不能对手术的结果作出任何的保证。但医师将以良好的医德医术为患者手术，严格遵守医疗操作规范，密切观察病情，及时处理、抢救，力争将风险降到最低限度。

为确保您对上述内容的准确理解，在您仔细阅读该知情同意书及作出决定前，医师将会给您解释上述内容。如果您还有其他任何疑问，请及时告诉您的医师。

7 医师声明：

我已经以病人所能理解的方式告知病人目前的病情、拟采取的治疗方式及可能发生的风险和并发症、可能存在的其它治疗方法等相关事项，给予了患者充足的时间询问本次治疗的相关问题并做出解答。

医师签名： 签字时间：20 年 月 日 时 分

8 患方意见：

我的医师已经告知我将要进行的治疗方式、此次治疗及治疗后可能发生的并发症和我经过慎重考虑，已充分理解本知情同意书的各项内容（共 页），愿意承担由于疾病本身或现有医疗技术所限而致的医疗意外和并发症，并选择手术治疗。

患者签名： 签字时间：20 年 月 日 时 分

如果患者无法签署知情同意书，请其授权的代理人在此签名。

患者授权代理人签名： 签字时间：20 年 月 日 时 分

2/2

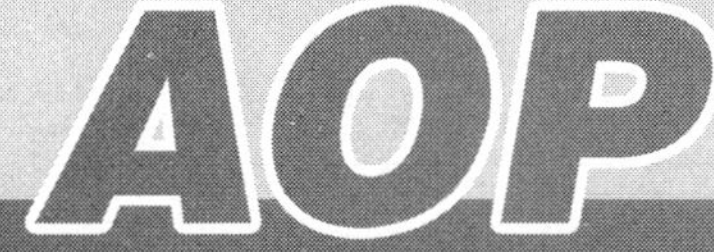

患者评估

JCI评审标准以“质量改进和患者安全”为核心目标。患者评估（Assessment of Patients）作为开展诊疗工作的基础，对患者的下一步诊疗计划的制定至关重要。为此，JCI将患者评估作为一项重要的评审项目独立列出，强调患者评估是一个连续、动态的过程，指出评估目的主要包括收集有关病人生理、心理、社会状况和健康史的信息和资料；通过分析资料和信息，包括实验室和影像学诊断的结果，明确患者治疗需求，制订治疗计划，满足患者治疗需求，并形成评估服务、实验室服务、放射科和影像诊断服务三大板块的评审细则。

在准备AOP评审章节时，我们发现，JCI中关于患者评估标准的制定始终围绕着“质量改进和患者安全”这一核心目标，具有系统性、全面性以及人性化的特点。它所提出的确立评估流程、规定最少评估内容和评估时限、全面评估患者营养、康复、疼痛、心理、社会和经济等因素、提供个性化评估、规定时间内开展再评估、建立健全的实验室和放射管理机制等医院管理措施，有利于指导医院建立有效的患者评估体系，为患者当前和持续治疗的需求提供科学的依据。

本章所述“招式”将按照从整体组织框架到标准实施细则的顺序，由面及点地将浙医二院备战AOP标准的经验与大家分享。

016 病人评估大有文章

对病人进行病情评估，这是JCI标准中的特色性内容。比如门诊拟收×××病人入院，入院后，医护人员需要在最短时间内评估患者的需求，以明确下一步诊治计划与出院计划，但是诸如收集哪些信息、医护人员需评估哪些项目、如何评估、多长时间内完成等却大有讲究。

● 标准出处 ●

患者评估（AOP）1：通过医院确立的评估流程，评估每位病人，以明确健康服务需求。

患者评估（AOP）1.1：根据现行法律、法规和行业标准的要求，医院规定评估中至少要包括的内容。

患者评估（AOP）1.2：对每一个病人的初次评估应包括生理、心理、社会和经济因素，同时包括病人的体格检查和病史询问。

患者评估（AOP）1.3：通过初次评估，明确病人的医疗和护理需求，并记录在病史中。

患者评估（AOP）1.4：评估应在医院规定的时间框架内完成。

● 难点分析 ●

★评估基本内容不明确。

对于病人评估，国内尚无明确规定的基础资料。据现有国内资料，具有病人评估内容参考价值的资料仅有《诊断学》及《病历书写基本规范》，也仅部分项目可与JCI标准相匹配，如JCI中生理指标与《病历书写基本规范》的体格检查相近。具体而言，现有的医疗问诊工作与JCI评审标准是否相符、契合度有多高等均无明确标准。

★病人评估标准需要具体化，并嵌入日常工作。

JCI评审标准中许多内容在日常工作中有落实，但未具体化，或者说很难定义操作规程。以个性化评估为例，日常工作中医护人员潜意识中对于儿童、老年人等患者重点关注，大概体现在查房次数多、交谈多、检查结果关注多。但到底哪些病人需要关注？需关注哪些内容？JCI评审标准明确要求要对“医院为来院治疗的某些特殊人群提供个性化的初次评估”，特别指出包含但不限于儿童、青春期少年、年老体弱等特殊人群需给予个性化评估。如何将评审标准嵌入到日常工作之中？

• 制定标准和操作流程 •

病人评估是一个连续、动态的过程，包括初次评估和再评估，通过不断的评估患者的病情调整诊疗方案。“问诊”是询问、收集病史的主要手段，处于病人评估的初次评估阶段。可以这样说，病人评估范畴大于并包含问诊。问诊获取的资料完全可以归入病人评估之中。结合病人分类及医生护士日常问诊资料，制定《病人评估管理制度》。明确病人评估定义、医护人员职责，按照住院、门诊、急诊、手术、专项（营养、疼痛、心理、康复）、特殊群体等类别规定评估流程、评估内容及评估时限。

初始评估

JCI标准认为患者的初始评估对于确认其医疗需要并实施医疗措施是非常重要的。在患者的初次评估中，需对患者的生理、心理、社会和经济因素进行全方位评价，包括评估患者的体格检查和健康史。

门诊病人初次评估包含但不限于病人主诉及诊断、体格检查结果、疾病史、药物过敏史、疼痛、心理、教育、交通工具、社会和经济等。

急诊初始评估主要内容有病人主诉及诊断、体格检查结果、疾病史及用药过敏史、疼痛、康复、心理、教育、交通工具、社会和经济等。急诊病人还需要评估生命体征和重要器官康复检查。对于急诊危重病人的评估记录，由医生和护士现场记录在急诊抢救记录单上（在抢救完成后6小时内补记与抢救相关的记录）。

住院病人的护理初始评估在病人入院8小时内完成，评估内容包括生理、心理、社会、经济、健康教育需求以及各个系统的体格检查，对本次入院相关的主诉、简要病史、诊断、入院后的主要治疗和护理处置进行评估记录。住院病人医疗初次评估必须在8小时内完成对新入院病人的首次评估并记录（即首次病程录），在24小时内完成入院记录的书写，评估的主要内容有：病人主诉及诊断、体格检查结果、临床检验、影像检查、疾病史及用药情况（包括有无过敏史及药物不良反应）、疼痛、康复、营养、心理、教育、交通工具、宗教、风俗、社会、经济、出院计划等评估。

再次评估

门诊复诊患者主要评估病人主诉及诊断、体格检查结果、疾病史、药物过敏史、疼痛、心理、交通工具及治疗效果等。如果病人三个月内在门诊连续就诊3次以上，则医师必须每三个月对病人门诊治疗情况进行小结，小结内容包括：所有已知检查、诊断、用药情况、有无药物过敏及治疗效果等情况。

急诊病人：急诊护士每小时要对急诊危重病人的生命体征及其它重要症状、体征进行一次再评估，并记录在急诊护理病历中。急诊医师对病人特殊检查、特殊治疗、特殊用药及病人病情变化需要随时评估并记录。

住院病人：护理再评估内容主要包括生命体征、病情变化、护理措施与成效、健康教育措施与成效、与护理措施密切相关的实验室及特殊检查的阳性结果和重要的专科阴性结果等。评估频率为每天至少评估一次，病危/特别护理病人至少每2小时评估一次，病重病人至少每4小时评估一次，在病情变化时随时评估；对于医嘱要求的评估项目，严格参照医嘱的项目和频率进行评估记录；体温、血压、体重、大便等评估参照《护理病历书写规范》。医疗再评估住院病人每日需要进行一次评估，记录在病程录上。对重危、抢救患者，诊断/治疗计划改变、需要急诊手术、药物/输血不良反应根据病情随时进行评估、记录，记录时间具体到分钟；对某些特殊情况如：重危、病情改变、诊断/治疗计划改变、需要急诊手术、药物/输血不良反应、判断药物或其它治疗是否有效及患者是否能转院或出院等，须对病人随时评估并记录。

专项评估

结合JCI标准及实际工作，除基础评估内容外，明确营养评估、疼痛评估、康复评估、心理评估、跌倒/坠床评估、压疮评估、管道评估、输血评估、约束评估等9项专项评估，制定相应的标准作业流程。以疼痛评估为例，所有门、急诊、住院病人都要进行疼痛评估。疼痛评估要依据病人的年龄，要衡量疼痛的部位、性质、强度、疼痛频率和持续时间。针对不同类型的病人应采用合适的疼痛评估表。

个性化评估

对儿童、青春期少年、年老体弱者、临终病人、药物滥用情形、免疫抑制病人、放疗或化疗病人、怀孕终止妊娠病人、情绪或精神混乱病人、酒精依赖者、急慢性疼痛病人、受暴或受虐病人等特殊族群，应提供个性化的评估。例如，儿童及青春期少年评估应包括发育、成长状况评估（身高、体重、粗动作、精细动作、语言及社会性）；预防注射记录；参与治疗程度；日常活动需求；监护人及家人对病情的看法、影响；入学状况；是否有被忽视或虐待现象。

典型案例

入院8小时完成初次评估

我院规定，患者入院后将在8小时内完成初次评估，24小时内形成入院记录，下表为住院患者初次入院评估单：

入院评估

现病史（History of Present Illness）:[ ]

既往史（Past History）:[ ] 无 [ ] 有 过敏史：[ ] 无 [] 有________

目前服用的药物（At Present The Drugs）：（含我院用药情况及患者提供的用药情况）[ ] 无 [ ]有

药物名称：[ ] 用法：[ ] 用量：[ ] 本次住院是否继续使用:[ ]

成瘾药物(Drug Addiction)[ ] 无 [ ]有

药物名称：[ ] 用法：[ ] 用量：[ ] 本次住院是否继续使用:[ ]

个人史（Personal History）:出生于[ ]，生长于[ ]，{异地长期居留史}，文化程度[ ]，职业[ ]；{吸烟史}、{饮酒史}、{疫区居留史}、{疫水、疫源接触史}、{其他特殊嗜好}[不洁性交史]、{长期放射性物质、毒物接触史}、{粉尘吸入史}。

婚育史（Obstetrical History）:{已婚，[ ]岁结婚}；家庭关系和睦。

月经史：末次月经时间[ ]

家族史（Family History）:{[父母]}，{[兄弟姐妹] }，{类似疾病史，家族中Ⅱ系Ⅲ代传染病、遗传病、精神病、家族性疾病及肿瘤性疾病史}。

专科查体:

辅助检查（Auxiliary Examination）：[ ]

营养风险筛查(Nutritional Assessment)

体重指数(BMI):[ ]kg/m²

年龄评分:[ ] 年龄>70岁(1分) [ ]年龄≤70岁(0分)

营养风险评分:[ ] 分 （疾病有关评分+营养受损评分+年龄评分）

是否请营养科会诊:[ ]是 []否

功能评估:(Function Accessment):

入院ADL评分分级:[ ] 级

是否请康复科会诊:[ ] 是 [ ] 否

心理评估(Psychological Assessment):

护理入院心理评估是否阳性:[ ] 是 [ ] 否

是否请心理卫生科会诊:[ ] 是 [ ] 否

改进成效

病人评估体系的建立明确了入院前需完成的评估内容、评估人员及评估时限，使医、护人员各司其职，在规定时间内给予患者最详细的评估。

疼痛、营养、心理、康复等四大专项评估的明确以及具体评估表单的制定、特殊人群个性化评估内容的建立是对现有评估内容的补充，进一步改变了医院诊疗理念，是“生物—心理—社会”医学模式的体现。

招式点评

病人评估体系的建立是为了有效、全面获取有关病人生理、心理、社会状况和健康史的信息和资料，通过分析资料和信息明确病人治疗需求。在病人评估体系建立过程中一定要读透JCI标准，认清评估重点、评估人员以及评估周期。按照先分后整合的策略逐步推进，针对每一条需要评估的内容进行梳理，理顺流程、人员及内容后进行整合。同时，应充分认识、肯定现有医院所做的病人评估的价值，在针对JCI标准进行改进时，尽量结合医院已有工作，减少重复劳动，争取以最小变动收获最大受益。

（马戈　张秀来）

017 特殊人群 个性评估

骨科新进一名8岁儿童，拟行关节镜治疗。在完成普通病人入院评估内容后，是否要考虑儿童生长发育的特殊性对其诊疗计划的影响？具体评测哪些内容可以很好地体现儿童患者的个性化呢？

对入院的病人，尤其是儿童、老年人等特殊人群进行入院的初次评估，这是JCI评审标准中的一项重要要求，评估的内容不仅涉及到病人的临床情况，更涉及到病人的社会情况和文化情况等非临床性的因素，后者则是国内传统医院管理中的薄弱内容，而这恰恰体现了JCI以病人为中心的理念。

● 标准出处 ●

患者评估（AOP）1.8：医院为来院治疗的某些特殊人群提供个性化的初次评估。

● 难点分析 ●

★特殊人群定义不明。

不同情况下，特殊人群所指范围不同。国内对于特殊人群的定义也无相关资料支持，但大致总结下来，主要指儿童、老年人、孕妇等高风险人群。而JCI标准中，也无对特殊人群的明确说明，仅在测量要素上提及儿童、青春期少年、年老体弱者、临终病人、药物滥用情形、免疫抑制病人、放疗或化疗病人、怀孕终止妊娠病人、情绪或精神混乱病人、酒精依赖者、急慢性疼痛病人、受暴或受虐病人等特殊人群。

★评估项目缺少依据。

特殊人员的诊治有其特殊性，评估的内容也应与普通病人有所差异。但每类特殊病人需要评估哪些项目？项目选择参照什么样的标准？均没有定论。以儿童为例，儿童的生长发育是一个连续渐进的过程，随着年龄的增长，儿童的解剖、生理和心理等功能在不同的阶段表现出与年龄相关的规律性。不同阶段评估重点和评估角度都不同。

★专科病人个性化评估内容。

除全院性特殊病人个性化评估外，还需考虑一些特殊专科人群的个性化评估。专科疾病因为存在专科性检查项目和考虑项目，与普通病人不同，如眼科白内障病人，入院后需要进行视力检查、眼用A超、眼底检查等特殊项目，对于专科性病人的个性化评估也需详细列出，给予说明。

制定标准和操作流程

明确特殊人群定义

严格按照JCI评审标准要求，结合院内高危风险发生人群及医院实际情况，明确特殊人群包含但不仅限于儿童、青春期少年、年老体弱者、临终病人、急性或慢性疼痛病人、临盆妇女、怀孕终止妊娠的妇女、情绪或精神混乱病人、疑似药物和／或酒精依赖者、受虐待和被忽视的受害者、接受化疗或者放疗的病人、免疫抑制病人。

确定评估范围

考虑特殊人员诊治的特殊性、文化背景、生活环境及治疗计划等因素，结合JCI评审通过医院的经验制定评估范围。如儿童，在考虑到儿童发育时期的同时，我们主要评估内容有：发育、成长状况评估（身高、体重、粗动作、精细动作、语言及社会性）、预防注射记录、参与治疗程度、日常活动需求、监护人及家人对病情的看法和影响、入学状况、是否有被忽视或虐待现象。

制定专科化评估标准

根据专科要求及专科特性制定专科的评估制度，明确作业流程及工作内容。

典型案例

8岁骨科儿童的特殊评估

骨科8岁儿童因“外伤致右膝部疼痛、活动障碍5天”入院，根据MRI检查，结果显示为右膝后交叉韧带胫骨附着点断裂，附着点局部胫骨隆突小片撕脱骨折，入院诊断为右膝后交叉韧带损伤，拟行右膝后交叉韧带损伤关节镜下重建术。

入院后，护士除对其既往史、用药史、体格检查、专项检查、营养、心理、康复、疼痛等项进行评估外，又给予其儿童专项评估（6～14岁阶段）（评估表见文后附表），评估内容为：预防接种卡介苗/小儿麻痹丸/白百破混合制剂/乙脑疫苗/流脑疫苗/乙肝疫苗；汉族；费用自费；抚养人为父母；家庭成员参与儿童照护；否认有被忽视或虐待的情况；体重30kg；身高130cm；生长发育情况良好；认知能力评估为学会阅读；容易交朋友；入学情况为小学六年级。

经过上述全面评估后，我们认为这位儿童患者配合治疗，易配合，暂时无影响诊疗计划因素。

改进成效

特殊人群定义及评估标准确定后，我院通过电子病历改版，将特殊人群的评估内容嵌入病史中，全院推广特殊病人评估，逐渐将特殊转化为日常工作。经过一年多的开展，医疗人员逐步接受特殊病人的个性化关怀，并将个性化评估的理念落实到查房、问诊、治疗过程中，不但有效的保障特殊群体的医疗安全，更明充分体现了医院“患者与服务对象至上”的核心价值观。

招式点评

JCI对特殊人群的个性化关注提出很高的要求，与国内暂无相关规定相比，它的要求更多、更细，充分体现了以患者安全为目标的核心思想。管理者按照JCI的精神逐条查漏补缺、追踪特殊人群、摸清患者个性化需求，结合医院实际情况修订制度和操作规程，制定个性化评估方案，同时结合电子病历开展个性化评估工作。回顾整个工作开展情况，特殊群体的定义及标准是开展工作的核心，一旦确定将影响整个医疗工作，因此必须慎重，尽可能多的了解同行业的做法及国际上的发展。

（马戈　张秀来）

附表

入院评估单（儿童患者）

基本信息

姓名：　性别：　年龄：　病案号：

入院时间：　年　月　日　时　分

入院诊断：

入院方式：____________

住址：

紧急情况下通知的人：姓名：　联系电话：

过敏史：过敏药物及表现____________

　　过敏食物及表现____________

　　其他过敏及表现____________

既往疾病史：□无 □有

进食种类：□普食 □半流 □流质 □母乳 □奶粉 □ 其他

民族：　费用类别：□自费□统筹医保

预防接种史：□卡介苗□小儿麻痹丸□白百破混合制剂□乙脑疫苗□流脑疫苗□乙肝疫苗

抚养人：□父母 □（外）祖父母 □福利院 □其他____ 联系人电话：______

家庭成员是否参与儿童照护：□有 □没有

是否被忽视或虐待现象：□否 □是（____________）

成长及其他评估

0~12月：

体重：____kg

粗大运动：□平躺时可以自主抬头 □弯腰90度 □不在帮助下坐下 □自己站起来

精细运动：□抓住拨浪鼓 □到达目的地

语言：□可以说“爸爸”“妈妈”□自主发声，蹦出音节 □发出叫声或者大笑

社会：□对妈妈更加有反应 □模仿动作，对人脸凝视、微笑 □喜欢被握、玩、挠痒和推挤□在镜子面前对自己微笑

情感：□冷、湿、饿的时候有不同哭法

1~3岁：

体重：____kg

粗大运动：□能够骑脚踏车 □可以一只脚站立

精细运动：□能够画圆圈和直线 □可以堆6～7块积木的塔

语言：□开始唱简单歌曲 □使用3～4词句子

社会：□自己穿衣服 □知道洗手

情感：□总体是高兴的，当其他人干扰儿童活动时会感到生气 □ 表现很多情感，笑、尖叫、发脾气、哭闹

4~5岁：

体重：____kg
粗大运动：□可以跳到可达目标位置 □自由抬起一只脚
精细运动：□可以画“+” □可以画更长的直线 □能够分三部分写出“人”
语言：□词汇量增加。有1500~2000；有强烈的语言兴趣，被词和声音吸引 □具有不知足的好奇，不停地讲，问无数问题
社会：□想和别人玩□喜欢模仿成人活动，具有好的想象力
情感：□总体是高兴的，当其他人干扰儿童活动时会感到生气 □ 表现很多情感，笑、尖叫、发脾气、哭闹

6~14岁：
体重：____kg 身高：____cm
认知：□学会阅读 □学会简单数学计算（加、减、乘、除）□ 开始意识到选择
社会：□容易交朋友□开始区分性别 □识别家庭外的大人，如老师、邻居
入学状况：□小学 □中学 □辍学
是否配合治疗：□是 □否

出院计划：
出院后去处：□回家 □当地医院 □社区医院 □儿童福利院
出院后照料者：□父母 □（外）祖父母 □福利院 □其他 ______
出院时交通工具：□救护车 □需要协助 □不需要协助 □其他 ______

资料来源：□父母 □（外）祖父母 □福利院 □知情者 □各种资料 □其他

018

营养评估如何“知行合一”

胃肠外科新入院一位病人，主诉间断性腹胀腹痛10余年，近半年病情加重，病理结果显示为“（胃角）中分化腺癌”，以“胃癌”收住入院。这位病人同时伴有10余年的糖尿病史，但尚可控制。

依据这位患者病情拟行胃大部分切除术，但因其有糖尿病史，术前必须考虑营养风险。通过对住院病人营养评估，充分了解患者的营养情况，及时给予营养干预，使患者在治疗过程中能够得到充足的营养支持，是JCI评审专家非常关注的环节。

• 标准出处 •

患者评估（AOP）1.6：对病人营养和功能康复需求进行筛查，必要时将病人转诊，使其得到进一步评估和治疗。

患者服务（COP）5：有营养风险的病人能够得到相应的营养治疗。

交流与信息的管理（MCI）19.1：病历要包含足够的信息以明确病人身份、支持诊断、评判治疗情况、记录治疗的经过和结果，促进治疗的连贯性。

• 难点分析 •

★营养评估的内涵的定义是指评估患者营养不良状况，还是探讨预后结果的营养风险?

营养评估涉及到两个概念：营养不良和营养风险。营养不良是指因能量、蛋白质及其他营养素缺乏或过度，导致机体功能乃至临床结局发生不良影响。营养风险为现存或潜在的营养和代谢状况所导致的疾病或手术后出现不利的临床结局的机会，是指与营养因素有关的临床并发症出现的风险，与临床结局密切相关。营养不良是患者现有的营养状况，而营养风险是指评估现况及对未来治疗的影响，二者所指阶段不同，评估意义也不同。

★如何构建完全契合JCI评审标准的评估流程?

评估流程是开展营养评估工作的指导框架，框架搭建得是否科学、与评审标准是否契合直接关系到营养评估得分的高与低。但遗憾的是，JCI评审标准对此并无详细说明，仅要求营养评估包含初次评估和再次评估，至于怎样启动初次评估、初次评估后是否启动营养干预、营养干预怎样实施、再次评估应如何落实、初次评估与再次评估有何区别等问题无明确说明。

★选择什么样的筛查标准能够切实反映患者的营养状况?

营养评估的核心是营养筛查。筛查标准的选择关系到营养评估的准确性以及营养干预的及时性、正确性。对于营养筛查，世界各地营养卫生研究机构已开发并公布了许多工具与方法，如主观评定法、微营养评定法、双能源X线吸收法以及检验指标等，可以说各有千秋，各有侧重。但过多的筛选标准导致了营养学界的难题：全球研究者对反映不同人群或住院患者的营养不良或营养风险筛查的“金标准”方案至今仍未达成共识。

★营养师普遍缺乏。

至今，我国尚未完全建立起符合营养健康事业发展要求的职业营养师队伍。据查找的文献显示，现阶段我国营养师总人数仅4000多人，其中医院系统1700多人中真正受过专业教育、具备营养师资格的仅有390多人。以我院为例，作为拥有2000张核定床位、3100名员工的三级甲等综合医院，仅有5名营养师。按照JCI要求，如果全院开展营养评估及干预，可以肯定地说，5名营养师远远满足不了8.8万（2012年我院出院人次）名出院患者的营养需求。

★如何落实营养评估“写、知、行”的统一?

JCl检查关注的绝非文件、台账乃至医院的硬件设施，而是注重医院的制度建设、质量的持续改进，以及“写、知、行”的统一。

制定标准和操作流程

成立临床营养支持小组

成立由营养学专家、营养师、重点科室医护（监护室、急诊科、胃肠外科、烧伤科等）组成的临床营养支持小组。通过营养支持小组对全院营养工作协调、监督、提供建议。小组职责具体为：为全院临床科室营养筛查、营养评估、营养支持治疗提供技术咨询与指导，并承担相关会诊工作；组织开展对医护人员的临床营养筛查、营养评估、营养支持知识教育和培训；定期监控营养评估流程、开展院内临床营养支持的分析与合理性评价，提出改进意见。

标准化评估流程

结合JCI要求，参照中华医学会肠外肠内营养学分会《肠外肠内营养临床指南》以及《国际医院管理标准（JCI）中国医院实践指南》制定营养评估标准作业流程（SOP）——《营养评估与干预制度》。规定适用范围、参与评估人员、人员职责、注意事项、使用表单以及营养评估流程：护士对每一位住院病人给予初次评估，初次结果告知主管医师；主管医师对每一位住院病人进行营养风险筛查；营养风险筛查过程中发现高风险病人，医师应根据病人的实际情况及时决定是否实施营养干预；无营养干预资质的医师应邀请营养科营养（医）师或营养支持小组成员进行会诊，进行进一步的营养评估及提出营养干预方案。给予病人营养干预后7日内，医师或者营养医师给予再评估。

明确筛查标准

营养筛查是营养评估的核心环节。为慎重选取筛查标准，经过院内专家多次讨论、院外学习、文献分析及院内实践，我院决定在传统指标——体格指数（BMI）基础上采用欧洲肠外肠内营养学会（European Society for Parenteral and Enteral Nutrition，ESPEN）2002年提出的营养风险筛查(NRS)方法作为筛查标准。

NRS2002是由欧洲肠外肠内营养学会于2002年提出并推荐使用的营养筛查工具，也是迄今为止唯一基于128个随机对照研究(RCT)循证基础的营养筛查工具。它的突出特点是能够前瞻性地动态判断患者营养状况的变化。它通过对患者疾病严重程度的评估，回顾了解营养状况受损状况（包括BMI或sALB的测定、近期体重变化和进食变化情况）以及年龄等，获得营养风险筛查评分，与其他营养评定工具相比，具有更高的敏感性和特异性，且操作简单、方便。值得一提的是，国内营养学科最高学术机构——中华医学会肠外肠内营养分会也推荐使用NRS2002，认为它是有关肠外肠内营养支持适应证筛选的有用工具。

授权营养资质

考虑到营养师缺乏是整个医疗行业的现状，在研读评审细则、实地访查台湾万芳医院、郑州医科大学附属医院等通过JCI评审的医院后，我们了解到，JCI评审委员注重的是政策如何制定，制定后有无严格落实，即政策是否根据医院实际情况予以调整。因此，我院在制度上明确，在我院工作范围内营养资质不局限于营养师，任何经过正当培训、考核合格的医师均具有营养资质，具体属于我院认同的营养资质授权：浙江省医学会肠外肠内营养学分会委员；医院营养支持小组成员；参加过国家及省级肠外肠内营养学继续教育或者完成医院医务部组织肠外肠内营养学知识培训并考核合格的医师。

落实营养评估

在营养评估流程、营养筛选标准、营养资质等问题明确后，便要推进营养评估工作。我院具体从三个方面推进：加强培训，由营养支持小组牵头，营养师对全院医护人员进行集中培训，深入科室进行专项培训，并制定营养评估要点手册发至每一位员工；修改电子病历系统，减少医护工作量，将营养评估、筛查内容增加到电子病历入院评估栏目，医护人员仅需进行点击选项便可获得最终评估结果；成立Tracer（追踪）小组和病历审查小组，不断对实际工作及归档病历进行督查，就营养评估相关问题进行现场访查、纠错，使员工对营养评估的认识不断提升。

● 典型案例 ●

手术前，你营养了吗？

以文章开头提出的胃肠外科“胃癌”病人为例。患者55岁，入院后体重指数（BMI）评分15分（偏低），一周内进食量较从前减少25%～50%（营养轻度受损），经综合考虑计算营养风险评分4分，属于需要营养干预人群，手术存在危险因素，请营养科会诊后，给予饮食调整、营养心理干预以及营养液调整，一周后营养状况好转，患者耐受手术，行手术治疗。

营养评估表单

营养风险筛查(Nutritional Assessment)

体重指数(BMI):[ ] kg/㎡

疾病相关评分:

营养需要正常(0分)：[ ]

营养需要轻度增加(1分):[ ]慢性疾病(如肝硬化)出现新的并发症 [ ] 髋部骨折[ ]COPD
[ ]长期血液透析 [ ]糖尿病 [ ] 肿瘤

营养需要中度增加(2分):[ ]血液恶性肿瘤 [ ]腹部大手术 [ ] 重度肺炎 [ ] 脑卒中

营养需要重度增加(3分):[ ] 严重的头部受伤 [ ] APACHE>10的ICU患者 [ ] 骨髓移植

营养受损评分:

营养无受损(0分)：[ ]

营养轻度受损(1分)：[ ] 3个月内体重下降>5% [ ] 1周内进食量较从前减少25～50%

营养中度受损(2分)：[ ] 2个月内体重下降>5% [ ] 1周内进食量较从前减少50～75%

营养重度受损(3分)：[ ] 1个月内体重下降>5% [ ] 1周内进食量较从前减少75～100%
[ ]体重指数(BMI)<18.5[ ]血白蛋白<30g/L(得不到准确BMI值时用白蛋白替代)

年龄评分:[ ] 年龄>70岁(1分) [ ] 年龄≤70岁(0分)

营养风险评分:[ ] 分 (疾病有关评分+营养受损评分+年龄评分)

是否请营养科会诊:[ ] 是 [ ] 否

• 改进成效 •

通过成立营养支持小组管理全院营养评估工作，一旦营养评估工作有疑问便可咨询小组成员，形成高效评估机制。标准化的操作流程使制度与日常工作达到一致性和稳定性。筛查标准的循证选择为有效筛选风险病人提供了保证。人员资质的授权解决了评估人员不足的问题。

• 招式点评 •

营养评估工作关注的是患者营养状况对后续治疗的影响。通过筛选出营养风险患者，及时给予有效营养干预。虽然该项工作在患者康复方面具有莫大的好处，但实际实施起来并非易事。究其原因，在于临床医护人员对营养评估理解存在偏颇，仅仅认为是吃饭问题，除了增加日常工作量外，并未对临床工作带来显著影响。通过制定成立营养支持小组、标准化作业流程、授权人员资质、制定培训计划以及实地访查等措施，有效纠正全院员工思想上的偏颇，促使医护人员积极主动参与到营养评估工作中，最终做到JCI标准所要求的“知行合一”。

（马戈　张秀来）

019

疼痛评估 全面实施

因缺乏全面的疼痛评估，可能会掩盖患者病情，延迟治疗，降低患者生活质量。如术后患者因害怕切口疼痛而不能有效咳嗽或早期功能锻炼，可能会使患者发生继发感染或功能丧失。JCI强调医院应有一套合适的疼痛评估和管理的流程。恰当的疼痛评估和处理，是JCI评审对医疗机构病人评估能力的重要评估项目之一。

全面的疼痛评估是指进行患者评估时，对所有患者进行疼痛筛查，对疼痛患者的疼痛程度、性质、部位、频率、持续时间等方面进行评估，全面了解其疼痛状况，给医生的疼痛处理提供有力依据，减轻患者痛苦。全面的疼痛评估有三要素：筛查、医护人员对疼痛知识的知晓度和评估工具的使用。

• 标准出处 •

患者评估（AOP）1.7：所有住院和门诊病人必须经过疼痛的筛查，并在疼痛发生时得到评估。

患者与家属权利（PFR）1.1：医院提供服务时，应考虑和尊重病人的信仰和价值观。

患者与家属权利（PFR）2.4：医院支持病人得到合适的疼痛评估和处理的权力。

患者服务（COP）6.1：病人得到有效的疼痛处理。

难点分析

★门诊急诊病人流动性大，如何做到对每一位就诊患者进行疼痛筛查？

★疼痛是一种主观感受，医护人员首先要相信患者主诉。但如何要求不同的医护人员均能熟练使用评估工具，对患者进行一致性的评估？

★对患者疼痛的评估，获取多少资料才算全面，并且是临床治疗确实需要的？目前尚没有统一规范。

★疼痛患者及使用镇痛药物的患者，适当的评估频率目前也较难规范。

制定标准和操作流程

相关人员职责

1. 护士：对病人进行疼痛筛查、评估并记录，按要求报告医生及时处理。

2. 医生：对病人进行疼痛评估，根据疼痛评估结果及时制定镇痛方案，减轻病人疼痛问题，按要求联系麻醉手术部医师协助处理。

3. 麻醉手术部医生：主要负责术后急性疼痛患者的评估、处理，其他病人如出现疼痛评分≥7分且临床专业医师处理无效时，麻醉手术部医生可参与协助处理。

流程化疼痛筛查

1. 住院患者：每位新住院病人在入院后8小时内进行首次疼痛筛查、评估。在入院护理评估单上有疼痛相关的模块，未填写完整不能保存文档，这就确保了每位患者均可以做到筛查。也有患者在入院时或入院前无疼痛，在住院过程中出现疼痛，电子护理记录单有疼痛评分的栏目，要求每天评估一次，做到对住院患者的动态筛查，及时发现疼痛患者。

2. 门诊、急诊患者：医院IT部门在电子诊疗系统内加入疼痛评估的模块，系统会在诊疗过程中自动弹出疼痛评估模块。同时更换新的门诊病历，其中有关于疼痛评估的条目，看诊医生必须填写，并要求在30分钟内完成。

常态化疼痛评估

1. 评估内容：包括既往疼痛病史，疼痛性质、程度、持续时间，疼痛对生活的影响，不良反应，治疗史及相关的化验检查结果，重要的心理社会因素。

2. 评估频率：轻度疼痛（NRS（疼痛数字评价量表）≤3分），每日评估并记录一次疼痛评分；中度疼痛（4～6分），每班评估；重度疼痛（7～10分），每小时评估，直至疼痛评分≤6分。给予药物治疗的患者在用药后进行再次评估，评估治疗疗效及有无不良反应，并记录。

根据用药途径不同，再次评估的时间也不同，口服给药后1小时评估，皮下或肌肉给药后30分钟评估，静脉给药后15分钟评估，如有特殊情况需立即评估。

3. 评估工具：为了达到评估的一致性，医院需制作可随身携带的评估工具。主要的评估工具有三种：数字评估法、Wong-Banker面部表情图、行为学评估量表。医护人员需向患者解释评估工具的使用方法，根据患者的实际情况并结合其理解能力，选择适合的评估工具。一旦选定一种评估工具，此后的每次评估均使用已选定的评估工具，直至诊疗过程结束。

专项化疼痛管理

1. 设置疼痛管理专科团队

疼痛管理专科团队在医务部和护理部督导下组建，成员包括医生护士，并设立专职专科护士1名，进行专项管理。团队负责全院的疼痛知识培训，指导各临床单元的疼痛护理的开展，为临床疑难疼痛护理提供帮助，并对各护理单元疼痛护理质量进行监控。

2. 疼痛专科护理质量评估

APS（急性疼痛管理组）专职专科护士对使用镇痛泵的护理单元每季度进行质量检查，核心小组成员对全院各护理单元每半年进行质量检查，并在检查后反馈检查结果，提出整改措施，对共性问题加强培训。专科护理质量检查的内容包括护士专科知识技能和患者教育两方面。

3. 全员参与的培训

为了提高医护人员的疼痛知识和专业技能，医院通过制定《疼痛评估及处理制度》、网上课程培训考核、集中培训、季度沙龙等多种形式对全院医护人员开展全院性和个性化的培训。

全院性培训：全院所有医护人员均要求学习《疼痛评估及处理制度》，要求通过网上考试。护理人员参加护理部组织的《疼痛评估》课程，完成相应学分并通过医院分层培训考核。

每季度举行疼痛沙龙，各护理单元疼痛专科护士及核心组成员参加，交流护理心得、疼痛治疗与护理新进展、疑难病例讨论，疼痛专科护士将沙龙上获得的信息回复各护理单元。

个性化培训：各护理单元对疼痛知识及评估技巧有迫切学习需要的，可直接联系疼痛专职专科护士进行上门授课和面对面的指导、解惑。

患者疼痛评估流程图见图1。

典型案例

疼痛管理恢复患者治疗信心

一位男性患者，持住院证到护理站，其住院证诊断为：肠癌肝、肺转移。

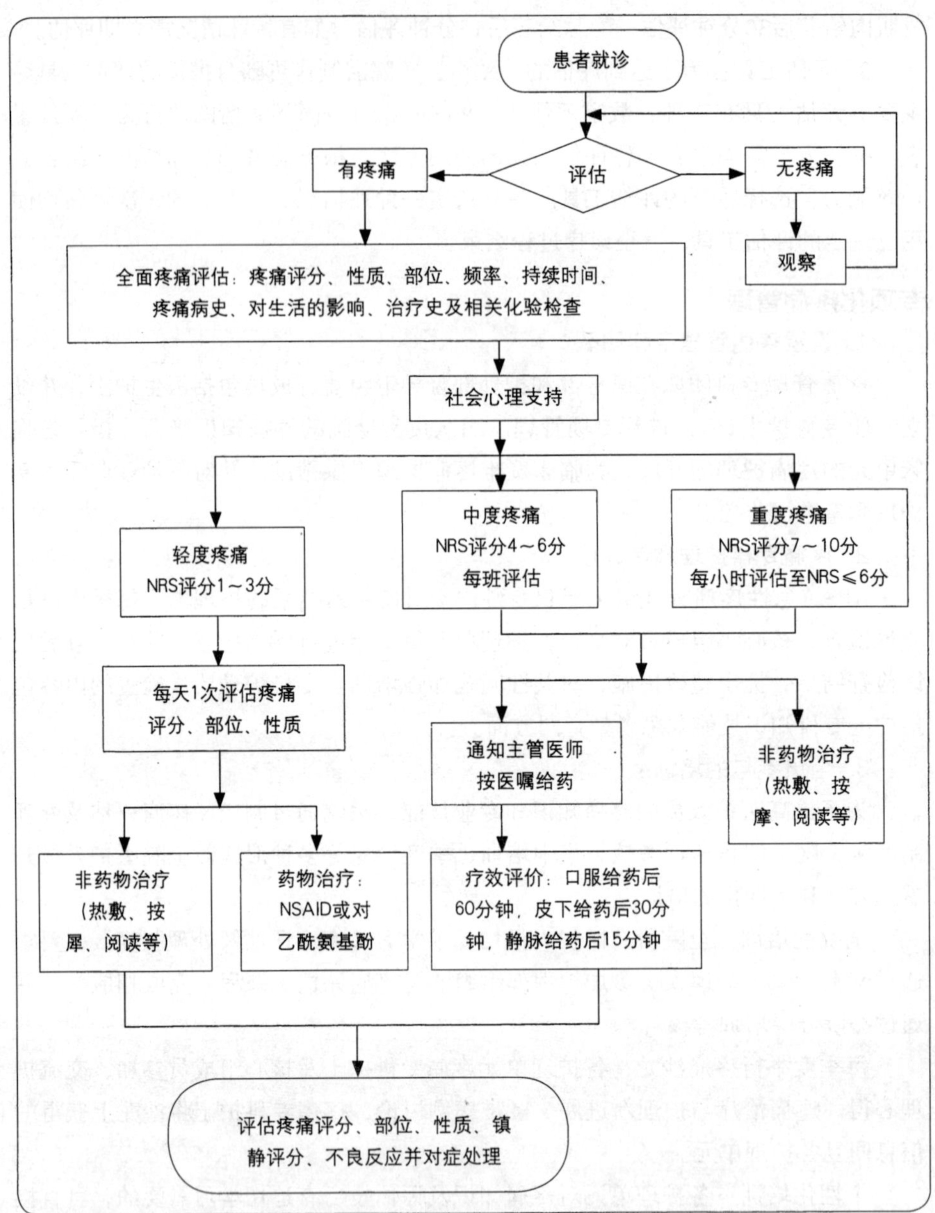

图1　患者疼痛评估流程图

患者面容憔悴、焦黄，进入护理站递交住院证后立即坐下并扶趴于桌边。患者体位特殊，责任护士已考虑到他身体不适，便询问“是不是哪儿不舒服”，回答“肚子胀，站不住了”。患者常常不能正确认识什么是疼痛，于是责任护士解释了疼痛概念、性质后，再次询问患者，发现他有多处疼痛。通过初步筛查，责任护士得知这个病人腹部胀痛、胸背部刺痛，于是告知他需要进行疼痛评分以及评分意义，并取出评分工具耐心解释用法。患者选择了NRS，评分结果为胀痛5分、刺痛3分。患者已出现疼痛1周，曾不规律地使用散利痛，但镇痛效果不佳，夜间睡眠浅，对治疗缺乏信心。

责任护士立即汇报主管医生，及时给药镇痛处理，吗啡10mg口服，1小时后复评，NRS评分2分，无不良反应。责任护士按照医院《疼痛评估及处理制度》，及时对患者进行全面评估，使患者及时得到有效治疗。

改进成效

经过培训、电子记录单和门诊病历的改进，使来院患者的疼痛筛查率达到了100%。在2012年10月至2013年5月全院护理电子病历的完整性检查中，疼痛初始评估完整率平均分为97.09%，再评估的完整率平均分96.34%。

疼痛评估工具口袋本的制作和运用，使全院医护人员使用统一工具，以NRS为主，做到真正量化评估和一致性。疼痛记录电子模块的建立，使病历书写得到规范和统一，评估内容全面完整，使医护人员间评估和护士水平的差距缩小，尽可能做到同质性。2012年1月起，医院每季度进行疼痛专科质量检查，平均分从91.82分上升至94.32分，患者满意度不断提升（见表1）。

表1　2012年出院患者疼痛护理满意度调查

1季度	2季度	3季度	4季度	平均分
92.8	95.6	95.94	97.25	95.40

招式点评

制定《疼痛评估及处理制度》，除了改善电子病历、诊间记录，统一评估工具和评估频率之外，加强患者教育、改善医护人员参差不齐的评估水平是确保评估同质性的重要手段。每年不断有新鲜血液加入医院，新进人员需将此项内容作为岗前培训必备项目。疼痛评估作为疼痛管理的重要组成部分，为确保其长期长效高质量地运转下去，严格的监控是不能忽视的，将其纳入护理部对各护理单元专项护理质量的考评势在必行。同时还要依据专职专科护士及核心小组的监控指标进行PDCA持续改进，以确保全面准确的疼痛评估和高质量的疼痛管理。

（郑亚萍　石芸）

020

整体护理 依“计”行事

一位10岁的骨肉瘤男孩，在一个疗程的化疗结束后正等待次日手术。这时他的责任护士应如何对他进行评估，并通过团队协作来给他制定和实施个性化的护理计划？

我院在完善的临床电子病历信息系统基础上，建立了护理计划模板，对所有住院患者进行系统评估，通过表格式的评估结果勾选和后台知识库的支撑，使护士能全方位地了解患者病情，及时发现问题，做出主要护理诊断。电子病历系统中，医护记录在同一平面可以查阅，保证了医护信息沟通的顺畅，方便制定切实可行的个性化护理计划，为医疗各部门团队协作提供了信息平台。

标准出处

患者评估（AOP）1.3：通过初次评估，明确病人的医疗和护理需求，并记录在病历中。

患者服务（COP）2.1：由负责的医生、护士和其他相关专业人员在病人入院后24小时内制定治疗计划。

测量要素：治疗计划体现个体化，并基于病人初次评估所获得的信息。

测量要素：治疗计划记录在病历中，具有可测量的目标。

测量要素：预期目标或者治疗进程应根据医务人员的再评估进行适当的更新和修改。

麻醉和手术治疗（ASC）7.4：术后护理计划应制定在病历中，术后治疗计划应在术后24小时内完成记录。

难点分析

★团队协作：要制定符合患者情况的个性化护理计划，需要医疗、营养、康复等多团队的协作，并在一定时限内沟通完成。其难点是如何根据患者需要在短时间内完成多部门的沟通协作。

★思维模式：临床实践中由于推行电子护理病历与简化护理书写，护理诊断和护理程序的概念在国内许多医院的实际工作中已淡出护理人员的视线，很多护士对护理计划的概念非常模糊。要推行护理计划，必须转变护士的思维模式，建立评估、诊断、计划、实施效果评价思维模式。如何让众多护士在数月内运用护理程序，能够做到根据患者情况制定并实施护理计划？

★书写框架：临床护理工作中多采用描述记录方法，缺少系统性。书面完成护理计划虽有助于提高护理记录的系统性和连续性，但也会增加大量的书写工作，使护理人力资源紧张的矛盾日益突出。如何设计便捷、高效的护理计划模板是完成该项工作的又一难点。

★落实执行：在护理计划的实际应用与检查中，常常发现护理人员书写的护理计划缺乏个性化的措施，患者的实际情况、护理措施与护理计划时有脱节。如何确保护理计划与实施的护理措施符合患者的实际需要？

制定标准和操作流程

操作流程

1. 建电子病历信息系统：医疗、护理、检验等所有信息在同一平台共享。

2. 跨团队照护记录单：由主管医生、护士根据评估结果，记录该患者的主要诊疗计划及护理计划，相互沟通、讨论、协作，对于需要营养、康复等其他医疗团队支持的通过电子会诊系统，即时沟通，完成全院范围内的跨团队照护。

3. 建立护理计划书写模板（见图1）：护理病历专家组成员讨论并建立纸质版护理计划模板→提交IT部门形成电子模板→全院选择内、外科等若干典型病区进行试用，不断收集反馈信息→护理病历专家组成员再修改、不断完善成熟→逐步推行至全院。电子病历系统预输入标准的护理诊断条目共计80余条，并输入对应的相关因素、预期目标、护理措施、效果评价。

4. 制定护理计划：责任护士根据每位患者的病情和治疗方案制定护理计划，按照《住院患者健康问题表》进行评估，各项目填写必须完整，要求在患者入院24小时内完成。具体要求如下：

◎护理诊断/问题：责任护士根据病情逐项进行评估，包括患者的生理、心理、社会情况以及家属的反应，确定患者存在的护理诊断/问题。

◎相关因素：是指影响个体健康状况，导致健康问题的直接因素、促发因素

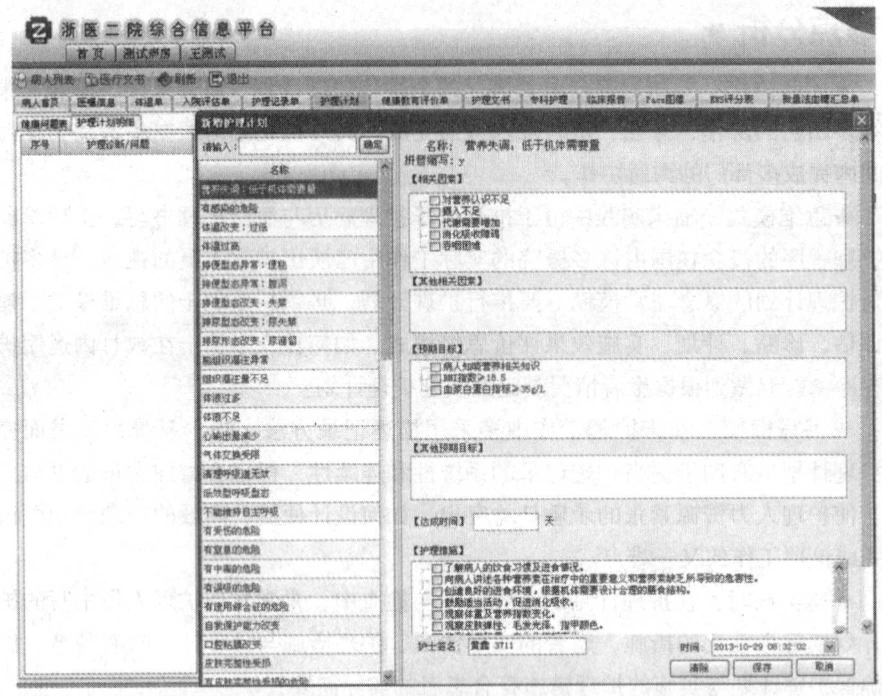

图1　电子护理计划书写模板

或危险因素。责任护士通过病情分析和访谈患者及与主管医生沟通，明确护理诊断/问题的相关因素。

◎预期目标及达成时间：责任护士根据患者情况及护理能力，确定预期目标和达成时间，并及时追踪目标达成情况。

◎护理措施：护士根据病情及医嘱对患者实施的各种治疗、给药措施、基础护理、专科护理、安全措施等内容。

◎效果评价：采取护理措施和执行医嘱后患者的身心整体反应及效果，包括患者的主观表述和护士观察到的客观变化。

◎护理计划应随患者的病情变化及时进行修订。

培养护士应用护理程序的思维模式，通过电子模板的训练，使护士由“形似”逐步深化为应用护理程序的“神似”。

5. 系统培训

◎全院性培训：全院所有病区的护士长、责任组长、护理电子病历联络员进行统一培训，培训内容包括：如何对患者进行评估、收集信息；如何根据评估内容及医生的诊疗计划制定护理计划；如何实施护理计划并确保其延续性；如何进行效果评估等。

◎科室培训：护理电子病历联络员对各科室护士进行实地的培训和指导。

◎专家指导、点评：各病区的护理电子病历联络员将实际操作中存在的困惑与建议及时反馈给各分片包干指导老师，在每周的护理电子病历例会中反馈，进行分析与探讨。

• 典型案例 •

一位胃癌患者的个性化护理计划

一位50岁的女性患者，两个月前开始出现上腹不适、疼痛、食欲减退，有泛酸、嗳气，服抗酸药物明显好转，两个月来体重下降3kg，经胃镜确诊为胃癌，予以收治入院。

入院后的查体评估为：消瘦、贫血貌，食欲差，纳稀饭半两每餐，主诉上腹疼痛，疼痛数字法评分3分，对自身病情了解，能积极配合，主动要求了解疾病和手术相关的资料，表现轻微多语和兴奋，夜间睡眠较浅，入睡时间约4小时。同时，其体征表现腹部平软，中上腹无压痛，无明显反跳痛。肛门指检未及新生物，指套退出无血染 。BMI指数（身体质量指数）测定18.10。 实验室指标：HGB 85g/L, ALB 30g/L。

针对该患者的评估及问题诊断，责任护士为她制定了个性化的护理计划：

护理诊断/问题一：营养失调（低于机体需要量）

1. 相关因素

◎代谢需要增加：肿瘤消耗。

◎摄入不足：禁食或不能摄入食物。

2. 预期目标

◎患者知晓营养相关知识。

◎病人体重增加0.5kg。

◎BMI指数≥18.5。

◎血浆白蛋白指标≥35g/L。

3. 达成时间：7天

4. 护理措施

◎了解病人的饮食习惯及进食情况。

◎向病人讲述各种营养素在治疗中的重要意义和营养素缺乏所导致的危害性。

◎创造良好的进食环境，根据患者的饮食习惯，配合营养师为患者设计合理的膳食配方。

◎鼓励适当活动，每天餐后步行活动，每次10~20分钟，促进消化吸收。

◎测体重每天一次、根据医嘱采集标本，测定各营养指数。

◎观察皮肤弹性、毛发光泽、指甲颜色每天一次。

◎按医嘱执行支持疗法，静脉补充液体、白蛋白、血浆、全血等。

护理诊断/问题二：慢性疼痛

1. 相关因素

◎肿瘤

◎疼痛评分3分

2. 预期目标

◎表示疼痛缓解或受控制、疼痛评分≤3分。

◎疼痛次数及程度减少。

◎病人学会评估疼痛的方法、诉说自身的疼痛程度。

3. 达成时间：5天

4. 护理措施

◎评估疼痛的性质、部位、程度、诱因及曾经用过的解痛方法。

◎评估其他致痛的因素及协助消除。例如：焦虑、疲倦等。

◎解释原因，给予安慰及支持，鼓励说出内心感受及提问，并给予回答。

◎教会病人疼痛评估的方法，让其学会评估、诉说自身的疼痛程度。

◎保持环境宁静，床铺舒适，促进足够休息。

◎按医嘱给予止痛药或治疗性药物。

◎观察及记录药物疗效及副作用。

◎选择使用其它非药物治疗的止痛法：

肌肉松弛运动。

按摩肢体肌肉。

分散注意力：听音乐、聊天等。

护理诊断/问题三：睡眠形态紊乱

1. 相关因素

◎环境因素：如陌生。

◎生理因素：如疼痛等。

◎心理因素：对疾病和手术的紧张。

2. 预期目标

◎病人能识别引起睡眠不足的潜在因素。

◎病人知道诱导睡眠的技术。

◎病人表现出能保持活动和休息的最佳平衡。

◎病人报告有足够的睡眠休息。

3. 达成时间：5天

4. 护理措施

◎认真观察和记录病人的睡眠情况，评估患者睡眠型态及睡眠紊乱的原因。

◎详细介绍病区环境，及有关检查、手术的过程及配合，减轻患者紧张情绪。

◎创造良好的睡眠环境，保持病室安静，舒适，光线适宜，通风良好，必要时转往较宁静的床位。

◎妥善安排诊疗、护理操作时间，减少对患者睡眠的干扰。

◎做好心理疏导，稳定患者情绪，避免各种不良刺激，不喝浓茶，咖啡，不看带有惊险、恐惧色彩的电视。

◎及时处理各种影响睡眠的因素，必要时酌情选用安眠药、指导松弛运动。

◎睡前让患者适当听一些催眠乐曲，以帮助入睡，睡前用温水洗脚，督促病人遵守作息制度，逐渐养成良好的睡眠习惯。

◎白天尽量组织病人参加各种活动，减少卧床及日间睡眠时间。

◎根据原因进行适当处理，如减轻疼痛等。

改进成效

经过不懈的努力和改进，我院的护理计划普及到全院所有病区及病人，病历完整性评价从护理诊断/问题、相关因素、护理目标、护理措施、目标达成时间的缺项率为0，准确率分别为88%、85%、91%、90%、91%，在JCI检查中赢得了评审官的一致认可。

招式点评

护理计划是护理工作的一种文献资料，为护理工作提供一系列的护理标准及基本原理，指导护理工作的顺利进行。但护理计划的顺利开展与良好成效需要各方面的努力，譬如硬件（各病区移动PC、PDA的配备）、软件（护理电子病历系统）、操作流程（操作手册的建立、培训方案的制定与实施、实施过程中的意见收集与修正）、团队协作（医生团队、护理团队、IT部门等），缺一不可。

（徐彩娟　王惠琴）

021

影像报告如何又快又准

随着科技的不断发展进步和应用的不断普及，医学影像诊断技术在疾病诊断方面发挥的作用越来越重要。根据影像检查结果，越来越多的患者可以得到确诊，而且大大缩短了诊断—治疗的周期，为挽救生命、避免或减轻病患造成的损害创造了有力条件。如何能在较短时间内为临床医生和患者提供准确、及时的影像报告，不仅仅是影像科医生需要考虑的问题，也是医院管理层面临的挑战，更是JCI所倡导的“以患者为中心”，为其提供高质量、安全服务的精髓所在。

• 标准出处 •

患者评估（AOP）6：在符合现行的地方和国家标准及法律法规的前提下，医院提供放射和影像诊断服务，以满足病人需求。

患者评估（AOP）6.4：医院规定及时提供放射和影像诊断报告。

• 难点分析 •

影像检查常存在患者众多、设备有限、流程不合理、无作业标准、患者等待时间长等问题，如何对影像预约、准备、体位摆放、诊断报告、危急值和异常事件报告等流程进行改造或优化，既是工作重点也是难点。

• 制定标准和操作流程 •

明确岗位职责和作业标准

影像科室涉及的主要岗位体系有登记岗位、护理岗位、技术岗位和诊断岗位。处于各个岗位的工作人员首先需要明确自己的岗位职责、认真履行职责，这是保证影像报告质量和及时性的主要前提。

1. 登记岗位：主要负责患者信息的录入、收费确认、动态监测报告完成情况、报告发放、信息资料的管理等。

2. 护理岗位：主要负责患者检查前的评估，信息核对、分检、预约、排队、检查秩序的维持、咨询、卫生教育、检查前准备、检查中配合、检查后观察等工作。

3. 技术岗位：主要负责患者信息的确认、体位设计、扫描方式设计、图像后处理、图像上传、胶片的排版和打印、危急值上报等。

4. 诊断岗位：主要负责报告的书写、审核、会诊、确保诊断质量。

该阶段要求所有员工理解其工作职责和作业标准，并为新员工提供岗前培训，防止各环节出现工作遗漏。

改造流程 优化举措

1. 登记流程：首先阅读检查申请单，根据申请单提供的信息从相关系统调阅登记，核对患者的姓名、年龄、病案号、检查史，重点检查有无重号、病案号错误和同名、同姓的患者，如有，作好记录，及时与信息科工程师联系，进行更改。确定无误后按照登记项目逐一填写完整，多部位检查者按检查部位分别登记，在检查单上注明部位的登记编号，便于技师进行检查部位选择，盖上已登记标识。要求患者信息的准确率达到100%。

2. 预约流程：设定专人负责患者的接待、分检、咨询、预约、排号，设计分时段预约单。依据申请检查的种类不同，按单台设备每小时完成检查的数量为作业标准进行预约。患者可在预约时段到达，取号进行检查，其余时间可进行其他的检查和治疗。

3. 准备流程：根据患者申请检查种类和检查要求不同，完成检查前的准备工作。通过阅读检查申请单，核对患者信息和检查部位，询问病史、筛选高危人群，进行健康宣教和心理指导，去除检查部位的金属物品，完成检查前吸气、屏气训练，腹部检查患者的饮水准备。完成特殊检查，例如冠脉CTA检查的心率准备、增强检查的静脉穿刺等准备工作。

4. 体位摆放流程：将传统的单人（技师）体位摆放法调整为双人（技师与护士）体位摆放法，对技师与护士的工作进行相对分工，站位进行确定，各有重点，无重复操作，为患者提供安全、快捷、准确的检查。

5. 检查报告流程：检查报告分初级报告书写和报告审核，分别由不同资质的医生完成。通过核对PACS影像学资料和自动生成诊断报告上的患者病案号、姓名、性别、年龄、检查部位与检查申请单是否一致，影像学资料是否完整，检查申请单填写是否符合规范、临床诊断及检查目的是否清楚，进行报告书写（或审核），阅读申请单，了解患者的临床、实验室及其他检查信息；全面仔细阅片，归纳所有异常影像征象，并输入PACS报告中影像学描述栏（审核者逐项核对PACS报告中影像学描述是否规范和全面，并进行修改和补充）；影像征象与临床、实验室及其他检查结果相结合进行综合分析，提出诊断意见和进一步检查的建议，过去已行影像检查者应前后对照观察（审核者逐项核对提出的诊断意见和进一步检查建议是否客观、准确，过去已行影像检查者是否进行了前后对照，并进行修改和补充）。报告书写和审核、修改完毕后，确认检查一般项目填写完整、报告已插入图像、描述及诊断准确、生成的报告格式美观后提交影像检查报告。质量指标：急重症报告书写和审核于30分钟内完成，门诊报告书写和审核于2小时内完成，一般住院报告当天书写完成后及时通过PACS上传到科室，疑难报告次日10:00前完成。

6. 危急值处理报告流程：危急值是指在患者影像检查等待时、检查时、检查后医务人员发现危及患者生命的症状和阳性检查结果，具体指由于患者疾病本身造成或可能造成患者发生损害的事件：突发癫痫、休克、意识障碍、呼吸心跳骤停，发现肺栓塞、气胸、血胸、主动脉夹层动脉瘤，脑出血、动脉瘤破裂，消化道穿孔、重症胰腺炎、肠梗阻、器官破裂等。当医务人员发现异常情况应加强对患者的观察，重者就地抢救，采取措施限制活动，必要时启动院内应急响应系统。将情况及时通知影像诊断医生，并与临床医生沟通，及时提供诊断信息，由急诊科医生或临床医生护送患者回病房接受治疗，并做好沟通记录。

7. 异常事件处理报告流程：异常事件是指发生在医疗机构中的任何未预期或患者出现不适的症状、体征、疾病或可能导致身体伤害的危险事件。具体指由于医疗干预而不是患者疾病本身造成或可能造成患者发生损害的事件。如对比剂严重不良反应，对比剂严重渗漏，坠床事件发生，患者、部位、报告、胶片发放等出差错。针对异常事件分别制定处理报告流程，原则上先解决会造成患者损害的因素，然后填写异常事件上报表，逐层上报，开会进行分析和讨论。

8. 胶片、报告发放流程：检查结束后凭患者的姓名、病案号取检查结果，登记员根据凭证从PACS调阅患者信息，找出片袋，核对姓名、病案号、性别、年龄、检查部位、检查时间、胶片数量，发现问题及时与相关岗位人员沟通处理，并做好记录，确认无误让患者签字后发放，住院报告通过物流传输系统及时传至科室，签字确认。

9. 持续改进和自检流程：设定专人定期对影像检查资料进行收集，主要包括等待时间、准备时间、是否进行健康教育、准备是否充分、平扫与增强检查时间、报告完成时间、报告发放时间。动态监测报告是否准时完成，记录未完成的原因、责任人、是否上报、解决情况。

典型案例

影像检查的简明流程

需要进行影像检查的患者，首先到登记窗口进行登记，登记员对患者的姓名、性别、年龄、检查部位等关键信息确认无误后完成登记。由专人评估患者的情况，并根据患者的申请检查种类和预约检查情况，完成预约。

患者在预约时段到达影像科，由专人核对患者的信息，进行健康宣教，并指导完成检查前必要的准备工作。检查过程中医护人员如果发现危机值或其他紧急情况要马上中止检查，按照既定流程对患者进行救护，并及时上报。

检查完成后，患者图像资料自动上传PACS系统，诊断医生根据检查申请类型不同，在规定的时间内书写和审核报告。患者可凭姓名、ID号（住院号）或（腕带）取影像报告和胶片。整个流程遵循了“以患者为中心”理念，为患者提供了简便、安全、快捷的服务。

改进成效

通过明确岗位职责、作业标准以及各环节流程，有效促进较短的时间内为临床医生和患者提供准确、及时的影像报告，基本达到急重症报告书写和审核于30分钟内完成，门诊报告书写和审核于2小时内完成，一般住院报告当天书写完成后及时通过PACS上传到科室，疑难报告次日10：00前完成。

招式点评

影像报告又快又准是医患双方均期望的工作，在改造流程过程中，让我们印象深刻的是标准化作业流程的制定以及各项工作的监管。作业流程的制定明确了各环节人员的岗位职责及作业内容，减少了时间浪费及推诿扯皮现象。但还应关注的是流程改进前期的监管工作，它是流程改进不可缺少的一道工序，也是让流程图变化成实际工作的保障。

（侯海峰　张秀米）

022
检验标本 实时监控

从临床医生检验医嘱申请到标本采集、标本流转、标本检验、标本保存及标本废弃，标本在整个检验过程中会历经多个部门、环节和人员，如何保证标本的有效性和准确性，这是检验质量管理中的一个重大挑战。借助于LIS信息系统，管理者可以设计一些关键时间节点，从而实现对标本接收、流转与追踪的实时监控。

对标本的实时监控，既是JCI有关检验及时性要求的具体体现，也为医院检验质量和医疗质量的持续改进奠定了坚实的监测基础。

● 标准出处 ●

患者评估（AOP）5：根据医院规定的时间及时提供检验报告。

患者评估（AOP）5.1：医院规定的出报告时限。

患者评估（AOP）5.2：监控紧急/急诊检验报告的及时性。

患者评估（AOP）5.3：在规定的时限内出具报告以满足病人需求。

患者评估（AOP）5.6：遵守采集、核对、整理、安全的运输和处理标本的程序。

质量改进与患者安全（QPS）3：医院领导确定重点监测指标，以监控医院管理结构、流程和结果，并将其纳入全院质量改进与病人安全计划。

● 难点分析 ●

★检验标本从临床医生检验医嘱申请到标本采集、标本流转、标本检验、标本保存及标本废弃，经历的部门多、节点多，涉及医生、护士、工友、检验科工作人员等诸多人员交接，难以进行实时监控，责任难以落实到人。

★如何依托实验室信息系统(LIS)，将标本流转化成信息流，即标本流转过程中的人人、人机以及机机等环节的时间节点准确记录在LIS中。

★如何合理设计LIS统计功能，将各个时间节点的实时监控数据汇总并以数据报表的形式形成监控指标的数据源。

• 制定标准和操作流程 •

成立标本处理组

科室特别成立了标本处理室，与免疫检验室、生化检验室等专业亚科室共同作为检验科内部的一个重要分支，承担着检验科及全院所有血液和体液标本的收集、分流与实时监控任务，实现了标本流转的信息化全程监控（见图1）。

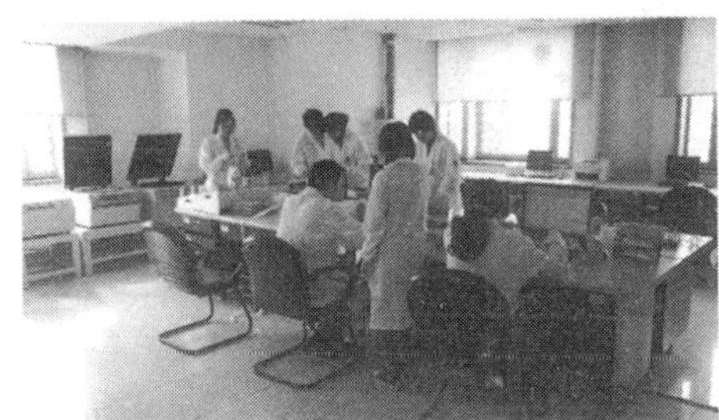
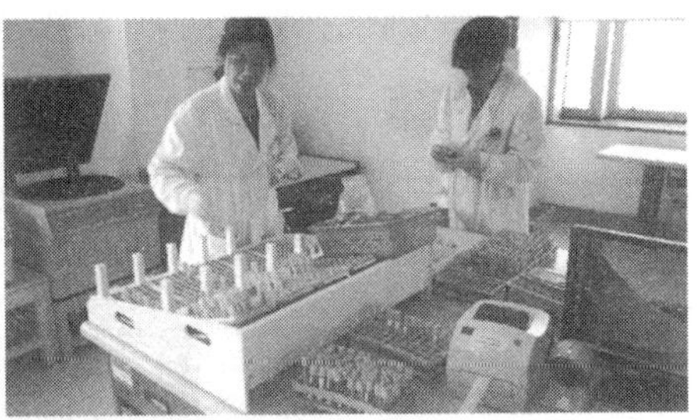

图1　标本处理室

明确权限与职责

规化和理顺标本采集和标本流转流程，使标本采集和流转实行条码化管理，对每个节点信息进行实时录入操作者与操作时间之信息，达到流程明确、责任到人的管理模式，使每个人的职权明确，责任到人。

制定标本处理标准流程

1. 标本采集与流转

◎门诊采集的标本，直接进行编号，在采集点进行运出条码扫描后，采用气动物流方式运送到标本处理室，然后进行标本离心、分拣等处理后分送到相应检验区域。

◎病房采集的标本，采集标本并确认采集者和采集时间后，对检验标本进行打包，打印打包条码，工友运送标本时对打包条码进行扫描，确认运送者和运送时间，送到检验科时，在“标本成批处理”下接收，刷条码时必须核对打包标签上的数量和电脑显示信息与送检标本数量和信息是否一致，检验科接收后进行自动编号，然后进行标本离心、分拣等处理后，分送到相应检验区域（见图2）。

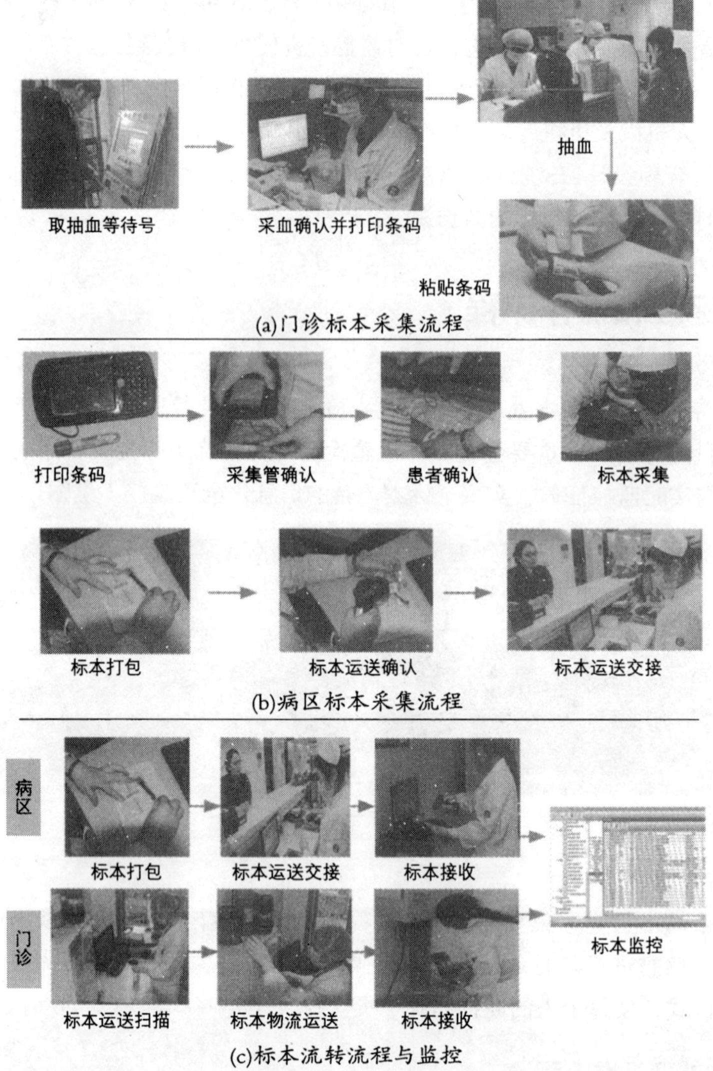

(a)门诊标本采集流程

(b)病区标本采集流程

(c)标本流转流程与监控

图2 标本采集和运输全程监控流程

对于那些不合格的标本将采取信息化退回的方式，首先会在LIS中保留退回处理的记录，填写操作者的工号密码及退回原因；然后针对不合格标本的病区，电话通知护理站，条码重打，重送标本；最后由LIS系统统计不合格标本清单，下班前打印核对签名后附在每日岗位日志上。

2. 标本追踪

采用信息化标本监控软件，对标本状态进行全程监控（见图3），若标本采集时间已超过1小时，追踪到标本采集点和采集者；若流转时间已超过1小时，则追踪到标本运送者；若标本没有编号，则追踪到标本接收者；若编号标本不到位或丢失，则追踪到标本编号者；各个环节监控到位，责任明确。

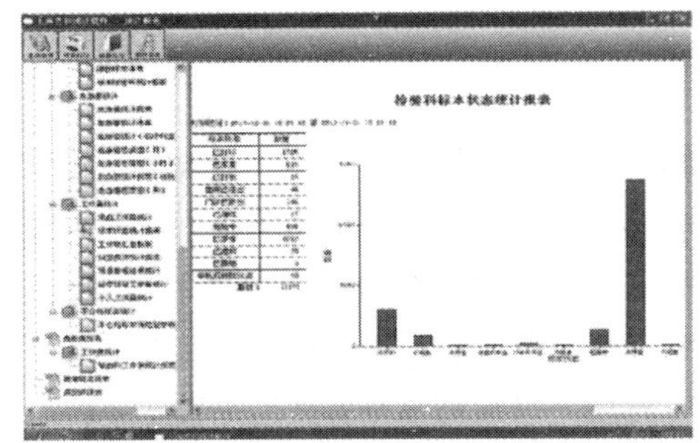

（a）标本状态统计

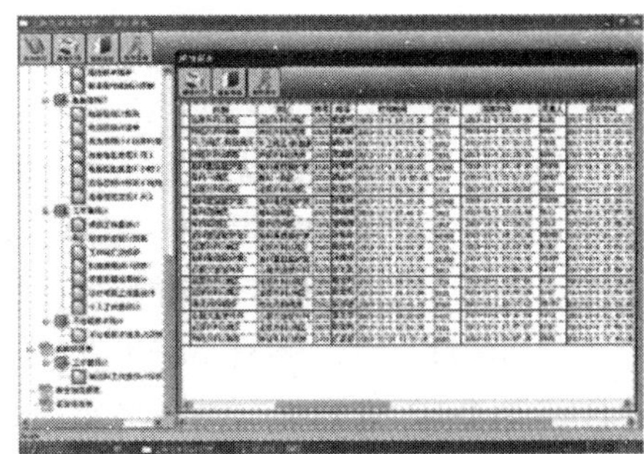

（b）未送检标本具体信息

图3　标本全程监控

• 典型案例 •

追查未送达标本

检验科质量管理小组针对未及时送检（遗失）标本情况展开专项检查，确定由标本处理室对各个临床科室未能在2小时内及时送至检验科的标本实施监测，询问未及时送检原因。借助于LIS系统，发现了4个标本未能及时送检至检验科（见图4）。

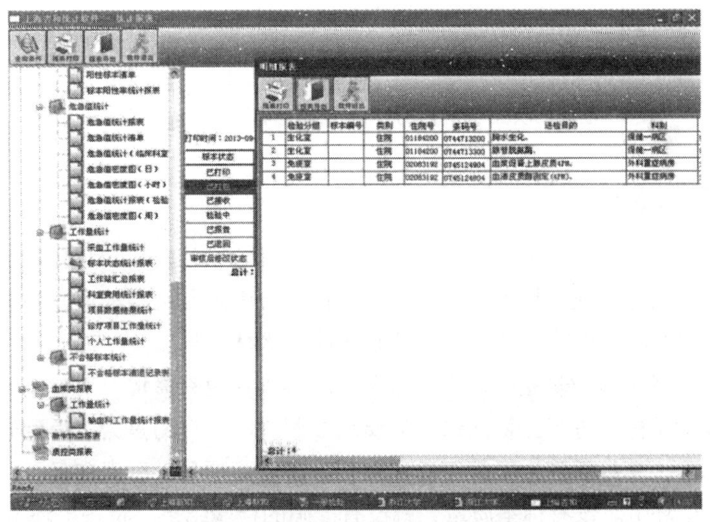

图4　对未及时送检标本信息监控

通过咨询相关临床科室，最终明确了4个标本未能送至检验科的实际原因。4个标本分别归属于2个病房，采集与工友去病房接收的环节并无问题，追踪调查结果发现：保健一病区的2支标本的标本类型与医嘱不符合，而外科重症病房的2支标本是工友送出后，采集护士发现标本采集时间与医嘱不符合，直接召回工友，未在系统进行及时更新，所以导致检验科一直未接收到该标本。

• 改进成效 •

通过对以往标本的监控与分析，检验科确定标本月度丢失率≤1/100000，自实施标本流转各个环节监控以来，检验科尚未发生标本丢失而原因不明、责任不清的情况。对2013年1–6月份我院住院患者血液标本420559份进行分析，标本丢失3份，丢失率为0.00007‰；不合格标本发生率呈逐渐下降趋势，分别为0.48%，0.46%，0.41%，0.38%，0.42%，0.34%（见图5）。根据不合格标本科室发生率数据分析，1–4月份不合格标本分布科室比较集中和固定，经有效沟通和培训后明显改善。

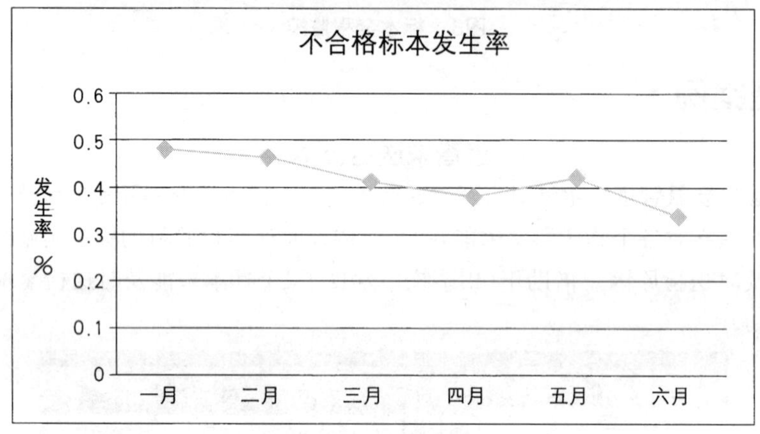

图5　浙医二院2013年1–6月所有住院患者不合格血液标本发生率

• 招式点评 •

视每一份标本为生命是检验科秉承的服务理念。检验科质量管理涵盖检验整个流程，包括检验前、检验中和检验后。标本流管理是检验前质量管理的核心工作，其流程游离于检验科之外，因此也是质量管理的难点。

随着临床患者数量越来越多，检验科的标本量也在激增。对标本实施实时监控是指对检验标本进行分析测试前的质量控制过程，目的是为了得到合格且正确的检验标本，其包括临床医师正确选择和申请检验项目、患者准备、标本采集和运送等多个环节。没有标本质量，就没有准确的检验结果。将各个环节整合到LIS中，使LIS发挥对标本流与标本质量追踪和统计分析的功能，可将复杂的工作大大简化，对于提高检验质量不可或缺。

（陶志华　张秀来　傅应裕　段秀芝）

023

临时医用耗材如何不断供

医用耗材是指医院医疗服务过程中使用的一次性卫生材料、人体植入物，可重复使用且易损耗的医疗器械。其品种型号繁多、应用量大，是医院开展日常医疗、护理工作的物质基础。

医用耗材一般分为常规备货耗材和临时采购耗材两种。常规备货耗材是指医院各部门常用的，总库房有备货的、临床如有需求可以立即配送的耗材；临时采购耗材是指科室专用、不定期使用、医院没有储备的。如临床需要需临时订购，并由供货商在约定时间内配送。临床医学工程部作为主管职能部门有责任确保临时医用耗材的供应，避免造成病人诊疗的延误。

标准出处

患者评估（AOP）5.5.2：基本试剂和物品能随时可得，并且有供应不足时的应对流程。

患者评估（AOP）6.6.2：基本的X光胶片、试剂及其它供应品随时可得。

难点分析

★耗材管理的难点就在于如何解决临时耗材供应不稳定的问题。导致耗材供应不稳定的主要原因有：

◎病人情况的不确定性导致订购医用耗材时间上的不确定性。

◎供应商货物储备不充分。

◎医护人员、采购人员、供应商之间信息交互不够，导致订单信息出错。

◎外部物流问题。

制定标准和操作流程

制定制度和流程

为了规范医用耗材供应链各环节流程，保证整个医用耗材供应链运行畅通、高效，医院重新修订了一系列制度与流程：

《临工部医用耗材采购流程》；

《临工部医用耗材验收流程》；

《临工部医用耗材入库流程》；

《临工部医用耗材出库流程》；

《医疗器械供应、调配应急预案》。

与供应商加强协调

使用部门要有计划、合理地申领耗材，一般一周申领一次，每周五递交申领单；临时使用耗材需提前一天递交申领单。

临工部库房做好采购预算，定期汇总采购单，对于频繁提交申请单的科室做好沟通，找出问题和解决办法。科学合理安排发货时间，优化配送流程，制定区域配送时间表，每周按照区域定期发放，安排补货和紧急送货时间。

临工部严格审查供应商资质，保证供应医用耗材合法、合格，对于经常供货不及时的供应商，通过招标等方式更换产品或更换合格的供应商。

供应商配合医院工作。供应商应备足货物，常规备货耗材每周定期按订单送货，临时使用耗材响应医院24小时送货机制，对于紧急事件，要有应急配送方案。植入性耗材（如骨科耗材、心内介入耗材等）应随叫随送。

信息化手段管理耗材供应链

启用医用耗材物流平台，使采购订单信息通过互联网平台及时传递给供应商并短信提醒，代替采购人员频繁打电话联系供应商，避免人工电话联系时采购信息出错、信息滞后，从而延误采购。

信息管理系统自动统计科室订单和制订采购订单。保证采购订单的及时性和正确性。

高值耗材进行二级库房“虚拟库存”管理，每日高值耗材消耗通过扫描条形码出库，并根据使用部门每日耗材使用量进行自动订单生成和补货。条形码保证耗材入库、出库准确和高效，自动订单生成和补货提高工作效率，减少人为差错。

根据信息管理系统数据每日记录“没有在约定时间内完成配送的订单”及总订单数量情况，每周统计。

制定质量监控指标

确定QPS质量监控指标：医用耗材短缺率，目标值<3%，每月统计数据上墙公示，对超过目标值的进行原因分析和质量改进。

典型案例

监测和治理耗材短缺

2012年10月的最后一周，通过监测医用耗材短缺率发现监测值明显高于前两周，我们对未按时完成的订单进行逐一跟踪分析，发现部分供应商未能及时供货或者未能按照订货单完整送货。如：库房每周五向供应商发出订单，一般周一供货商会发货到库房，库房周一进行货物汇总和整理，周二发货，但部分供应商部分货物缺货，另有部分供应商周二甚至周三才发货，由于货物不齐，导致计划周二、周三配送的科室订单只能部分配送，这部分货物只能在周四或周五补货。这种情况导致了一方面科室未能及时收货，另一方面增加了很多人为的工作量。

基于此，我们对这部分供应商信息进行了汇总，重新制订供应商管理规则，并召集各供应商逐一进行沟通，调整送货方案和送货时间，对于屡次无法按时送货或缺货严重的供应商，医院采取更换产品或更换供应商的措施。通过一个月的尝试和改进，库房的订单配送完成率大大提高，至2012年11月底，监测值已降至3%左右。

改进成效

随着改进措施逐步深入和医用耗材供应链管理的完善，临工部库房运转更合理，采购、验收、配送流程清晰，员工工作量不断下降，医用耗材短缺率维持在较低水平，临床满意度极大提高。从2012年8月至2013年5月，从全院所有临床科室订单采集数据和统计分析看，自质量持续改进以来，从2012年7月第二周13.4%的质量监控指标（医用耗材短缺率）至2012年12月已基本维持在3%左右（见图1），而2013年1月以来，实际检测值均低于3%的目标值，达到了预期效果。

招式点评

保障医用耗材供应的及时性，需要首先从医用耗材管理流程上进行疏通，并有效实施，由于医用耗材供应涉及全院几乎所有临床使用部门，每个部门使用

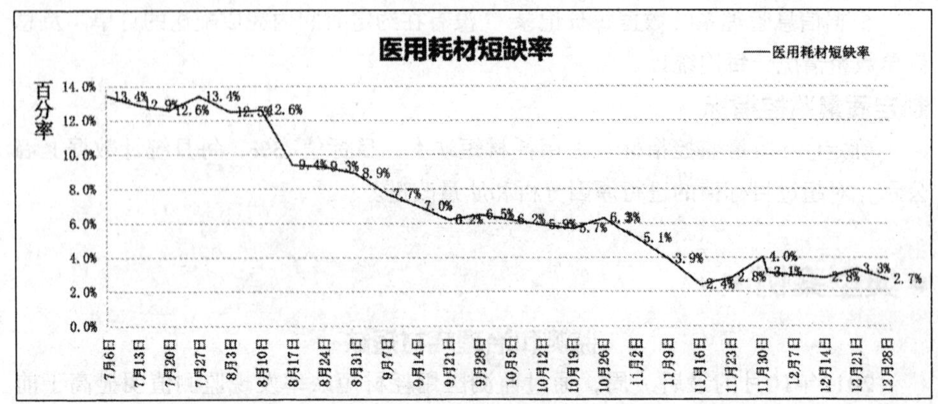

图1　2012年7月至2012年12月医用耗材短缺率

耗材品种不同、管理方式各异。因此，需要改变原有习惯，制定统一的规则和执行流程。将信息技术应用于医用耗材供应链管理，可提高工作效率，减少人员负担，降低出错率，使得医用耗材供应链各个环节信息透明、清晰，在技术上保证医用耗材供应的及时性和安全性。

（娄海芳　王志康）

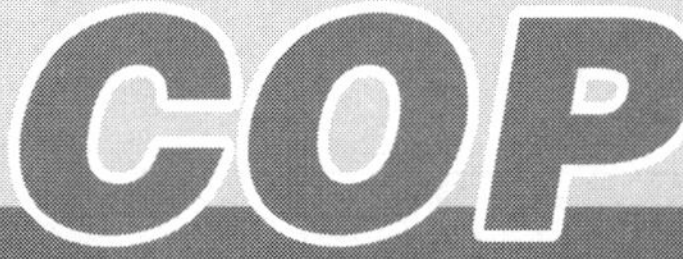

患者服务

众所周知，医院的主要目的是服务病人，并根据每个病人独特的医疗需求为其提供最合适的医疗服务，同时要求有高度的协调性和计划性，由医师、护士、药师、康复治疗师及其他医务人员共同完成。

患者服务（COP）章节的内容较多，主要有同质性服务、跨团队照护、全院急救体系建立、高风险病人的服务、专科护理服务、临终病人的关怀照护等。

同质性服务看似简单，但实际操作起来却有一定困难；跨团队照护需要的是多部门合作，为同一病人从相关专科不同角度提供临床专业意见及治疗方案；全院急救体系的建立能够让在医院的每一位需要急救的人员获得及时、专业的抢救；高风险病人包括高危老年病人、残疾人、儿童和受虐待风险的人群，其中儿童病人为重点中的重点，如何为儿童病人提供服务也是一项值得细致、深入思考的问题。此外还有专科护理如何进行服务、怎样照护和关怀临终病人等与病人服务相关的内容，均有生动案例及详细说明。

毫无疑问，做好病人服务能够提高病人对医院的满意度，亦是医院管理水平和技术水平的另一种体现。

024

病人有异 服务无别

两位患者同时来到医院就诊，巧的是他们年龄相同，临床表现一样，经诊断后发现两人患有同样疾病。不同的是，一位衣着整洁、家境优越；另一位则衣衫褴褛、穷困潦倒。医务人员该如何对待这两位患者？

事实上，有相同健康问题和服务需求的患者，有权在全院范围内获得相同质量的服务，这是JCI评审标准中特别强调的一项要求。

● 标准出处 ●

患者服务（COP）1：依据现行的法律、法规、医院的制度和程序，为所有病人提供同质的服务。

医疗可及性和连续性（ACC）1.1：医院有一个收治病人入院、门诊服务及登记的流程。

患者评估（AOP）4：负责病人治疗的医生、护士和其他相关人员协同分析和整合病人的评估资料。

麻醉和手术治疗（ASC）2：有资质人员负责管理整体的麻醉服务（包括中深度镇静）。

麻醉和手术治疗（ASC）3：医院有制度和流程指导开展中深度镇静治疗。

● 难点分析 ●

★如何保证患者享有同质性服务？

★如何确保医护人员一视同仁地对待有相同疾病、相同护理服务需求的病人?

制定标准和操作流程

拟定可操作的标准

在医疗服务过程中，无论病人的种族、民族、性别、职业、地位、经济状况及信仰如何，都要一视同仁，特别是由多个部门为类似的病人群体提供医疗服务时，确保时刻由合格的医护人员提供相同水平和标准的医疗服务。医院根据病情的严重程度，调配适当的资源，满足病人的需求。

1. 不根据病人的经济支付能力或费用支付确定病人获得的服务和治疗；
2. 病人在每时每刻都可以获得有资质医师的合适服务和治疗；
3. 根据病情需要分配医疗资源；
4. 在全院范围内为病人提供相同服务水准的服务（如麻醉）；
5. 相同护理服务需求的病人得到同级别的护理服务。

一般患者入院规程（见图1）

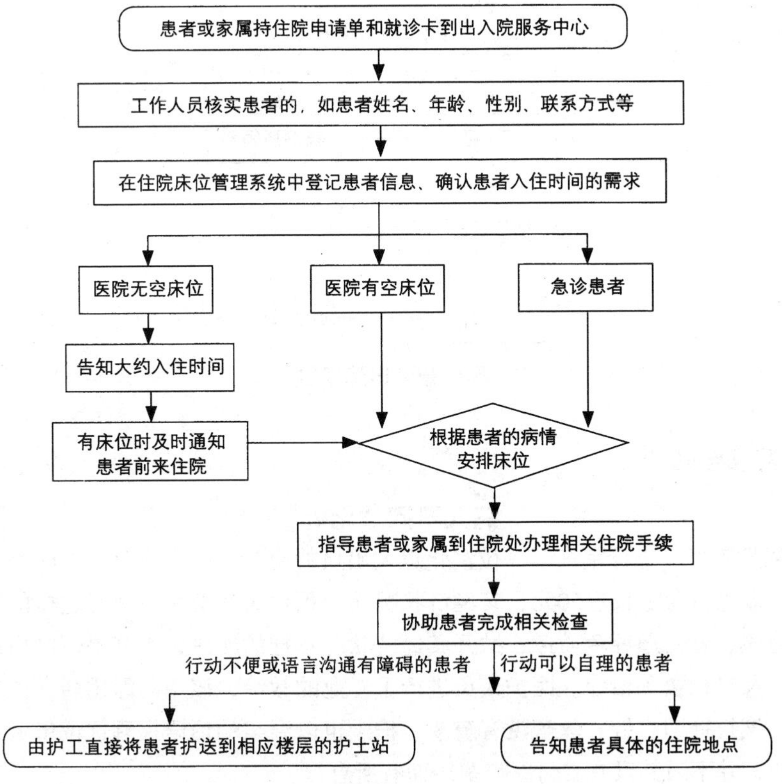

图1　一般患者入院规程

急诊患者入院规程

1. 专科医生评估后，根据病情需要，开具入院申请单；

2. 家属办理床位登记、入院、缴费手续，夜间入院及白天病情非常危重者至急诊收费处办理入院缴费手续；

3. 病情危重患者（如休克、严重创伤、昏迷患者）抢救治疗经评估达到转运要求后，方可转送至病房，具体按《危重患者转运规程》进行；

4. 病区护士接到通知后，做好患者接收准备，并通知病区医生准备接收患者，做好交接班。

患者出院规程（见图2）

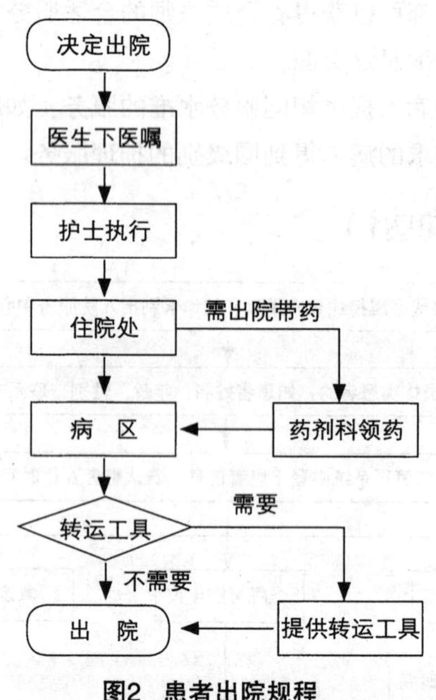

图2　患者出院规程

• 典型案例 •

病人不问“出处”

某日夜里，急诊室来了一位消化道大出血的患者，情况紧急，随时都有生命危险，而患者身上仅有50元，其经济状况无力预付医疗费用。面对这样的情况，医院为该患者开通绿色通道，抛开其经济状况不佳的顾虑，为其提供同质的医疗服务，及时抢救和治疗。医护人员进行了专业的救治，该用药即用药，该补液即补液，该打针即打针，丝毫没有疏忽，护士也以温柔的话语提醒这位患者用药注意事项，并不因其没有支付医疗费用而有所怠慢。

● 改进成效 ●

自医院实行同质化服务后，所有医师规范遵循疾病诊疗治疗为患者提供诊疗方案，根据临床路径的标准为患者进行治疗，不同的医生治疗同一种疾病做到一致，按照医院制定的规范程序诊治病人，病人得到诊治及照护完全不会因为经济支付能力的强弱而受到影响。正因为如此，患者的满意度有了很大程度的提高。

● 招式点评 ●

同质性服务的重点在于相同健康问题和服务需求的病人，在全院范围内获得相同质量的服务，保证所有班次每时每刻（每周7天，每天24小时）都让患者享有均等的服务。实现同质化服务后，患者对医院的整体满意度有绝对程度的提高，医疗纠纷投诉量有明显减少，医护患相处其乐融融。同时，对病人的同质服务有利于全院资源的有效利用，也能够评估全院同种服务的成果。

（徐莉　陆新良）

025
高风险患者 享特殊关照

一位家长带着6岁的儿子来我院神经外科门诊就诊，被收治入院。对于这位儿童患者，神经外科的医护人员应注意哪些事项？需做哪些有别于成年人的工作？

儿童患者属于高风险患者，针对高风险患者的服务是JCI评审非常关注的内容。我院特制定了《高风险患者和高风险服务管理制度》及一系列相关制度，如《儿童患者服务规程》、《受虐风险患者医疗服务规程》、《传染性疾病患者医疗服务规程》等，以规范医疗服务流程，减少医疗风险。

• 标准出处 •

患者服务（COP）3：医院有制度和流程指导高危病人的治疗和高风险服务的提供。

患者服务（COP）3.1：医院有制度和流程指导急诊病人的服务。

患者服务（COP）3.2：医院有制度和流程指导全院范围内的病人复苏。

患者服务（COP）3.3：医院有制度和流程指导血液与血制品的处理、使用和管理过程。

患者服务（COP）3.4：医院有制度和流程指导处于生命支持或昏迷的病人的服务。

患者服务（COP）3.5：医院有制度和流程指导传染性疾病或免疫抑制病人的医疗服务。

患者服务（COP）3.6：医院有制度和流程指导透析病人的医疗服务。

患者服务（COP）3.7：医院有制度和流程指导约束具的使用和使用约束具病人的护理。

患者服务（COP）3.8：医院有制度和流程指导老年病人、残疾人、儿童和有受虐待风险人群的医疗服务。

患者服务（COP）3.9：医院有制度和流程指导对接受化疗或其他高风险药物的病人的医疗服务。

患者与家属权利（PFR）1.4：保护病人不受到伤害。

患者与家属权利（PFR）1.5：易受伤害的儿童、残疾人、老年人和其他高危人群应得到合适的保护。

难点分析

★高风险病人和高风险服务的定义目前尚不够明晰。

★多部门如何参与、合作制定相关制度和流程?

制定标准和操作流程

定义高风险病人及服务

1. 高风险患者指患者的情况或体质特殊，进行任何诊疗操作都具有较高的风险。我院将下列患者界定为高风险患者：

◎未满14周岁的儿童患者；

◎体弱老年患者和残疾患者；

◎急诊患者；

◎危重患者、处于生命支持或昏迷患者；

◎院内突发呼吸、心跳骤停患者；

◎自杀及其他行为紊乱患者；

◎免疫抑制患者；

◎感染性疾病患者；

◎压疮、坠床/跌倒高风险患者；

◎有受虐风险患者。

2. 高风险服务指患者接受的诊疗服务本身具有较高风险。我院将下列诊疗服务界定为高风险服务：

◎中度和重度镇静；

◎麻醉和手术；

◎血液透析；

◎输血及血液制品；

◎高危药品（如化疗药物）的使用；

◎各种有创诊疗；

◎约束具的使用。

高风险患者和高风险服务流程

面对高风险患者和高风险服务，医护人员会遵循院内制定的规章制度，如《急诊医疗服务规程》、《儿童患者服务规程》、《虚弱老人、残疾患者服务规程》、《保护性隔离管理制度》、《临床用血管理制度》等，以减少医疗风险。

● 典型案例 ●

儿童患者“享受”特殊照护

医院对收治的儿童患者会进行各类专项评估，内容包括营养、疼痛、发育、成长状况（身高、体重、粗动作、精细动作）、语言及社会性、预防注射记录、参与治疗程度、日常活动需求、监护人及家人对病情的看法、影响、入学状况、是否有被忽视或虐待现象（见表1）。

对儿童患者根据《儿童患者跌倒/坠床危险因子评估表》进行评估，当总分大于4分为高危跌倒/坠床患者，应参照《患者跌倒/坠床防范管理制度》管理。

安全告知

儿童患者特点与成人患者不同，为此我院专门制订并启用了《儿童患者安全告知书》（见表2），要求必须由其监护人或代理人签署。《儿童患者安全告知书》包含其在院期间的种种安全事项，主要内容为：

◎避免孩子走失、跌倒等意外发生；

◎气温变化时适时给孩子添加衣物，防止感冒；

◎避免在游戏时进食，防止因情绪激动使食物误入气管，并小心喂食，注意食物的温度；

◎当孩子接受静脉输液治疗时，注意输液管路的长度，防止滑脱或绊倒他人；

◎避免让孩子在床上跳跃玩耍，防止孩子坠床；

◎不要让孩子在走廊、过道等拥挤或不安全的区域玩耍、奔跑，以免受到碰撞或跌倒；

◎避免孩子在窗户边沿站立、攀爬，防止孩子坠窗或跌伤；

◎不要让孩子玩耍电铃开关以及电源插座，以免发生触电等危险。

特殊用药及设备设施

对于儿童患者，医师在药物的选择、用法和剂量上均应合理，避免使用损害器官功能、影响新陈代谢（如血脂、血糖、血压等）的药物，尽量避免使用影响孩子生长发育、毒副作用大的药物，剂量按照体重比例计算，并要监督患儿准时

表1 儿童患者入院评估单

护理入院评估单（儿童患者）

基本信息

姓名：　　　性别：　　　年龄：　　　病案号：

入院时间：　　年　　月　　日　　时　　分

入院诊断：

入院方式：________________

住址：

紧急情况下通知的人：姓名：　　　　联系电话：

过敏史：过敏药物及表现________________

过敏食物及表现________________

其他过敏及表现________________

既往疾病史：□无　□有

进食种类：□普食 □半流 □流质 □母乳 □奶粉 □ 其他

民族：　　　　　**费用类别：**□自费□统筹医保

预防接种史：□卡介苗□小儿麻痹丸□白百破混合制剂□乙脑疫苗□流脑疫苗□乙肝疫苗

抚养人：□父母 □（外）祖父母 □福利院 □其他________联系人电话：________

家庭成员是否参与儿童照护：□有　□没有

是否被忽视或虐待现象： □否 □是（________________）

成长及其他评估

0～12月：

体重：______kg

粗大运动： □平躺时可以自主抬头 □弯腰90度 □不在帮助下坐下 □自己站起来

精细运动： □抓住拨浪鼓 □到达目的地

语言：□可以说“爸爸”“妈妈”□自主发生，蹦出音节 □发出叫声或者大笑

社会：□对妈妈更加有反应 □模仿动作，对人脸凝视、微笑 □喜欢被握、玩、挠痒和推挤 □在镜子面前对自己微笑

情感：□冷、湿、饿的时候有不同哭法

1～3岁：

体重：______kg

粗大运动： □能够骑脚踏车 □可以一只脚站立

精细运动： □能够画圆圈和直线 □可以堆6～7块积木的塔

语言：□开始唱简单歌曲 □使用3～4词句子

社会. □自己穿衣服 □知道洗手

情感：□总体是高兴的，当其他人干扰儿童活动时会感到生气 □ 表现很多情感，笑、尖叫、发脾气、哭闹

4～5岁：

体重：______kg

粗大运动： □可以跳到可达目标位置 □自由抬起一只脚

精细运动： □可以画“+” □可以画更长的直线 □能够分三部分写出“人”

（续表）

语言：□词汇量增加。有1500～2000；有强烈的语言兴趣，被词和声音吸引 □具有不知足的好奇，不停地讲，问无数问题
社会：□想和别人玩□喜欢模仿成人活动，具有好的想象力
情感：□总体是高兴的，当其他人干扰儿童活动时会感到生气 □ 表现很多情感，笑、尖叫、发脾气、哭闹

6～14岁：
体重：______kg **身高：**______cm
认知：□学会阅读 □学会简单数学计算（加、减、乘、除）□ 开始意识到选择
社会：□容易交朋友□开始区分性别 □识别家庭外的大人，如老师、邻居
入学状况：□小学 □中学 □辍学
是否配合治疗：□是 □否

出院计划：
出院后去处：□回家 □当地医院 □社区医院 □儿童福利院
出院后照料者：□父母 □（外）祖父母 □福利院 □其他
出院时交通工具：□救护车 □需要协助 □不需要协助 □其他

资料来源：□父母 □（外）祖父母 □福利院 □知情者 □各种资料 □其他

护士签名：
日期：

服药。儿童患者的检验、检查参考值范围按年龄调整，相应的设施设备也要符合儿童要求。

我院为收治儿童患者的病区配备了相应的设备，如在抢救车中备有儿童患者抢救设施：儿童口咽通气管、呼吸球囊及面罩、抢救药品换算表等。其他物品如儿童床、平车、监护仪儿童袖带、约束带、输液器、留置针和病员衣等，需要时可到后勤中心申领。

考核资质

只有接受过儿童患者照护培训并考核通过的医护人员才有照护儿童患者的资质。为此，我院特别组织除消化内科、血液内科、内分泌科、呼吸内科、肾脏内科、感染性疾病科外的各科室医护人员，进行了《儿科病史、用药及补液》和《小儿危重症早期识别和处理》等培训，学习了诸如儿童用药剂量换算、输液速度、观察要点等知识要点，培训后通过考核者方被授予儿童照护资质。必要时，我们还会请儿童医院的儿科医师共同参与诊治。

当病区收治儿童数量较多时，应尽量将年龄相近的孩子安排在同一病房。儿童患者外出时必须有监护人或代理人陪同，进出医院大门时保安会特别注意，当他们发现孩子没有医务人员和家属陪同时会加以询问并提供帮助，必要时根据腕带信息通知病区医务人员。

表2 儿童患者安全告知书

儿童患者安全告知书（2013-03-A）

姓名　　性别　　年龄　　病案号　　科室　　床号

尊敬的监护人，感谢您选择让我们为您的孩子服务，为了您的孩子早日康复，并确保您的孩子在住院期间的安全，请您认真阅读以下内容并认真执行。

1. 请您24小时陪护您的孩子，照顾孩子的生活，管理和保护孩子的财产，避免孩子走失、跌伤等意外伤害的发生。

2. 气温变化，请您及时给孩子添减衣物，防止感冒。

3. 请给孩子营造安静、温馨的环境，避免在游戏时进食，防止因情绪激动使食物误入气管，并小心喂食，注意食物的温度。

4. 孩子须在照顾者的视线范围内，若需离开，请另请他人协助。如：照顾者上厕所、泡奶粉或转身拿尿布等。

5. 请使用安全的娃娃推车，系上安全带，防止碰撞；学步儿童需注意在适当范围做好安全保护。

6. 当孩子接受静脉输液治疗时，请注意输液管路的长度，防止滑脱或绊倒他人。

7. 请勿让孩子进入开水间，切记勿玩热水龙头，妥善放置暖水瓶等高温物品，防止孩子烫伤。

8. 请将床两边的护栏随时拉上，避免让孩子在床上跳跃玩耍，防止孩子坠床。

9. 请选择安全的孩子玩具，避免在孩子可及的区域放置利器等危险物品，防止割伤、误食等意外发生。

10. 请不要让孩子在走廊、过道等拥挤或不安全的区域玩耍、奔跑，以免受到碰撞或跌倒。

11. 请不要让孩子攀登、踩踏危险的地方，避免孩子在窗户边沿站立、攀爬，防止孩子坠窗或跌伤。

12. 请不要让孩子玩耍电铃开关以及电源插座，以免发生触电等危险。

13. 住院期间，我们会主动提供帮助，一旦孩子有任何不适或您需要帮助，请及时通知我们。

护士签名：　　　　签字日期：　　年 月 日 时 分

监护人签名：　　　　与患者关系：　　　　签字日期：　年 月 日 时 分

招式点评

高风险患者和服务是JCI委员较为关注的内容，尤其是高风险患者中的儿童患者，是JCI委员特别关注的对象，因此做好儿童等高风险患者的服务工作非常重要。为此，医院根据高风险患者和高风险服务制定各类制度和流程，并培训员工，有助于医务人员了解这些病人和服务，并对该类病人和服务采取全院统一、全面、有效的方式。

高风险患者和高风险服务内容多、涉及面广，最重要的是全院要对高风险人群和服务有统一认识，其次是医院对此有规范的医疗服务规程，并让员工保持高知晓率、掌握率，从而为高风险患者提供优质、便捷、周到的医疗服务。

（徐莉　陆新良）

026 跨团队照护服务

2013年1月25日14:30，一位年过六旬的老人入住我院骨科。两小时后，来了一位医师为其进行疼痛评估；次日，营养科医师来到病房为老人进行营养评估；同日15:15，康复科医师来为老人做功能评估；半小时后，精神科医师的心理评估又开始了……

给病人提供服务的过程是动态的，涉及许多相关医务人员，也涉及不同的科室、部门和服务项目。跨团队照护服务的目的在于提供有效的服务流程，更有效地利用人员和其他资源，更好地为病人服务。

标准出处

患者服务（COP）2：医院有整合与协调为病人提供服务的程序。

患者服务（COP）5：有营养风险的病人能够得到相应的营养治疗。

医疗可及性和连续性（ACC）2：医院设计及实施各种流程，为病人提供连贯的服务并协调医务人员之间的工作。

患者评估（AOP）4：负责病人治疗的医生、护士和其他相关人员协同分析和整合病人的评估资料。

难点分析

★跨团队照护服务涉及多部门，如何整合与协调跨部门团队？

★医院如何落实跨团队照护服务？

制定标准和操作流程

跨团队照护计划

JCI评审标准中要求病人的服务计划需要医院各部门、科室、服务项目的相互整合与协调。因此，我院根据要求设计《跨团队照护计划》表单，表单中包含病人的基本信息、照护计划及主管医师签名确认。其中基本信息包括病人姓名、病案号及诊断；跨团队成员包含医师、护理及其他学科，照护计划由医师照护计划、护理照护计划及营养、功能、心理、疼痛等其他学科照护计划，同时还包括多学科讨论会目的及结论，最后由主管医师签名确认（见表1）。

表1　跨团队照护计划单

姓名（Name）：	病案号（Medical record No.）：
诊断（Diagnosis）：	
团队成员	照护计划 （Care Plan）
医师	签 名：　　时 间：
护理	护理计划要点： 根据评估已建立护理计划（参见住院患者健康问题表） 签 名：　　时 间：
其他学科	评估：营养□ 功能□ 心理□ 疼痛□ 会诊意见： 医师签名：　　时 间： 会诊意见： 医师签名：　　时 间： 多学科讨论会目的及结论： 签 名：　　时 间：
主管医师（Attending Doctor）	签 名：　　时 间：

跨团队照护四大要素

1. 共同目标的建立；

2. 信息与资源的合作共享；

3. 决策与活动的协调；

4. 团队成员间的沟通。

跨团队照护计划相关要求

跨团队照护计划表单中包含“营养、功能、心理、疼痛”评估项目，若相关科室会诊，主管医师会在相应的评估前打“√”，表明主管医师已经确认和关注这些科室的会诊意见；其他科室的会诊意见，主管医师会主动抄录于跨团队记录单中；多学科讨论和疑难病例讨论会记录于跨团队记录单中；跨团队照护记录单要求72小时打印，责任护士签名，再由医疗组长或主管医师签名、确认。

普通会诊程序

1. 普通会诊：凡遇病情复杂，其诊断、治疗存在困难的患者，需要请其他科室协助处理时，主管医师应及时邀请有关科室会诊。

2. 科间普通会诊程序

本科室有难以处理需其他科室协助诊治的患者，由经治医师提出会诊申请，填写会诊单发送至被邀请科室。申请会诊记录应当简要阐明患者的病情及诊疗情况、申请会诊理由和目的。当然，还需要申请会诊医师的签名等。

会诊医师接到会诊申请后，应在24小时内完成会诊工作。经治医生应陪同会诊医生完成会诊。会诊结束后，会诊医生应当将会诊意见当场填写在跨团队照护计划表单中（表单中注明具体时间，精确到“分”）。

院内急会诊

1. 急会诊范围：凡患者由于各种疾病发作或加重、突然外伤受害及异物侵入体内、突发公共卫生事件等，身体处于危险状态或非常痛苦状态，涉及其他专科时，主管医生或值班医师应及时邀请有关科室会诊。

2. 科间急会诊程序

本科难以处理，急需其他科室协助诊治的急、危、重症患者，由经治医师或值班医师提出急会诊申请。急会诊需按常规填写会诊申请单（急诊室除外），并在会诊申请单左上角注明“急”字。紧急情况下应先电话联系会诊医生。

会诊医师接到紧急会诊申请后，应在10分钟内到达申请科室进行会诊。如果病情并不需要会诊医生在10分钟内到场，申请者应先在电话中说明，会诊单上不选择“急会诊”。

会诊医师到达申请急会诊科室后，主管医生或值班医生必须全程陪同。急会诊时经治医生不在场或未执行全程陪同者，会诊按普通会诊处理。会诊医师应向医务部门汇报。会诊结束后，会诊医生应当将会诊意见当场填写在会诊单中。

院内多学科会诊

疑难、危重病例如需三个或三个以上学科会诊者，由科室提出会诊申请。一般应提前 1 天将拟会诊患者床号、姓名、病案号、病情摘要、会诊目的、会诊时间、地点告知邀请会诊人员。如病情需要，则可在当天电话通知。会诊申请单应有主治或以上医师签字。

会诊讨论由申请科室副主任或以上医师主持。经治医师汇报病情，并作好会诊记录。被邀请科室医生参与会诊及讨论，将有关意见记录于会诊意见中。主持人进行小结，最终由科室综合会诊意见决定诊疗方案。

经治医师将会诊过程按“疑难病例讨论”记录于跨团队照护计划表单中。

其他

需要到各专科进行的会诊，如妇科、眼科、耳鼻咽喉科等，可以走动的患者安排到各专科进行检查和会诊，不能走动的患者或危重患者尽可能在床旁会诊，必要时由邀请会诊科室护送患者到专科会诊。任何科室或个人不得以任何理由或借口拒绝按正常途径邀请的各种会诊要求。

典型案例

多科会诊　填清表单

检查人员在某病房检查跨团队照护计划表单完成情况时，遇到如下病例：

一患者上午由骨科收治入院，康复科和营养科医师分别在该患者入院后不久主动来到骨科病房为其进行评估，以及功能和营养干预，随后记录于该患者的跨团队照护计划表单中。

翌日，根据患者情况变化，主管医师向疼痛科发出会诊需求，受邀医师来到病房后为患者进行疼痛评估并进行干预，同时将会诊意见记录于跨团队照护计划表单中，随后主管医师将康复师、营养师及疼痛科医师记录的跨团队照护计划表打印，确认后签名并记录时间，符合医院规定跨团队照护计划表单在病人入院72小时内打印的要求。

改进成效

在跨团队照护计划未实施前，各科室前来会诊的记录通常单张散落放于病人病历中，随着会诊科室及次数的增多，之后会诊的医师若想要了解患者之前会诊状况，主管医师需要花一些时间查找患者病历中的会诊记录。可是，在跨团队照护计划实施后，多次会诊记录可在同一张跨团队照护记录单中呈现，无论是主管医师或是会诊医师，均能一目了然地了解患者的病情及其他科室会诊医师的意见，极大地方便了医师掌握患者的病情，以及有助于诊治及处理。

● 招式点评 ●

跨团队照护计划是由多部门合作，共同为患者制定服务计划，表单中详细记录了医疗、护理的照护计划及其他科室会诊意见，包括多学科讨论目的及结论。此记录方式使得各科室意见清晰明了地展现在同一纸张中，更加有效地利用资源，真正做到以患者为中心，为患者服务的目的。

跨团队照护计划虽然极大地方便医师对患者病情的掌握，但在实施过程中仍存在一些难点，特别是在跨团队照护计划起步阶段，会诊医师常沿用旧模式，将会诊记录于会诊单却忘记填写跨团队照护计划单。再者，由于跨团队照护记录单要求72小时内打印，有些会诊记录必须手写于跨团队照护计划单中，增加会诊医师的工作量。当然，由于管理人员的不断宣传培训，以及医护人员的共同努力，及时且完整地完成跨团队照护计划单已成为正常工作的一部分。

（徐莉　陆新良）

027

急救医疗体系如何建立

医院内每天人来人往，如果有人突发心跳呼吸骤停该怎么办？此时心肺复苏技术（CPR）是抢救病人的基本措施，特别是在基础生命阶段更是决定性环节。如果第一目击者恰好是经过医院培训的人员，则能及时挽救生命。因此，“医院有制度和流程指导全院范围内的病人复苏”是JCI评审必查的内容之一。

院内急救医疗体系包括组建急救小组、建立急救流程、人员培训、资料记录等，特别是急救医疗团队的建立，当医院场所内人员一旦发生危急生命的紧急情况时，团队中的专业医护人员能在最短的时间内对病人施予最有效的急救措施。

● 标准出处 ●

患者服务（COP）3.2：医院有制度和流程指导全院范围内的病人复苏。

国际患者安全目标（IPSG）6：降低病人因跌倒/坠床所致的伤害。

设施管理与安全（FMS）4：医院制定计划并实施项目，保障提供安全可靠的硬件环境。

设施管理与安全（FMS）6.1：医院定期测试其对突发事件、流行病和灾难的应对能力。

● 难点分析 ●

★如何构建院内急救医疗服务体系？如何组建分工明确的急救医疗团队？

★如何确保院内急救小组接到讯息后能在黄金5分钟内赶到事发地，立刻对患者做出评估并进行除颤救治？

制定标准和操作流程

急救医疗团队（EMT）组成

院内急救团队由组长、执行秘书及急救小组组成，分管医疗的副院长担任组长，医务部指派人员担任执行秘书，急救医疗小组成员包括：急诊科医师、护士和中心监护室医师、护士各自组成一组；脑科重症监护室医师、护士与麻醉科医师组成一组。总共成立3组医疗急救小组。

院内责任区域分配

除医院监护单元即ICU、NICU、SICU、胸外监护、心脏大血管监护、CCU、ER、OR、麻醉科以外的区域，院内其他责任区分配如下：

1. 门诊大楼（9号楼）包括门诊地下1层及2层、医院花园、放射楼1–3层、医院大门及外围、美容中心（11号楼）、眼科门诊楼（10号楼）、行政区，急救小组成员由急诊科二唤医师、护士负责支援抢救。

2. 脑科楼（6号楼）、国际保健中心（7号楼）、肠道发热门诊楼（5号楼），急救小组成员由脑科重症二唤医师、护士及麻醉二唤医师负责支援抢救。

3. 病房1号楼、2号楼、3号楼、辅助综合楼（12号楼）、营养食堂等，急救小组成员由中心ICU二唤医师、护士负责支援抢救。

确定呼叫判断标准

呼吸心跳骤停者的临床诊断标准：突发性意识丧失；大动脉搏动消失或呼吸音、心音消失；心电图表现为直线或室颤；双瞳孔散大、对光反射消失。有以上情形之一者可判断为呼吸心跳骤停。

人员培训

院内急救医疗体系是针对院内发生的所有心跳呼吸骤停的人群，包括门诊及住院、病患与非病患，凡在院内发生的心跳呼吸骤停的人员均为院内急救小组抢救的对象。为保证心跳呼吸骤停者能在最短时间内得到及时、有效、规范的救治，我院组织覆盖面广、内容丰富的心肺复苏技术（CPR）和高级生命支持（ACLS）培训课程，CPR包括单人、双人、成年人及婴儿。

CPR的培训对象为医院所有员工，包括医师、护士、医技、行政及后勤工作人员；高级生命支持培训对象为呼吸内科、急诊科、麻醉科、重症监护室、脑重症医学科、外科重症监护室、烧伤科、心脏大血管外科、胸外科的全体医师，培训标准均严格参照美国心脏协会（AHA）ACLS标准进行，培训及考核均由获得AHA ACLS培训授课资质、从事多年相关培训工作的教师进行。

开通应急专线，设立急救代码

为使院内急救小组能够迅速做出回应，我院为急救小组专程设立999通报系统。当发现有需要急救的病人时，院内人员可立刻拨打总机应急专线：665555，报告急救代码：地点+999。总机广播会在第一时间发出呼救讯息，当院内广播系统呼叫“地点+999”（如放射科三楼999）时，负责相应区域的急救小组成员会携带轻便急救箱在5分钟之内赶到事发地。

标配急救设备

人员配备是急救的保障，但急救设备也是不可或缺的要素，它将直接影响院内紧急救援的水平。为更迅速、更便捷地获取设备，医院对楼群各楼层的急救设备进行标配，包括抢救车和除颤仪，设备放置点在各楼层相同位置，急救医疗小组携带的轻便急救箱也统一配备，箱中均为急救所需物品，如肾上腺素、止血带、不同类型的留置针、薄膜、自粘绷带、一次性输液器、一次性手套、一次性注射器、消毒棉签、简易呼吸皮囊、面罩、急救记录单、笔、电筒等。专人定期对急救设备进行检查、更新。

统一记录格式，客观分析资料

《心肺复苏记录单》与《急救事件资料收集表》是院内急救事件的专用表单。当院内启动急救呼叫，急救流程完成且患者安全转运后，急救小组护士负责记录《心肺复苏记录单》和《急救事件资料收集表》。前者一式两份，和后者一并由医师签名确认后，将其中一份（白色）留存于病历，另一份（蓝色）和急救事件资料收集表一并送回急救小组，由执行秘书进行收存统计。

团队角色重要性

1. 第一目击者

新版复苏指南对第一目击者现场实施心肺复苏的重要性给予了充分肯定，其进行胸外按压的地位得到进一步提高，从而使初步复苏在第一时间内得以实施，大大提高了复苏的超前性、连贯性，为患者的后续复苏打下了强有力的基础。【注：张建中，2010国际心肺复苏指南在院前急救中的应用，2012，20（7），14–15】当院内任何地点发生心跳呼吸骤停事件，接受过院内培训的目击者会立即拨打院内急救专线或呼叫身边的人拿抢救车和除颤仪，同时会在迅速评估环境后的第一时间给予心肺复苏。

2. 支援人员

虽然第一目击者现场实施心肺复苏是非常重要的，但第一目击者可能是路人或其他未接受过心肺复苏培训的人。因此，支援人员的作用亦尤为突出。支援人员是离事发地点最近的，通常为同一楼层或上下楼层的医务人员，其听到第一目击者呼叫或院内广播后会在第一时间赶赴现场。到达后先报到，若现场无人抢救，则立刻进行心肺复苏；若现场正在施行心肺复苏，则心肺复苏由单人转至双人进行，同时等待急救医疗小组。

3. 急救医疗小组

时间是急救发展的导航标，急救的时效性要求是建设院内急救医疗小组的出发点和归宿。5分钟以内除颤可以大大提高成活率，因此我院规定急救医疗小组在听到广播后立刻携带轻便急救箱5分钟内赶赴现场，与现场施救者交接后迅速对患者情况进行评估，由具备资质的医师进行除颤、气管插管，之后转运至急诊科或相关科室。

典型案例

现场急救演练

院内急救团队于某日下午在眼科中心3楼收费处进行模拟演练。过程如下：

一名护士目击患者（模拟人）突然昏倒，立刻跑上前去，拍打患者双肩，无反应，拿出手机拨打电话665555至消控中心，报告眼科中心3楼收费处999，随后呼喊同事推送抢救车和除颤仪，并开始对病人进行心肺复苏救治。

消控中心接到电话后随即开始广播：眼科中心3楼收费处999，连续广播3遍。院内各角落均能听见，听到广播后的支援人员，即上、下楼层的医护人员赶到现场，此时单人CPR换成双人CPR，抢救车和除颤仪也到达事发地。

后勤部门负责电梯管控，为急救小组准备电梯，4分钟后负责眼科楼急救工作的急救小组成员（急诊科医、护人员）带着轻便急救箱到达现场，并与在场人员进行交接后，进行除颤、给药。

待患者情况稍稳定后，将其抬至平车，由护工护送至急诊科ICU观察，急救小组撤离。其后，急救小组护士完成《心肺复苏记录单》及《急救事件资料收集表》。

改进成效

经多次模拟及实际发生的急救事件验证，急救小组每次均能在5分钟内到达事发地。对急救小组的呼叫更为理性，会经医护人员判断后再确定是否呼叫急救小组。《急救事件资料收集表》的内容填写也逐步完善（见附表）。

招式点评

众所周知，医院是人口密集的场所，一旦在院内发生危及生命的紧急情况时，如何在最短的时间内做些有助于挽救生命的事情是值得思考的问题，如何管理好急救团队，如何做好全院员工的心肺复苏培训工作，都是医院管理层一直在探索并努力实践的事务。

（徐莉　陆新良）

附图：999小组演练图片

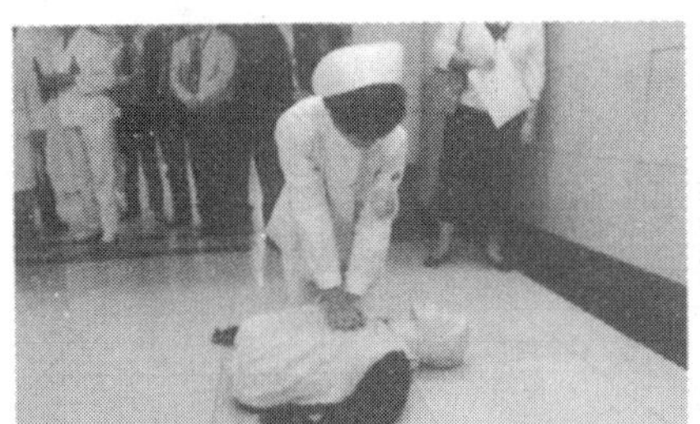
图1 目击患者倒地，行CPR

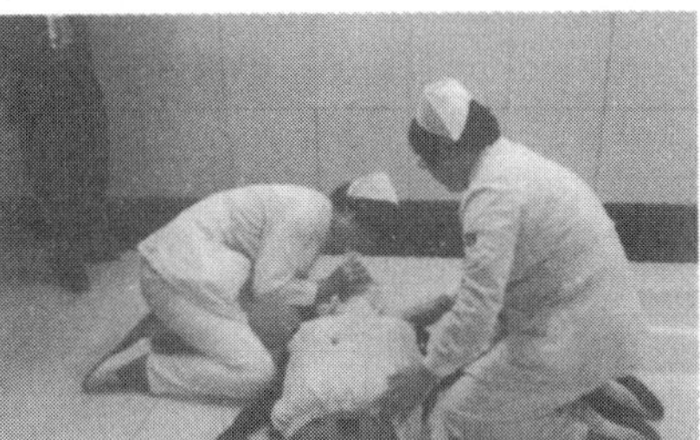
图2 就近支援人员到场

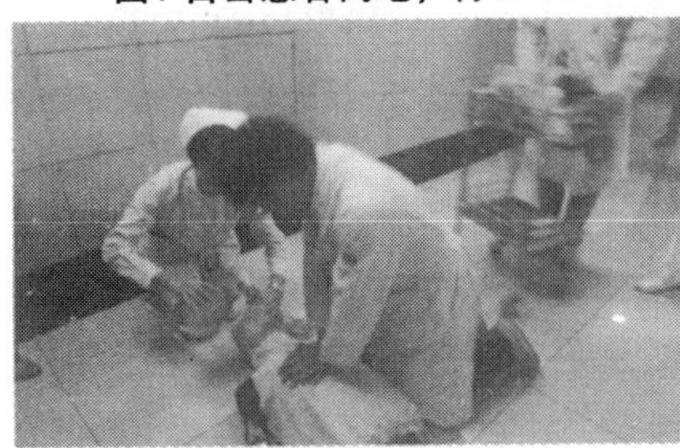
图3 支援医师到场，双人CPR

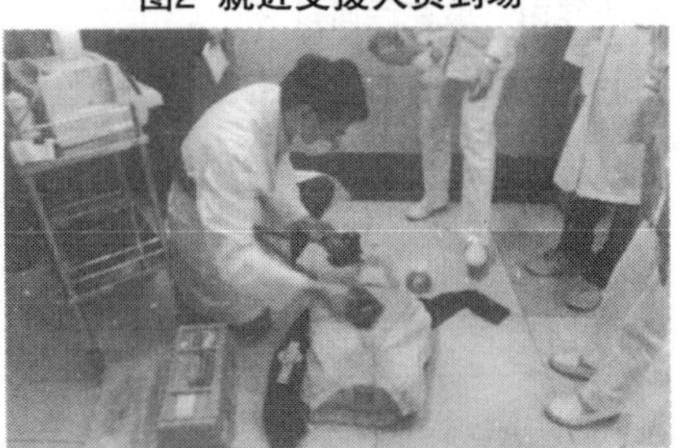
图4 对患者进行除颤

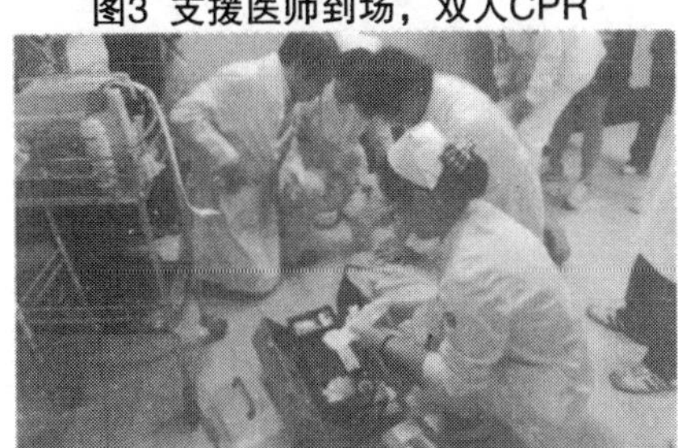
图5 急救小组医、护人员到场

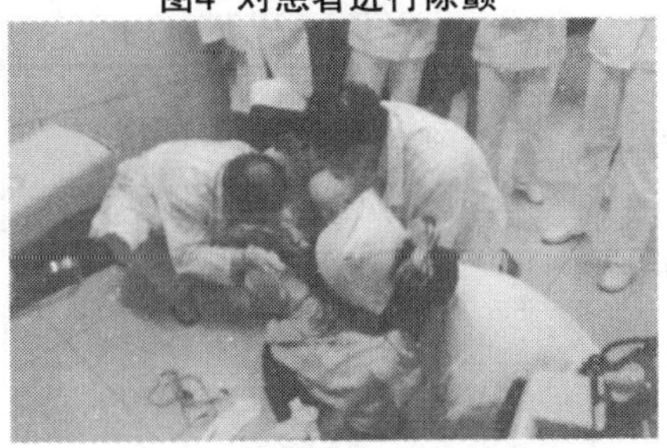
图6 对患者进行气管插管

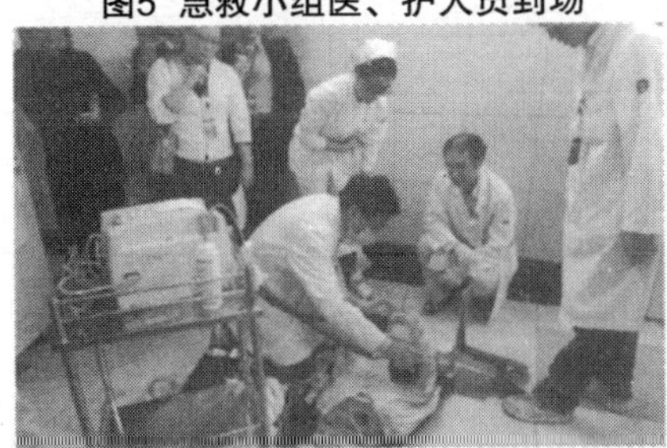
图7 对患者再次除颤

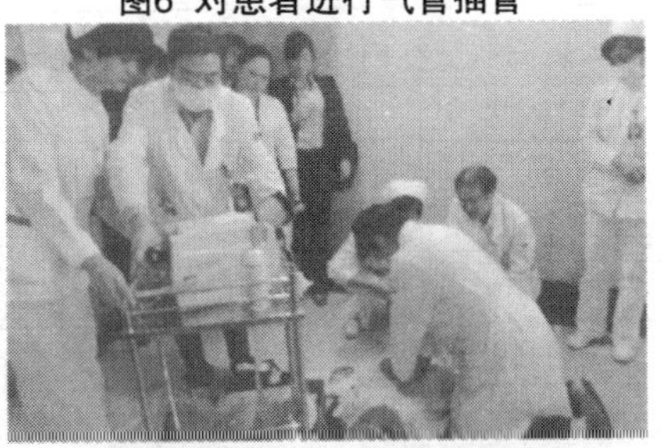
图8 除颤完毕，继续行CPR

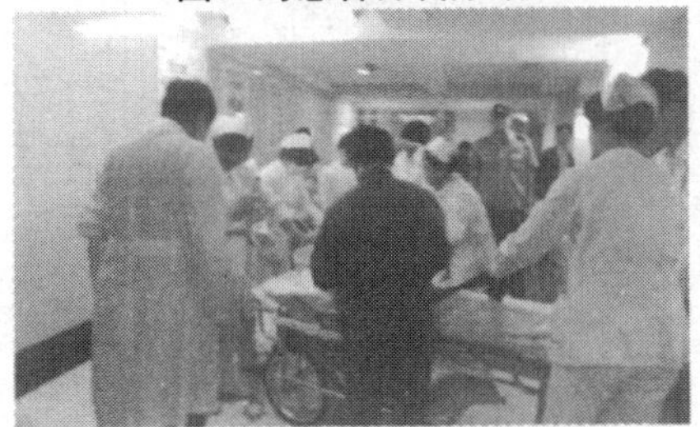
图9 患者情况稳定，转至平车

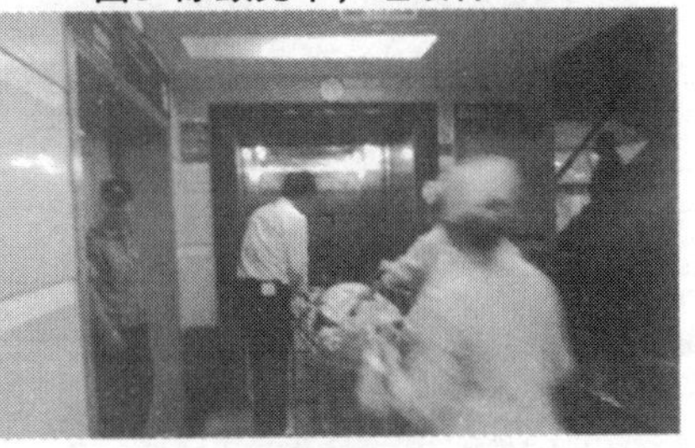
图10 患者转往急诊室

附表 急救事件资料收集表

急救事件资料收集表 第（ ）号

一、基本信息

日 期	20 年 月 日	发现地点	
发现时间	:	呼叫时间	:
广播时间		发现人员	
患者信息	姓名： 性别：□男 □女 年龄： 岁		

二、呼叫理由（请在后面打✓）

意识突然丧失		呼吸急迫	
气道不畅		目击患者倒下	
血压测不到		颈动脉搏动消失	
其他：			

三、给予措施（请在后面打✓）

措施							
CPR		口咽通气		呼吸皮囊		气管插管	
除颤		鼻咽通气		吸氧		吸痰	
药物（请注明使用数量）							
肾上腺素		多巴胺		胺碘酮		纳洛酮	
5%GS		其他补液					
检查化验							
心电图		测血糖					
其他： （写不下，请转反面）							

四、病人转归（请在前面打✓）

生命体征基本稳定	
仍不稳定转更高层次管理：□ICU □急诊科 □病房 □其他	
死亡	
其他（请注明）	

五、支援信息

被呼叫者姓名	科室	呼叫时间	到达时间	呼叫者姓名	备注

记录者签名：

浙医二院医务部、护理部制

028

专科护理 团队助威

针对临床护理过程中的一些疑难病例，我院护理部不同的专科护理团队常常会开展疑难病例会诊和处理，充分发挥各自的专业特长，相互交流，促进临床护理难题的解决，保证患者能够得到同质化、专业化的护理服务。

在JCI病人服务（COP）这一章节中，如何为所有病人提供同质的服务是其中的重点内容。医疗的同质性是通过临床路径和专科会诊实现的，护理则通过护理路径、专科护理会诊、专科护士主动服务临床来提供同质的服务。

● 标准出处 ●

患者服务（COP）1：依据现行的法律、法规、医院的制度和程序，为所有病人提供同质的服务。有相同健康问题和服务需求的病人有权在全院范围内获得相同质量的服务。有相同护理服务需求的病人，在全院范围内应得到同级别的护理服务。

患者服务（COP）2.1：制订病人服务计划并记录于病历中。

患者服务（COP）2.3：各种操作应在病历中有记录。

患者服务（COP）3.9：医院有制度和流程指导对接受化疗或其他高风险药物的病人的医疗服务。

● 难点分析 ●

★专科护士的执业标准不明确，国内没有统一的专业培训课程并进行统一的专科资格认定。

★专科护士的工作内容和职责不明确，当患者的某种情况既可以由医生实施也可以由专科护士执行时（如伤口换药），对两者的权限无明显的界定。

★专科护士存在业务上的不足，提出的意见或建议缺乏权威性。

★与医生或多部门合作时，有时会存在沟通障碍，需要得到医院领导的支持。

• 制定标准和操作流程 •

专科护士工作内容

专科护士是指在某一特殊或专门的护理领域具有较高水平和专长的专家型临床护士。其工作内容和职责如下：

1. 服务患者

一方面，专科护士通过护理会诊的形式帮助解决临床疑难护理问题，并将会诊意见记录在会诊单上以指导临床；另一方面，专科护士可通过医院信息平台监控需要干预的对象，从专科化护理评估到照护计划的确立，专科护士都应主动介入，且到床边为病人提供护理服务。比如糖尿病专科护士可通过监控血糖水平，为血糖控制不理想的病人提供床边一对一的指导；静脉输液专科护士对检索到的输液并发症病人进行回访，分析原因并提出处理意见；造口专科护士主动为肠道肿瘤病人提供造口术前定位。这样，分布在全院范围内、有同样专科护理需求的病人，都可以得到专科护士同质、专业的护理。专科护士为临床护士提供专科的信息和建议，并将指导和建议记录在病人的病历中，有助于指导和帮助其他护理人员提高对病人的护理质量，从而带动整个医院护理水平的提升。

2. 沟通协调

为病人直接提供高质量的护理服务的同时，专科护士与责任护士以及医生团队相互沟通交流，以病人为中心，共同制定个体化的照护计划，使得不同专科的护理团队间、不同专业的医护人员间，从后勤、临床到管理人员相互合作、主动服务，为病人提供连续的整体照护。

3. 培训指导

专科护士定期开展教学培训，提高临床护理人员的专科知识和技能，促进专科护理水平的不断提高。

4. 监督管理

专科护士通过以病人为中心的主动照护，能从病人身上、从不同团队间的沟通过程中发现医院在专科护理或管理上存在的问题，协助管理者制定改善计划、进行质量改进，规范护理程序，提升护理品质。

制定专科护理标准

制定《静脉输液管理制度》、《静脉药物渗出预防与处理规范》、《静脉炎处理规程》、《2型糖尿病患者低血糖诊治流程》、《住院患者压疮防范管理制度》等，规范专科护理的规范流程，另制定全院性制度——《护理会诊制度》，提高专科护士在医院内的知晓度，使专科护士的意见和建议得到重视。

加强专科护士与临床护士、医生之间的沟通，以利于个体化照护计划的制定和实施。加强与相关部门的沟通合作，以弥补专业的不足，制定规范、科学的处理流程，为患者提供优质、安全服务，如与药剂科、医务部联合制定《静脉输液血管通道选择的临床护理路径》（见附录）。

制定岗位职责及考评细则

在岗位概述中，明确专科护士必须具备的学历和专业资格，如学历要求本科或以上。糖尿病专科护士需获得浙江省糖尿病专科护士证书；静脉输液专科护士需取得PICC技能操作培训合格证书；伤口/造口专科护士需取得国际造口治疗师证书。另外，制定《专科护士考评细则》，评价专科护士工作，追踪成效。

其主要内容包括：

1. 达到本院护士N3或以上晋级标准（年度考核达到85分）；

2. 遵守专科护士值班纪律，组织或主持院内本专科沙龙活动和培训至少每年一次；

3. 个人专科业务能力评定：独立指导全院专科工作，独立处理全院疑难专科并发症；

4. 对医院本专科护理工作中存在的问题及时反馈给专科护士长或核心组长，每半年一次书面的分析报告，汇报内容包括：本专科问题、原因分析、整改措施或建议、效果评价等，字数1000字以上，电子版形式上交至专科护士长处；

5. 每年主持持续质量改进项目1项，每年完成专科护理个案或论文1篇，每两年发表专科护理论文1篇；

6. 承担全院或继续教育的专科培训至少每年2次，进行专科考核至少每年一次；

7. 满足临床科室专科护理培训需求；

8. 每季度进行病区护士长和护士对专科护理工作满意度考评一次，满意度均达90%以上。

● 典型案例 ●

专科护理联合“治”伤口

一位71岁因肌萎缩侧索硬化、2型糖尿病、肺炎的昏迷患者，一天因在微量泵静脉推注马斯平（头孢吡肟）2.0g＋生理盐水20ml时发现左足内踝静脉穿刺周围出现4×5cm大小的皮肤发红，此后局部出现水泡、表皮破损、伴渗出，经科

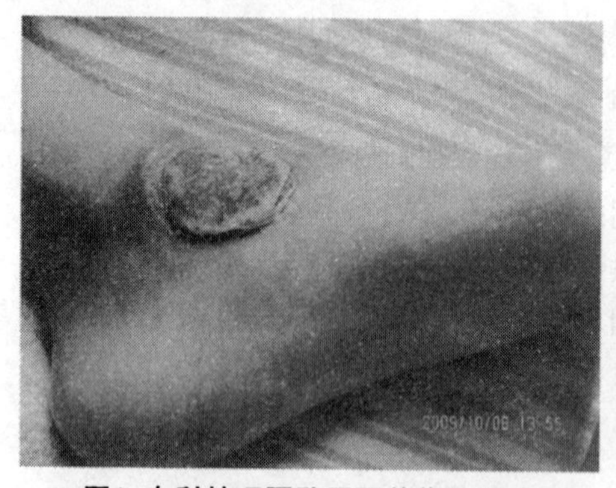

图1 专科护理团队干预前伤口照片

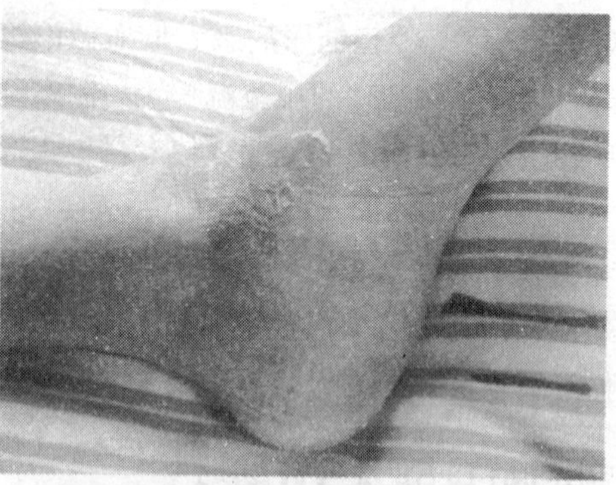

图2 干预46天后伤口完全愈合照片

内医护人员的处理，两个月后伤口仍未愈合（见图1）。于是，护理部组织伤口（压疮）/造口、静脉输液和糖尿病三个专科护理组联合会诊、分析讨论，并着手对该患者的伤口进行处理，46天后伤口完全愈合，无痂皮和瘢痕形成（见图2）。

本例患者经过三个专科护理团队的联合会诊、干预和伤口处理，对输液外渗发生的原因进行分析并进一步加强输液管理，对血糖进行控制从而为伤口的愈合创造了前提条件。

通过发挥各专科的知识和技能，相互之间能充分发挥各自的专业特长，进行优势互补，使知识相互渗透、相互交流，促进临床护理难题的解决。

我院专科护理团队开展疑难病例会诊和处理，进行专科知识的培训，主动服务于临床，使患者得到同质、专业的护理。

• 改进成效 •

专科护士通过临床护理过程中发现的问题进行质量改进，制定标准化流程，能够提高专科护理水平，从而更专业、更优质地为病人提供服务。我院执行《静脉输液血管通道选择的临床护理路径》后，2013年4月头皮钢针使用比例由2011年的24%下降至3%（见图3）；静脉炎的发生例数2011年较2010年也有显著下降（见图4）。加强低血糖相关培训、监控并执行《2型糖尿病低血糖诊治流程》后，神经内科低血糖发生率由2010年的30.5%下降至2012年的13.9%（见图5）。

• 招式点评 •

通过制定标准化流程，开展多学科合作，包括医生、护士、医技人员、后勤员工、心理社会工作者、志愿者等共同参与下对病人实施全面照护，这就是真正的“以病人为中心”的照护，是对JCI标准中病人服务（COP）章节的最正确阐释。

（单燕敏　赵锐祎）

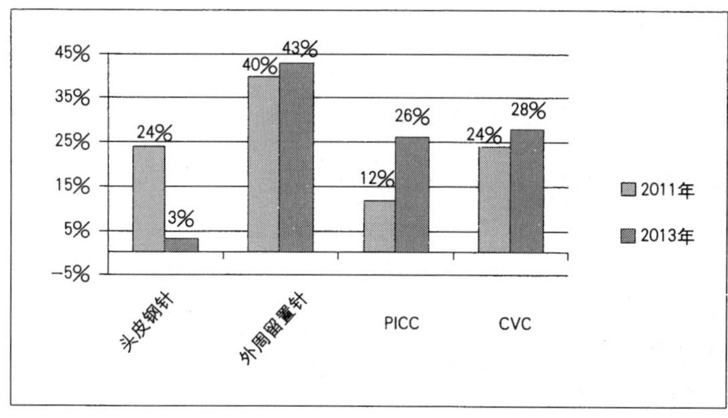

图3 执行《静脉输液血管通道选择的临床护理路径》前后输液工具选择对照图

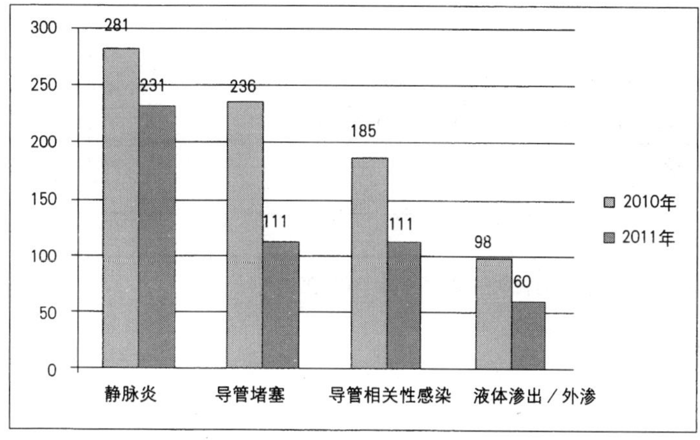

图4 执行路径前后输液并发症发生例数对照图

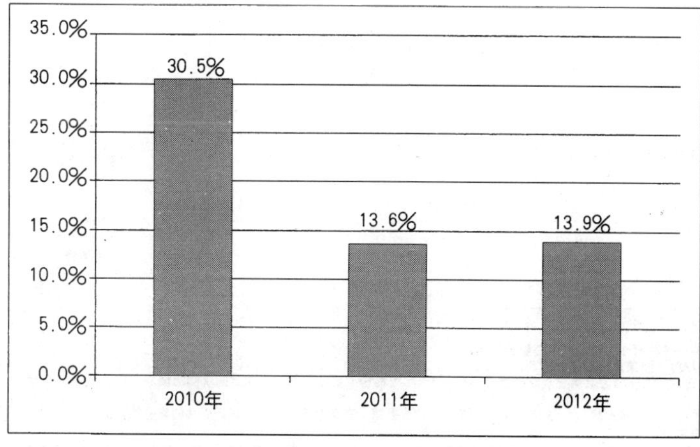

图5 执行《2型糖尿病低血糖诊治流程》前后神经内科低血糖发生率对照图

附录：静脉输液血管通道选择的临床护理路径

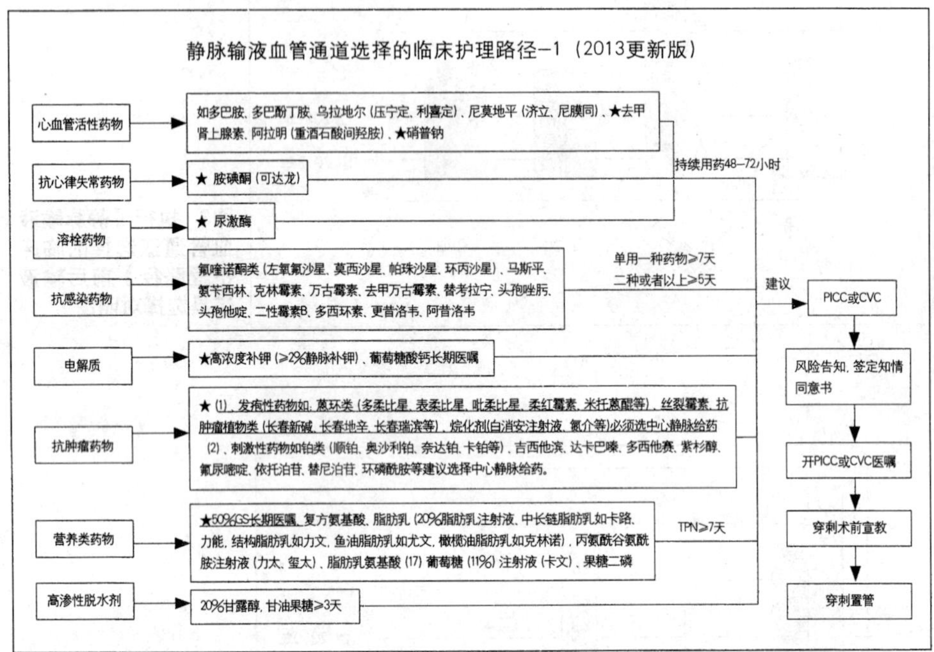

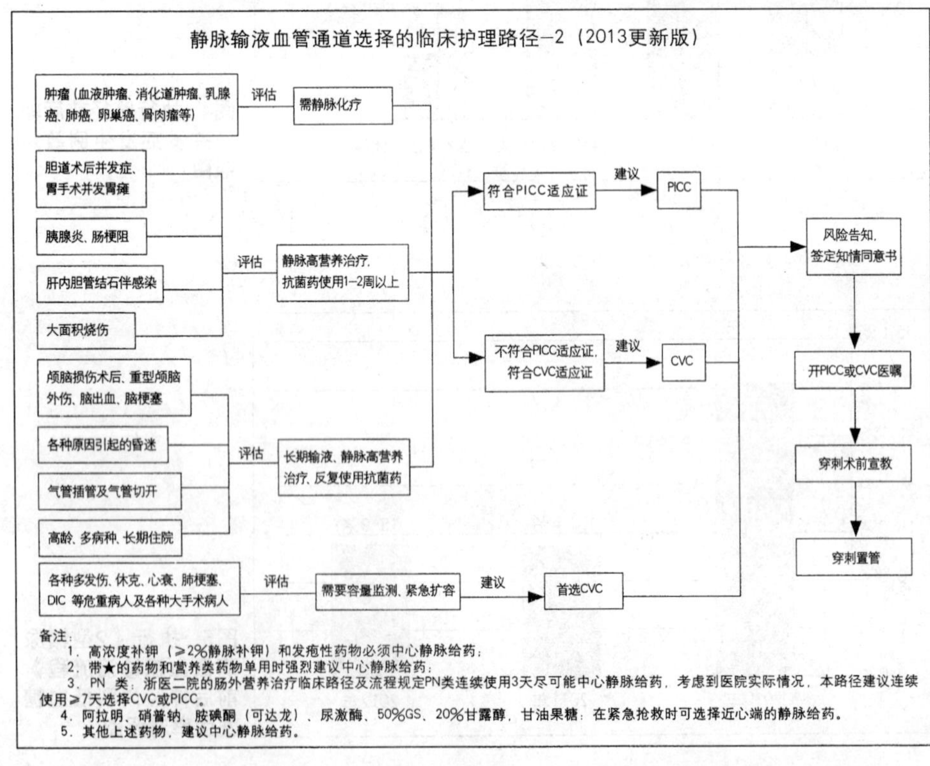

备注：

1. 高浓度补钾（≥2%静脉补钾）和发疱性药物必须中心静脉给药；
2. 带★的药物和营养类药物单用时强烈建议中心静脉给药；
3. PN 类：浙医二院的肠外营养治疗临床路径及流程规定PN类连续使用3天尽可能中心静脉给药，考虑到医院实际情况，本路径建议连续使用≥7天选择CVC或PICC。
4. 阿拉明、硝普钠、胺碘酮（可达龙）、尿激酶、50%GS、20%甘露醇，甘油果糖：在紧急抢救时可选择近心端的静脉给药。
5. 其他上述药物，建议中心静脉给药。

029

化疗药物“严”管当头

一位患者因乳腺癌入住肿瘤内科病房，一位呼吸学专业的住院医师轮转到肿瘤内科，恰巧是主管该病人医疗组的成员之一。这位年轻的呼吸学专业住院医师能够为病人开立化疗处方吗？化疗治疗方案又该由谁制定？当化疗药物发生泼洒造成环境污染时该如何处置？化疗药物属于高风险药物，接受化疗药物的病人属于高风险病人，因此管理应遵循更为严格的规范。

标准出处

患者服务（COP）3.9：医院有制度和流程指导对接受化疗或其他高风险药物的病人的医疗服务。

患者服务（COP）3：医院有制度和流程指导高危病人的治疗和高风险服务的提供。

药品管理和使用（MMU）4.2：医院规定开处方、下医嘱人员的资格。

难点分析

★化疗药物属于高风险药物，如何做好化疗药物管理？

★化疗处方资质如何认定？环境污染时如何处置？

制定标准和操作流程

化疗处方医师资质认定

1. 肿瘤专科医生具备以下条件之一者，可独立开具化疗药物处方（限肿瘤内科、肿瘤外科、血液科）：至少在本科室实际开展临床工作一年以上，并具有住院医师以上资格；获得省级以上化疗相关学习班的结业证书或学分证者（主要指浙江省抗癌协会化疗专业委员会年会或浙江省血液年会）；参加科室内的专科培训并考试合格者。

2. 非肿瘤专科的主治以上医师（除肿瘤内科、肿瘤外科、血液科外）具备以下条件之一者，可独立开具化疗药物处方：获得省级以上化疗相关学习班的结业证书或学分证者（主要指浙江省抗癌协会化疗专业委员会年会或浙江省血液年会）；参加医院内的化疗相关培训并考试合格者。

化疗方案制定

医疗组长负责本专业化疗方案制定；化疗方案选择根据NCCN指南；确定医院可以开展化疗服务的科室：肿瘤内科、肿瘤外科、血液科、放疗科、胸外科、呼吸内科、外科、妇科、放射介入、泌尿外科、VIP病区。

化疗药品储存

1. 调剂部门应设专柜、专区存放化疗药品；

2. 化疗药品存放应有明显标识（如高危药品标志、相似药品标志）；

3. 需冷藏药品应置冷库或药品冷藏箱内；

4. 化疗药品存放区应配备化疗溢出包；

5. 化疗药品上架、取用和拆零等，操作者必须戴手套。

化疗药品的调配

1. 所有化疗药品都应在静脉用药调配中心集中调配。

2. 化疗药品医嘱必须经过药师的严格审核，发现处方不适宜时，应及时向医生核实、修正。

3. 化疗药品自备针剂禁止在本院使用。

4. 化疗药品输液须在生物安全柜内配置，不得在开放环境下配置。用过的器具及用剩后要丢弃的化疗药品，应集中放在指定的黄色塑料袋中，由工人送到专门的地方处理。不得将化疗药品的残余液体、器具和安瓿等在未经专用袋子包装的情况下带出洁净室。

5. 配置好的化疗药品用专用袋包好，袋上标有特殊标记，用配备化疗溢出包的专用车由物流人员送到相应楼层。

6. 所有配置和使用人员都应接受安全防护措施的培训。

7. 孕妇或疑已怀孕者，应避免处理化疗药品。

化疗药品的给药与监测

1. 病房护士应按照静脉通路选择给药通路。化疗药品若以电子泵给药，则应严格按照电子泵给药规程进行。

2. 发生静脉炎以及局部组织受损，病房应采取相应措施处理。

3. 用过的器具及用剩后要丢弃的化疗药品应集中放在指定的黄色塑料袋（双层）中，由工人送到专门的地方处理。

4. 临床医务人员给药过程中和给药后注意药品不良反应的监测。

标配药品溢出应急处理包

所谓的应急处理包是指化疗药品的储存、调配部门、药品运送车及使用化疗药品时的护理单元配备装置，处理包内物件包括：一件隔离衣、一双鞋套、两双乳胶手套、一个普通口罩和N95口罩、一个眼罩、呼吸面罩、三块毛巾、两个医疗垃圾袋、隔离带、清洁剂、小铲子和锐器盒、警示标签。

化疗药品发生溢出时处置措施

首先需要正确评估溢出物量、性质、暴露在环境中的人员，一旦有人员受到污染，受污染人员必须撤出溢出区域，脱去受污染的衣物，放入垃圾袋内密封，注意避免对周围人员、环境造成二次污染；如果皮肤受污染，可用自来水至少冲洗5分钟，用洗手液和自来水清洁污染部位3遍；如果眼睛受污染，可用自来水连续冲洗至少15分钟，并寻求眼科治疗；必要时受污染人员应到急诊室就诊。

化疗药物小量溢出（≤5ml）时的处置措施

1. 打开应急处理包，沿受污染区域放置警示隔离带；

2. 穿好一次性隔离服，戴2副乳胶手套；

3. 用毛巾覆盖于溢出物上，用小钗子将碎玻璃放入锐器盒中，将毛巾及其他受污染的物料放入第一个医用垃圾袋中；

4. 用清洁剂至少清洁溢出区3次，然后进行常规清洗；

5. 将所有用于清洗的物品放入第一个医用垃圾袋中，并密封放入第二个医用垃圾中；

6. 脱去保护装置放入第二个医用垃圾袋中，密封后由工人送到专门的地方处理；

7. 用洗涤剂清洗可重复使用的物品，并用水冲洗，另外，尽快重新补充溢出处理包内物品。

化疗药物大量溢出（＞5ml）时，环境污染的处置

1. 打开应急处理包，沿受污染区域放置警示隔离带；

2. 穿一次性隔离服、鞋套，戴2副乳胶手套，如果空气中有液体或粉末还需戴上呼吸面罩、防护眼罩；

3. 用干毛巾覆盖于溢出液上，用湿毛巾快速清理粉末，从外向里，直至中心；

4. 用小钗子将碎玻璃放入锐器盒中，将毛巾及其他受污染的物料放入第一个医疗垃圾袋中；

5. 用大量冷肥皂水冲洗污染表面至少2次，用吸水毛巾擦干，另用清洁剂至少清洁溢出区3次，然后进行常规清洗；

6. 将所有用于清洗的物品放入第一个医用垃圾袋中，并密封放入第二个医用垃圾中；

7. 脱去保护装置放入第二个医用垃圾袋中，密封后由工人送到专门的地方处理；

8. 用洗涤剂清洗可重复使用的物品，并用大量清水冲洗，另外，尽快重新补充溢出应急包内物品；

其他环境污染情况的处置措施

病人的床单被少于5ml化疗液体或48小时内接受化疗药品患者的血液、呕吐物和排泄物等污染时，病房护士应将污染床单卷入干的床单里面，放入黄色垃圾袋内密封，并标上“注意：化疗药品”字样。

污染上报

无论哪种污染情况，均需要翔实地记录好文件，主要内容包括：事故发生的日期和时间、发生地点、药物名称和形态，以及大概的溢出量、如何发生、溢出处置描述、护士及其他受污染的人员名字等。还有，任何皮肤及眼睛直接污染的描述、关于此溢出事件相关人员的告知。然后将记录文件呈报给部门负责人，同时于院内网“不良事件与近似错误无责呈报系统”上报。

• 典型案例 •

溢出量大于5ml的污染处理

资质是JCI评审中重点关注的内容之一，因此，化疗处方医生资质认定是一项非常重要工作，必须经过一系列程序。首先参加医务部组织的由肿瘤内科专家主讲的《肿瘤的化学治疗》培训，培训完成后参加化疗内容相关的笔试，笔试通过者由医务部授权具备化疗处方资质。因此，在开篇所说的那位病人不仅能够得到具备资质的医师开立的处方，且能够得到医疗组根据NCCN指南制定的治疗方案，在专业的治疗方案确定后，所有的化疗药品均在静脉用药调配中心集中调配，之后送至科室，由病房护士进行给药与监测。

当病房发生化疗药品使用过程溢出状况，首先判断溢出量是否大于5ml，如果溢出量大于5ml，则需要立刻打开应急处理包，沿受污染区域放置警示隔离带，护理人员穿上一次性隔离服、鞋套，戴两幅乳胶手套，倘若空气中有液体或粉末还需带上呼吸面罩、防护眼罩；用干毛巾覆盖在溢出液上，用湿毛巾快速清理粉末，按照顺序从外向里，直至中心位置；用小钗子将碎玻璃放入锐器盒中，将毛巾及其他受污染的物料放在第一个医疗垃圾袋中；同时用大量冷肥皂水冲洗污染表面至少2次，用吸水毛巾擦干，并用清洁剂至少清洁溢出区3次，然后进行常规清洗；接着将所有用于清洗的物品放入第一个医用垃圾袋中，并密封放入第二个医用垃圾袋中；脱去保护装置放入第二个医用垃圾袋中，密封后由工人送到专门地方处理；并用洗涤剂清洗可重复使用的物品，用大量清水冲洗。最后尽快重新补充溢出应急包内物品。上述过程为一个完整的溢出量大于5ml的环境污染处理过程。

● 改进成效 ●

医院所有可以开展肿瘤化疗服务科室的医师经过培训后（除部分科室无需培训）均具备化疗处方资质，所有医护人员了解化疗药物的储存方法，病房护士掌握化疗药物给药与监测原则；医院对化疗药物的储存、调配部门、药品运送车及使用化疗药物的护理单元标配了药物溢出应急处理包；当化疗药物发生泼洒导致环境受到污染时，医院针对化疗药物不同的溢出量，制定不同的处理程序，并制定无责呈报流程。

● 招式点评 ●

化疗药物系高风险药物，其管理应该严格、规范。首先是化疗处方医生资质认定程序必须合乎流程，化疗方案制定原则根据NCCN指南；其次是制定规范的化疗药物储存、调配、给药与监测程序以及发生人员、环境受到化疗药物污染时的处置流程；最后是由相关人员呈报部门负责人并在院内网相关系统上报。

（徐莉　陆新良）

030

临终照护折射人性关怀

一位女儿曾这样描述母亲的离世：

妈妈是一位退休女教师，罹患卵巢癌5年，经历手术、化疗、免疫等综合治疗后，过了4年平静的生活。一年前妈妈出现肿瘤扩散，胸腹腔广泛转移，医生告知妈妈的生命终将结束，活的质量比活的长短更有价值，与其接受无望痛苦的治疗，不如让她理性平静地接受死亡，有尊严地离开。

在接受了这个残酷的现实后，妈妈显得平静淡然，在意识尚清之际，做出了“不插气管插管、不做心脏按压”的决定。在人生的最后阶段，我一直陪伴在妈妈身边，即使妈妈陷入昏迷仍不离不弃，坚信听力始终存在，许多以前未曾说过的体己话萦绕在妈妈耳边，传递着关爱。两个月前，妈妈安然离世，我竭尽所能让妈妈有尊严、安定满足而没有遗憾地走完了人生的最后一程。

临终病人是这样一个群体，他们的生命即将终止，在人生的旅途上不得不下车。带着对旅途的留恋与不舍，关爱正是他们此时所迫切需要的。如何应对临终病人“无谓和过度的治疗与即将离世的现实”之间的困惑和矛盾？JCI认证对此有明确的标准，同时对医疗机构实施临终关怀的能力也将重点评估。

• 标准出处 •

患者服务（COP）临终关怀：应着眼于临终病人及家属独特的医疗护理需求，包括应对社会心理、精神和文化方面的问题。在对临终病人的长期照料后，家属或照护人员也需要短暂歇息，或需要帮助来应对失去亲人的悲伤或失落。医疗机构应有临终关怀的流程。

患者服务（COP）7：医院制度规定提供临终关怀服务。针对病人的特殊需求，提供临终关怀至少包括 a–c 各要素，由工作人员和家属评估临终关怀的管理效果。

患者服务（COP）7.1：最大限度地保证临终病人的舒适和尊严。

患者与家属权利（PFR）2.5：医院支持临终病人得到尊重和富有同情心的服务的权利。医院应考虑临终病人的舒适和尊严，以此规范临终期间的各项医疗服务。所有员工都要知道病人在临终时的特殊需求。

患者评估（AOP）1.8：医院为来院治疗的临终病人提供个性化的初次评估。

患者评估（AOP）1.9：根据病人的需求，对临终病人及其家人进行评估和再评估，至少包括 a–i 各要素，评估结果指导治疗和服务。

员工资格与教育（SQE）10：医院建立一套标准、客观、有据可循的程序，以确保所有医生所提供的临床服务与其资质相符：在每隔三年的再次聘用时，医院要收集有关临床医生综合能力方面的信息，包括病人临终关怀服务。

• 难点分析 •

★中国传统文化意识和观念束缚了临终关怀措施的有效执行；

★针对病人病情的特殊性和个体性，临终病人的界定不够明确；

★如何确保在全院范围实施临终关怀措施的规范性和同质性；

★当病人或家属决定放弃抢救时，操作流程及具体实施缺乏统一标准和细则；

★医院医疗用房紧张，当临终病人离世需要举办仪式时没有专门的场地。

• 制定标准和操作流程 •

定义临终关怀和临终病人

1. 临终关怀（Hospice care）：是指对临终病人进行适当的医院或家庭的医疗及护理，以减轻其疾病的症状、延缓疾病发展的医疗护理。其目的是满足临终病人及家属独特需求，提高临终病人生命末期的生活质量，维护临终病人的尊严。

2. 临终病人：指罹患严重伤病，经医师诊断为不可治愈，且有医学证据，近期内病程进行至死亡不可避免者。

相关人员职责

1. 医护人员：以体恤之心尊重其权利，保持病人舒适和维护病人尊严。

2. 营养师：关注临终病人营养需求，提供合适的营养建议。

临终关怀执行流程

1. 个体化评估临终病人。

医护人员应尽可能满足病人与家属的需求，根据病情需要对病人进行个性化的评估，并结合病历书写规范给予记录。评估项目包括：

◎与疾病过程或治疗有关的症状，如恶心、呼吸窘迫等；

◎导致症状缓解或加重的因素；

◎现有症状的管理和病人的反应；

◎生理舒适的需要；

◎病人/家属的心理社会需求和宗教信仰；

◎病人/家属对支持性治疗或姑息性治疗的需求；

◎其他可供选择的治疗环境；

◎家属应对危机的能力和病理性悲伤反应性的可能性。

2. 尊重和体恤。

临终病人特别需要尊重和体恤，所有医护人员要意识到临终病人的独特需求并可通过如下措施提供临终服务：

◎根据病人和家属的愿望，对原发疾病和继发症状进行适当的处理；

◎控制疼痛；

◎心理精神支持：包括倾听病人/家属，提供机会让其表达他们的感受和意愿；尊重病人需要；尊重病人/家属的信仰、价值观、意愿；对病人及其家属的社会、心理、情感、宗教和文化方面的需求做出反应；

◎让病人及其家属参与治疗讨论和决定过程：告知病人的病情和治疗方案；尊重病人及家属的医疗决策权；落实病人/家属的教育，包括对面临死亡心理反应、放弃进一步治疗的程序等；如家属放弃抢救，告知其不良后果和承担的责任，主管医师详细记录原因；

◎医院对临床病人应尽可能提供相关帮助：提供宗教需求，可与社工部志愿者管理办公室联系，由志愿者管理办公室联系宗教志愿者提供帮助；对心理帮助与疏导，可联系本院精神科医师提供帮助。

3. 在相应的记录单上记录：病人的需要；治疗措施和反应；病人/家属的教育和反应。

4. 主诊医师应回顾临终关怀的过程，给予相应评价和改进对病人或家属开展临终关怀质量满意度调查，以持续改进。

5. 对死因不明或有器官捐献意向的病人，应告知有关尸检和器官捐献的容。

典型案例

临终病人拒绝复苏执行流程

病人或其代理人有权在法律允许范围内拒绝任何治疗，或在治疗开始后终止治疗，医院应当尊重其知情选择权，维护其合法利益。医务人员应履行告知义务，充分告知拒绝治疗及放弃抢救的利弊，以及其他可供选择的措施、拒绝治疗将引起的后果和应承担的责任。病人或其代理人确定拒绝治疗、拒绝复苏或停止生命支持时，须签署《病人拒绝治疗及拒绝复苏知情同意书》（见文后附表）。

此后的治疗重点是让病人舒适、有尊严、高质量地走完生命最后一程，而不考虑选择更多创伤性的抢救措施。出现以下情况，主管医生应与病人或其代理人重新确认拒绝抢救、拒绝复苏或停止生命支持的决定：病情发生重大变化；应病人或其代理人的要求；病人转科。

应由主管病人的医疗组组长决定是否同意病人或其代理人提出的DNR要求，非工作时间由本科最高级别值班医生决定，并在病历中记录。当DNR决定有争议时，须上报医务部，必要时提请医院伦理委员会讨论。

签署《病人拒绝治疗及拒绝复苏知情同意书》后，应在病人佩戴的腕带上粘贴“DNR”标识，以方便全院相关人员识别（见图1）。

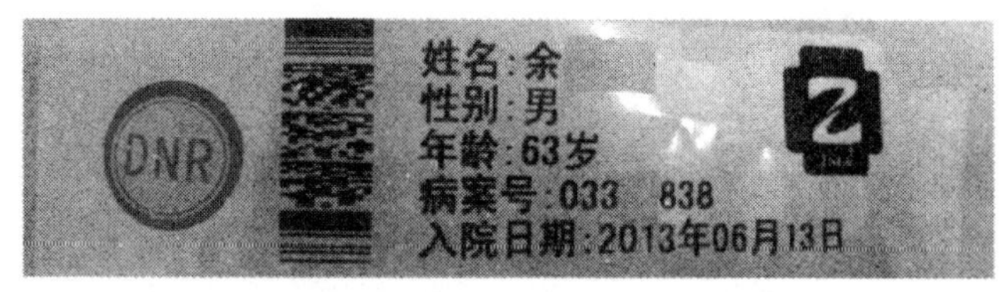
DNR
姓名:余
性别:男
年龄:63岁
病案号:033 838
入院日期:2013年06月13日

图1 病人腕带及DNR标识

医院为了满足临终病人及其家属在精神方面的特殊需求，设立可做祈祷或宗教仪式的祷告室，室内色彩柔和、温馨明亮，充分体现人性、人道、至爱、关怀的支持（见图2、图3）。

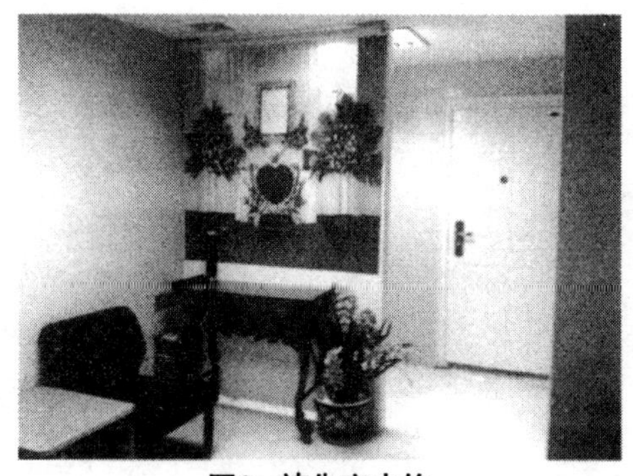

图2 祷告室内饰

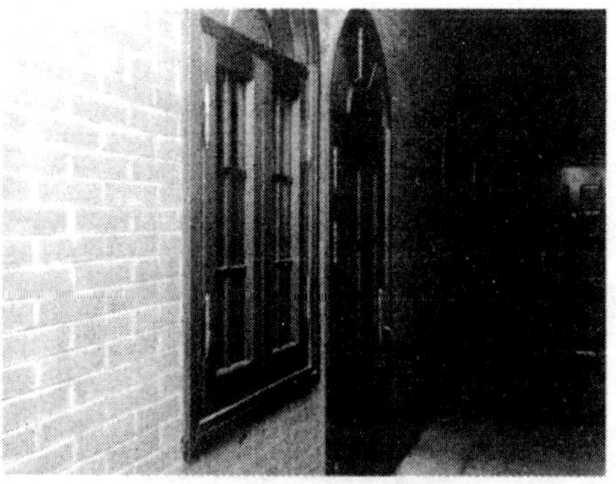

图3 祷告室外部环境

随着人们生存质量的不断提高，临终关怀及与其密切相关的死亡教育也越来越得到社会的关注和认同，将推动医院进一步完善临终照护和关怀的质量。

● 招式点评 ●

根据JCI标准建立的临终关怀制度和照护流程，除了制度已明确要求执行的内容外，临终病人更需要尊重和体恤。因此，所有医务人员需要了解处于临终期病人的特殊需求，在关注病人舒适和尊严的基础上，指导临终关怀的各个阶段的照顾。另外，临终关怀的具体实施需要跨团队合作，包括医生、护士、营养师、药剂师、后勤员工、心理社会工作者、志愿者、家属等共同参与实施全面照护。

（宋剑平 王惠琴）

附表：

拒绝治疗（拒绝复苏）知情同意书

姓名：　　病案号：　　科别：　　床号：

这是一份关于**拒绝治疗（拒绝复苏）**的知情同意书，医生会用通俗易懂的方式告知该诊疗相关事宜。

1. 目前诊断：

2. 医生建议的治疗措施：

3. 其他可选择的治疗方法：

4. 拒绝治疗或中止治疗的风险和后果：

1）拒绝治疗或中止已进行的治疗，在我院原有的治疗中断，有可能导致病情反复甚至加重，从而为以后的诊断和治疗增加困难，甚至使原有疾病无法治愈或者使患者丧失最佳治疗时机，也有可能促进或者导致患者死亡。

2）拒绝治疗或中止已进行的治疗，在我院原有的治疗中断，有可能出现各种感染或使原有的感染加重、伤口延迟愈合、疼痛等各种症状加重或症状持续时间延长，增加患者的痛苦，甚至可能导致不良后果。

3）拒绝治疗或中止已进行的治疗，在我院原有的治疗中断，患者有可能会出现某一个或者多个器官功能减退、部分功能甚或全部功能的丧失，有可能诱发患者出现出血、休克、其他疾病和症状，甚至产生不良后果。

4）拒绝治疗或中止已进行的治疗有可能导致原有的医疗花费失去应有的作用。

5）拒绝治疗或中止已进行的治疗有可能增加患者其他不可预料的风险及不良后果。

6）放弃或停止生命支持，将直接导致患者死亡。

7）选择拒绝复苏，在患者出现需要复苏时将直接导致患者死亡。

5. 医师声明：

我已经以病人所能理解的方式告知病人目前的诊断、拟采取的治疗方式、拒绝治疗及拒绝复苏等相关事项，给予了患者充足的时间询问本次治疗的相关问题并做出解答。

医师签名：　　年　月　日　时　分

6. 患方意见：

医护人员已经向我解释了接受上述治疗措施对我的疾病治疗的重要性和必要性，并且已将拒绝上述治疗或中止已进行的上述治疗的风险及后果向我做了详细的告知。我（或是患者的代理人）已年满18周岁且具有完全民事行为能力，我拒绝上述治疗或中止已进行的上述治疗。

如拒绝复苏，请在此写明拒绝复苏：

患者或代理人签名： ____________ 年　月　日　时　分

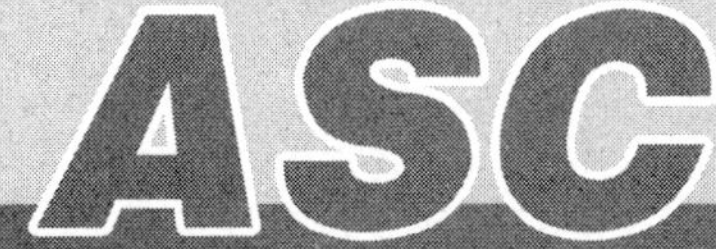

麻醉和手术治疗

麻醉和手术治疗（Anesthesia and Surgical Care）包含麻醉与手术两部分。对于医疗机构而言，实施麻醉、镇静及外科手术是常见而又复杂的操作程序。本章节中的麻醉概念包括麻醉和中、深度镇静，所以相关的治疗场所不仅包括医院手术室，还有日间手术、日间手术病房、牙科诊所、门诊、急诊、重症监护病房等，涉及面较广，因此需要由行政部门领导，各科室协助共同完成。

在准备本章评审内容时，初步印象会觉得此章节涉及的内容比较宏观，着手于具体细节较困难。但随后发现，本章强调的是评估的完整性和治疗的连续性，最终保障患者在接受医疗服务时的安全。因此，只要追踪病人接受麻醉与手术的整个诊疗过程，逐个环节一一攻破即可，特别是操作前、后的评估。

规范实施中深度镇静，涉及面广、管理难度大，我院通过网上课程培训及考核、集中培训、重点科室单独培训等多种形式对相关科室医护人员开展全院性和个性化的培训及考核，并定期检查实施情况，真正规范了中深度镇静的实施。

有效的评估是预防不良事件的基础，切切实实做好麻醉前评估工作，不仅保障了患者的安全，而且使医院的整体工作更富有成效和效率。

031 规范开展中深度镇静治疗

ICU里躺着一位气管插管的病人，不能耐受气管导管，但又不能马上拔出气管导管，需要一段时间的呼吸机辅助治疗，怎样让病人更加舒适？

同样，磁共振检查室里有位小儿患者要接受MRI检查，但是检查时间长，小朋友不配合怎么办？开展中深度镇静治疗，使患者能更安全、舒适地接受检查，是解决上述难题的适宜方法。

建立全院性《诊疗过程中的中深度镇静管理制度》，其目的就是全院有统一的制度及流程，在特定范围内由有资质的人员给予镇静治疗，以保证镇静过程中的安全性。其同样符合JCI评审中有关中深度镇静治疗的制度要求。

• 标准出处 •

麻醉和手术治疗（ASC）3：医院有制度和流程指导开展中深度镇静治疗。

• 难点分析 •

★镇静程度如何界定？镇静往往是一个连续的过程，随着药物、给药途径和剂量的不同，病人会表现为镇静深度之间的转换。然而，只需轻度镇静的无需按照《诊疗过程中的中深度镇静管理制度》执行。

★如何能让麻醉科以外人员在短时间内掌握各种镇静技术，选用合适的监护手段，及时处理各种并发症，使用各种拮抗药物，提供基本生命支持？

★制度制定后如何进行有效的管理，使其能真正落实而不是应付了事？

★特殊病人（如小儿）的镇静治疗如何实施？

• 制定标准和操作流程 •

范围

内镜中心、心血管介入中心、烧伤科、ICU、急诊科等科室需接受中深度镇静治疗的患者。

操作规范

1. 镇静前患者评估：了解患者相关药物过敏史，进行体格检查，对生命体征呼吸循环功能、气道等进行风险和适宜性评估，并进行ASA分级（见表1），如患者的ASA分级大于或等于3级，则须考虑请麻醉科医师会诊。

2. 镇静前准备：包括签署《中深度镇静治疗知情同意书》，禁饮禁食，备好各类抢救药品及物品。

3. 镇静治疗的实施：医师根据患者具体情况制定镇静治疗方案。

4. 监测并记录。

5. 镇静后恢复观察。

6. 镇静治疗后出室：观察患者生命体征、活动能力、有无恶心呕吐、疼痛程度和有无外科出血等情况，根据《出室前评分标准》（见表2）评分，大于或等于9分即为符合出室标准。

7. 儿童如需中深度镇静治疗，需请麻醉科会诊，由麻醉科负责实施。

8. 各重症医学科和急诊科建立人工气道的患者，进行中深度镇静治疗的操作

表1 ASA分级标准

分级	标准	举例	麻醉合适性
Ⅰ	正常健康		完全适合
Ⅱ	有轻度的系统疾病	活动轻度受限的心脏病，原发性高血压，糖尿病，贫血，肥胖，慢性气管炎等	适合
Ⅲ	有严重系统疾病，日常活动受限，但尚未丧失工作能力	活动受限的心脏疾病和慢性肺部疾病，难以控制的高血压，有心血管并发症的糖尿病，心绞痛，心梗等	风险增加——需权衡利弊
Ⅳ	有严重系统疾病，已丧失工作能力，且经常面临生命危险	充血性心衰，不稳定性心绞痛，严重的肺部疾病和肝/肾疾病	麻醉和手术风险很大
Ⅴ	不论手术与否，生命难以维持24小时的濒临死亡患者	腹主动脉瘤破裂，重型颅脑损伤，大面积肺梗塞等	极差
Ⅵ	脑死亡患者		

表2 出室前评分标准

评分 观察指标	0	1	2
生命体征	血压脉搏波动在术前基础值的40%以上	血压脉搏波动在术前基础值的20%～40%	血压脉搏波动在术前基础值的20%以内
活动能力	不能活动	需要帮助才能走动	步态稳定，无头晕
恶心呕吐	需反复治疗	肌注药物后症状缓解	口服药物后症状缓解
疼痛	重度疼痛	中度疼痛	无痛或轻度疼痛可以用口服药物控制
外科出血	需更换3块以上敷料	最多更换2块敷料	无需更换敷料

规范：中镇静前评估、镇静治疗的实施等环节基本相似，但监测时间点、镇静评分方式及镇静后恢复环节更为细化。

9. 麻醉手术部负责监管全院中深度镇静治疗，对开展中深度镇静的医护人员进行培训，包括建立、实施、改进制度和流程，开展必要的质量控制项目，每季度与医务部一起对医院中深度镇静治疗的开展情况进行检查。

培训

为了让相关科室人员更加规范实施中深度镇静治疗，医院通过公布SOP标准、网上课程培训及考核、集中培训、重点科室单独培训等多种形式，对相关科室医护人员开展全院性和个性化的培训及考核。

培训内容包括掌握各种镇静技术、如何选用合适的监护手段、及时处理各种并发症、合理使用各种拮抗药物、必要时提供基本生命支持等。

培训期满，经过医院考核授予镇静治疗（Procedure Related Sedation, PRS）资质。

• 典型案例 •

中深度镇静治疗流程

一位呼吸衰竭的患者行紧急气管插管后转至ICU，患者需要在这里接受呼吸机治疗，建立人工气道后为了让患者更好地耐受气管导管，主治医师决定试试中深度镇静治疗。图1为实施中深度镇静治疗的工作流程。

• 改进成效 •

从建立制度、人员培训、资质授予、临床实施、医务科定期检查，这些工作

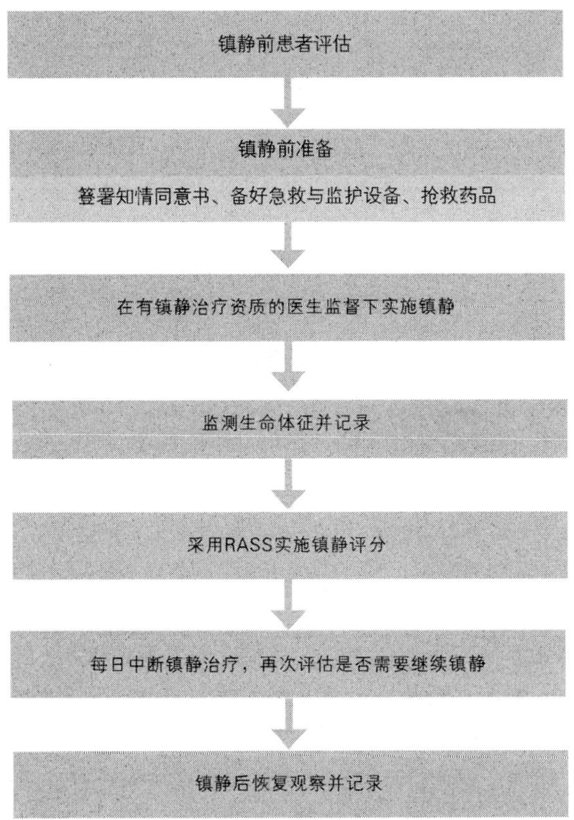

图1 实施中深度镇静治疗的工作流程

使得医院在实施中深度镇静治疗方面更加规范化，大大提高了使用镇静药物时的安全性。

在实施镇静治疗时，每位医生都会再做一次仔细的评估，做好镇静治疗前的准备工作，更加合理地使用镇静药物，有突发事情发生时也会及时处理。自2012年10月至2013年6月，未发生一例关于中深度镇静的不良事件。

• 招式点评 •

在全院开展中深度镇静治疗，除了制度的建立、人员的培训、医务科的定期检查外，最重要的是临床各个部门的配合，从根本上了解这项制度的重要性，认真按照制度执行，当然这需要医务科和麻醉科的不断宣教与督促，并且根据制度实施情况进行不断改进，使其满足不同科室的需要。

（赵百亲 朴明燚 严敏）

032 麻醉诱导前评估

一位心脏手术病人躺在手术床上，他将接受瓣膜置换手术，手术医生、麻醉医生、手术室护士大家各自做着自己的准备工作，其中麻醉医生的重要工作就是对病人实施麻醉和诱导前的评估。

由于麻醉本身的高风险性，麻醉工作必须认真仔细地计划。

麻醉前对病人的有效评估是制定麻醉计划和进行术后疼痛管理的基础，是防止麻醉过程中出现差错、意外的重要手段，这是手术开始前的最后一道防线，也是JCI认证对麻醉管理能力的重要评估项目之一。

• 标准出处 •

麻醉和手术治疗（ASC）3：有资质的人员开展麻醉前评估和诱导前评估。

• 难点分析 •

★怎样理解麻醉前评估和诱导前评估？

★麻醉诱导前需要评估哪些内容？

★怎样动员全体麻醉医师，认认真真做好麻醉诱导前评估工作？

★怎样体现评估工作实施情况？

• 制定标准和操作流程 •

定义

麻醉前评估：可在入院前或术前一段时间内开展，也可在术前即刻开展，主要了解和掌握患者基本情况、评估手术及麻醉风险性，以便拟定围手术期麻醉管理计划。

麻醉诱导前评估：是指在麻醉诱导前即刻对患者进行再次评估，其评估的重点是患者生理状态的稳定性以及患者麻醉前准备是否完善。

操作流程

1. 有资质的麻醉人员开展患者麻醉诱导前评估。

2. 实施麻醉前，按照《手术安全核查表》要求，三方认真核对患者姓名、性别、腕带、病案号、手术方式、手术部位等。

3. 充分做好麻醉前的准备工作，不论施行何种麻醉都必须做到思想、组织、药品、器械四落实。

4. 认真准备好常用药物、麻醉药物及抢救药物。

5. 仔细检测麻醉机、监护仪等设备的功能状　态，确认是否能正常运行。

6. 检查麻醉器具、吸引器、通气管道是否处于正常状态。

7. 仔细观察患者生理上有无新的变化，生命体征是否稳定。

8. 在紧急情况下，麻醉前评估和麻醉诱导前评估可以紧接着开展或同时开展，但要分别记录。

9. 麻醉诱导前评估结果，需在《麻醉记录单》上指定模块中予以记录。

制度执行

首先联系软件开发商，在电子麻醉记录单中加入“麻醉诱导前评估”模块，模块以简单、清晰、全面为原则。

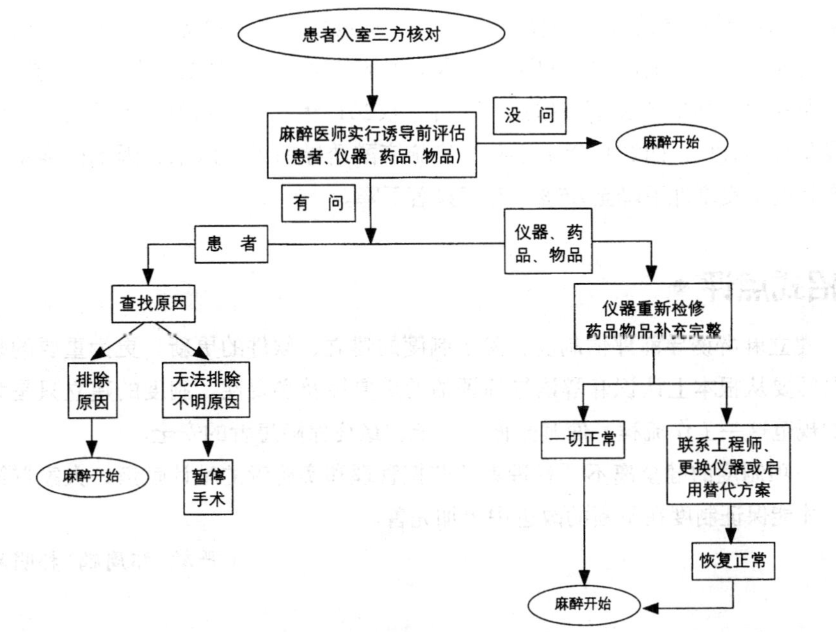

图1　麻醉诱导前评估流程图

科室内部进行多种形式的宣传教育，实行专人定期检查、奖惩分明的政策，动员全体麻醉医师认真执行诱导前评估制度。

• 典型案例 •

麻醉监测排隐患

一位股骨骨折的高龄患者，打算行切开复位内固定术。入室后给予常规监测，三方核对后，麻醉医师进行再一次的麻醉诱导前评估时发现血氧饱和度仅为83%，其他情况尚可。可是这个病人昨天的血氧饱和度还有92%，什么原因令其下降？结合病史及临床症状，麻醉医师考虑有肺栓塞的可能，于是跟手术医师沟通后暂缓手术。肺动脉造影结果证实其判断正确，患者确实是肺栓塞。假设我们因为工作忙或其他各种原因没能及时发现问题，只是考虑"患者可能肺功能不好，术后送监护室慢慢恢复就可以了"，然后按常规实施麻醉，病人能不能安全出手术室就难以保障了，因为肺栓塞带来的后果是致命性的。肺栓塞本身就是临床上的棘手问题，再让患者接受一次手术与麻醉的打击，无异于是雪上加霜，后果可想而知。病人是整个团队的病人，每个人、每个岗位都有自己的职责，手术前外科医师需要做好充分的准备，而麻醉医师则需要通过认真的评估，为每台手术把好这最后一道关。因为，病人早日康复出院是我们共同的目标。

• 改进成效 •

自从麻醉诱导前评估制度的建立以及实施半年来，诱导前评估工作更加细致、全面；一次次的成功案例让大家深刻了解到诱导前评估的重要性及必要性。

从每月上报的不良事件数据中统计，仅2012年一年因术前准备不当而导致的不良事件为18%，而2013年上半年自实施麻醉诱导前评估以来，因术前准备不当而导致的不良事件下降至7.5%，有了显著下降。

• 招式点评 •

建立麻醉诱导前评估制度，除了制度的建立、软件的更新，更为重要的是麻醉医师要从根本上认识麻醉诱导前评估的重要性及必要性。制度的建立只是为了更加规范这一工作流程，使其全面、系统，最终保障患者的安全。

一项制度的健全离不开管理者的监控管理和实施者的献计献策，大家群策群力，才能保证制度在不断的改进中更加完善。

（严敏 郑周鹏 朴明燚）

033

让患者远离围手术期疼痛

疼痛是患病时最常见的伴随症状，患者围手术期的疼痛就更为普遍，临床上患者经常发生因疼痛影响术后康复从而延长住院时间，导致科室病床周转率下降。因此，能否控制患者围手术期的疼痛，直接影响到医疗服务的质量。

事实上，业内对于疼痛管理的价值已达成共识，中华医学会麻醉学分会2009年颁布的《成人手术后疼痛处理专家共识》就曾明确提出，手术后完善疼痛管理有利于降低术后疼痛发生率、有助于术后功能锻炼，从而加速康复，缩短住院时间，降低住院费用，最大程度地减少患者的痛苦，体现人文关怀，改善生活质量等。

• 标准出处 •

麻醉和手术治疗（ASC）5.1：与病人、家属或病人授权委托人讨论该麻醉风险、利弊及其他可选的方案。

测量要素1：向病人、家属或受托人宣教麻醉风险、利弊及其他可选的方案。

患者评估（AOP）1.7：所有住院和门诊病人必须经过疼痛的筛查，并在疼痛发生时得到评估。

测量要素 1：要对病人进行疼痛筛查；

测量要素2：当确定病人有疼痛状况时，病人可以转诊或对其进行综合评估，这种评估应适合病人的年龄，并能够衡量疼痛的程度、性质，如频率、部位和持续的时间。

患者服务（COP）6：病人得到有效的疼痛处理。

测量要素1：根据医院的服务范围，医院有疼痛评估的流程；

测量要素2：对疼痛病人应根据疼痛管理指南进行治疗。

• 难点分析 •

★术后急性疼痛的处理往往涉及到多个科室的支持与配合，包括院内所有手术科室、麻醉科、ICU等；

★熟练识别术后急性疼痛高发病区、保证规范镇痛，这需要对相关医务人员进行全面的培训；

★麻醉手术部急性镇痛服务小组（APS）的工作至关重要，它将在很大程度上影响术后急性疼痛的治疗效果。

• 制定标准和操作流程 •

建立APS管理小组

由医务部、护理部协调成立由麻醉科、外科以及病区APS护士参与的全院APS管理小组。

APS管理小组负责制定并更新医院APS政策流程与急性疼痛治疗指南，并负责对相关人员的培训与考核，通过入科教育、临床带教、点对点培训指导、季度沙龙活动等，将APS培训推广到全院每个相关科室，真正做到培训全覆盖，为建立全院规范化APS管理模式、并推行“7×24小时”APS管理打好坚实的基础。

实施步骤

具体实施过程中，麻醉科APS当班医师根据每个患者的不同病情制定个性化的术后镇痛方案；再由麻醉主治医师向患者说明镇痛方案，并签署知情同意书后予以实施；麻醉科APS医师、护士负责监督术后镇痛治疗方案的正确实施并收集相关资料、定期予以分析总结；外科医师及病区APS护士则负责患者返回病区后术后镇痛疗效的实时监测和评估。

对于疑难患者，可以考虑联合急慢性疼痛诊疗团队协作处理。

通过疼痛评估及相关处理的培训，规范所有患者（包括所有急诊、门诊、住院患者）的疼痛评估，根据疼痛评分严格遵照处理流程流程执行：数字评分法（NRS）疼痛评分在4～7分的患者，由就诊科室负责完善疼痛评估（如疼痛程度、性质、部位、发生频率、持续时间、对日常工作生活的影响、既往疼痛病史、药物滥用史等），并进行必要的体格检查，在门急诊病历或住院病程录中予以详细记录，并给予镇痛治疗；对于疼痛NRS评分超过7分的患者，按急诊对待及时治疗，必要时请麻醉科会诊，并缩短疼痛评估时间，及时追踪病情变化；对于接受术后镇痛服务的患者，如出现镇痛不全或过度镇静，严格按照《术后镇痛不良反应处理流程》进行处理。

这一切都是为了患者的疼痛能得到及时的识别与处理，通过对疼痛处理的细节改进，实实在在地提高了医疗服务质量。

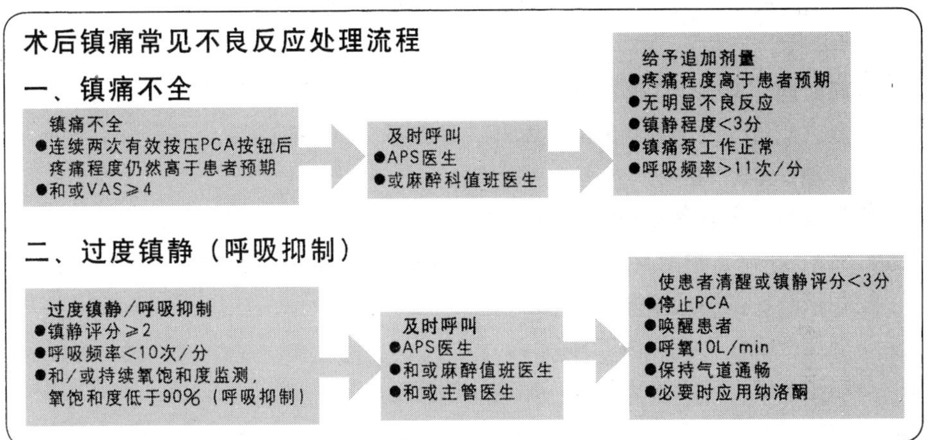

• 典型案例 •

有效镇痛赢患者满意

一位60岁的女性患者，因椎管内肿瘤行“胸11～12椎管内肿瘤切除术”。术后第一天病人双下肢疼痛难忍，NRS评分为7～10分，右下肢尤其是右膝关节以下部位疼痛尤为明显，包括右膝关节、右足背，左下肢疼痛范围包括左足背，锐性疼痛，尚能自主活动。

因患者疼痛难忍，手术科室予以奇曼丁口服，甲强龙40mg静推治疗，并立即请麻醉科APS医师会诊，予以阿片类药物静脉自控镇痛治疗。

同时，联合慢性疼痛诊疗小组，以奇曼丁（曲马多缓释片）100mg q12h po、文拉法辛缓释胶囊75mg qn po、加巴喷丁0.3g tid po治疗。患者疼痛评分逐渐下降，术后第二天控制在NRS评分3～4分。后持续随访，病人感到疼痛控制的效果很好，NRS 评分一直维持在2～3分。事后，患者对我院APS服务表示非常满意。

• 改进成效 •

我院APS小组成立于2010年6月底，由医务部、麻醉手术部、护理部、外科病房、ICU等部门共同组成，截至2012年8月共提供术后疼痛患者APS服务近2万例。通过对2011年10-12月APS每月工作汇报总结显示：术后自控镇痛的NRS>3分的患者占所有接受术后镇痛患者的比例在20%左右浮动。通过分析识别出NRS>3分的患者主要集中在外科、骨科、胸外科、肿瘤科，涉及主要病种包括胃癌、肝癌、胰腺癌、四肢骨折等；主要手术为四肢骨折切复内固定术、全膝关节置换术、脊柱侧弯矫治术、腰椎前路手术、开胸手术、剖腹手术等。对于检查中存在的问题，我们制定并公布了《浙江大学医学院附属第二医院疼痛护理常规》、《浙江大学医学院附属第二医院疼痛评估制度》，并制定了相应的PDCA计划。

计划（Plan）

实施时间：2012年1月～7月

◎成立质量改进小组：麻醉手术部、医务部、护理部；

◎合理安排APS医师、护士查房时间；

◎加强与病房兼职APS护士信息沟通；

◎对APS医师、护士及病区医护人员进行规范化培训，配合护理部质控检查；

◎积极开展多模式镇痛；

◎制作全院性疼痛评估工具；

◎制定全院性疼痛护理常规、疼痛评估制度。

实施（Do）

◎APS医师必须每日查房两次（9：00～11：00、16：00～19：00），APS护士每日查房一次（13：00～15：00），夜间及双休日安排专职APS医师查房处理；

◎APS医师、护士加强与病房兼职APS护士信息沟通，充分发挥后者的作用；

◎APS医师、护士定期对急病区护士人员进行规范化培训，护理部每季度进行疼痛质控检查；

◎根据患者疼痛强度积极开展多种术后镇痛方式，如PCIA、PCEA、PCNA等，且制定相应的多模式镇痛方案。

检查（Check）

◎每天对当天及仍在使用中的镇痛服务进行评估，了解镇痛效果；

◎每月对上月APS工作数据进行汇总，分病种、病区进行分析，术后自控镇痛的NRS>3分的患者占所有接受术后镇痛患者的比例逐步下降至20%以下，稳定在18%左右；NRS>3分的患者主要集中在骨科、肿瘤科，涉及主要病种包括四肢骨折切复内固定术、全膝关节置换术、脊柱侧弯矫治术、腰椎前路手术，在引入了病人自控连续椎旁神经阻滞及PCEA后，外科和胸外科患者的术后疼痛得到了良好的控制；

◎每季度对上季度APS工作进行总结存档，对存在的问题予以分析归纳。

处理（Action）

◎标准化：加强对术后疼痛的统一管理；

◎持续监测：以渐长周期每3个月一次持续收集数据，直至新流程稳定运行；

◎持续改进：不断更新术后镇痛指南、流程与方法，希望远期目标值达到

VAS评分>3分的比例小于18%。

通过上述措施，2012年1～7月术后镇痛患者VAS评分>3分的比例已有所下降，并且持续监测显示，其比例平稳控制在18%左右，不仅提高了镇痛服务的质量，全院患者满意度也有所提升。

• 招式点评 •

APS工作涉及到医院多科室之间的协调合作，由麻醉手术部牵头保证了其中镇痛部分的专业性。开展APS工作的重点就在于如何完成镇痛知识的全院性覆盖，保证患者镇痛服务期间受到全程监管，并且定期收集相关信息予以分析总结改进，不断完善APS服务。

由医院管理层做好协调工作推进多科室协作，保证了镇痛服务的全覆盖，有利于医院的医疗资源更好地整合和利用。规模化的术后镇痛、无痛检查和治疗取得了较好的社会效益，麻醉手术部更是以最少的人力发挥了最大的作用。

（严敏　李雪　张秀来　张丽芳）

034

拧紧麻醉药品管理的安全阀

麻醉药品具有两重性，正确使用能解除病痛，误用或滥用会危害健康和社会稳定。因此，加强对麻醉药品的监管，保证麻醉药品的安全使用是医院工作的一项重要制度。麻醉手术部一直是麻醉药品管理的重中之重，如何真正拧紧麻醉药品管理的安全阀，各家医院一直在寻找最佳的模式，既要保证安全，也要尽可能减少医师的工作量。

JCI评审委员对药品处方和实际使用的药量比较关注，会对麻醉记录单和处方记录的量进行具体核对；对残药的登记、空安瓿的处理高度关注，会认真地和麻醉药品登记量、处方量、记录量进行核对；对急诊麻醉药品的登记、检查密切关注，对双人双锁的具体措施，对药品储存的安全性、交接流程的执行力进行跟踪。评审委员还会跟踪领取药品的流程以及手术中药品的管理是否做到双人监管，在使用中抽取药品后的放置和标签管理是否到位。

• 标准出处 •

麻醉和手术治疗（ASC）1：麻醉服务要满足病人的需要，所有这些服务者遵守当地和国家的相关标准、法律、规章和职业标准。

麻醉和手术治疗（ASC）5.2：在病历中记录麻醉方法和麻醉操作。

药物管理和使用（MMU）3：正确、安全地储存药物。

测量要素2：控制性药物要完全符合现行法律和法规。

药物管理和使用（MMU）4.3.2：药物处方及用药情况要记录在病历中。

测量要素2：记录每次给药剂量。

药物管理和使用（MMU）5.2：医院给药系统确保在正确的时间把正确的剂量发放给正确的病人。

测量要素2：药品配备后要有正确的标示，包括药物名称、剂量、浓度、配制时间、失效期和病人姓名。

药物管理和使用（MMU）6.1：给药包括核对以医嘱为基础的正确的临床用药过程。

● 难点分析 ●

★麻醉手术部每天频繁使用麻醉药品，账面进出数量多，如何做到100%正确?

★麻醉手术部工作场所出现的人员多，如何确保从准备间到每个手术间的麻醉药品零失窃?

★麻醉手术时通常需要个体化使用麻醉药品，常常会有残留液剩余，如何确保麻醉药品残留液不被非法利用?如何实现残留液处理过程的可追溯性?

★麻醉药品领用交接的监管流程如何规范化实施?

★传统的麻醉手术部场所一般没有药师的现场参与，对于药品的管理通常不是由“天然的”专业人员（药师）搞定。

● 制定标准和操作流程 ●

确定合适的麻醉药品储备药量

麻醉手术部应根据医疗实际需要申报备用麻醉药品的品种、数量，上报医院麻醉药品、精神药品管理小组，经主管院长批准，到病区药房办理相关手续备案。以日最高手术台次160台估算，确定麻醉药品合适的备存数量。

总备存数量：芬太尼（0.1mg/2ml）350支，舒芬太尼（50μg/ml）320支，瑞芬太尼（1mg）320支。

手术麻醉部常驻药师1名，发挥药师对麻醉药品的监管作用

操作规范

1. 手术室内择期手术、APS以及手术室外麻醉药品的管理规范

每日晨会后（8:00–8:30）手术开始前（包括APS以及手术室外麻醉），由麻醉医生到药品间借用当日手术所需的麻醉药品。借用前将借用药品的手术房间号、所需的药品名称、数量、借用人填写在《麻醉手术部麻醉药品、第一类精神药品领取登记本》上并签名，药品间管理员根据以上信息核对准确无误后发放药品。手术过程中如需追加麻醉药品，必须由主管麻醉医生到药品间再借用。

2. 急诊手术的麻醉药品的管理规范

每天早上（7:30–8:30），由前一天值夜班的医生负责到药品间凭处方换取前一天急诊消耗的麻醉药品。换取前将换用药品的药品名称、数量、使用情况填写在《麻醉手术部麻醉药品、第一类精神药品领取登记本》上并签字，药品间管理员根据以上信息核对准确后换发药品。

3. 麻醉处方的管理规范

麻醉医生根据麻醉用药情况，按规范开具专用处方。将麻醉药品专用处方、空安瓿归还药品管理间，并在《麻醉药品使用、空安瓿回收、残余液销毁登记记录》上逐一进行登记，双方核对确认无误后共同在《麻醉手术部麻醉药品、第一类精神药品领取登记本》上签字。

确认麻醉药品的处方量、处方电脑录入量、空安瓿数量三者相符后，药品管理间当班人员方可到病区药房领药，如三者数量不符必须立即查明原因，如原因一时难以查清，必须立即向科室领导汇报。

使用过程中如不慎将空安瓿打碎或空安瓿丢失，应及时作情况说明，科主任确认并签字后，方可凭处方到病区药房领药，科室对当事人在早会上进行教育，并在麻醉药品质量检查本上加以记录。

4. 麻醉药品交接班管理

麻醉科急诊值班人员以及药品间管理人员，每班都要对麻醉药品的使用情况进行核对交班并签字，做到班与班之间交接清楚并双签字。

5. 麻醉药品质量检查

科室设立药品间管理人员以外的其他专门人员定期检查药品批号、生产日期与有效期，并在《麻醉药品、第一类精神药品质量检查本》上作好登记，发现问题及时向科主任汇报。药剂科每月一次再对麻醉手术部进行例行督查。

● 典型案例 ●

残药登记科学化

以强阿片类药物（芬太尼、舒芬太尼、瑞芬太尼等）为例：

最初麻醉药品和其他药品一起领取、一起归还，残余药丢弃时双人核对的过程也难以体现。需要靠麻醉医师自觉到药品间进行残余药登记，且全为手写，数量和剂量都需要药品间工作人员将药品处方、残余药登记单和麻醉记录单“三单”一起进行手工核对，核对完再到药剂科凭方领药。

每天光是核对这些处方，就需要花费两名熟练工作人员的4～5小时，还经常出现单子对不上或核对到太晚的情况。

流程改革之后，麻醉药品和普通药品分开领取。当天手术的两名麻醉医师和药品间工作人员当场核对后方可领用。到手术室存放在可上锁的药品柜中，执行“双人双锁”政策。只有麻醉医师才有钥匙，也只有2名麻醉医师均在场的情况下才能把药品柜打开。

同时，随着电子化记录系统的推广，使得原先依靠个人自觉完成的残余药登记变为由电脑自动生成，电脑在生成过程中自动根据麻醉记录单使用量生成残余药量，这样就省去了记录单和残余药量记录的过程，只需人工核对处方中记载是否一致即可（残余药量的实际核对这个过程绝对不能省略）。残药登记是在电子麻醉单（见图1）上进行，双人看后丢弃到医疗垃圾内。

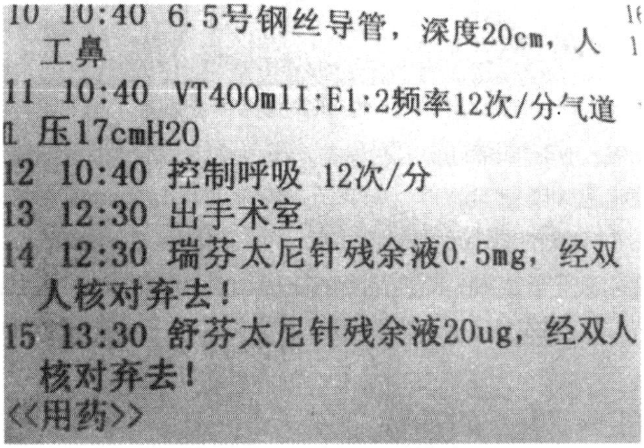

10 10:40 6.5号钢丝导管，深度20cm，人工鼻
11 10:40 VT400mlI:E1:2频率12次/分气道压17cmH20
12 10:40 控制呼吸 12次/分
13 12:30 出手术室
14 12:30 瑞芬太尼针残余液0.5mg，经双人核对弃去！
15 13:30 舒芬太尼针残余液20ug，经双人核对弃去！
<<用药>>

图1 具有先进性的电子麻醉单残药登记

该措施大大减少了药品间工作人员工作量，现在全天的百余台手术的麻醉药品处方核对工作基本可以在3个小时内完成。整个流程的优化及电子化手段的引入，既加强了药品管理的安全性，又节省了人力，同时还减少了因人为疏忽造成的误差，可谓一举多得。通过上述举措，在JCI检查过程中，我院的麻醉药品管理经受了委员的严格考察，最终获得了委员的认可。

● 改进成效 ●

手术麻醉部的麻醉药品管理经过不断地改进，已经越来越严谨和规范。

其一，对术中药品标记的问题进行了很细致的改革，取消了抽麻醉药品药液时在药品上用记号笔写字的方法，而是用专用的标签（见图2），并将标记书写的内容由原先仅有的药品和浓度两项增加了患者姓名、抽药时间和抽药人签字三项，让信息更完整，不会相互混淆。使用专用的药物托盘，外面用消毒的托盘套，使针筒放置更安全、美观，符合无菌原则。

其二，强化了药品清点工作。麻醉手术部由药师专人专管麻醉药品，重点麻

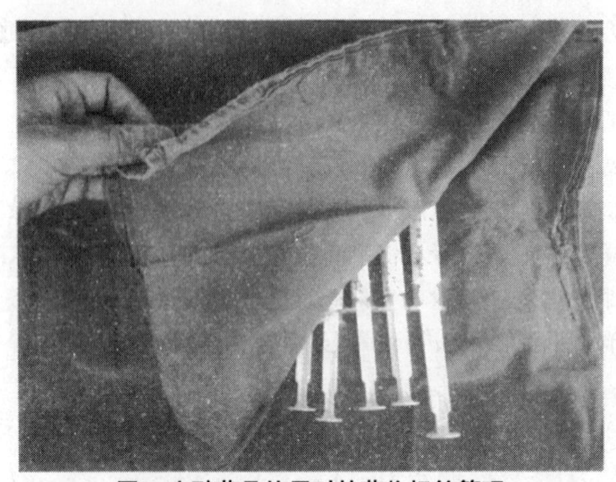

图2 麻醉药品使用时的药物标签管理

醉药品每天盘点。所有麻醉药品从左往右，按失效期先后顺序排列，以防过期。

其三，常驻药师模式实施后，麻醉药品管理实行双人双锁三核对。常驻麻醉科的药师严格审核麻醉医师的处方书写后，再交由病区药房调剂。目前，麻醉药品的日常管理实现了零差错。药剂科病区药房和麻醉科联合开展提高麻醉药品处方规范性的PDCA，成效显著，病区药房审方前的处方不合格率控制在1%以下。

• 招式点评 •

麻醉手术部的药品除了药品间外，还有36间手术室、局麻间、DSA、胃镜室、超声刀、病人接待室、复苏室等，都配备有不同的基础药物。因此，工作量并不轻松。实行药师专人专管后，药品的使用和管理更专业更规范。

通常手术麻醉部的药品主要由病区药房发放，药品量很大，之前常常不清点就入库，因此会出现药品数目不对等情况。药师专人负责后，每日核对药品的发放总量是否与药剂科自动接受量匹配，并且在药剂科双人核对的情况下再进行核对，确保双方数目清晰。麻醉手术部的常驻药师在国外相当于起到“临床药师”的作用。本来对药剂科的工作模式就相当清晰，因此当药品数量双方存在差异时，能及时联系病区药房，并一同找出差异原因。

药师参与后，药品清点入库，做到先进先出，确保药品使用效期。在手术麻醉部的麻醉药品管理中，信息化技术十分重要，它可以极大地提高工作效率、员工满意度以及促进患者用药的安全性和管理的规范性。

（严敏　李雪　周权　王茵）

035 术前告知如何做到位

当今，医患关系日益紧张，尤其是《侵权责任法》的出台，使得医患关系的天平更加倾向于患者，医务人员的诊疗知情告知也更为重要。不论是一位骨折患者需入院行骨科手术，还是一位牙痛患者需行拔牙手术，不论手术大小、风险高低，医务人员都必须在进行任何手术/操作前与患者或其家属做好知情告知，并签署知情同意书。术前告知包括什么？如何做才算到位？

标准出处

麻醉和手术治疗（ASC）7.1：术前与病人、家属或病人授权委托人讨论手术风险、利弊以及其他可选的方案。

测量要素1：向病人、家属或病人代理人宣教拟施手术的相关风险、收益、可能的并发症以及可选的其他方案；

测量要素2：术前谈话（告知）应包括使用血液与血制品的必要性、利弊、以及其他选择；

测量要素3：术前谈话（告知）应由手术医生或其他有资质的人员进行。

难点分析

★重新定义“手术”。

在JCI标准中，手术范畴较传统意义的“开刀”更为广泛。传统意义的开刀是指以刀、剪、针等器械在人体局部进行的操作，而JCI标准中通过诊断或治疗性切除、修复、植入等方法来查明或治疗人体疾病、功能紊乱的各类操作，如胃镜、支气管镜、拔牙等诊疗操作也属于手术。因此，明确手术的范畴是做好该项工作的前提，但也是非常困难的一步。

★设计知情同意书模板。

根据JCI标准要求，术前告知除需告知手术风险与并发症之外，还应告知其实行手术可获得的收益、其他可选择的方案等。如何能将所有要点均充分告知，且告知内容在病历中完整体现是知情告知的难点所在。

★统一各科室模板。

作为一家历史悠久的医院，各临床科室均已制定了一整套知情同意书模板，使得知情同意书种类繁多，大小不一，内容丰富多样，同一操作或手术在不同科室其内容不同也很常见。因此，统一规范各科室的知情同意书模板，制定知情同意书目录是所有工作中最困难的部分。

• 制定标准和操作流程 •

明确手术范畴

我院特向国内权威医疗机构、管理学会咨询了解手术范畴的拓展如何更符合国际标准。为此，将知情告知的范围明确为涵盖手术、操作在内的所有诊疗行为。

修改知情同意书模板

JCI指出，知情告知除患者诊疗、手术/操作名称、手术/操作风险及并发症以外，还应包括手术/操作带给患者的收益、可选择的其他方案等。

根据标准要求，我们通过查阅权威医院的知情同意书模板、咨询律师，对本院的知情同意书模板进行了多次修改，新增了“目的与预期效果”、“针对风险将采取的防范措施”、“其他可选择的治疗方法”等内容，同时将医生签字置于患者签字前，并将签字时间精确到了“分”。新知情同意书模板可基本解决告知不充分的问题，满足了JCI要求。

统一模板制定目录

如前所述，在规范知情同意书之前，我院的知情同意书真的可以用五花八门来形容。统一全院的知情同意书是一项大工程。在工作开展之前，我院先对全院知情同意书进行了一次摸底，并通过修订制度、院内网宣传、周会宣教等方式将JCI标准要求与新修订的知情同意书进行预热，让医务人员有一定的思想准备，以减少模板更改的抵触情绪，同时IT部门将知情同意书的模板嵌入电子病历系统。

为减少冲突，我院首先修改的是手术知情同意书的模板，要求医务人员在一定时间内将科室使用的手术知情同意书进行修改，同时取消所有旧的手术知情同意书模板。接着继续扩大修改面，将门诊、病房的所有操作诊疗知情同意书也进行了修改。此外，管理科室制定知情同意书核查表，通过现场追踪等方式检查知情同意书模板的更换情况和填写情况，以及术前知情告知执行情况等。

为确保知情同意书模板修改的彻底性，我院要求科室制定知情同意书均需通过医务部审核后方可嵌入电子病历。另外，我院还制定了《浙医二院知情同意书目录》，方便查阅与使用。

强化术前知情告知

根据JCI标准，知情同意书需由手术医生或有资质的医务人员执行，如术中需用血液或血制品应告知使用的风险及其他可选择的办法。关于知情告知的医务人员资质问题，我院在制度中首先进行了明确——没有执业医师资格证书的医师不得参与知情告知。通过不定期暗访，询问患者，抽调病历检查知情同意书签字医师资质等多种方式确保了医务人员知情告知的资质。

关于血液与血制品使用的知情告知，我院专门制定修改了血液与血制品知情同意书，通过不定期抽调病历、手术室暗访等方式，强化知情告知的执行率。

• 典型案例 •

术前告知 记录精确到“分”

一位需进行动脉瘤夹闭术的患者，在术前医务人员需与患者及其家属进行术前知情告知，告知其诊断、手术指征、即将实施的手术名称，以及该手术存在的术中、术后风险及并发症，还有实行手术后将取得的效果、实施手术的主刀医师、其他治疗方式以及其他治疗方式的利弊等内容，在充分告知后，医务人员首先签名，时间记录精确到分，后经患者与其家属充分讨论理解并签字后方才执行。同时因该手术存在术中大出血的风险，医务人员同时进行了使用血液或血制品的知情告知。

• 改进成效 •

通过本次改进，规范了我院知情同意书模板，修订了知情同意书目录，最终我院的手术/操作知情同意书基本符合JCI标准。术前知情告知执行情况、术前知情告知效率、患者满意度均明显提高。

• 招式点评 •

JCI关于术前知情告知要求的精髓是让患者及其家属充分理解该手术/操作的风险等相关事项，注重患者及家属的选择权利。因此，做好术前知情告知的重要前提是医务人员投入更多时间、精力参与患者沟通。管理人员则应注重现场追踪，以询问患者等方式考查术前知情告知的执行率。

（陆叶珍　赵百亲　李伟）

MMU
药物管理和使用

药物管理和使用（Medication Management and Use）是JCI标准中非常重要的一章。MMU分为七个关键词，即组织与管理、选择与供应、储存、医嘱和整理医嘱、配制和配方、给药、监测。MMU是一个系统，它涉及到整个医疗服务中几乎所有的角色——医生、护士、药师、工人、信息工程师、病人、管理者。

与常规意义评审明显不同的是，JCI标准提倡“药师是药物管理与使用的天然专业人员”、“哪里有药物，哪里有药物治疗，哪里就应该是药师的责任、义务和职责所在”。药师除了关注药房内部的事之外，还应去管、去追踪全院任何可能出现药品和进行药物治疗的地方。同时，药房外场所若有药品管理不善，医生和护士发生用药差错或不合理医嘱，药师不能“事不关己，高高挂起”，药师是责任者之一，因为自己没有充分履行好合理安全用药教育、事前审核医嘱和督导的职责。JCI标准下的MMU更注重知晓度、实际回答问题和实践操作与既定标准程序的一致性，以及系统和流程能实施持续改进。MMU系统的构建能极大地促进药事管理与药物治疗的整体水平，一些需要跨团队合作但平时不能有效推进的工作在JCI评审这面大旗下最终都得到了良好的落实。

我们结合JCI评审准备、模拟检查和正式评审中积累的经验，与大家分享MMU攻略共14招，其中高危药品管理的招式归入IPSG篇章中，其余13招列于本篇章。这14招关注的均是JCI评审必查的、同时国内很多医院不知道如何应对的测量要素，例如，单剂量药品调剂、药物标签、有效的医嘱审核、高危药品管理、全面覆盖的静脉用药调配、如何开展追踪检查等，均是我院在药物管理方面的亮点。

036

建立完善的药品选供体系

某患者肺部感染严重，细菌培养和药敏试验显示其多药耐药的鲍曼不动杆菌感染，仅显示对替加环素敏感。患者急需使用替加环素抗菌药，但医院的处方集里没有这个药品。怎么办？医生和患者家属心急如焚……

利奈唑胺注射液货源紧张，发生全国性缺货，医药公司重点供应了几家大型医院，但也是断断续续，时有时无。所幸医院尚有利奈唑胺片口服剂型。医生如何选药？药师如何做好临床参谋？

同类药品很多，如何进行科学遴选？如何正确把握一品双规的政策？如何响应国家基本药物制度的相关政策和管理制度？医院是否建立完善的药品选择与供应体系，并且管理者和员工是否知晓相应的流程和程序，是JCI评审访谈的必查内容。

● 标准出处 ●

药物管理和使用（MMU）2：药剂科应合理选择处方和医嘱所用的药物或可及时获得的药物。

测量要素1：应有医院用药目录或可从外院途径随时获取的药物清单；

测量要素2：要共同参与讨论建立医院用药目录(常称为处方集)；

测量要素3：制定药物短缺时的应急措施，包括告知处方医师并建议替代的药物。

药物管理和使用（MMU）2.1：医院对用药目录和药物使用有监督机制。

测量要素1：有措施保护药品以免丢失或被盗；

测量要素2：医院应有药事委员会来讨论和决定用药目录，并监控全院用药情况，人员包括参与医嘱、配发、给药及监测用药流程的医务人员；

测量要素3：应有标准指导增加或删除目录中的药品，包括适应症、有效性、风险和费用；

测量要素4：应有措施或机制来监测病人对新增加药物的治疗反应；

测量要素5：决定在目录中添加新种类的药物或新级别药物时，应有措施监测新进药物的适应症，如何开具处方（如剂量或给药途径）及在新药引进阶段出现的任何非预期的不良事件或症状；

测量要素6：应根据药物安全性和疗效的最新信息，以及药物使用和不良事件的信息，对药品目录每年至少进行一次审核。

药物管理和使用（MMU）2.2：医院在药房没有储存或不能正常获得或药房关闭的情况下，能及时获得药物。

测量要素1：医院对药房没有储存的药物或不能正常获得的药物要有审批和供应流程；

测量要素2：在药房关门或药物被锁上时，有取药流程；

测量要素3：员工了解相关流程。

难点分析

★我国虽已出台国家处方集，但国内大多数医院尚未建立各自的医院处方集，一般仅停留在药物字典、药物手册等形式。如何在有限时间内编写出符合JCI要求的医院处方集是我们面临的一大挑战。医院处方集不是一个简单的药品目录，而是为提高医疗质量和药物治疗水平，组织编写的规范临床用药行为、指导和促进临床合理用药、实施医院药物政策的专业指导文件。

★新药引进后，医生开具处方前、护士给药前务必要熟悉药品说明书，掌握药品的正确使用，在给药后注意临床用药监测，并进行总结回顾。这个被国内大多数医院所忽略但JCI却非常关注的要点如何从流程上加以保证？

★就药品的选择与供应而言，药事管理与药物治疗委员会（DTC）如何抵制企业的商业利益，科学、公正地梳理出符合医院使命和政策要求的药品目录？

★如何建立药品短缺的应对措施和缜密流程，以保证向临床及时提供药品或替代品，预防并高效地应对药品短缺，并让医护人员及时知晓药品短缺的信息？

制定标准和操作流程

医院处方集管理

建立一个高效和具有成本-效果比的处方集系统。按优先顺序列出医院常见诊治的疾病，确定每个疾病的首选治疗方案。药品的遴选应遵循以下原则：

1. 遵循疾病标准治疗指南；

2. 参考国家基本药物目录和医院所在省份的医保目录；

3. 顺应医院实际诊疗疾病治疗需要；

4. 严格按照处方管理办法“一品两规”的要求，充分考虑药品规格和包装是否科学、贮藏条件、可获得性等；

5. 掌握安全、有效、经济的用药原则；

6. 基本用药目录基本保持95%不变，并应保证100%供应。

7. 新引进药品须经临床试用半年以上，由试用科室提出新药评价，达到要求者，经医院药事委员会审定，方可入选医药处方集。

8. 医院应每年至少一次对医院处方集进行评价，每2~3年进行一次更新和淘汰。

建立新药引进程序

新药引进包括以下四种情况：

1. 因临床治疗需要，由临床科室向DTC提出申请引进的药物；

2. 因药品联合招标的原因，医院调整药品结构引进的药物；

3. 因救治病人需要，由临床科室提出临时用药申请而一次性购入的药物；

4. 因临床研究需要，经合法批准的横向科研项目所需药品的引进。

明确各部门的权责。临床各科室负责新药申请单填写，药剂科负责新药申请单的技术分析和初步审核，DTC负责讨论，医务部负责临时采购申请单的审批，科教部负责横向课题进药相关事宜审批。

正确应对药品短缺

药品短缺包括：因医药公司供应缺货或货源紧张、药品供应延误导致的药品供应无法满足临床工作需求；因药品调剂部门关门，或上锁药品未能顺利取药导致临床无法及时获得所需药品。

药品短缺应对的策略：

1. 医药公司供应缺货时，药库采购员应及时评估目前院内总库存余量并估算预计使用量，及时向科主任报告，并在医院局域网上公布药品短缺信息，如告知短缺药品名称、缺货原因、预计缺货持续时间、医院应对措施、短缺期间替代用药建议等。由药库采购员负责协调各个部门之间的药品调拨。当临床急需，但医药公司和本院均无货时，采购员可在医药公司协助下，从兄弟医院调剂获取短缺药品。

2. 医药公司货源紧张时，药库采购员应与医药公司积极联系采购以保证药品临床供应。对于紧俏药品，可考虑采取审批流程的方式以控制使用。

3. 医药公司药品供应延误时，药库采购员应敦促对方及时送货。

4. 因调剂部门库存量设计不合理或临床药品用量加大等异动情况导致药品短

缺时，各调剂部门组长应第一时间将缺药情况通知审方人员。并以合适方式，如院内信息网、手机短信、电话、药品配送平台等，通知临床有关药品短缺信息，以及短缺期间替代用药建议等。药品短缺紧急通知（见图1）。

药品短缺紧急通知

接________通知，________________近期缺货（建议替代药品：________），请各临床及时调整医嘱，以免影响治疗，并做好相应的解释工作。

药剂科

____年____月____日

附注：请将此单交由科室相关负责人处理，不要随意丢弃。

图1　药品短缺紧急通知

5. 当出现临床需要但医院药品供应目录中未收录的药品时，按临时采购流程处理。当临床处理病人急需时，可先安排药品采购，事后补办审批手续。

6. 当各调剂部门在夜间发生药品短缺时，首先考虑通过部门间相互调剂解决，若不能，药师可向临床医师推荐替代药品。若临床医师坚持需要用该品种，调剂部门值班药师应及时与药库值班人员联系，由药库值班人员落实药品货源。若本院药库未备有足够量药品，药库值班人员须及时联系医药公司即时配送或由兄弟医院调剂。

7. 因药品调剂部门关门或上锁药品未能顺利取药,导致临床无法及时获得所需药品时，药剂科可紧急采取部门间调拨措施，必要时可在全院范围部门间调拨。

8. 临床各科室若发生门禁系统失灵，或需上锁保管药品的药柜或抽屉未能顺利打开，应及时联系后勤管理中心。若病人用药紧急，可向药剂科或附近病区紧急借药。药品供应恢复时，药剂科应及时告知临床医师。

9. 药品短缺事件处理完毕后药剂科或科内相关部门应该填写《药品缺货记录表》（图2）,包括药品缺货时间、原因、采取何种措施等各项记录。临床医护人员收到药剂科

药品短缺紧急通知		
缺货时间		
缺货原因		
采取何种措施	（是__________否__________）	
是否整改		
整改内容		
记录人：	分管主任：	记录日期：

图2　药品缺货记录表

药品短缺信息后，应及时调整用药选择，做好病人告知和解释工作。特别要注意的是，更换药物时可能产生的用药反应变化，防范潜在的安全风险，避免医患纠纷发生。

• 典型案例 •

用药合理性的两个案例

案例一

DTC回顾发现，门诊处方中抗菌药物使用百分率和用药合理性达到国家卫生计生委专项整治要求，但发现仍有很大的改进空间。医生未遵循“能口服则口服”的原则，不恰当地开具抗菌药静脉输液，使得抗菌治疗成本增加。

DTC通过一项决议，门诊药房不再供应抗菌药注射剂，门诊病人若需要抗菌治疗，全部应该用口服治疗，即采用国际上提倡的“i.v. to oral switch approach”。例如，头孢呋辛钠、头孢替安静脉输液可以用口服头孢呋辛酯片、头孢克洛口服剂型替代，盐酸克拉霉素静脉输液可用克拉霉素胶囊替代，左氧氟沙星注射液用左氧氟沙星片代替，阿奇霉素静脉输液可用阿奇霉素片替代，第三代头孢菌素静脉输液可用第三代口服头孢菌素替代，第一代头孢菌素静脉输液可用口服第一代头孢菌素替代或口服大环内脂类替代。以沙星类药物为例，莫西沙星注射液日用金额为287.80元，但若使用口服剂型仅需28.90元；左氧氟沙星注射液日用金额为114.40元，但若使用口服剂型仅需14.40元。同时DTC梳理了抗菌药品种目录，取消了特殊使用级抗菌药（三线抗菌药）。

案例二

某品牌的注射用兰索拉唑产品说明书要求“必须使用专用的随带输液器”。2012年2月中旬临床应用以来，追踪检查发现部分科室未使用专用输液器。药师干预措施：输液标签上注明信息“要求必须使用专用输液器”；电话干预病房；约见公司代表。干预后临床100%执行。

某品牌的小牛血蛋白提取物注射液在临床应用一个月后，药师突然发现其药品说明书要求“用药前建议进行皮试”，临床仍在未皮试的情况下进行用药。而当时所有的药师、医生和护士不清楚这一点。药剂科采取以下干预措施：医嘱开立时有相应的建议皮试警示，输液标签增加提示，禁止过敏体质者使用本品；加强用药过程中的监测；通知厂家。

这两个事例给DTC提供了一个深刻的教训，提示管理者在新药临床使用前务必熟悉药品说明书，否则出现临床不良事件，医院将会陷入被动。

改进成效

以门诊抗菌药为例说明改进成效。DTC从选择与供应环节，在源头上保证了门诊抗菌治疗的医疗品质。从2012年3月到2013年3月，干预项目实施一年后，门诊抗菌药物治疗成本下降34.7%（相当于一年节约600万元），抗菌药使用百分率进一步降低（12.7% vs 9.9%，P< 0.01）。门诊药房供应的抗菌药品种从38种下降到16种，其中限制使用的抗菌药（二线抗菌药）种类从17种下降到4种。二线抗菌药处方数占门诊抗菌药处方总数的比例从44.7%下降到30.4%（P< 0.01）。门诊抗菌药处方的不适宜百分率从13.6%下降到4.0%（P< 0.01）。

招式点评

JCI十分重视医院的药品选择与供应体系和程序。

医院应该重新审视检讨既有的药品管理与使用系统，查漏补缺。不仅需要健全的制度和清晰的、全员知晓的流程，制定医院处方集和回顾性总结材料，更要有应急预案、演练和持续质量改进。对照JCI在这个环节的要求，认真准备，其实最大的赢家是医院的医疗品质。在这个过程中，管理者需要有魄力和组织能力。例如，处方集的制定是一个繁琐复杂的工作，只有明确编写大纲和编写要求，然后把任务分解到各个主要的临床科室，各自准备，按期上交，由DTC组织临床药师再审核修订，这样才能快速高效地按期完成任务。着眼于上述在门诊抗菌药的选择供应上做出的改革，无疑展示了医院DTC的勇气和魄力。

（周权　潘胜东）

037

杜绝冷链系统“断链”

2009年夏天，泌尿外科和骨科病房一周内连续发生7起因使用头孢地嗪钠静脉输液的不良事件，症状类似输液反应。药师经调查发现了一些共性问题，其中一个原因与药物的储存温度有关。病房护士不清楚该药品需要冷藏，因此将病区药房发来的药品放在了室温下的抽屉里，没有放置到冷藏箱内。

药品的温度与稳定性密切相关。当温度升高时，分子运动速率加快，有效碰撞次数增加，反应速率加快。一般来说，温度每升高10℃，分子的反应速率会增大到原来的2～4倍。对于蛋白质、多肽类药物，温度升高会导致变性。因此，JCI要求药物的储存条件应能保证药物的稳定性。医院应该有措施保证需冷藏药品的正确储存、院内转运，并有相应的监督管理机制。

药品冷链物流（Drug cold chain logistics）指药品生产企业、经营企业、物流企业和使用单位采用专用设施，使冷藏药品从生产企业成品库到使用单位药品库的温度始终控制在规定范围内的物流过程。医院药品冷链系统化管理是指冷藏药品从医院药库验收入库、贮藏、发药到各临床科室使用整个环节中，使药品的温度始终控制在规定范围内，以保证药品质量的特殊供应链管理系统。根据医院实际情况，规定冷藏药品的温度应控制在2～8℃。

• 标准出处 •

药物管理和使用（MMU）3：正确、安全地储存药物。

难点分析

★冷链应该是一条安全、标准、封闭的链条。如何确保全院的冷链系统环环相扣，消灭死角？

★药师对需冷藏药品比较熟悉，但医生和护士可能熟悉程度不够，如何构建一个让全院医护人员能直观方便地了解哪些是冷藏药品的查询平台？

★冷库、冷藏箱异常的报警系统建立需要资金投入，如何针对不同的部门建立个性化的报警系统？

对于24小时作业不间断的部门，如病区护理单元、急诊药房的冷藏箱报警无需纳入中央监控系统，因为这些部门的工作人员24小时不间断作业，只需安装一个简易的报警装置能让工作人员清晰听到即可。而对于未能保证24小时作业的所有部门如门诊药房、卫星药房、一些治疗室以及途中的药品配送，则需要建立中央监控系统。

★如何规范处理医嘱撤销但已发往药剂科以外场所（包括病区、手术麻醉部及一些治疗室）且需要冷藏的退药？

制定标准和操作流程

严格冷链管理

由于种种原因，目前许多需要冷藏的药品从出厂一直到患者使用的整个链条上，常常出现“断链”现象。医药公司采用冷链技术将需冷藏的药品送到药剂科药库后，从验收入库开始，就需要严格的冷链管理（见图1）。需明确验收入

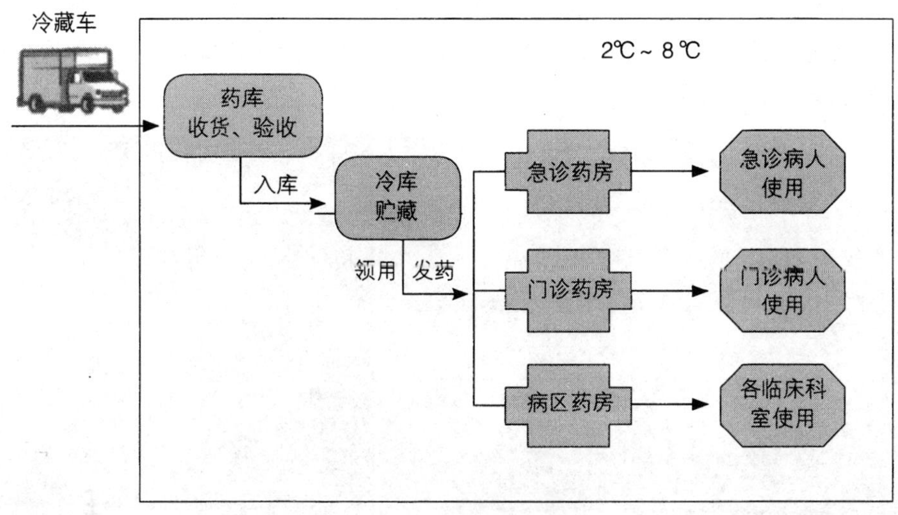

图1　医院冷链流程示意图

库的方法和时间要求，建立冷库储藏和冷库温度异常的报警机制和应急预案；明确从药库到各调剂部门（门诊药房、急诊药房、病区药房、静脉用药调配中心和卫星药房）的冷链保障，各调剂部门的入库注意事项，冷藏箱或冷库储存时的要求和监控报警体系、调剂部门发送药品到各病房护理单元需要冷链保障和监控机制；病房护士签收需冷藏药品后的处理流程以及全院药剂科以外场所所有涉及药品储存的冷藏箱的管理和报警机制。任何一关的执行不到位，将会导致整个冷链断链以及其他环节的冷链措施失去了意义。因此，难点是全院各环节不留死角，实现全程实时温度监测与控制，需要监督执行到位和信息保障技术。

建全院药品冷藏箱管理制度

药剂科应建立全院性的药品冷藏箱管理制度，规定药剂科每月一次检查药品冷藏箱的管理情况，各部门负责药品冷藏箱的日常管理。强调所有需冷藏药品均需在药品冷藏箱或冷库中贮存。药品冷藏箱内药品要有明显标志，存放位置清晰，有区分。药品冷藏箱内不得存放食物等生活用品。药品冷藏箱内须有温度计，并建立温度记录和冷藏箱运行状况检查登记表以监控冷藏箱运行状况。正常运行情况为箱内温度在2～8℃。检查者每天两次（上午、下午各一次）进行检查，登记实际温度，并签名。若发现异常，及时通知维修人员处理。预计维修时间超过半小时的，应将药品转移到其他运行正常的冷藏箱内。

出台冷藏药品目录

要求药剂科出台全院需冷藏药品目录，并在局域网上建立可查询平台。从病区药房和静脉用药调配中心发出的需冷藏药品必须有相应的标签，标签上有“本品需冷藏”的警示标识（见图2），方便医护人员直观地知道是否需要冷藏。信息科需要配合建立一个程序模块，能让药师进行信息维护，并整理一些需冷藏药品在室温保存下的最大效期资料。

图2 注明需冷藏的药物标签（左：静脉用药调配中心发的标签；右：住院药房发的标签）

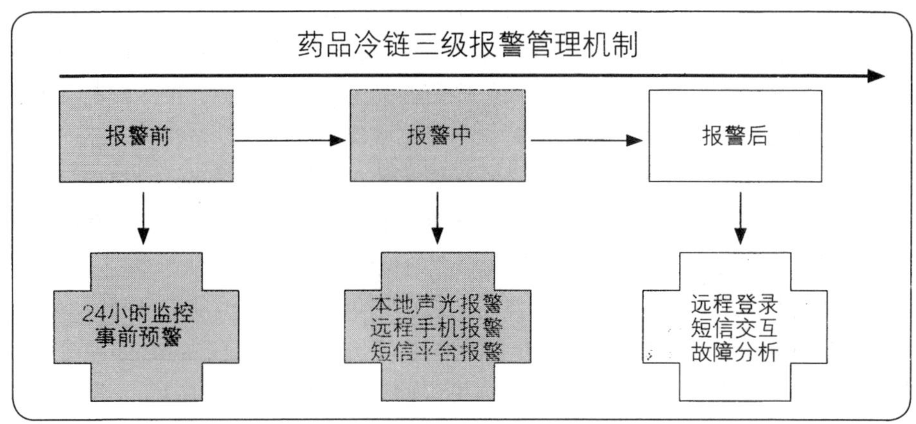

图3　药品冷链三级报警管理机制

构建三级报警管理机制（见图3）。

安装智能化的冷库报警系统，要求具备以下功能：异常发生时有现场报警；应有手机短信报告温度异常的功能，且短信要至少发给两人以避免单人未及时收到短信的缺陷（见图4）。

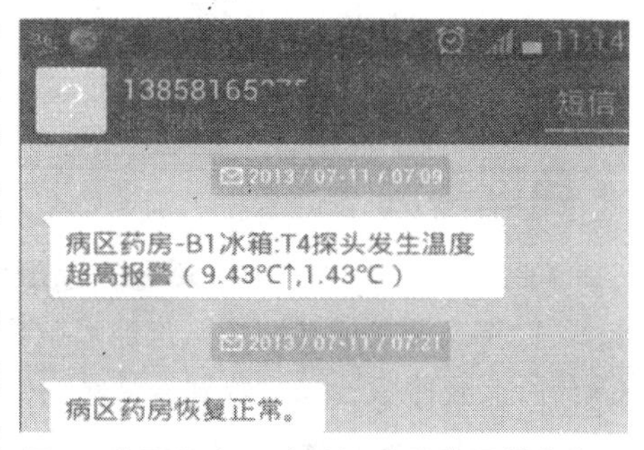

图4　病区药房T4冰箱温度异常及其恢复正常后的手机短信报警

JCI十分强调双核对机制，连温度异常报警也需要做到双人。冷库应设置风幕机，以保证打开冷库门空气对流造成冷库内温度达不到要求的情况发生。全院所有的冷藏箱安装简易的报警装置。

购置冷藏药品配送箱

视不同环节规定配送箱大小。从药库到各调剂部门的需冷藏药品配送往往需要大箱子，箱内配备带有温度传感器的RFID标签（Radio Frequency Identification的缩写，即射频识别，俗称电子标签），把货物信息包括药品温度实时地储存在RFID芯片中。运输过程中货物温度记录数据读取之后将自动上传至温控数据信息平台，客户可以随时上网下载与之相对应的记录数据，从而实现货物在途信息查询、实时温度监控和地理位置跟踪。另外，从病区药房和静脉用药调配中心发出的需冷藏药品须置专用配送箱，单独发送到各病区（见图5）。

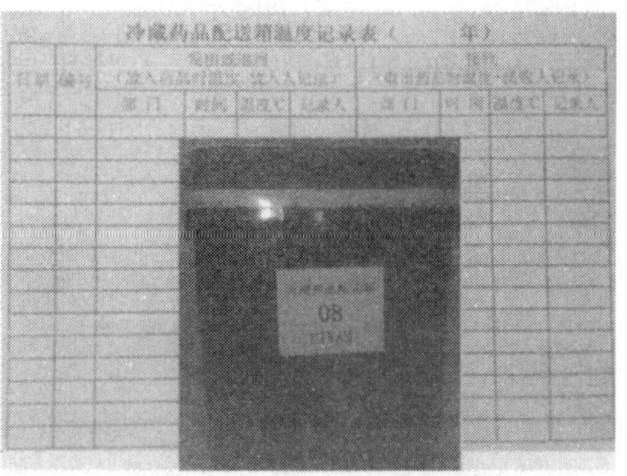

图5　物流工人利用专用配送箱将冷藏药品送到临床科室（采用表单管理）

冷藏药品从收货转移到待验区的时间，冷处药品应在30分钟内,冷冻药品应在15分钟内，且验收应在阴凉或冷藏环境下进行。验收合格的药品，应迅速将其转到说明书规定的贮藏环境中，并做好冷藏药品的贮藏和养护，按冷藏药品的品种、批号分类码放。装载冷藏药品时，冷藏车或保温箱应预冷至符合药品贮藏运输温度。冷藏药品由库区转移到符合配送要求的运输设备的时间，冷处药品应在30分钟内。冷藏药品的发货、装载区应设置在阴凉处，不允许置于阳光直射、热源设备附近或其他可能会提升周围环境温度的位置。

冷藏药品应进行24小时连续、自动的温度记录和监控，温度记录间隔时间设置不得超过30分钟/次。冷库内温度自动监测布点应经过验证，符合药品冷藏要求。自动温度记录设备的温度监测数据可读取存档,记录至少保存3年。温度报警装置应能在临界状态下报警，应有专人及时处置，并做好温度超标报警情况的记录。采用保温箱运输时，根据保温箱的性能验证结果，在保温箱支持的、符合药品贮藏条件的保温时间内送达。除此之外，应按规定对自动温度记录设备、温度自动监控及报警装置等设备进行校验，保持准确完好。

● 典型案例 ●

冷藏药品管理的持续改进

以本文开篇所述使用头孢地嗪钠静脉输液的不良事件为例，病房护士不清楚该药品需要冷藏，未放置到冷藏箱内而导致不良事件发生。药剂科立即展开“药品储存温度与安全性”的质量改进项目。

2009年1月前，护理单元对于次日使用的需冷藏药品的管理100%未到位，本来应该放置在冷藏箱内的药品却暴露在室内环境温度下（生物技术药物除外）。药品不良反应报告显示，有14起属于未注意药品储存温度引起的不良事件。到2009年9月，这一数据降到仅剩一个病区温度管理不到位。

2009年12月出现反弹，全院共有12个护理单元（23%）尚未管理到位，涉及药品达13种。2010年9月有8个护理单元（14.8%）尚未全部管理到位，涉及6个品种，主要是一些止血药，如巴曲亭、益维宁、护肝药必需磷脂酰胆碱等。

病区药房和静脉用药调配中心发给病房的药品标签上标注“本品需冷藏”后，追踪检查结果显示正确率达到100%，且未发生由于药品储存不善引起的不良事件。

● 改进成效 ●

2012年12月实施配送冷链管理后，采用专用冷藏箱配送药品的执行力达100%。全院所有的冷藏箱均建立了温度异常报警系统，成功处理了三次冷库因异常出现的报警，以及十余次冷藏箱温度异常出现的报警。另外，所有发给出院病人和门诊病人的需冷藏药品的药品标签上，均注明了冷藏的提醒。

招式点评

小小温度这个物理参数，与药品质量和用药安全密切相关。

管理者领会JCI精神后，查漏补缺，药剂科、医务部、后勤管理中心、临床工程部、护理部多方积极沟通，构建了全方位、立体化、个性化、智能化的冷链管理系统，不仅顺利通过JCI在这个测量要素上的评分，而且切实有力地保障了需冷藏药品的管理与使用的安全性。在此过程中，针对不同部门设置的个性化措施，彰显了医院成本考量与效益追求之间的巧妙平衡。

另外，从管理学角度讲有两点启示。其一，单靠培训和教育，单凭依赖于员工的执行力，实际管理效果未必理想，而采取“防呆”理论，例如药品标签上自动打印“需冷藏”的警示标识，则临床医护人员更乐意接受。其二，任何程序需要双核对机制。例如，温度异常报警短信只发给一个工作人员仍有管理漏洞，需要两个人能收到这样的短信报告。

（周权　潘胜东）

038 化解自备药自理药隐患

一位老年患者半夜起来喝复方甘草合剂（一种止咳糖浆），一下喝了近半瓶（90ml），引发不良事件。经查，该药品来自医院病区药房，由护士交给病人，放在床头柜上自行保管。

药品只要放在住院患者身边就有安全隐患，应该由护士发药给病人。我院药师在日常病房药品检查中也发现，有不少药品放在患者身边。即使最简单的凡士林软膏，询问患者如何使用，患者也回答不清楚，凡士林的用法用量也没有贴标签。这些问题促使医院制定相应规范，并最终形成《自理药物管理制度》。

JCI十分关注病人自带药物（本文称为自备药）和自理药物的管理，认为院方应该了解非医院处方或医嘱开的药品来源和使用情况。住院患者的一切用药均须在医生和药师掌控中。医师应当了解病人及其家属从院外带入医院的药品，并记录到病历中。病人自服用药品，无论是院外带入的还是院内提供的，都应让主管医师知道并记录到病历。目的是防范这些自备药与入院后医生开具的药物治疗方案有冲突，使得治疗复杂化、不可预测，或潜在的药品质量隐患引起安全事故。

• 标准出处 •

药物管理和使用（MMU）3：正确、安全地储存药物。测量要素中要求“医院制度要明确规定如何识别和存放病人的自带药物”。

药物管理和使用（MMU）6.2：医院有制度和用药管理操作规程规定病人自带药物、自理药物或药物样品的管理。

难点分析

★因为不少自备药来自院外的自费药房或非正规渠道，价格往往比医院正式渠道采购的要低。假如院方强行规定不准使用自备药物，可能激化医患矛盾。另外，当医院没有可替代的药品时，也可能导致患者的治疗中断，反而出现新的医疗安全隐患。

★加强自理药物的管理，势必需要病区药房实现单剂量调剂制，这会显著增加病区药房药师的工作量，也增加护士核对的工作量；若病区药房不实行单剂量调剂，那么整盒发放的药品将会大量出现在护理单元内的治疗室，又给药品的管理和储存带来隐患。

制定标准和操作流程

医院由医务部牵头，组织药剂科、护理部、临床科室代表、质量管理办公室多科协作，制定自理药物管理制度和自备药管理制度。

自理药管理制度

1. 自理药物定义：在住院期间由患者或患者家属自行保管，在掌握如何用药的前提下能自行给药的药物。例如，哮喘治疗用的气雾剂、喷雾剂、吸入型装置；速效救心丸；滴眼液、滴耳液及皮肤外用制剂。当然，需冷藏药品不得作为自理药物。

2. 作业内容：医护人员应对患者自行服药的能力进行评估，确定患者可以自行服药。在患者掌握自行服药的规范之前，要对病人进行充分的用药指导，使其完全合作和了解治疗。向自行服药患者提供的所有药品，都应注明该患者的信息和药品相关说明。医护人员应注意识别、观察患者自行服药情况及病情变化，预见自行服药方案实施的安全性，确保患者按治疗计划服药。医护人员可根据患者病情及自行服药依从性，决定是否继续由病人自行服药。自理药物由患者或患者家属自行保管。医师开具相应的医嘱，护士向患者询问自行给药情况并在执行单上确认。

自备药管理制度

1. 自备药品定义：指在医院允许的范围内，患者本次就诊期间需要使用，由患者自备而无需药剂科调剂的药品。

2. 自备药品使用原则：患者在医院就诊期间，原则上不得使用自备药品，医护人员应做好患者宣教工作。不允许使用的自备药品包括：注射剂、分装药品、中药饮片、高危药品、需冷藏药品、国内未上市的药品、多次使用的外用制剂（包括眼、耳、鼻、皮肤用制剂）。自备药品的使用必须有医嘱和使用记录，所有工作人员禁止给患者使用没有医生医嘱的药品。医护人员发现患者住院期间私自用药应立即制止，并告知医师。

3. 自备药物管理权责：医师应评估患者用药情况，决定是否使用自备药品。确需使用自备药品的，应该进行知情告知、药品核查、下达医嘱，以及做好相应的病历记录。护士应对自备药品的使用进行宣教，严格执行医嘱，督促患者用药。药师应审核用药医嘱的合理性，核查自备药品。

4. 住院患者自备药品使用流程：

患者入院评估，医师应评估患者自我给药情况，并告知患者我院原则上不允许使用自备药品的规定。患者确需使用自备药品，医师应向患者或代理人说明使用自备药品可能出现的不良后果，并获得其知情同意签字。

患者使用的自备药品需经医院认可的人员核查，核查人员可以是医师或药剂师。核查内容包括：药品外观、品名、规格、剂型、效期、批号、批准文号等。核查结果不符合或无法核查者不允许使用，医师应做好患者或代理人的解释工作。

符合自备药使用要求的，医师方可下达医嘱，注明药品的名称、剂型、剂量、用法，并注明“自备药”，并在病历上记录。药剂师应对患者医嘱进行审核，发现使用自备药品不合理的应及时与医师沟通。护士根据医嘱执行，并按规定记录。特殊情况报医务部审核决定。

住院患者使用的自备药品由病区统一管理，由护士以患者为单位在“患者自备药品专区”存放（一名患者涉及多个自备药品的应装入一个袋子中），并在显眼处粘贴“患者自备药品标签”。

中成药单剂量发放

为配合自理药品的管理，医院规定将所有中成药（除非整瓶液体/易吸潮的丸剂）均单剂量发放，通过药师外摆药品的方式，利用全自动包药机自动包药。以护肝片为例，过去医嘱3片tid，病区药房发整瓶护肝片到病房，病房交患者保管。新流程下，护肝片3片由独立的包药机密封包装，共三包（早、中、晚）发往病房。在这个流程改进中，信息科负责落实单剂量标签的打印程序。

追踪检查促落实

展开制度培训和追踪检查，促进自备药和自理药管理制度的落实。

• 典型案例 •

危险的“白加黑”

在追踪检查中，我们发现某病人在私自服用从社会药店购买的“白加黑”抗感冒药，而住院期间病人的治疗方案中含有美托洛尔片25mg bid。这其间就存在不安全风险，因为白加黑抗感冒药中含苯海拉明，该成分可严重抑制美托洛尔的代谢，导致β受体阻断作用增强引发不良反应，这是典型的自备药物管理制度未执行到位的案例。当然，医护人员在病人入院时即已告知医院的自备药物管理制度，但病人没有认真执行。需要强调的是，病人文化层次不一，医护人员在查房时需特别留意病人床头柜内是否有自备药在使用。

• 改进成效 •

通过自备药物和自理药物管理制度的制定和实施，全院医务人员有了更强的安全意识。自从2012年10月以来，全院的执行力达100%。

• 招式点评 •

在自备药物管理制度的落实过程中，涉及到观念的改变、医患间的密切沟通、病人的权利与义务、医务人员的权利与义务、医学伦理和人性化的变通以及信息系统的改进等方方面面的落实。

在自理药物管理制度的落实过程中，药剂科发扬了大局观的精神，克服了工作量显著增加的困难，在信息科的帮助下，全面落实了单剂量调剂制，从源头上保证了自理药物管理的成功。

这两项制度的落实有效地避免了不必要的医疗纠纷，杜绝了与之相关的医疗事故发生，并再次证明了变革管理的重要性，只要方向正确和方法得当，定能实现持续改进。

（周权　潘胜东）

039

规范化医嘱/处方如何开立

某医院发生一起严重不良事件。在没有安装电子驱动装置的情况下，不慎给患者使用了氟尿嘧啶化疗泵。患者在30分钟内接受了本应持续3天静脉泵入的化疗药。根本原因分析显示，最初的错误与医生处方资质不当有关。一个在普外科病区轮转的骨科医生开具了这份氟尿嘧啶化疗泵医嘱，而该医生不清楚化疗泵如何使用。进一步的调查显示，该院当时并没有对全院的化疗药物处方权进行限制。

另外，某医院一名癌痛患者接受吗啡片止痛治疗，结果发生呼吸抑制不良事件，这个不良事件的“罪魁祸首”归咎于该医院对PRN(必要时，需要时)医嘱缺乏规定。医生给癌痛病人开具PRN医嘱（盐酸吗啡片40mg 口服，prn）。病人把“必要时”理解为“痛的时候”。病人服用40mg吗啡片后1小时疼痛感仍旧很强，再次服用40mg吗啡。该处方明显违反JCI对于PRN医嘱的要求。正确的医嘱应注明具体实施条件，比如，“爆发痛时服用，两次服用间隔应保证4小时以上”。

JCI评审标准中对处方和药物医嘱的规范性有严格而明确的要求。医院应认真对照标准，切实理解各项规定和要求的“初衷”，加以全面的审视和改进。

• 标准出处 •

药物管理和使用（MMU）4：医院有制度和程序指导处方、医嘱和转录医嘱。

测量要素1：应有制度和程序指导医院内处方安全、医嘱和医嘱转录整理；

测量要素2：应有制度和程序针对无法辨认处方和药物医嘱的处理措施；

测量要素3：相关人员接受正确开处方、医嘱和医嘱转录整理的训练；

测量要素4：病历中包括病人目前所服用的药物目录表，并使药房和医护人员都可以得到这些药物目录信息；

测量要素5：医院应有程序比较病人入院前服用的药物清单和入院时的医嘱用药。

药物管理和使用（MMU）4.1：医院规定完整的医嘱或处方要素，及使用可接受的各种医嘱类型。

测量要素至少包括以下几点：正确识别病人的必要资料；PRN医嘱应该具体标注药物使用的条件和时间；对看起来或听起来名字相像的医嘱药物要有特殊的警示或程序；对不完整、字迹难以辨认或不清楚的用药医嘱有相应对策；口头和电话医嘱的程序；以体重为基础的医嘱类型，如儿童用药和静脉营养。

药物管理和使用（MMU）4.2：医院规定开处方、下医嘱人员的资格。

测量要素1：只有医院准许的人员才可以开处方和下医嘱；

测量要素2：有合理的程序来限制某些人员的处方权和医嘱权；

测量要素3：药房知道有处方权和医嘱权的人员。

药物管理和使用（MMU）4.3：药物处方及用药情况要记录在病历中。

• 难点分析 •

与国内处方管理办法相比，JCI对完整医嘱或处方的要求更为细致，许多关注点超过了处方管理办法的内容：

★特别强调对争议处方的处置流程，列为必查内容，且相关操作规程和政策需翻译成英文。

★目前国内大多数医院尚未达到药师审方界面显示患者当前所有用药信息这一要求，医院信息部门在配合改进方面面临较大挑战。

★JCI评审员会按照标准对完整医嘱和处方要素逐条论证，务必每条符合要求。他们尤其关注PRN医嘱具体执行方法的细化、口头医嘱处理的规程、儿童用药的个体化、相似药品医嘱开具时的智能警示等标准要求。

★JCI特别强调对某些药物，如化疗药物、中重度镇静用药的处方权的限制，国内处方管理办法一般只对麻精药品、抗菌药物的处方权有规定和资质要求。

• 制定标准和操作流程 •

MMU章节组首先需要修订制度，包括处方和药物医嘱管理规定、处方和药物医嘱书写规范、争议性处方处置流程、口头医嘱管理制度、药物治疗的连续性和协调性制度、ST医嘱处理流程。

开具处方与药物医嘱应严格执行《处方与药物医嘱书写规范》，开具过程中如有信息系统的警示，医生应认真处理。门急诊医师凭工号密码登录诊间系统开具处方并打印签名，麻醉药品、第一类精神药品需开具手工处方。病区医生凭工号密码登录住院医嘱系统开具住院患者的药物医嘱。护士确认医嘱（确认后医嘱发送至药剂科）。药师严格按照处方与药物医嘱审核制度进行审核。

药物医嘱书写规范特别强调“所有药物的使用必须要有药物医嘱”。这一点非常重要。所有的医务人员必须牢记这一点。一些治疗室和检查室要特别注意。

药物医嘱分长期医嘱和临时医嘱。口头医嘱、ST医嘱、ONCE医嘱均属临时医嘱，临时医嘱有效期限在24小时之内，只执行一次。

药物医嘱要素包括：患者信息（姓名、病案号、床号、年龄、性别、诊断，由信息系统自动生成）；药品信息（药品名称、规格、数量、用法及用量）；医嘱开具日期及执行时间、医生姓名和手机短号，由信息系统自动生成；特别强调药剂科要能收到药物医嘱审核所需的完整信息。

药物医嘱包含的一些缩写按医院统一的《医学术语缩写规定》执行。使用口头医嘱，按《口头医嘱管理制度》执行。护士记录并复述医嘱。患者需要紧急用药，医生开具ST医嘱。开具PRN医嘱时，要清楚说明实施的具体条件，其药品不能挪作其他病人应用。要求自动停止的医嘱，可在医嘱开具时直接输入停止时间。

赠药医嘱开具按《赠送药品管理与使用的规定》，自备药医嘱开具应遵守自备药品管理制度执行。抗菌药物、化疗药物等药物品种实施特殊处方权管理。抗菌药物实行分线管理，不同级别的医生有不同的处方权限。开具麻醉药品、第一类精神药品处方，按照《麻醉药品精神药品使用管理办法》执行，开具放射性药品按《放射性药品使用管理办法》执行。

对看起来或听起来名字相像的处方或医嘱药物，开具时有自动提醒。部分特殊药物的开具系统会自动提醒，医生要仔细查看并认真选择。药师发现不完整、字迹难以辨认或不清楚的处方或药物医嘱按《争议处方处置流程》处理。儿童患者开具处方或药物医嘱，要有体重等信息。

争议性处方是指药师认为存在药品品种、剂型、剂量、频次、途径、疗程选用不当的处方或医嘱；药师认为药物过敏、重复用药、交互作用等有疑虑的处方或医嘱；因打印不清晰、不完整或手工填写字迹模糊而无法辨识的处方或医嘱。若药师发现处方存在争议之处，需以电话或书面与医师作进一步确认，同时药师应留下纪录。若无法联络开药医师或无法针对处方建议内容与开药医师达成共识，可联系开药医师的上级医师确认。争议性处方需要归档，统计分析，并应有改善计划。

• 典型案例 •

案例一 医嘱/处方规范缩写

无论是病历还是药物医嘱清单和处方，每发现一处使用不符合医院缩写政策的医学缩写就要扣分。医院需制定医学名词缩写政策，做到全员知晓，信息科要大力支持，辅助拦截不规范的缩写。例如，追踪检查中发现病程录中出现“NS（–）”、药物医嘱中出现“NS 100ml”等现象就要扣分。因为医院医学缩写政策中“NS”代表的是生理盐水。前者医生想描述的是神经系统症状阴性，后者医生想表达的是0.9%氯化钠注射液100ml。无论是运行病历还是归档病历，在药物医嘱中绝对不能出现“IU”、“U”来表达单位，因为容易与“iv”相混淆。

案例二 口头医嘱符合率

医院不仅要有制度和操作规程，而且要有追踪检查记录和持续质量改进分析。例如，评审委员在访谈中会问行政管理人员、医生、药师和护士“在过去的一年中，贵院有多少条口头医嘱下达？口头医嘱下达的方式和执行情况是否符合医院现有的政策？符合的百分率达到多少？有无开展相应的持续质量改进活动？”假如院方能提供相应资料，那么评审委员将会十分满意。

案例三 智能警示拦截不合理医嘱

例如，注射用泮托拉唑钠的最高单次剂量为80mg，当医生开具120mg时，系统应有警示作用（可在药房管理系统药库子系统字典维护中设置），而且要求医生输入超量使用的原因。医院应整理一个药品目录，属于这个目录中的药品一旦剂量超标，后果严重，这些药品一旦被医嘱超出最大单次剂量，系统将无法保存医嘱，医嘱作业将不能继续下去。

JCI评审委员会现场验证医院是否在这方面达到JCI标准。JCI评审委员还很会关切地询问，医院是否有医嘱过滤系统，即嵌入式的合理用药防火墙软件。严重不合理的医嘱在开立时，系统应警示医生或在第一时间拦截这些医嘱。

案例四 ST医嘱处理流程

评审委员会首先审阅、访谈ST医嘱的医院政策和定义，然后将抽查病历，计算ST医嘱从开立到病人使用的总花费时间，若超出制度规定的要求就会扣分。因此，医院务必关注ST医嘱处理流程的优化、药物配送的效率等，并展开缩短ST医嘱处理时间的持续质量改进。一般要求ST医嘱在开立后应在30分钟内给病人使用。

● 改进成效 ●

以医嘱中标注给药速度为例，说明医嘱规范化改进的成效。2012年11月前，医嘱注明给药速度的仅占1%，医务部通知后，医嘱注明给药速度的百分率上升至27%，审方药师药学干预（电话沟通、近似错误呈报）后标注速度的百分率达到91%，二周后达到100%。药师还对医嘱标注给药速度的正确性进行了干预。结果正确率从2012年11月的27%，上升到12月的81%，最终在2013年1月达到100%（见图1）。

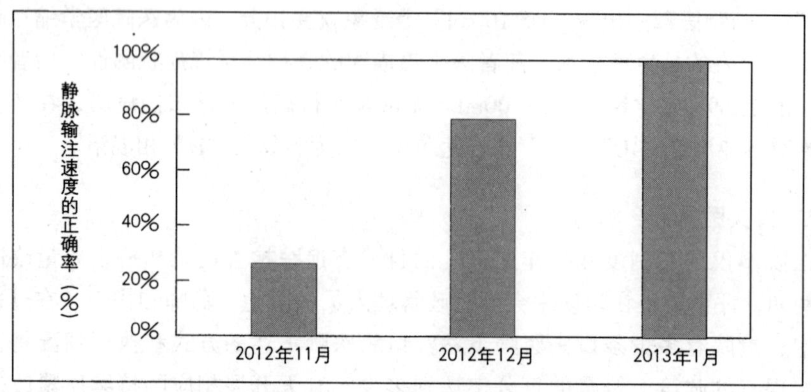

图1 静脉输液医嘱标注给药速度的正确率变化

• 招式点评 •

JCI对医嘱和处方的完整性、规范性提出很高的要求，与国内处方管理办法相比，它增加了很多细节性内容。

JCI强调病历中应包括病人目前所服用的药物目录表，且药房、医生和护士都可得到。医院需规定在病历的指定位置记录患者入院时的当前用药信息，并100%执行。

JCI要求医院“有程序比较病人入院前服用的药物清单和入院时的医嘱用药”。这一点充分体现了国际上近年来提出的药物治疗的连续性和协调性（Medication reconciliation）。因此，管理者需要教育医生关注这一节点变化的安全隐患。在入院后新方案制定时，务必关注入院前病人正在服用的药物，避免遗漏服用一些重要的药物。遇到院外自带的药物即自备药物，还要按照医院统一的自备药物管理制度执行。

JCI要求所有的静脉给药需要标注给药速度。这一点在国内医院很少做到。因为医院担心一旦标注给药速度，假如护士执行不到位，会被患者投诉并留下证据，对医院不利。但JCI认为安全用药是首要问题。

医嘱涉及医生、药师、护士、病人，因此医院管理者必须按照JCI的精神逐条查漏补缺，修订制度和操作规程，并开展持续质量改进。信息部门在这个主题上可以发挥重要作用，例如，促进不规范医学缩写的零发生、相似药品医嘱开具时的智能警示、严重不合理医嘱的拦截、处方权资质的电子权限等。

（周权　潘胜东）

040

药品信息 自助查询

“药师您好，请问磺胺类过敏的患者能否使用止痛药帕瑞昔布针？”周药师刚处理好这个来自病房护士的咨询，电话铃又响了：“现在已是中午十二点了，医生在早上十点钟就开出了静脉输液医嘱，怎么我们还没拿到药？”电话那头是病房护士的抱怨。“请问我们病区这个月的抗菌药使用强度是多少？”临床科主任又打电话来请教……

在临床实践中，医护人员经常碰到不清楚药品的适应证、禁忌证、用法用量、不良反应、相互作用、药理作用以及其他医嘱有关问题，电话咨询药师固然可行，但这给医药护三方均增加了麻烦，而且电话沟通存在信息失真、误解等情况。因此，建立一个医护人员可自行查询的药物信息系统十分必要。

• 标准出处 •

药物管理和使用（MMU）1：药物使用中涉及的药物信息要随时可得。

• 难点分析 •

★医院迫切引进一套能嵌入护理电子病历、医生电子病历和HIS系统的在线查询药品的信息系统，约需投资20万元人民币。

★药品信息涉及面广，例如，说明书相关内容、缺药信息、口服药裸片外观、相似药品查询、药物交叉过敏信息、药品不良反应信息、药物警戒、用药差错信息、药品管理与使用的全院性制度等。设计药品查询信息系统时需综合考虑医护人员的需求。

制定标准和操作流程

药剂科针对临床工作中经常遇到的问题，设计构建以下药品信息查询系统：

1. 在线药品说明书查询系统（见图1）；
2. 药物配伍查询系统；
3. 口服药裸片外观查询系统（见图2）；
4. 药品电子信息追踪系统；
5. 相似药品、高危药品、需冷藏药品查询系统（见图3）；
6. 药品短缺查询系统；
7. 交叉过敏查询系统。

药剂科与信息科合作沟通，搭建相应的平台，并宣传教育和追踪检查。

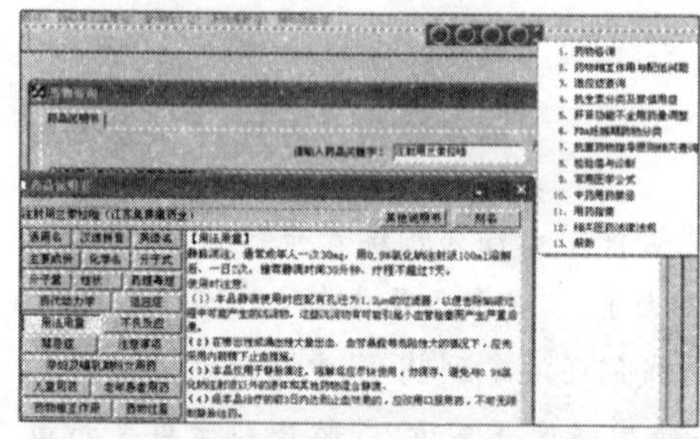

图1　医生、药师和护士均可方便地通过嵌入式的安全用药防火墙查询药品说明书信息(该产品用法用量的第二条注意点明确要求静脉输注必须用专用输液器)

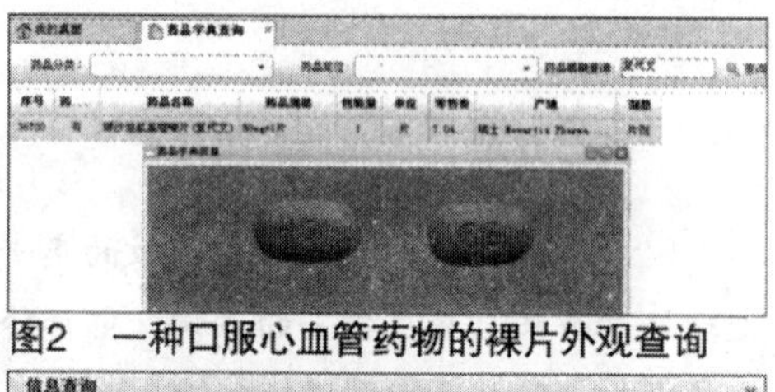

图2　一种口服心血管药物的裸片外观查询

信息查询

全院空床查询　高院人员收入查询　全院床位查询　在院病人检查结果查询
在院重点病人费用情况表　体检结果查询　药品字典查询　医疗资质查询
相似药品查询　高危药品类别查询　冷藏药品查询　短缺药品查询

图3　医院局域网开辟“信息查询”栏目（其中有5个模块与药品相关）

典型案例

药品信息查询系统显身手

案例一

2010年11月前，医护若有药品和药物治疗方面的疑问，手边没有可查询的信息系统，心里不踏实，只有打电话给药房。这造成了电话繁忙，同时也存在沟通信息失真的缺陷。2010年11月底，医院购置了大医通软件，每个医生工作站和护士工作站、药房管理系统均被嵌入式安装。医生可以查询药品信息，在线阅读说明书和药物治疗的临床路径，减少了不合理医嘱的发生。护士可以查询药物护理要点，给药监测的注意事项，增强了对药品的了解，有利于药物护理计划的制定和预见性的药物护理观察。同时缓解了电话压力，节约了医药护三方的精力。

案例二

口服药全自动包药机投入使用后，护士在给药时可能会发现执行单中某个药品临时被撤销医嘱，也就是这个口服药不能继续给病人使用，可是餐包中哪一个药品是被撤销的呢？护士经常会打电话咨询药师裸片的外观问题。由于沟通可能会失真，导致护士可能取错药品。因此，开发一个可查询裸片正反面外观的信息查询系统迫在眉睫。病区药房与护理部、IT多次协调和思考，请医药公司帮忙拍摄彩色照片，终于在4个月之后成功建立全院口服药裸片外观查询系统。

案例三

医生开具医嘱后，医嘱处于哪一个环节，护士有无执行，药师有无审方接受医嘱、药品有无配置、有无发送，有无被病房护士签收，有无给药，何时给药，何时结束给药，这些问题对于保障安全、及时用药至关重要。配置中心提出构思，并与IT、护理部药物安全用药小组合作，成功开发了一套能监测各个环节、基于条形码扫描、药房和病房均可查询的药品电子信息追踪系统。

• 改进成效 •

口服药裸片外观查询系统应用后，临床护士满意度高，且2012年相关差错零发生。药剂科和护理部对此进行了总结，并在J Clin Nurs上发表相关论文。

药品电子信息追踪系统应用后，医嘱开具后的各个时间点均可被电脑监控。整个医嘱处理被分解为几个环节：医嘱开具到护士执行这段时间为护理部责任环节；护士执行医嘱后到药品从配置中心或病区药房发出属药剂科责任范畴；从药品发送到病房护士签收，属于后勤物流工人责任范畴；从病房签收到给药完毕，属于护理部责任范畴。电子追踪系统明确了各方的责任和质量控制指标。各方根据定期的质量控制情况予以持续质量改进，成功地缩短了临时医嘱的处理时间。

• 招式点评 •

授人以鱼不如授人以渔。医院搭建药物信息查询系统的意义正在于此。从管理的角度看，已呈现了良好的成本效益。医嘱的正确性和药物护理的质量得到提高，信息来源实现标准化，减少了信息的失真和误解；通过医嘱的电子信息追踪，加强了环节管理和质量控制，使得管理计划有的放矢，管理成效一清二楚。

（周权　潘胜东）

041
多管齐下审核医嘱处方

JCI非常关注用药适宜性的审核，特别强调审核者必须是符合资质要求的药师，且审核要在发药前完成，如有问题，应及时联系开处方或医嘱的人员，并做好相应的记录。对于争议处方还应建立相应的操作文本来专项处理。

● 标准出处 ●

药物管理和使用（MMU）5.1：核对处方和医嘱的适宜性。

测量要素：药物、服用剂量、次数以及给药途径是否合适；有无重复治疗（同一时间使用同一治疗类的两种或更多药物，以致增加药物毒性的风险和治疗费用，而无额外的治疗效果）；有无存在或潜在的过敏或高敏状态；有无药物与其他药物或食物之间存在或潜在的相互作用；是否偏离医院现行相应的用药政策；用药是否充分考虑了病人的体重和其他生理上的状态；其他禁忌证。

● 难点分析 ●

★如何为药师审核医嘱设计一个“所见即所得”的审方界面?

如果需要靠点击某个模块进行查询，会显著降低审方真正落实的实际执行力。因此，在药师审核医嘱时，JCI要求务必建立一种人性化的审方界面，该界面的信息应包含所有审核测量要素。

★如何提供处方审核的全面测量要素，即标准所要求的药品信息和患者信息?

对于药品信息，国内医院一般只包含药物名称、剂量、给药途径、给药频率、给药时间、生产厂家，而未包括“当前用药（Current medications）”，即患者正在使用的所有药物。而JCI要求患者正在使用的所有药物均应呈现给审方药师，以便于全面审核有无重复用药以及药物相互作用。

对于患者信息，国内医院的药房管理系统中一般仅包含患者姓名、病案号、年龄、性别、病房名称、床号、临床诊断，而没有给药师呈现患者的其他重要信息（例如：是否妊娠、过敏史、体表面积、体重；各种实验室检查结果如国际标准比率、肝肾功能、血常规、血药浓度、肌酐清除率等）。

★如何实现注射剂和非注射剂的联合审方?

国内大多数医院病区药房和静脉用药调配中心的药房管理是相对独立的。病区药房的药品主要以非注射剂为主，而静脉用药调配中心处理的都是注射剂。JCI要求，所有当前用药都必须审核。

★信息科如何配合药剂科完成自备药医嘱、赠送药医嘱这两类医嘱信息在同一审方界面上呈现?

★如何实现包括传统的门诊药房、急诊药房、病区药房、静脉用药调配中心、中药房以及其他卫星药房在内的所有药房均具备信息化审核平台？这是对HIS系统较陈旧医院的巨大挑战。

★如何建立操作性强的门急诊处方审核机制?

目前，门急诊处方的审核最为棘手，因为大多数医院的患者在不同科室就诊后，拿着不同医生开具的不同处方去药房领药，中药、西药还需分开取药。一方面，患者需要排好几次队很不方便；另一方面，药师根本无法掌握患者的当前用药情况，无法利用自己的专业知识为患者审核处方，从而出现多种重复用药、配伍禁忌等用药错误和不良事件发生。另外，由于门诊患者人数多，医生就诊压力大，门诊处方的付费前审核很难快速实施，这就导致患者付费后到药房排队取药，药师却说处方不合理，要求患者回去找医生修改，如此极易导致医患矛盾。

★药师和药房管理者构思了符合JCI思想的审方界面后，要变成现实的话，还需要信息科的全力配合，让专业语言变成机器语言。这需要大量的、反反复复的沟通和协调。

★在使用电脑软件检查药物相互作用和药物过敏（交叉过敏）时，JCI要求软件需要在适当的时候进行升级。如何取得医院信息科的配合，选择恰当的嵌入式医嘱过滤和筛选系统，并与软件供应商形成长期的作业机制?

● 制定标准和操作流程 ●

构建前瞻性的处方和医嘱审核机制

药剂科提出审方界面的设计思路，安排审方岗位。医务部组织协调会议，与信息科反复沟通，进行软件需求的论证和程序设计及优化。信息科负责更新在线的处方过滤软件。

规定权责及作业内容

重新修订《处方和药物医嘱审核制度》和《争议性处方处置流程》，规定权责和作业内容。加强制度的培训和追踪检查，收集数据，进行处方点评和典型案例讲解，开展持续质量改进。

处方和药物医嘱审核的作业内容包括：

1. 本院采用在线的合理用药防火墙和药师实时人工审核相结合的方式，对所有的处方和药物医嘱进行审核。

2. 应当认真逐项检查处方前记、正文和后记，看书写是否清晰、完整，并确认处方的合法性。特别是医师签名的完整性，以及麻醉精神药品处方的合法性。

3. 应当对处方用药适宜性进行审核：

◎规定必须做皮试的药品，处方医师是否注明过敏试验及结果的判定；

◎处方用药与临床诊断的相符性；

◎剂量、用法的正确性；

◎选用剂型与给药途径的合理性；

◎是否有重复给药现象；

◎是否有潜在临床意义的药物—药物、药物—食物的相互作用和配伍禁忌，特别应注意有临床意义的CYP450代谢酶的相互作用，注射剂的药剂学配伍，药物药理作用配伍；

◎应审核患者有无药物过敏史；

◎应结合患者的生理状态（如：体重、妊娠等）和肝肾功能等进行处方审核；

◎应严格审核药物使用的禁忌证。

4. 药师经处方审核后，认为存在用药不适宜时，应当告知处方医师，请其确认或者重新开处方。若发现严重不合理或者用药错误，应当拒绝调剂，及时告知处方医师，并应当记录。

• 典型案例 •

药师把好审核关

案例一

静脉用药调配中心审方药师在审核美平（美罗培南针）输液医嘱时，同时发现病区药房口服药医嘱中有丙戊酸钠片医嘱，这两种药品属于配伍禁忌，在美平的禁忌证中明确提及。审方药师立即予以拦截，与医生沟通，建议替代药，并确保医生更改医嘱。

案例二

心内科开具了氯吡格雷片抗血小板治疗，但静脉配置中心药师发现有奥美拉唑静脉输液医嘱，由于奥美拉唑可以严重抑制氯吡格雷的代谢激活，导致治疗失效。因此，审方药师与心内科医生沟通，建议将奥美拉唑更换为泮托拉唑钠。

案例三

一位78岁的男性患者，医嘱哌拉西林钠他唑巴坦钠2.5g，0.9%氯化钠注射液100ml，bid静脉滴注。该药品的剂量依赖于患者的肾功能。药师从审方界面上看到患者的血肌酐，计算出肌酐清除率为5.5ml/min，根据该药品的剂量调整原则，个体化剂量应为2.5g bid，因此审方药师判断此医嘱合理。

案例四

某医生给15岁儿童开具左氧氟沙星片抗菌治疗，医嘱键入后，大医通软件予以严重不合理警示，内容为“本品18周岁以下禁用”，该医生立即更换其他抗菌药，但这一过程被大医通软件后台工作站记录，药师可以定期回顾这些“历史记录”，了解第一时间医生医嘱的不合理发生率。

案例五

药师在审核痰热清中药注射剂静脉输液医嘱时，发现该患者有青霉素过敏史，而痰热清的禁忌证之一即为过敏体质者，药师立即予以拦截，明确要求医生撤销该医嘱，避免了药物过敏严重不良事件的发生。

● 改进成效 ●

在安装了嵌入式医嘱过滤和筛选软件后的全新审方界面（见图1）下，药师人工审核医嘱的技术性愈来愈高。一线调剂药师对医院药学学科更感兴趣，对药师能参与合理用药干预兴奋不已，药师队伍的业务水平得到大幅提升。药剂科定期安排审方药师深入病房，讲解典型案例，获得临床医生和护士的认可。

以2013年1~6月为例，静脉用药调配中心和病区药房共前瞻性地拦截2416件医嘱错误。这些错误医嘱均得到了及时修改，保证了病区用药的安全性。

在应用在线的安全用药防火墙软件后，我们对医生在医嘱开立时第一时间的合理用药水平进行了估算。利用《药物咨询和用药安全监测系统》（即大医通软件)的后台工作站，导出2011年7月至2012年6月期间严重不合理住院医嘱自动拦截、警示的记录，进行数据挖掘和统计分析。药师在分析这一阶段相关数据后采取培训、案例分析、制度修订和追踪检查等综合药学干预措施，再对第二阶段2012年7月至2013年2月的相应记录进行分析。结果表明，与第一阶段相比，第二阶段时期严重不合理住院医嘱警示占所有住院医嘱的百分比显著降低($P<0.05$)。

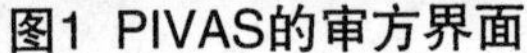
图1 PIVAS的审方界面

注：该界面分为4个区域。2012年12月前，药师审核医嘱仅限于zone1（药名、剂量、频率、途径、给药时间、病房名、病人姓名，点击右键才能看到医生姓名、临床诊断等）。分管主任积极与IT部门沟通，开发了新的界面。在同一界面上药师还可见zone2的信息（体重、年龄、性别、体表面积、诊断、过敏史、是否妊娠）、zone3的信息（实验室检验数据，例如血肌酐、肌酐清除率、药物浓度、肝功能、电解质、凝血谱、血常规等）、zone4的信息（所有当前用药，非针剂排在前面，以利于PIVAS药师快速联合审核）。在本图中，该患者肌酐清除率为5.5ml/min，所以剂量调整为2.5g bid。而正常肾功能下哌拉西林钠他唑巴坦钠的剂量应该是4.5g q8h。药师认为该医嘱的剂量合理。

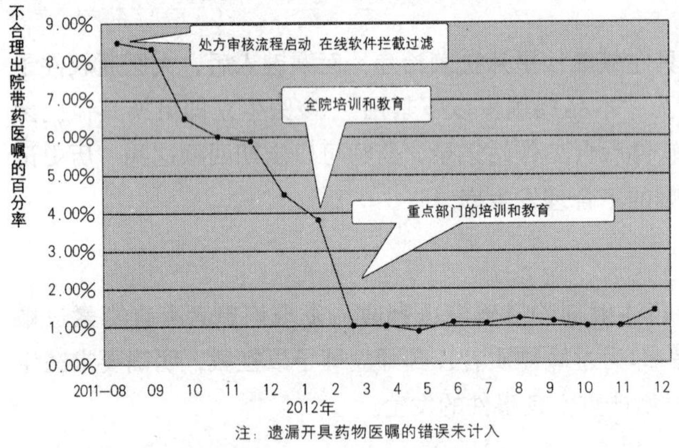

图2 出院带药不合理医嘱百分率的动态监测

另外，因儿童禁用、给药途径禁用、用药超剂量和配伍禁忌问题发生的平均每月软件拦截件数显著下降，下降幅度分别为74.8%、89.4%、66.7%和16.6%。

由此可见，通过药师审方和软件警示可以潜移默化地降低医生的不合理用药。通过药学干预，医生在医嘱开立时第一时间的用药合理水平有显著提高。

除此，药师审核出院带药医嘱也效果明显。从2011年8月至2012年3月，不合理出院带药医嘱从8.5%下降到2.0%以下，显著低于发达国家医院报道的8.4%~25%水平。2012年3~12月，监测指标持续控制在2.0%以下（见图2）。

• 招式点评 •

通过药剂科、医务部、信息科、质量管理办公室和科教部的通力协作，我们构建了符合JCI精神、全方位、人性化的医嘱审核平台。全面有效的处方和医嘱审核依托于在线的处方过滤和筛选系统，以及药师的人工审核作业流程，基于以患者为导向的药品信息和患者信息呈现使得审方界面智能化、信息化，有力地促进了医嘱的合理性，强化了药师的临床药学服务水平。

在实现注射剂与非注射剂联合审方的过程中我们找出两种方法：

方法一，医生下达医嘱后，首先经审方药师审核，审核通过后非针剂医嘱进入病区药房管理系统，针剂医嘱进入静脉用药调配中心管理系统。

方法二，医生医嘱下达后，针剂医嘱自动进入静脉用药调配中心，非针剂医嘱进入病区药房管理系统。两个部门的审核药师各自审核相应的医嘱，但要求审核针剂医嘱的药师能直观地看到非针剂医嘱，审核非针剂医嘱的药师也能直观地看到针剂医嘱。为避免分开审核造成人员浪费的弊端，可以规定静脉用药调配中心的审方药师在审核针剂医嘱的同时，需要快速审核与非针剂医嘱之间有无重复用药、不良的药物相互作用。病区药房的审方药师在审核非针剂医嘱时，需要快速审核非针剂医嘱与针剂医嘱之间有无重复用药、不良的药物相互作用。

方法一的好处是逻辑清晰，医嘱审核工作甚至可以考虑由临床药师兼任，从整个药剂科层面节省人力。方法二的好处是最大程度地保持两个部门岗位的相对独立，在迎接JCI评审时无需“大动干戈”地调动岗位。方法一更适合于新建HIS系统的药房，而方法二更适合于不想大动静改变HIS系统的药房。

两个方法的核心理念是一致的，那就是必须审核所有的当前用药。

从管理学的角度看，医院管理者要有宏观的卫生经济学思想，购买在线的合理用药软件和审方界面的改良和优化，看似需要花钱，但实际上构建审核机制可以杜绝很多药疗事故的发生，是绝对值得去做的改革。

药房管理者要站在更高的层面思考问题，搭建平台，让调剂药师也能体验到临床药学服务的成就感。我们深切感受到，药学专业人员与信息工程师有效、持续的沟通是极其重要的，药师若没有审方界面设计的“idea（理念）”，信息工程师若没有为临床服务的精神和阅读用户需求的能力，是不可能催生有形成果的。

（周权　潘胜东）

042

搭建高效的PIVAS平台

JCI要求，医院药房应根据相关的法律、法规和专业行业标准的要求，在安全、清洁的环境中进行药物的配制和配发。药物在药房以外储存和配发时，比如病房，也要遵守相同的安全和清洁措施。配制混合性无菌药物（如静脉和椎管内用药）的员工需接受过无菌技术原则的培训，并在行业标准的指导下使用通风装置进行药物配制和配发。

静脉用药集中调配，是指配置中心根据医师处方或用药医嘱，经药师进行适宜性审核，由进行过专业培训的护士按照无菌操作要求，在洁净环境下对静脉用药物进行加药混合调配，使其成为可供临床直接静脉输注使用的成品输液操作过程。静脉用药调配中心（PIVAS）是药剂科的一个部门，它可为医院提供静脉药物配置服务。PIVAS的规范运行对于全院的合理用药、药品管理与使用极其重要，在JCI评审中也属于重中之重的必查部门。

• 标准出处 •

药物管理和使用（MMU）5：药物应在安全和清洁的环境配制和配发。

• 难点分析 •

因为病区治疗室属于开放空间，在这样的环境下冲配静脉输液（特别是静脉营养液）具有极大的院感风险。

另外，JCI特别强调，专业的人做专业的事，所有与药物配制有关的操作应尽可能由药师完成，因为药师是药品管理的天然专业人员。在病房自行配置，势必会带来几种不安全的情况，包括：治疗室内存在较多的未配置药品、护士自行冲配存在剂量差错、品种混淆、交叉调配的可能，对于抗菌药和化疗药物的配置还会带来职业暴露的风险。

JCI备战中，管理者需要面对以下几个难点：

★PIVAS的业务须覆盖到所有的病房，监护病房也不例外。

监护病房的病人用药大多比较紧急，临时医嘱多，一些医院担心PIVAS运行不佳或物流配送跟不上会导致监护病房的患者治疗不安全。另外，监护病房的停、撤销医嘱比较多，导致退药较多。PIVAS需要在配置前高效率地挑出撤销医嘱的待配置静脉输液，应用PDA扫描进行核对是必须的。PIVAS必须建立无线网络系统。

★PIVAS的业务须覆盖到所有的医嘱，不仅是长期医嘱，临时医嘱的静脉输液也须集中配置。

抗菌药和抗肿瘤药物需在生物安全柜内进行，静脉营养液和普通输液须在水平层流台内进行。临时医嘱的处理给PIVAS带来管理上的难度，也提出了更高的质量管理要求。可以这么说，是否建立高效的临时医嘱处理平台是衡量一家医院PIVAS水平的标准之一。

★PIVAS需要24小时运作，否则夜间的静脉输液又落到病房护士自行调配。

24小时不间断运作，给药剂科的人力资源带来极大的挑战。特别是面向两千多张床位的住院患者，要提供全天候、广覆盖、高效率的静脉药物配置服务，势必需要较多人力，对排班提出更高要求。

另外，对于长期医嘱多的大型医院，需要PIVAS的员工在早上6点就开始冲配，而且早上冲配人员的数量要充分保证，如何稳定员工队伍是又一难点。

★医院需要给出一个医护人员知晓的规则，以说明哪些药物可由病房自行冲配。

对于那些配置后稳定性差、需要即配即用的静脉输液以及有特殊给药要求的静脉输液冲配可在病房治疗室内完成。因此，药剂科不仅需要对PIVAS内部的员工进行静脉用药集中调配的规范化培训，还需建立药房外场所配置静脉输液的标准操作程序，以此培训病房护士并追踪检查，要确保所有药房外场所的静脉输液配置在全院是规范统一的。PIVAS运行后，病房护士冲配静脉输液的机会大大减少，但毕竟临床上还是有需要自行配置的时候。因此，“手头生疏”可能也会发生相关差错，这对持续的培训提出较高要求。

制定标准和操作流程

1. 药剂科需要制定《静脉用药集中调配管理规范》、《药剂科以外场所静脉用药集中调配管理规范》、《ST医嘱处理流程》、《药品配送操作规程》。

2. 强化部门内部和全院护士的操作培训。

3. 适当补充人力资源，以企业化管理的方式，优化作业流程，挖掘流程效率，形成流水线作业。

4. 采用合理的岗位分工，积极运用表单管理、绩效管理，以及摸索一种高效率的交班机制，例如免费的飞信交班。

5. 加强信息系统建设，发挥审方药师的作用，树立药师的专业形象，前瞻性干预不合理医嘱，勇于将调剂药师调动起来，用专业知识服务于临床，发挥准临床药师的作用。利用信息系统加强各环节质量控制和持续质量改进，这些环节包括医嘱开立到护士执行医嘱、药师审方接收医嘱以及后来的调配、核对、无菌室内冲配、成品复核、成品发送、病房护士签收、给药。

6. 利用QCC和PDCA等工具，缩短临时医嘱和ST医嘱的处理时间。

7. 在将各病房纳入PIVAS的过程中，PIVAS需与护理部进行沟通，合理安排PIVAS推进业务，列出推进计划和时间表。PIVAS责任组长、护士长和IT信息工程师组成团队，起草“扫楼层”培训的标准操作程序，深入病房开展开科培训，快速稳步推进进程，并制作标准化配置的光碟，做到人人培训过关。

● 典型案例 ●

解决氯化钾瓶颈

最初实施静脉药物集中调配时，监护病房的医生曾反对纳入集中调配，因为担心医院电梯等问题导致药物配送不及时，会影响危重病人的治疗。但是监护病房的护士十分欢迎这种崭新的模式，一方面大大减轻工作量，使得自己有更多的精力去从事优质护理服务，另一方面可显著改善治疗室内的药品管理。

经过医务部、药剂科、护理部、信息科等多方协调，药剂科PIVAS克服困难，果断展开对监护病房的集中调配服务。

由于JCI标准对高浓度电解质注射液的管理提出严格的要求，病区不得出现未经稀释的氯化钾注射液。如何保证需要补钾的患者能快速得到氯化钾静脉输液治疗，成为了焦点问题。经多方论证，最终采用以下方式：对于长期和临时的氯化钾静脉输液医嘱，医生按正常医嘱规则开具，统一由PIVAS配置。需要紧急补钾时，医生开具相应浓度的“预配氯化钾静脉输液”医嘱，PIVAS立即发放预先配置好的ready-to-use产品，这样有效满足了临床需求。也就是说，任何情况下临床使用的氯化钾静脉输液均在PIVAS配置。假如没有PIVAS全天候、广覆盖地接下这个“活儿”，那么医院高浓度电解质管理就无法符合JCI的要求。

● 改进成效 ●

我院在2004年开展抗肿瘤药物的集中调配，2009年12月起陆续开展其他药物的配置，到2010年10月全部覆盖所有病房。业务涵盖了长期医嘱、临时医嘱和

ST医嘱中抗菌药、抗肿瘤药物、静脉营养液、普通输液、抗菌药皮试液的集中配置。还开展了术前、术中用药的集中调配和配送。医院6大监护病房中有3个病房的所有药品均被覆盖于PIVAS业务范围中，脑科重症监护、中心监护病房以及急诊监护病房的静脉营养液和化疗药物纳入PIVAS业务范围。2012年9月底，将这3个监护病房的所有静脉输液均纳入PIVAS业务范围。

2013年2月初，实现了24小时不间断配置业务。

PIVAS累计开展了PDCA三十余项，QCC五项，获得医院质量管理质量奖三项，质量管理达到六西格玛水准。静脉输液的合理用药水平显著改善，实现了前瞻性、深层次、全医嘱审核，有效拦截了不合理医嘱。通过药师的事前审核和深入病房培训，审核前医嘱合理的百分率明显提升（不合理医嘱控制在0.5%以内），药师在合理用药中的做法对规范医生的医嘱行为，起到了潜移默化的良性引导作用。全院输液反应大幅度下降，临床护士的满意度提高。

● 招式点评 ●

全天候、广覆盖、高效率的PIVAS平台是一个公共服务平台。在平台搭建过程中涉及药剂科、医务部、护理部、后勤管理中心、临场工程部、质量管理办公室、院感科等多个部门的通力协作，随着这个项目的立项、推进、巩固，医院的跨部门协作性得到锻炼。

PIVAS通过事前医嘱审核，规范了静脉输液的合理用药；通过集中调配，规范了药品的管理；通过洁净状态下的配置，保证了静脉输液免受微生物和微粒的污染，提高了静脉输液的质量；通过抗菌药皮试液的集中配置，规范了全院药物过敏试验的操作和管理；通过术前术中用药配送的流程改进，有力地支持了抗菌药物围手术期的正确使用时机，促进了手术台次安排的有效性。通过PIVAS集中调配，结合药剂科以外场所静脉药物配置标准操作程序的落实，极大地规范了全院的静脉输液治疗服务，为优质护理服务的实施提供强大的基础支持。

PIVAS通过内部企业化管理和外部沟通协调，锻炼了队伍，凝练了文化（PIVAS精神是一种严谨的工作态度，是一种时刻保持工作活力、积极向上的精神面貌，是一种保证高质量、高效率作业成果的信心，是一种敢于创新并乐于接受新事物的心态，是一种相信通过管理工具和努力能实现持续质量改进的决心）。在构建过程中，决心、大局观、协作精神、持续质量改进的意识是必须的。“质量安全效率，服务流程理念，思想人文态度，学科技术交流”样样过关，使得全天候、广覆盖、高效率的静脉药物配置服务成为医院的亮点。

（周权　潘胜东）

043 打造标准化药物标签

媒体曾报道了某医院门诊药房的一件严重不良事件，由于该院药房没有实施打印药品标签，结果药师将卡马西平1片tid的医嘱手写在空白标签处，因字迹潦草不清，患者看成是11片tid，连续服用几次后出现严重药物中毒。

还有一家医院，一名3岁的幼儿就诊，医嘱每12小时服用1/3片，但门诊药房的药师手写标签，写成了每隔1/2小时服用1/3片，遭到家属投诉。

JCI要求医院有一套统一的药品派送和配发系统。

药品配备后要有正确的标识，包括药物名称、剂量、浓度、配制时间、失效期和病人姓名。药品配发方式要尽量便于给药，并要求该系统支持准确、及时配药。这些要求彰显了药物标签标准化和规范化的重要性和必要性。

● 标准出处 ●

药物管理和使用（MMU）3：正确、安全地储存药物。

药物管理和使用（MMU）5.2：医院给药系统确保在正确的时间把正确的剂量发放给正确的病人。

● 难点分析 ●

★如何确保全院不留死角地规范药品标签？

药品标签包括以下几种：药品存放时的标识标签、静脉用药调配中心提供的输液标签、药剂科各调剂室提供给病人的药品标签、门急诊输液室、麻醉手术部的输液标签。无论是药房发出的药品还是各护理单元、治疗室、检查室自行配置的药物，所有药物均需有标准、规范的标签。

★理想标签的标准是什么？

对于与给药直接相关的标签，需要具备条形码、病人姓名、病案号、药品信息（名称、剂量、给药途径、给药频率和给药时间）以及一些警示信息（静脉输注速度、稳定性、输液器类型、避光提示、高危药品标识、需冷藏药品标识、易致跌倒药品标识）。完善的标签信息对药师的专业能力提出较高要求，且完整信息的标签打印依赖于信息系统的改进。

★医护人员顾虑某些标签信息过于详细，虽有利于用药安全，但执行不力反而易成为被投诉的证据。

● 制定标准和操作流程 ●

药剂科需重新审视现状，进一步规范已有标签，查漏补缺。对于需电脑打印的标签，与信息科沟通探讨技术可行性。对于印刷标签，则需要根据标签类型确立全院统一的规则，并制定药品标签管理制度。

药品存放时的标识标签

1. 药品标签用“宋体”打印，格式为三行（有商品名）或两行（无商品名），含“药品通用名”、“药品商品名”和“药品规格”。

2. 各种剂型都用标准纸打印：注射剂标签用“粉红色底黑字”；口服药标签用“白底黑字”；外用药标签用“蓝色底黑字”；相似药品标签用专用标签提示（黄底黑字）；高危药品标签为红底白字（药品名），高浓度电解质药品标签为红底白字 + 三角内加“！”。字体根据实际情况决定，不统一规范字体大小（见图1～图3）。

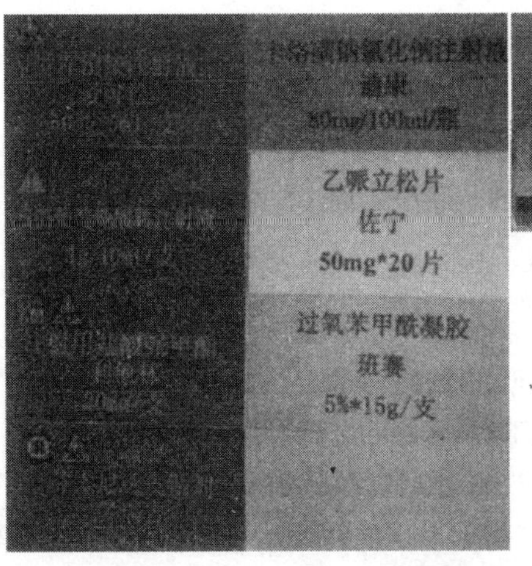

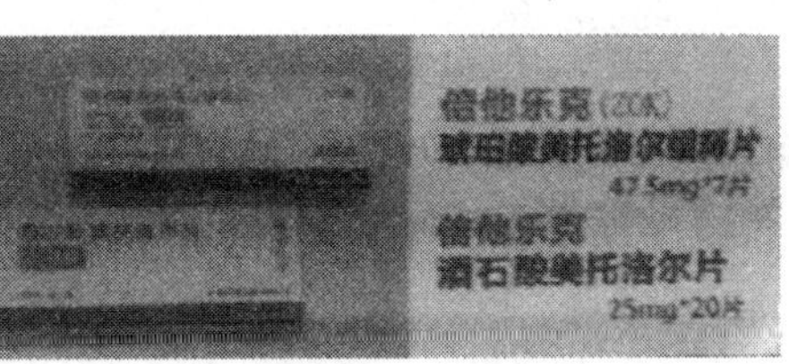

注：左起第一列从上到下分别为高危药品、高浓度电解质、第一类精神药品、麻醉药品标签；第二列从上到下分别为注射剂、口服药、外用药标签；右边两列为相似药品标签。

图1　各种药品存放位置上的标签

药物标签应包含信息

1. 各调剂室分装药品的药物标签应包含药品名称、批号、效期、剂量规格、分装人、分装日期、厂家。

2. 病区药房UDDS（全自动包药机）预拆零药品盒中的药物标签：应包含药品名称、批号、效期、剂量规格、数量、拆零人、核对人、拆零日期、厂家和拆零后效期。

3. 静脉用药调配中心提供的输液标签：应包括病人信息如病案号、床号、姓名、年龄、性别；病区名称；输液标签号；药品名称、剂量、数量、规格、产地、用法、药品使用的特殊注意点，如避光、滴速、稳定性以及一些警示信息；各工序作业者签名；条形码。

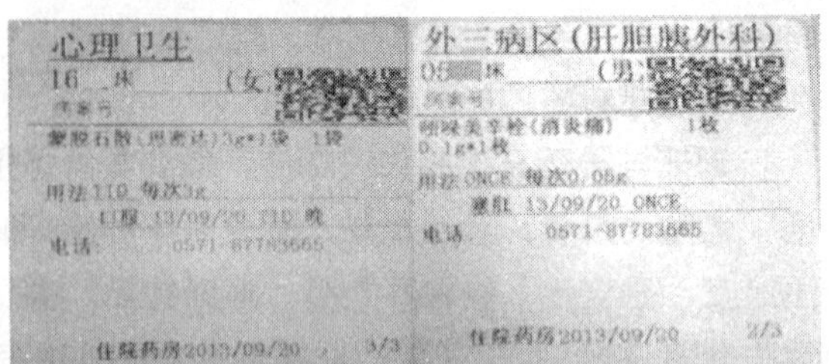

图2　住院药房发放的单剂量药品标签（左：口服药；右：外用药）

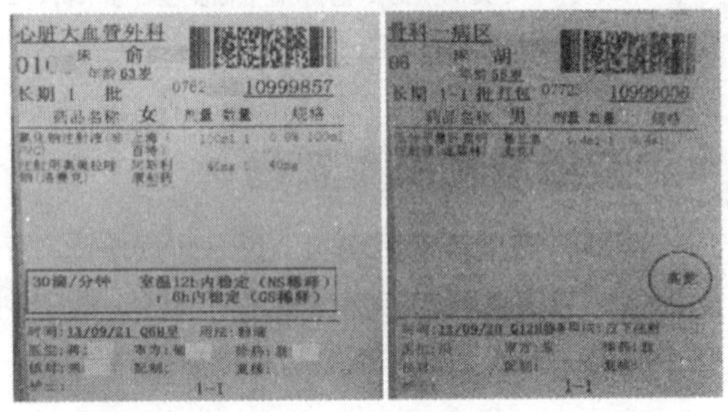

图3　静脉用药调配中心的输液标签（注明了滴速、输液配置后的稳定时间以及高危药品的警示）

药剂科各调剂室提供给病人的药品标签

1. 门急诊标签信息应包括姓名、性别、年龄、用法、病案号、药房联系方式；

2. 病区药房出院带药药品标签应包括病区名称、病案号、病人姓名、性别、用法、药房联系方式；

3. 病区药房提供给各病房的药品标签应包括条形码、病人姓名、病房名称、药品用法用量、用药时间、特殊警示；

4. 门急诊输液室、麻醉手术部以及尚未进入配置模式病区的输液标签至少应包括病人姓名、病案号、条形码、药品名称和用法用量。

• 典型案例 •

药品标签不规范的安全隐患

药品标签不规范存在安全隐患，以下场景在您的医院可能也随处可见。

一些医院外科手术后在手术室、麻醉复苏室以及从手术室转移到病房的途中，往往可见静脉输液袋挂在输液架上，却未见输液标签，而是用记号笔直接在输液袋上书写，这样极为不规范，显得医院没有品质。

医院已经在局域网上公布全院需冷藏药品的目录，网上也可查询，但在实际工作中，当药房将冷藏药品配送到病区治疗室后，仍有护士未执行标准操作程序，没有及时置于冷藏箱保存，严重影响药品的质量。

在传统的病区药房作业模式下，若某病人需要用金果饮口服液，病区药房往往是不拆零发药，即10ml×10支/盒整盒发放。JCI要求单剂量药品调剂，药房要按支发药，而且每剂量服药必须具备完整的药品标签，标明是给谁服用，何时服用，服用多少量，等等。

• 改进成效 •

药品标签规范化政策实施后，结合宣教培训和现场跟踪检查，成效显著。所有储存中的药品，以及所有给病人、病房的药品均实现了药品标签，杜绝了由于标签不规范导致的用药差错。医院做到了100%的条形码扫描给药。相似药品调剂错误大幅度下降。需冷藏的药品发放时，药品上粘贴了一个标注“本品需冷藏”的标签，病房护士见到这个警示后，立即将药品置冷藏箱保存。当遇到易致跌倒药品时，标签上也会有警示标识，护士看到这个警示后，再次提醒自己要注意跌倒风险的防范，做好病人宣教和护理的及时巡视。药品标签规范化的质量改进经验还可推广到院内其他消毒液（如口腔科一些试剂、溶液等）的管理。

• 招式点评 •

标准、规范的药物标签虽然加大了药师的工作量，但药学服务的品质明显改善，这样的改进是具有经济学意义的。规范化标签结合条形码扫描技术的应用，可以杜绝给药环节相关的用药差错。标签反映哪些药物信息需要药师具备全面、精深的专业知识。此外，标签从设想到变为现实，需要药师、护士和信息工程师的通力协作与沟通。

（周权　潘胜东）

044

攻关单剂量药品调剂制

JCI十分关注单剂量药品调剂制（Unit dose dispensing system），其理念是发给住院病人的任何药品必须得到单剂量发放，单剂量包装上应该有相应的标签。

JCI认为几个病人的药品混在一起打包发放，或同一个病人的数种药品混在一起打包发放，或同一个病人的同一种药品多剂量混在一起（例如整瓶、整盒）发放都存在安全隐患。因为这将导致病房护士或病人还要自行按单剂量分发药品，这个过程中稍加不慎就会导致给药差错。JCI认为药品调剂作业应由专业的人做专业的事。因此，医院是否实行单剂量调剂制是JCI评审委员必查的内容，他们不希望在病房治疗室内见到一大堆混在一起的药品。

• 标准出处 •

药物管理和使用（MMU）5.2：医院给药系统确保在正确的时间把正确的剂量发放给正确的病人。

• 难点分析 •

尽管国内等级医院检查标准中均要求住院药房实行单剂量调剂制，但实际上许多医院没有真正做到，其制约因素和面临的挑战包括：

★药房仍停留在老的调剂模式，过去的调剂没有医嘱审核，以领药的形式打包发放，由护士自行核对分发。单剂量调剂制的实行会极显著地增加药师的工作量，对药师的人力和工作强度带来挑战。

★过去医院药房没有配备全自动摆药机，口服药的发放均采用塑料口服药杯摆药的模式，不仅达不到院感要求，而且存在“四无”现象，即药品无品种标识、无效期标识、无厂家标识、无服药特别注意事项标识。药杯之间容易交叉混杂，存在安全隐患。

★整盒、整瓶发放药品，势必导致病房治疗室内药品堆积，也会使得病人床头柜储存大量药品，这也会违反JCI的另一要求，即医院应制定自理药品管理制度。要做到单剂量发放，势必要求信息科大力支持，首先要开发一种单剂量药品标签。若没能成功打印单剂量标签，则病区药房无法实现单剂量调剂制。

★单剂量调剂制还要推广到病区储备药的管理。以往病区存在大量储备药，例如一个玻璃瓶中存放地西泮片20片。假如病区必须要储备这个品种，那么病区药房应以单独一片包装的地西泮发放储备药品，包装上须标记药品品名、厂家、规格、效期、生产批号和分装批号、分装者姓名或工号或特殊警示。

★单剂量调剂制的实行会带来一些耗材成本的增加，例如，塑料袋、标签等额外的成本，但JCI认为最大的成本是用药差错，管理者在这方面应摒弃成本的考虑。

关于全自动摆药机摆药是按餐包单剂量摆放，还是按照一种药品一包摆放，有争议。单独一种药品一包，需要大量的包材成本。假如医院建立了口服药裸片外观查询系统的话，那么可以实行餐包的形式。因为一旦其中的一种药品的医嘱被撤销、停止，护士给药前可以通过PDA查询，方便正确地挑出相应的药品。

制定标准和操作流程

首先，药剂科要统一思想，坚决执行药品单剂量调剂制。按照岗位不同，将任务分解为几块。

1. 口服药片、胶囊实行全自动摆药机摆放的模式(见图1)；

图1 口服药全自动摆药机单剂量调配示意图（图中为铝碳酸镁片，服药时间为早晨，服药注意点是咀嚼后服用）

图2 口服药的单剂量调配

2. 口服液体和颗粒剂等也采用单剂量调剂，例如，医嘱思密达1包tid长期医嘱，药师需要发放三包思密达，而且要将每一包思密达放到一个透明的塑料袋中，塑料袋上再粘贴单剂量标签。假如医嘱苁蓉通便液10ml bid，则药师需要发放两支安瓿，而且要将每一支安瓿分别放到透明的塑料袋中，塑料袋上再粘贴单剂量标签。所有单剂量标签应该包括以下信息:条形码、病人姓名、病房名称、药品用法用量、用药时间、特殊警示（见图2）。

3. 外用制剂，如开塞露医嘱为1个塞肛，立即。药师须将开塞露放到一个袋中，袋子上粘贴单剂量标签（见图3）。

图3　外用制剂的单剂量调配

4. 发往手术麻醉部的术前术中用药，也必须要单剂量发放，例如注射用头孢曲松钠2g，0.9%氯化钠注射液100ml术前30min静滴。药师需要将头孢曲松钠和输液放到一个袋子中，袋子中再另放置一张输液标签，袋子密封包装后发往手术麻醉部。可以160个手术病人的药品一道发放，但前提是必须按照单个病人、单剂量的原则准备药品。目标是临床护士拿到单剂量的药品后，无需再分发，以避免交叉差错的发生（见图4）。

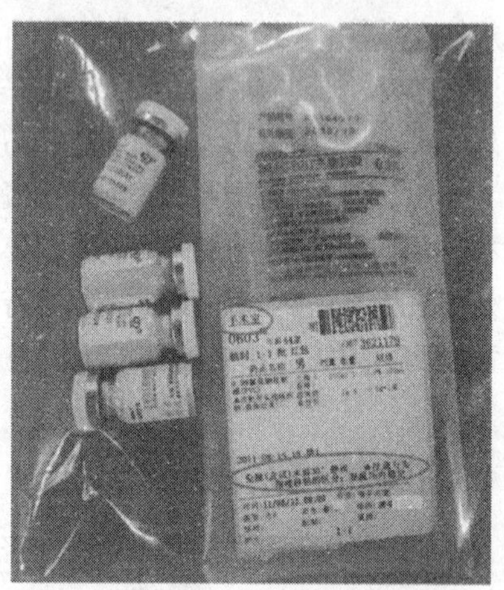
图4　术前用药从PIVAS单剂量调剂后直接发放到手术室（尼龙袋塑封）

5. 所有不适宜静脉用药集中配置的药品发往病房也必须按照单剂量调剂原则。

6. 预先用全自动包药机单剂量分装好一些常用的药品，例如有一些病区需要储备塞来昔布胶囊，病区药房事先单剂量分装好一片一袋的包装（见图5）。

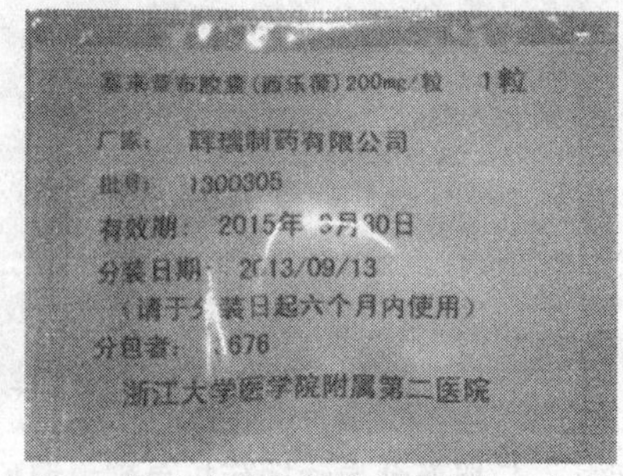

图5　具有先进性的单剂量包装口服药储备药（病区药房为病区提供）

7. 静脉用药调配中心严禁在洁净室内未按单剂量冲配。一些医院为了节省耗材成本和提高效率，采取集中冲配的形式，例如几个病区的奥美拉唑钠静脉输液集中配置，一个筐内放置了50瓶奥美拉唑钠注射剂，然后按照一袋0.9%氯化钠注射液100ml 加 1瓶奥美拉唑钠冲配的做法配置静脉输液。这存在严重的安全隐患。因为操作者有可能误将2瓶奥美拉唑钠冲配到同一袋盐水中，也有可能没有将奥美拉唑钠冲配到盐水中。

典型案例

两起用药差错隐患

某病房发生一起近似差错。

病区药房未实行单剂量调剂制，该病房的医生开具了好几个病人的医嘱，病区药房按打包汇总的形式发药到病房，其中包含10%氯化钾注射液（10ml/支）、0.9%氯化钠注射液（10ml/支）以及一些抗菌药的输液液体。病区护士自行配置一种抗菌药静脉输液，不小心用10%氯化钾注射液40ml去稀释2g抗菌药，所幸后来及时发现差错，误配的静脉输液没有用到病人身上，否则会有致死的风险。这是一个非常典型的病区药房未实行单剂量调剂是用药差错主要原因的案例。

另一起是，两种药品属于相似药品，它们在药房的货架上是规范存放的，有明显的相似药品标识，并间隔一定距离摆放。调配药师正确地准备了相应数量和品种的药品，由于未实行单剂量调剂，同一个病房的几个病人的药品混放在一起，这使得原本严密的相似药品管理瞬间"化为乌有"，药品发放到病房后，护士在单剂量准备药品时，发生了相似药品交叉混杂的用药差错。一种药品被错误地冲配到另一病人的静脉液体中，所幸及时发现。问题的根本也在于未实施单剂量调剂制。

改进成效

单剂量调剂制实施以来，用药差错的发生率显著下降（见表1），临床护士的满意度提高，真正体现了JCI"专业的人做专业的事"的理念。

表1　单剂量调剂制与减少用药差错的效果关系

指标	实施前（2011年前）	实施后
口服药摆药错误	平均每天病房反映有12~15件错误	2011年8月22日之后，连续10天病房只反映过1起药包错误
口服药给药错误	约每年发生5件给药环节的差错	2012年零差错
病区口服药储备药质量管理缺陷	批号不明、效期不清的情况普遍存在，时有发生受潮、外观色泽改变的不良事件	2012年零缺陷
术前用药配置失误	约每年2起近似错误	2012年零发生
病区护士自行输液配置发生的近似错误	约每年15起	2012年零发生

招式点评

调剂乃药师执业之本。单剂量调剂制是JCI评审委员必查内容。结合两个典型案例，从安全角度用心领会JCI的精神，管理者会毫不犹豫地落实单剂量调剂制。单剂量药品调剂理念的突破，带动了各项流程和信息系统的提升，它与医院自理药物管理、药房外药品管理、口服药裸片外观查询系统的构建密切相关。因此，如何整合起来有计划、有序地推进工作，需要缜密的组织协调和落实。

在这项工作的落实前和实施过程中，管理者需要巧妙地实施变革管理，与药师沟通，讲清变革的道理，尽管会显著增加调剂工作量，但毕竟会明显地增加工作的品质，也彰显药学服务的价值。

（周权　潘胜东）

045 临床用药监测：医生的眼和耳

JCI非常关注临床用药的监测，要求病人及其医生、护士和其他医护人员共同监测病人的用药。监测的目的是评价药品对病人症状或疾病的作用，以及病人出现的不良反应。依据监测，按需调整剂量或剂型。特别强调医护人员应适当严密监测病人对新用药品首剂量的反应。

医院需建立一套不良反应的报告机制，并规定报告的时间框架。JCI评审专家会在访谈、病历检查和系统追踪中评价医院对临床用药的监测实施情况。

● 标准出处 ●

药物管理和使用（MMU）7：对病人的用药效果进行监视。

国际患者安全目标（IPSG）6：降低病人因跌倒／坠床所致的伤害。

● 难点分析 ●

★国内医院已普遍建立了药品不良反应的监测体系，但大多数医院尚未建立在线的、简易方便的药品不良反应快速呈报系统。因此，管理者需要设计一个整体框架，以及信息部门的支持。

★药品不良反应报告的分析和数据挖掘很重要，JCI评审委员不希望仅仅看到一大堆初始数据（Raw data），而是希望看到经过提练的信息（例如不良反应发生科室的分布、涉及药物类别的分析、患者人群的分析、用药品种数、用药合理性的相关性分析等）、预防药品不良反应发生的措施、临床药学干预的效果以及持续质量改进项目。JCI认为，许多药品不良反应是可以通过预见性管理和药学干预降低其发生率的。

★JCI要求必须严密监测病人对新用药品首剂量的反应，这是评审专家必查内容。医院要在制度中加以强调，且该文件需翻译成英文。专家通常会抽查一定量的病历，检查其中明确记录新用药品首剂量反应的病历，计算出百分率，然后给出评分。

★JCI要求监测那些易改变病人平衡性从而增加跌倒风险的用药。统计学资料表明，跌倒的病人中有17%是因为使用了易致跌倒的药物所致，所以医院不仅需要制定一个易致跌倒药品的目录，而且系统要有程序来提醒医护人员。

这需要信息部门支持，让药师维护基本数据库，医嘱这些易致跌倒药物时或药房调剂后发往病房的易致跌倒药品标签上要有相应的警示标记，以便于让医生和护士直观地知道易致跌倒药物。

更重要的是，病历中要记录易致跌倒药物使用后的用药效果。

制定标准和操作流程

首先，药剂科需要制定临床用药监测的管理制度。明确药物治疗过程和药物治疗监测的概念。药物治疗过程包括明确患者的诊断，拟定治疗目标并选择恰当的药物、剂量和疗程（治疗方案）以及药物治疗监测计划，开始药物治疗（开具处方并指导患者用药），并根据药物治疗监测结果，及时评价疗效和安全性，决定是否更改、继续和终止药物治疗方案。

药物治疗监测包括各种实验室检查和测定、患者的临床症状、体征监测，例如，血药浓度测定、特定项目化验（例如华法林用药期间定期测定国际标准比率、氯氮平疗程中定期监测白细胞等）和临床症状的密切观察（例如卡马西平用药期间注意有无走路不稳等共济失调等现象发生、抗高血压治疗期间定期监测血压等）。有时应用遗传药理学检测手段个体化给药。

医生、护士以及药剂科等各方权责需落实：

医生须重视对药物治疗过程的管理，特别注意药物治疗监测。对所有药物治疗方案均应制定药物治疗监测计划。该计划应在病历中有充分的体现。对于门诊或出院患者，做好随访工作。针对需监测的特殊药物品种（见表1），开立处方应特别注意给药速度、给药量、避免发生药物不良反应。给药中及给药后发现病人发生药物相关不良反应，应立即处理并持续监测后续情况，并在病历中记录。同时，在本院异常事件通报系统进行通报。根据药物治疗监测结果，及时评价疗效和安全性，决定是否更改、继续和终止药物治疗方案。

护士在药物治疗过程中负责监测患者临床症状和病情变化。针对需监测之药物品种，于给药中及给药后及时监测病人有无发生药物不良反应。若发生药物不良

表1　需特殊关注的临床用药监测

药品类别	监测内容
所有新用药品	首剂量的反应
静脉用胰岛素	血糖
化疗药物	药品不良反应，如血象、静脉炎、肝肾功能等
中成药注射剂	滴注过程中及滴注后注意过敏反应发生
β-内酰胺类抗菌药	注意有无过敏反应发生
血液制品	注意有无过敏反应发生
高浓度电解质（KCl、$MgSO_4$等）	注意滴速及必要的监护
抗凝药物（如华法林、肝素）	注意监测凝血谱
阿片类镇痛剂	注意呼吸抑制等不良反应
造影剂	注意有无过敏反应和肾功能损害发生
镇静药物	注意有无过量反应等发生
抗心律失常药（胺碘酮）	注意心电监护
易致跌倒药品	注意跌倒风险
所有需要血药浓度监测的药品，例如万古霉素、氨基糖苷类、抗癫痫药、茶碱、地高辛、甲氨蝶呤、环孢素、他克莫司等	血药浓度
所有需要常规肾功能监测的药品，例如万古霉素、氨基糖苷类抗生素、更昔洛韦、碳青霉烯类抗生素、伏立康唑等	肾功能（血肌酐、肌酐清除率等）

反应，须立即通知医生及药师进行评估，应详细记录在护理记录中，并网络呈报不良反应。护士应与医生及药师共同合作处理病人状况，避免再度发生不良反应。

药剂科负责制度的制定与更新；制订出本院药物须在给药中及给药后监测的特殊药物品种；开展治疗药物监测的结果解释和个体化用药指导；负责药物不良反应监测工作，收到医生或护理人员通报的药物不良反应案例，应立即评估，留下记录，并于药物不良反应工作小组检讨，制定相关改善措施；应与医生及护理人员共同合作处理病人状况，制定相关药物使用原则，避免再度发生不良反应。开展专科临床药师工作，并进行临床用药安全性监测相关培训及临床用药安全宣教。

其次，修订药物不良反应监测和报告制度。明确定义。新的药品不良反应是指药物说明书中未提到的不良反应。说明书中已有描述，但不良反应发生的性质、程度、后果或者频率与说明书描述不一致或者更严重的，按照新的药物不良反应处理。药物严重不良反应：是指因服用药物引起以下损害情形之一的反应，①导致死亡；②危及生命；③致癌、致畸、致出生缺陷；④导致显著的或者永久的人体伤残或者器官功能的损伤；⑤导致住院或者住院时间延长；⑥导致其他重要医学事件，如不进行治疗可能出现上述所列情况的。

科室若发现疑似药物不良反应，应将不良反应记录在病历中，记录内容包括不良反应表现、可疑药物、处理、结果等，并通过医院局域网速报系统进行呈报（见图1），药剂科应及时分析、评价、处理，在补全相应信息后上报至国家药物不良反应监测预警平台。若出现严重的、群体的或产生纠纷的不良反应，各科室应及时报告至医务部和药剂科。由科室联络员每月集中填写报告，其中新的或严重的药物不良反应应于发现之日起15日内报告，死亡病例须立即报告，其他药物不良反应应当在30日内报告。

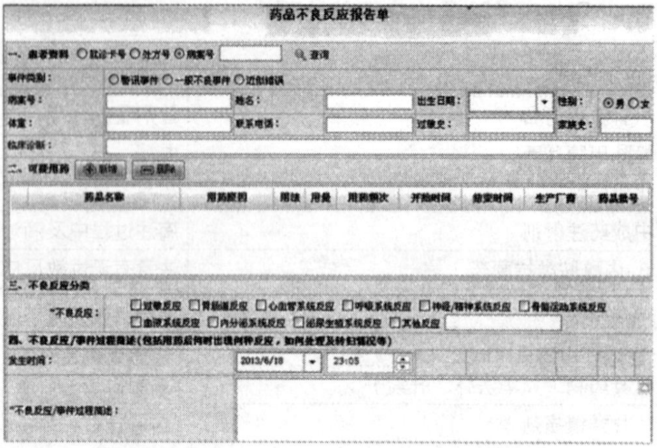

图1　药物不良反应报告单（网络版）

药剂科在接到临床报告时，应及时下临床了解相关情况，发现可能与用药有关的不良反应须详细记录、调查、分析、评价、处理，做好与患者或其家属的沟通，并填写《药品不良反应/事件报告表》。药剂科应及时进行总结分析，并采取有效措施减少和防止药物不良反应的重复发生。同时应及时发布不良反应、药物警戒等相关药学信息，鼓励药物不良反应相关的研究和监测报告系统的改进工作。

● 典型案例及改进成效 ●

药物监测助力癌痛治疗

医院积极做好癌痛的规范化治疗工作，于2012年获得卫生部首批癌痛规范化治疗的示范病房。建立癌痛动态评估机制，癌痛患者入院后，医师及护士在8 小时内完成对患者的全面疼痛评估，并动态评估疼痛程度、性质变化，观察爆发性疼痛发作情况，疼痛减轻或加重相关因素及不良反应等，并予相应处理。

另外，病程记录应体现对疼痛的评估和处理，有疼痛护理单，病床旁有疼痛评分脸谱图；能够根据患者病情变化适时调整癌痛治疗方案。初次使用阿片类药物止痛的患者，按照以下原则进行滴定：使用吗啡速释片进行治疗；根据疼痛程度，拟定初始固定剂量5~15mg，q4h；用药后疼痛不缓解或缓解不满意，应于1小时后根据疼痛程度给予滴定剂量，密切观察疼痛程度和ADR。

疼痛程度（NRS）	剂量滴定增加幅度
7~10	50%~100%
4~6	25%~50%
2~3	≤25%

第一天治疗结束后，计算第二天药物剂量：次日总固定量＝前24小时总固定量+前日总滴定量。第二天治疗时，将计算所得次日总固定量分6次口服，次日滴定量为前24小时总固定量的10%～20%，依法逐日调整剂量，直到疼痛评分稳定在0～3分。如果出现不可控制的ADR，疼痛程度小于4分，应考虑将滴定剂量下调25%，并重新评估病情。当用药剂量调整到理想止痛及安全的剂量水平时，可考虑换用等效剂量的长效阿片类止痛药。备用短效阿片类药物，用以治疗爆发性疼痛。

跨团队护航用药安全

药师通过审方和跨团队会诊，积极参与到患者的用药监测工作中，能有效帮助临床解决实际问题。

一名药师发现一位55岁患者在使用口服的左氧氟沙星片0.5g qd治疗，审方界面上可见患者的肌酐清除率约为14ml/min。根据说明书要求，左氧氟沙星在肌酐清除率范围10～19ml/min之间时首剂应减半，维持剂量应250mg，q48h使用。药师根据用药监测结果，及时联系医生，降低左氧氟沙星剂量。

这个案例说明，药师也是临床用药监测的重要团队成员。但药师主动介入用药监测需要信息化支撑，有一个完善的审方界面，使其能看到病人的关键信息。

● 招式点评 ●

用药监测是药物管理与使用的最后一关，也是药物治疗过程中最具有决定意义的环节。根据用药监测结果，才能决定治疗方案是继续、更改还是终止。

用药监测不仅涵盖疗效相关的指标，也涵盖安全性有关的指标。可以说，没有用药监测，医生就变成"聋子和瞎子"，启动后的药物治疗方案就像断线的风筝一般，失去了控制，而这必然严重影响医疗的安全性和品质。

用药监测需要跨团队合作，医院要实施主动的用药监测，也要鼓励患者配合监测，主动报告用药体验。医生、药师、护士、患者以及家属组成一个团队，组成一张严密的监测网。信息科在用药监测工作中要发挥重要作用，如具有完善信息的审方界面构建、药物不良反应院内速报系统的搭建、检验危急值的智能提醒、易致跌倒药物的医嘱和标签标识提示等。

（周权　潘胜东）

046
管理用药差错：从制度到文化

用药差错（Medication errors）指的是药物使用过程中出现的任何可防范的、可能引起或已经造成不恰当地应用药品或伤害患者的事件。

用药差错按环节可分为处方错误、医嘱转录错误、调剂错误、给药错误和监测错误。与专业技术、药物、操作程序以及管理体系有关。近似错误（Near miss）是用药差错的一部分，但在药物用于患者之前被中途拦截，属于未遂事件。

JCI非常重视用药差错的呈报机制、数据分析、数据挖掘和预防机制。

JCI鼓励用药差错的呈报，认为这样才能对症下药。他们甚至认为，一家医院若用药差错特别是近似错误呈报的数量少，意味着这家医院的质量文化还远远没有建立。甚至从某种角度讲，近似错误越多越好。

● 标准出处 ●

药物管理和使用（MMU）7.1：医院规定用药差错，包括潜在差错的报告程序和时间框架。

测量要素1：药品管理不同环节所涉及的所有部门通过协作，定义何为给药差错和潜在差错；

测量要素2：按照报告程序及时报告给药差错和潜在差错，并使用统一的报告表格，教育员工报告的流程及报告的重要性；

测量要素3：对必须实施整改的差错明确定义；

测量要素4：医院利用给药差错和潜在差错的报告信息来改进流程和培训员工。

难点分析

★JCI要求使用统一的报告表格，并且差错应直接通知相关人员实施整改。因此医院迫切需要搭建网络用药差错报告和管理平台，需要整体框架的设计和信息科的支持，同时呈报系统的界面要人性化，简明扼要，方便医护人员呈报。目前国内大多数医院尚缺乏这种体系建设。

★用药差错呈报平台和数据导出功能建设完毕后，如何深层次地分析和利用数据？

制定标准和操作流程

用药差错分级

药剂科负责制定用药差错管理制度。

其目的在于及时对用药差错进行分析，尽可能防范用药差错再次发生。明确用药差错的定义。按患者受损害程度分，将用药差错分为以下几种（见表1）：

表1　按患者受损害程度划分不同级别的用药差错

级别	定义
近似错误	因提前介入，使可能发生的事件并未真正发生于患者身上
无伤害	事件发生在患者身上，但是没有造成任何伤害
轻度	事件虽然造成伤害，但不需或只需稍微处理，不需增加额外照护
中度	事件造成伤害，需额外的探视、评估、观察或处置
重度	事件造成患者伤害，除需额外的探视、评估观察外，还需手术、住院或延长住院处理
极重度	造成患者永久性残疾或功能障碍
死亡	造成患者死亡

落实各方权责

1. 医生需重视处方（含病区医嘱）开立环节和用药监测环节可能发生的用药差错，及时报告用药差错，以及注意药物治疗的连续性和协调性。

2. 护士需重视在执行医嘱、核对药品、给药和监测环节可能发生的用药差错；发现其他医务人员有用药差错发生，须及时详细沟通和报告用药差错。

3. 药师需重视调剂环节（包括审方、调配、核对、发放和用药指导）、储存和供应、药物不良反应监测、药物咨询、治疗药物监测和药学查房等药学服务中出现的用药差错，做好记录和报告；每季度回顾分析全院发生的用药差错，及时采取持续质量改进措施；定期展开讲座和案例分析，促进医院安全合理用药；加强相似药品、高危药品、高浓度电解质药品的管理；加强用药指导。

4. 管理部门应提倡安全文化，鼓励呈报用药差错；组织、协调各个环节展开质量改进；加大对信息技术的投入，充分应用各种信息技术（如条形码、在线的安全用药防火墙等）提升用药安全。

上报用药差错

医院采取无惩罚性用药差错报告制度。鼓励各级医务人员踊跃呈报用药差错：24小时内录入院内网呈报系统的用药差错模块；警讯事件立即报告主管职能科室，12小时内录入院内网呈报系统。图1为用药差错事件报表。医院指定专人进行日常报告的处理（阅读、分析、转发、汇总等）。

用药差错事件报表

用药差错（Medication error）指的是药品使用过程中出现的任何可防范的、可能引起或已经造成不恰当地应用药品或伤害患者的事件。

病案号：		病区		患者姓名：	
性别：	⊙男 ○女	出生年月		诊断：	
事件简要经过					
涉及药品信息					
损害程度	⊙近似错误 ○无伤害 ○轻度 ○中度 ○重度 ○极重度 ○死亡				
发现人员	⊙医生 ○护士 ○药师 ○工人 ○其他				
事发人员	⊙医生 ○护士 ○药师 ○工人 ○其他				
差错环节（可多选）	□医嘱开立 □护士确认、发送医嘱 □药师调剂环节 □药品配送 □药品储存 □给药 □监测 □其他				
改进建议					
事件发生或发现人员	○未填选 ○医学生 ○护理学生 ○医疗进修人员 ○护理进修人员 ○工人 ○住院医生				
填报时间：	2013/9/20 9:15				

打印 保存 提交 取消

图1　用药差错事件报表（网络版）

• 典型案例 •

“冰山现象”中的莫西沙星

急诊科下午收治一名15岁患者，该患者体型高大，医生欲开具莫西沙星注射液，但想到可能有年龄禁忌，于是通过合理用药咨询系统查询。点击“德国拜耳公司”生产的拜复乐，该产品的禁忌证中提及“处于生长发育期的青少年禁用”，医生认为该患者已经发育完全，于是开具了这个药物的临时医嘱。由于药师审方界面没有年龄提示，嵌入式的用药咨询系统也没有智能报警，因此审方药师并没有拦截这份医嘱。

至傍晚，医生以次日长期医嘱的形式开具莫西沙星注射液，审方药师发现嵌入式的用药咨询系统有严重不合理用药的智能警报，而且发现与下午是同一患者，马上联系急诊科医生。这时下午的莫西沙星已经给患者使用。

审方药师立即向分管主任报告“为什么下午系统没有警报，晚上系统有警报”这一奇怪现象。分管主任与信息科联系，要求彻底追查。

调查结果表明，该案例共涉及了四个用药差错。

差错一：用药咨询系统没有定期更新，医院缺乏软件定期更新的监督机制。

差错二：信息科在一年前安装这个嵌入式的用药咨询系统时，只实现了长期医嘱的接口，而没有实现临时医嘱的接口，导致这个智能化的软件失去了对不合理临时医嘱的处方过滤和拦截功能。信息科工程师当时在安装这个软件时没有实行双核对机制。

差错三：患者接受了莫西沙星的治疗，属于已遂的用药差错，所幸患者没出现任何不良后果，而且医生与患方良好沟通并取得了患者的谅解。

差错四：药师审方界面上没有直观显示患者的年龄，因此审方界面有缺陷，需要整改。药剂科分管主任网络呈报了这个案例，并且重奖了那个发现错误的审方药师。要是该审方药师没有将异常情况及时报告主任，主任不会彻查，也就发现不了一系列的用药差错。

● 改进成效 ●

医院按照JCI精神，创建用药差错管理平台和机制以来，临床反映良好，做到了全员知晓、流程顺畅、奖励兑现、无责呈报和持续质量改进。以出院带药不合理医嘱的近似错误管理为例说明。

从2011年8月至2012年3月，不合理出院带药医嘱（即医嘱环节的近似错误）百分率从8.5%下降到2.0%以下，其件数从2011年8月的1450件持续下降到2012年3月以来的200件左右。2012年3月至12月，监测指标持续控制在2.0%以下。

不合理出院带药医嘱百分率的下降与设置药师前瞻性收费前审方、近似错误呈报、安装“药物咨询和用药安全监测系统”（即大通软件）以及加强培训教育有关。以2012年12月为例分析出院带药医嘱近似错误，对错误类型发生频率、涉及药物类别、科室分布和医生的资质进行分析，发现当月不合理出院带药医嘱的占比为1.39%，虽低于医院设定的质量改进和患者安全（Quality Improvement and Patient Safety，QPS)质控目标2%，但通过数据分析发现仍有改善空间。所以采取了以下措施：加强对中成药出院带药医嘱规范化开具的培训；加强对免疫增强剂皮试结果注明的宣教；与排名前三的科室进行重点沟通。

该项目在2012年获得医院质量奖，并在2013年接受国际医疗卫生机构认证联合委员会（JCI）认证时获得评审专家的高度赞扬。

● 招式点评 ●

用药差错的管理是JCI评审必查的内容，它贯穿了一家医院药品管理与使用的各个环节，与PDCA、RCA、六西格玛、QCC等持续质量改进紧密相连。与“窥一斑而知全豹”同理，委员认为医院的开放、严谨、持续改进的质量文化氛围首先是通过用药差错的无责呈报、数据分析与挖掘、及时通知当事人整改、预防来表现的。甚至认为，用药差错呈报的例数越多越好。

JCI评审委员不希望看到一大堆原始数据（Raw data），而是希望见到结论性的、深加工的信息。这就需要用药差错管理人员具有良好的数据分析技能，同时在网络呈报系统搭建时能充分考虑到这些问题，以便数据的智能提取。例如，对于用药差错的分析，JCI评审委员希望看到发现人员分布分析、差错人员的分布分析、环节分析（选择与供应、药品储存、医嘱、转录医嘱、调剂、物流、给药、监测）、损害程度分析；希望看到差错人员的学历、工作年限、职称、年龄、性别等因素与用药差错发生情况的相关性分析，以考量是不是医学教育和培训未达到质量要求，该项要求对于申请学术医学中心型医院的认证尤其强调。假如发现住院医生犯差错几率比较高，那么医院的科教部将被通知进行整改。

在质量文化氛围还不够的医院内，用药差错的呈报会有很多的漏报——发现用药差错者担心与犯差错的人之间发生人际关系紧张甚至招致报复；犯差错的医生自己发现差错后也不愿意主动呈报，以免被处罚。因此，医院要鼓励呈报用药差错，提倡无责呈报和奖励呈报（例如每例奖励20.00元）。呈报的最终目的是为了预防用药差错，奖励金额一定要兑现，不能担心没钱发而剔除某些用药差错，否则会大幅打击呈报者的积极性，最终导致这项工作停滞不前。

用药差错呈报后，要落实专人及时处理，否则等一两个月过去后再发给当事人整改通知，当事人就会非常抵触，因为有些用药差错已经无法核实了，而且很多用药差错发生后当事者已经采取了整改措施。

“总是回头看”的工作模式会导致消极悲观、低效率的文化，这对于积极进取的质量文化氛围构建是极其不利的。因此，用药差错呈报后，管理者应及时（最好当天）以短信的形式通知当事者，当天的事当天通知，这样有利于创建高效率的工作作风。短信通知需要成本，院方不应吝惜这项成本开支。

总之，医院在迎评过程中务必潜心构建平台，理顺优化从宣传教育、培训、呈报、数据收集、整改、分析到持续质量改进的全部流程。

（周权　潘胜东）

047

药物治疗的连续性与协调性

某老年患者在监护病房住院期间，口服厄贝沙坦片0.5片（75mg）qd，病情稳定转到普通病房后，在传统的电子病历系统中，医嘱全部停止。普通病房的医生重新开具药物医嘱，医嘱厄贝沙坦片150mg bid，护士转录医嘱时未发现异常，病区药房药师也未发现异常，药片被单剂量调配后发送至该普通病房，护士根据医嘱单核对，也未看出异常。给药由一名特别护理人员完成，该患者住在监护室期间就是由这名特别护理人员陪伴照护的。

该护理人员发现厄贝沙坦剂量与监护室期间的不同，立即报告。主诊医生发现了问题的严重性，并找到了问题的症结，原因在于转科重新开立医嘱时医生未关注监护病房期间的用药史，误开医嘱后电子病历系统也没有警示。这是一件典型的忽视药物治疗连续性和协调性的近似错误。

JCI非常强调药物治疗的连续性和协调性。围绕这个主题而展开的工作，在国外称为Medication Reconciliation。在入院、急诊中心接诊、急诊转到普通病房、普通病房转到ICU，ICU转回普通病房，普通病房转科直至出院，均需考虑到药物治疗的无缝隙管理，关注医嘱的变化可能导致的安全隐患，使患者的药物治疗不会因为环境、医务人员和治疗过程的变化而受到安全性和疗效的影响。

• 标准出处 •

药物管理和使用（MMU）4：医院有制度和程序指导处方、医嘱和转录医嘱。

测量要素：病历中包括病人目前所服用的药物目录表，并使药房、护士和医生都可以得到；医院应有程序比较病人入院前服用的药物清单和入院时的医嘱用药。

医疗可及性和连续性（ACC）2：医院设计及实施各种流程，为病人提供连贯的服务并协调医务人员之间的工作。

测量要素：病人从入院出院或转科过程中，会有不同的部门、不同的医务人员参与提供各类服务。在整个治疗过程中，病人的需求须与院内甚至必要时与院外的医疗资源相符合。医院需要利用已建立的标准或制度来规范院内转科程序。为了使病人得到连贯的服务，医院需要设计和实施相关的流程。连贯性和协调性贯穿在病人服务的所有阶段和方面。病人能感觉到连贯、协调的医疗服务。

测量要素：按照报告程序及时报告给药差错和潜在差错，使用统一的报告表格，教育员工报告的流程及报告的重要性；

测量要素：对必须实施整改的差错明确定义；

测量要素：医院利用给药差错和潜在差错的报告信息来改进流程和培训员工。

● 难点分析 ●

★ Medication Reconciliation在国际上也是比较新的概念，它颠覆了传统的药物治疗模式。它需要多部门协作，全体医生、护士、药师及相关职能部门都需高度重视。实际操作中，若没有良好的管理，执行起来会很困难。

● 制定标准和操作流程 ●

MMU小组要制定药物治疗的连续性和协调性制度，以规范医院药物治疗，保证安全有效用药。规定权责：药剂科负责制定和调整本规范、负责员工培训、定期监督药物治疗的连续性和协调性，收集案例供医院决策部门参考；IT中心负责构建各环节医嘱变化时医嘱界面的警示平台；临床医生负责药物治疗的连续性和协调性；临床护士负责医嘱的复核和执行。

1. 入院或急诊中心接诊时

需要关注院外正在接受治疗的药物（过去本院一个月的治疗）、过敏史、不良反应史、用药史、患者的依从性如何，要求在病历中记录这些信息，并有措施让医护人员和药师知道。

2. 急诊转普通病房、普通病房转ICU、ICU转回普通病房、普通病房转科时

患者接收部门的医生需仔细审阅转出部门患者正在使用的药物，在医嘱界面警示时，医生需要及时正确处理医嘱。

3. 出院时

需关注是否漏开某些重要药物（如华法林等）；住院期间的药物治疗方案在出院后是否需要调整；入院前使用药物，住院期间停掉，出院时是否需要开具；出院带药医嘱是否存在药物-药物配伍问题；药物用法用量是否合适；某专科用药是否对于另一种疾病适合；患者何时复诊；出院带药服完后是否需要继续服

用；疗程中需要进行哪些检查以监测达标情况和安全性。出院小结中应清晰、完整地记录出院带药的治疗方案。

在更改药物治疗方案时，尽可能向患者告知治疗的获益和潜在的风险，以避免药物治疗方案更换过程中和更换后出现不必要的医疗纠纷风险。

药师在审核医嘱时应关注药物治疗的连续性和协调性问题，如有疑问应及时与开具医嘱的医师联系。在药学查房、处方点评时若发现相关问题，应及时上报，定期在药事管理与药物治疗委员会上讨论。临床护士在执行医嘱时如发现药物治疗医嘱的不连续和不协调问题，应及时向主管医生报告。

● 典型案例 ●

在药物治疗连续性与协调性的管理方法中，案例分析可谓至关重要，医院应定期组织由于忽视此事而引起的典型用药差错的培训教育。

除意识转变和理念拓宽外，其还需要做好以下几方面的管理:

1. 行政规定。如强调在病程记录的规定位置填写病人既往用药史和现用药史；
2. 改进信息系统。增加智能化警示、医嘱比对等功能。
3. 加强审方药师对当前用药医嘱的审核。

案例一

某心内监护病房患者住院期间一直使用硝酸异山梨酯片口服治疗，主管医生轮换到门诊，其他主管医生来负责该病人的照护。后来的主诊医生喜欢使用长效的有机硝酸酯类药物，于是停用硝酸异山梨酯片，而改用单硝酸异山梨酯缓释片每日早晨服用。医嘱下达时间是上午九点半左右，该病人早上还在服用短效的硝酸异山梨酯片，按照医院的医嘱处理规程和病区药房的调剂流程，单硝酸异山梨酯缓释片在下午发送到病房，准备次日早晨给药。

遗憾的是，该病人在中午没有得到任何硝酸酯类药物治疗导致病情恶化。该案例的错误之处在于：后来的主诊医生未意识到短效和长效硝酸酯类药物的区别，护士和药师也没发现医嘱更换的异常，也没有及时向医生核实情况，属丁安全意识不够。

案例二

某患者因为长期服用小剂量肠溶阿司匹林用于预防心肌梗死，疗程中出现急性上消化道出血，急诊入院治疗，后转入消化内科。消化内科医生停用阿司匹林并予以止血、抑酸和保护粘膜等对症处理后准备出院。住院期间在使用泮托拉唑钠静脉输液。医生考虑到阿司匹林治疗对于预防心肌梗死是必要用药，因此在出院带药医嘱时重新开具了阿司匹林肠溶片，但医生忘记开具泮托拉唑口服制剂，在审方药师提醒下医生补开泮托拉唑钠胶囊医嘱，避免了一起潜在的严重不良事件的再次发生。某患者出院后打电话投诉病区药房，说住院期间他服用华法林的剂量是1/3片qd，但出院带药拿到手的华法林用法用量是1/2qd，担心药量过量。经调查，发现医生确实开具了1/2片用法用量的出院带药医嘱，住院期间为1/3片qd，医生在出院带药医嘱时发生疏忽，电子录入时发生错误。这个案例中医生发生剂量开具异常后，系统没有智能警示，药师未能与住院期间最新一次的华法林用法用量比对，导致未审核出错误医嘱。

案例三

某患者住院后，医生开具了依替米星静脉输液，但忽视了药物过敏史的询问。护士询问了患者的过敏史，得知患者有链霉素过敏史，在护理病历上规范记录，但护士没有告知医生，护士由于专业知识的局限没有想到链霉素与异帕米星之间有交叉过敏性。药师明白这个知识点，但药师不知道患者的过敏史，在传统的药房管理系统中看不到过敏史这个信息。

结果患者接受了依替米星的治疗，发生了不良事件。这个案例的教训在于：① 医生没有关注患者的既往用药史和过敏史的询问；② 护士只关注护理专业方面的内容，药理学知识欠缺，发现问题没有及时与医生沟通。③ 药师没有关注病人信息。三方面专业人员缺乏对药物治疗连续性和协调性的认识。

• 改进成效 •

通过制度的制定、药师的宣传教育和追踪检查，全院医生、药师和护士对药物治疗的连续性和协调性有了充分的认识。在病人转科和出院时，若有当前用药医嘱的变化，电子病历系统会有智能比对和警示，提醒医生注意用药的连续性和协调性。医生对环节节点的用药安全性意识显著提升。

同时，全医嘱审核系统的支持下，药师全面审核医嘱的意识增加。杜绝了由于药物过敏史禁忌证违反而导致的不良事件。以2013年6月为例，药师拦截了两例由于医生未充分询问患者用药史而开具处方、结果处方用药与患者既往用药的药理作用完全不同的近似错误。

• 招式点评 •

药物治疗的连续性和协调性是近几年国际上提出的为了提升用药安全的概念，是JCI必查的一个点。它强调的是药物治疗的无缝隙管理，颠覆了传统的诊疗模式，它强调的是全人全程照护，以人为中心，而不是以病为中心。从哲学的角度看，“变化来自于变化”。当病人在不同的医院、不同的部门、不同的医务人员照护、出入院、转科、更换治疗方案等任何有变化发生时，医生、药师和护士必须保持清醒认识，特别小心处理医嘱。

当管理者心中牢记这一黄金法则后，才会运用管理学的手段去干预。行政干预、培训教育、信息支持和岗位调整均有必要。未来的改善空间是，可以效仿发达国家的做法，即在急诊中心设置临床药师，专职处理Medication Reconciliation事宜。在出院带药医嘱审核环节，进一步投入人力，确保治疗的连续性和协调性。

（周权　潘胜东）

048

药事追踪：无招胜有招

在JCI迎评过程中，如何开展高效率、深入的药品管理与使用的追踪检查是一个十分重要的课题。可以这么说，如何设计实用、细致的追踪检查是MMU各招式中最重要的一招。

● 标准出处 ●

药物管理和使用（MMU）：章节中涉及的所有测量要素。

● 难点分析 ●

★MMU追踪检查对检查者的要求非常高，他需要掌握MMU的所有制度、所有测量要素，要熟悉医院的所有药品以及与MMU有关的所有作业流程，只有这样才能做到“胸有成竹”、“出口成章”和“无招胜有招”。检查者一般为MMU章节组的组长和秘书担任，或骨干份子经组长培训合格后方可担任。

★每次检查中发现的问题一定要及时记录，整理数据，反馈给评审办。一个非常敏感的问题，就是检查者担心被检查者有忌恨心理，被发现问题的科室或当事人担心受到医院的处分，可能存在“放一马”和“应付检查”的心态。

★当评审办发起院方领导层组织的追踪检查时，MMU组长和秘书需事先将本次需要检查的重点、关键点列出来，报给评审办。

★MMU追踪的单位和部门应不留死角。任何有药品存在的地方和可能有药物治疗的场所，均是追踪的对象。

追踪检查案例

病房追踪

检查者要意识到，病房内与MMU相关的一切问题都应是自己的关注点。

治疗室大门

检查治疗室有无门禁系统、治疗室的门是否没有及时关闭、是否存在外人可进入该治疗室的可能。检查知识点是药品储存的安全性、防止药品失窃与被盗。

治疗室储备药管理

检查储备药是否符合《药剂科外场所的药品管理制度》，包括需冷藏药品的存放、麻精药品管理（是否执行双人双锁制度？使用和登记是否符合规定？）、抢救车药品管理、皮试液存放、高危药品、高浓度电解质药品管理、相似药品管理、药品标签管理是否到位（是否遵循全院一致的标签政策？药物配置后是否标注稳定时间或失效时间？是否标注配置人、配置时间、用法用量？）。还有，治疗室内有无多余的药品？赠药管理是否符合规范？冷藏箱管理是否到位（包括是否一天两次登记温度、报警功能是否正常、冷藏箱坏掉后如何处置？冷藏箱内是否有其他私人物品？药品与其他物品是否混杂存放？冷藏箱内不同药品之间是否隔开存放？）。有无过期药品或近效期药品？研究药物存放是否符合相应规范？治疗室的环境温湿度是否有监控措施？是否达到标准要求？避光药品存放是否到位？

静脉营养液存放是否符合院感要求？病房护士自行冲配静脉输液时的操作是否符合药剂科以外场所静脉用药配置管理规范（例如不同护士的操作方法是否不一致？消毒瓶口和胶塞的消毒液是否不一致？是否执行无菌操作？是否执行核对机制？）。是否存在拼药现象（例如胰岛素注射液）？残余药品处理是否符合相应的规范？（注：残余药品是指根据病人治疗结束或病情变化，已经使用过一部分后剩余的不适合继续给病人使用的药品，包括各类注射后的残余液、药品配置过程中的残留药品、病人使用非整数单位剂量药品的剩余药品及病人治疗结束尚未使用完而又不适合由病人带出院的药品，对于已配置的药品因更改医嘱或病人病情变化未使用的，亦按残余药品处理）。

化疗药物静脉输液袋、输液器的处置是否符合化疗药物管理制度？有无配备化疗药物溢出处理包？员工是否知道化疗药物溢出处理的流程和操作？治疗室内病人使用中的药品存放是否规范（JCI要求医院制定自理药品管理制度，不建议在病人床头柜内放置药品，因此除自理药品外，其他药品均需存放在治疗室内）？对于那些需要病房护士自行冲配的要求“即配即用”的静脉输液，配置后是否标注配置时间，是否立即给病人使用？治疗室内病人的自备药品存放是否规范（例如病人外带的胰岛素笔，启封后室温下保存，要求注明启封时间和失效时间，一般为室温下四周）？可以询问护士有关鼻饲操作规程？是否知道哪些鼻饲药物不能掰开或碾碎？鼻饲药物碾碎操作注意事项是否制定和执行？药品碾碎方法是否全院统一？鼻饲混悬液的制备所用的溶媒是否有讲究？鼻饲给药过程中发生堵塞等情况怎么处理？

巡查病房，巡视病人

查看病人床头柜有无私自用药，院外自带药品、自备药品管理制度的执行情况如何。询问医生、护士对于自备药品管理制度的了解程度，查看病人有无使用自理药品，询问病人是否知道这些自备药品的用法用量，医护人员有无对病人进行用药指导，查看自理药品有无粘贴规范的药物标签以提示正确的用法用量。

查看病人使用中的静脉输液是否具备规范的药物标签，静脉滴注的速度是否正确，护士实际给药是否符合药物标签的标注，是否存在没有药物标签的药物在使用（例如腹腔冲洗、膀胱冲洗液等），不同方式给药的管路、通道管理是否符合规范、有无安全隐患，使用中需避光的静脉输液是否有避光措施，询问护士假设化疗药物输液在输注过程中发生漏液，污染床单和被褥，护士如何正确处理。

了解床头的药物过敏史标注是否清晰和规范，询问医生和护士是否知道病人的药物过敏史，是否知道病人使用中的药品不是与药物过敏史涉及的药物有交叉过敏，询问医护人员是否知道医院统一的药物过敏管理制度，如何获得交叉过敏这方面的信息。

查看有无病人家属、陪护在自行调节输液速度，查看口服药发放后是否未做到“药到病口”而是由病人自行服药，查看规定给药时间时有无给药（例如已到下午18:00，但患者还没接到应该在16:00给药的药品），询问护士如何按医嘱给药，给药前如何核对病人的身份，哪些药物给药时需要双人在床边核对，是否严格执行了双核对制度，这个行为是否可以被追溯。

还要了解的是，假如病人在静脉输液中，而某项检查的预约时间已到，需要病人马上去检查，护士该怎么办？是否需要中止输液？有无报告医生并记录在护理病历中？暂停给药的静脉输液存放在哪里？是否符合院感要求？

当护士在给药前进行PDA扫描时，若发现某个药品的医嘱被撤销，护士如何处理（要求全院护士的回答全部一致）？医院是否建立口服药裸片外观查询平台？护士是否掌握这一查询功能？当病人向护士咨询药物的有关信息时，假如护士不清楚该如何处理？医院是否建立可及性强的药物信息查询软件？当护士不清楚所用药品的药物护理要点（例如注意事项、常见不良反应）时应如何处理？哪里可以方便得到这方面的信息？询问医生和护士是否知道哪些药物特别需要临床用药监测，医院是否建立这样的临床用药监测制度和相应的药物目录清单？

当护士在用药监测中发现异常情况如何处理？向谁报告（例如在使用静脉用胰岛素时，根据微量法测血糖的结果，什么样的情况下需要报告）？医护人员是否知道可测量的目标？病人发生输液反应时，医护人员如何处理？医院是否建立这样的处理流程和应急预案？病人发生药品不良反应时，医生需要做什么？护士需要做什么？如何呈报药品不良反应？现场考核几名医护人员，考察是否熟悉药品不良反应的呈报。

医护人员是否熟练掌握用药差错的报告？医院是否建立网络呈报机制？用药差错和近似错误的定义是否掌握？医院是否制定了用药差错管理制度？

查看厕所和房间地面，是否有跌倒风险？医护人员是否知道易致跌倒药品目录？化疗药物使用的患者上厕所后抽水马桶是否做到冲两遍？

医生医嘱开立环节的问题

询问prn医嘱如何正确开具？询问医生和护士有关口头医嘱的作业流程？询问st医嘱如何正确开具？ST医嘱的定义和处理流程？医院如何保证临床紧急情况下能用上药？查看病历和电子病历、护理病历中有关医学名词缩写政策是否正确执行？查看病历和医生实际开立医嘱时是否充分考虑到可测量目标这个概念，以及是否有相应的记录？

医生开具医嘱时，医院是否有一个不合理医嘱过滤的程序或机制？当软件提醒医嘱不合理时，医生如何处理？当药师打电话来沟通有关争议性处方和药物医嘱时，医生和护士如何处理？医院是否有最大剂量的设置？当医生开具一个超过最大剂量的药物时，电子病历系统是否有相应的警示和拦截提醒？

医院是否出台一个药物目录，这个药物目录中列出药品的最大剂量超出后医嘱不能被保存、医生不能闯关？可以现场试验。

考察医生是否正确执行医嘱系统的电子准入？用药户名和密码是否正确，有无使用其他医生或上级医生的工号和密码？医院是否对一些药物的处方权限进行分级限制（例如，抗菌药不同分级时的医生资质、化疗药物处方和药物医嘱的资质、中重度镇静药物开具的资质）？考查医生对给药速度与用药安全性的认知程度，当医生不清楚药物用法用量、适应证、禁忌证、注意事项、药理作用时怎么办？向谁咨询？医院是否规定新引进药物需要监测？

询问医生和护士是否知道缺药信息，假如药品短缺发生时，如何处理？医生是否知晓医院处方集相关知识点？是否知道新药引进医院的程序？是否知道赠药管理、自备药管理、自理药管理、研究药物管理？是否接受厂家的样品药？是否存在没有开具药物医嘱的情况下给病人使用药物？是否关注病人入院时正在服用的药物清单？有无在病历相应位置中记录？是否正确询问和记录了病人的药物过敏史和药品不良反应史？是否在医嘱开立时就想到药物治疗监测计划并适时开具相应的医嘱？医生制定药物治疗方案时是否遵循临床路径、诊疗规范或医院的统一政策？当遇到药物治疗方面问题例如药品不良反应、疗效不佳、药物治疗方案需要调整时，医生有无请药师会诊？或者药师是否主动参与了跨团队的照护计划？药师是如何介入临床药物治疗的？在过去的一段时间内，本病区发生多少例用药差错，多少例药品不良反应？最近一次印象深刻的药品不良反应是什么？最近一次印象深刻的用药差错是什么？医生和护士是否知道过去一年医院发生用药差错的情况？哪些环节容易发生用药差错？

了解药师是否主动地参与临床服务，询问医生和护士是否主动对患者进行用药指导，查看出院小结中是否清晰地描述了住院期间的药物治疗方案和过程？病人出院后需要继续服用什么药物？病人什么时候需要复诊？医生和护士有无开展随访？是否正确地描述了出院后的详细治疗方案？

追踪各治疗室

特别关注放射科、冠脉CT室

造影剂等高危药品的储存是否规范？造影剂的使用有无药物医嘱或处方？造影剂的剂量是否根据体重而个体化给药？现场有无体重测量仪？在检查时是否给病人用了不是来自本院药学部门的药品？是否有在不开具药物医嘱的情况下给病人使用药品的现象？是否存在造影剂给不同病人拼用的现象？造影剂多出来后如何处理？造影剂使用出现不良反应后医护人员如何处理？造影剂使用过程中需要特别注意的用药监测内容是否知道？

特别关注口腔科、耳鼻咽喉科、肺功能室、胃镜室等的药品管理与使用

要关注有无药品、消毒液、试剂等有无过期？消毒液浓度怎么测定？一天测几次？消毒液的配制是否规范？是否可追溯？临时配置的药物是否具备规范的药物标签？治疗室、检查室的抽屉里是否存放不该出现的药品？这些部门的抢救车药品是怎么管理的？

给药前是否执行身份辨识？

追踪手术麻醉部

重点关注麻精药品、高危药品的储存、管理。

残余药品如何处理？是否做到双核对机制？如何追溯这些双核对？各个手术间的药品储存是否规范，包括标签规范性、数量和品种是否有备案。镇痛泵是谁配置的？是否有双核对机制？术前用抗菌药使用时机是否符合规范？如何保证100%符合规范？麻醉科是否主导了全院中重度镇静药的管理？

还有其他临床部门如核医学科，检查其放射性药品管理是否符合规范等。

追踪药剂部门

病区药房和静脉用药调配中心

首先询问作业时间，是否实现24小时不间断作业？静脉用药调配中心集中配置的输液占所有输液的百分率（建议80%以上）？医嘱下达后药师是如何审核医嘱的？争议处方处置的流程是否掌握？查看有无不合理医嘱的登记和药学干预情况

即医生接受药师建议的情况。药师每月能拦截多少不合理医嘱？审方药师作业流程，根据JCI审核医嘱的要点逐条询问，是否均达到要求？临时医嘱从医嘱下达到病人用药的总时间是多少？ST医嘱处理流程及是否达到院方制度的要求？

随机抽查药师，询问部门开展持续质量改进情况，简要回答几项PDCA、QCC或RCA的内容。药品的储存是否符合规范？高危药品、高浓度电解质药品、相似药品的储存是否有明显标志？另外，高危药品是否每支都有高危标志？是否实行单剂量调剂制？如何实行用药差错管理？员工是否熟练掌握用药差错的呈报？是否知道药房外药品的管理制度？员工的培训是如何落实的？静脉用药调配中心的洁净状态如何保持？静脉用药调配中心冲配员工的健康检查情况是怎样？

需冷藏药品的管理是否到位？需冷藏药品的院内运送有无实行冷链管理？化疗药物溢出时如何处理（现场考核员工操作）？药品配送途中如何防范被盗？药品配送箱是否做到密封？药品配送时间是否可被监控？药品短缺时如何处理？药品短缺发生件数有多少？是否针对药品短缺开展PDCA？新引进药品监测期间出现哪些质量相关问题或不良反应？询问药师是否知道药品召回程序。

出院带药医嘱审核是否关注药物治疗的连续性和协调性？是否开展提升医嘱合理性的质量改进项目？出院带药发放时如何核对取药者身份？如何开展个性化的用药指导？当取药者不识字或听力障碍时如何进行用药指导？出院带药发放时如何保护病人隐私？药品效期管理如何开展？

门、急诊药房

查看在保护病人隐私方面做了哪些工作？门诊药房药师如何审核医嘱？药师是否对病人的所有用药包括中药、西药，以及不同科室就诊的处方用药进行全面审核？药师审方界面是否可见患者的体重、过敏史、妊娠情况？是否可见到过去一年患者的用药清单？如何开展用药指导？当出现争议处方时药师如何处理？询问药师最近一次用药差错是什么？是否知道用药差错的呈报流程？本部门是否开展MMU相关的持续质量改进？发给门诊输液室的药品在输液前是否被病人接触到？药房的环境温湿度是否达标？冷藏箱异常时是否有报警功能？夜间急诊药房发生药品短缺时药师如何处理？药房内部是否存在纸板箱？

药库

查看环境温度湿度是否达标？冷库发生障碍或异常时是否有报警机制（现场考核测试）？报警手机短信是否有两人同时收到？药库内部是否出现纸板箱？药库采取哪些防盗措施？药品发生短缺如何处理？药库是否配备化疗药物溢出处理包？人员是否知道化疗药物溢出处理流程？

医院引进新药的程序和机制是什么？是否有赠药？临床需要紧急用一个医院处方集没有的药品，药库如何处理？药库工作人员如何临床合理用药？药品异动有谁监测？如何处理药品异动？药品采购的规则是什么？

草药房

查看整体环境是否符合院感要求？灰尘多如何处理？员工健康情况如何？药师如何审核西药与中草药的相互作用？中药相似药品如何管理？查看煎药室作业的标准操作规程以及是否实行单剂量调剂？药师采取哪些措施来预防调剂错误？

研究药房

现场查看临床药理中心研究药房，查看各类制度、研究药品管理流程。重点询问药物临床试验中出现不良事件如何管理？过去一年发生多少不良事件？不良事件自发生到呈报的时间是否符合QPS指标要求？受试者权益如何保障？询问受试者脱落发生率以及是否开展相应减少脱落率的持续改进项目？

整个追踪检查过程中，重点是询问药师，了解过去一年全院药品不良反应和用药差错发生情况、数据分析和持续改进情况。审查DTC组织是否开展了MMU的年度回顾和次年的质量改进计划。

招式点评

追踪检查包括专项检查、系统检查、以病人为导向的系统追踪检查。这些检查需要有机结合并持续、有计划地开展。每次去病房检查时，若只集中于某几个测量要素，优点是专项专治，缺点则是浪费了发现和记录其他问题的机会。

进行系统检查，即有关药品管理与使用（MMU）的组织与管理、选择与供应、储存、医嘱和转录医嘱、配方与配制、给药、监测等7个环节的综合检查，以“无招胜有招”式的检查，则显得更高效。

管理者要清楚，构建一个运行良好、稳定的药品管理与使用系统需要医务部、药剂科、护理部、信息科、后勤管理中心、质量管理办公室跨团队的协作和不懈的努力。药剂科作为一个业务科室，很大程度上承担了职能部门的功能。

要转变观念，哪里有药品和药物治疗，哪里就应该是药师致力奉献的地方。尤其要注意药剂科以外场所的药品管理与使用。杜绝药品在不该出现的地方出现，要打消碰运气、侥幸过关的心理。管理学有一个有趣的莫菲定律——你越不希望被发现的地方，越是首先被发现。因为评审委员受过严格的培训，他们十分熟悉JCI评审的各种测量要素，清楚哪些点不太容易达到标准要求。JCI评审委员可能会涉足医院的任何角落。因此，评审期间的每一分钟都不能松懈。管理者要特别注意那些可一票否决评审的测量要素，例如，高危药品的管理与使用。

一般来说，以病人为导向的系统追踪检查是随机挑出正在使用静脉用胰岛素或静脉用肝素钠的几份病历，从药房开始查，一直查到病房，全面考察MMU七个环节测量要素的达标情况。

（周权　潘胜东）

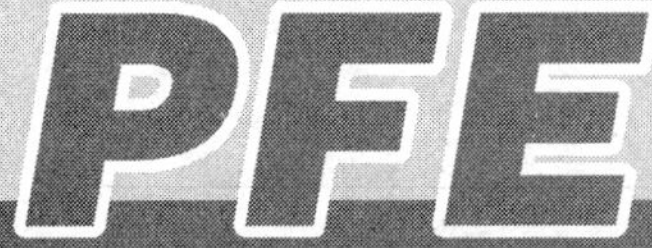

PFE 患者与家属教育

在国内的各项评审中，很少会涉及患者教育的内容，但JCI标准却针对此内容设立了一个章节——患者与家属教育（Patient and Family Education），6条标准、28个测量要素，从组织架构到教育需求评估，从教育计划制定到教育者资质管理，涵盖了健康教育的方方面面。

在开始准备PFE章节内容时，我们曾有过束手无措的感觉。因为健康宣教贯穿在医疗行为的全过程，时时刻刻都在发生，但要把这些内容从医疗过程中抽提出来展现在委员面前，难度并不小。在实施过程中，我们充分发挥了医护合作精神，基于信息中心的大力协助，力求不增加医生额外工作的情况下，实时记录教育过程。

如何评估和记录每个病人的教育需求？教育需求的有效评估是健康教育得以实施的基础，是制订个体化教育计划的关键。对于一家大型综合性医院，为大量的病人实施教育需求评估，也是有效实施健康教育的难点。我们从完善制度着手，通过设计简便实用的评估表单和充分培训，使教育需求评估标准化。

健康教育是所有医务人员都需要参与的工作。在实施过程中，如何体现各专业医务人员进行的健康教育？如何让医护彼此了解在健康教育中的内容？信息系统在这个工作中可以发挥很大的作用。

049

健康教育始于患者需求评估

恰当的、多学科的病人及家属健康教育，可以使病人更好地参与医疗决策，更好地遵从医嘱。然而，如何评估和记录每个病人的教育需求是健康教育的核心，也是JCI评审对PFE章节的核心要求。

● 标准出处 ●

患者与家属教育（PFE）2：评估并记录每位患者的教育需求。

患者与家属教育（PFE）2.1：评估患者以及家属的学习能力和学习愿望。

患者与家属教育（PFE）4：对患者及其家属的教育应包括与患者治疗相关的以下内容：药品的安全使用、医疗器械的安全使用、药物和食物潜在的相互作用，以及营养支持、疼痛管理和康复技能。

● 难点分析 ●

★如何评估和记录每个病人的教育需求，是进行有效病人及家属健康教育的基础。所有参与病人管理的医务人员需要接受培训，使这项工作融入日常工作之中。

★如何用统一的程序记录患者的教育信息？

● 制定标准和操作流程 ●

制定病人及其家属教育制度

1. 明确病人及家属的教育应当由医生、护士（包括临床专科护士）、理疗师、营养师、药剂师共同完成。

2. 明确医院为病人教育提供的资源包括职工教育、培训、宣教资料和项目；

3. 明确病人家属的责任和义务：病人应提供学习需要和学习能力方面的信息，包括语言能力、潜在的学习障碍、对现存疾病的知识、生活方式等信息；病人及家属应与医务人员一起设立教育目标，参与决策过程，并在出院时提供出院后居住地址、家庭环境、家庭需求和家庭一般情况。

4. 明确各部门应与负责病人健康的专职人员一起制定相关科室的病人健康计划，设立和规定各部门的病人记录档案，如医生的病人教育情况在每日病程录上记录，其他相关人员的病人教育工作记录在病人教育记录表上；规定了病人住院、出院教育的内容包括但不限制：住院须知、病人特定的疾病和健康状况及其治疗方案的教育和培训、围手术期教育、各种治疗方案的结果和不遵从治疗方案可能导致的结果、疼痛管理知识、安全有效地使用药物包括潜在药物副反应；安全有效地使用医疗设备、药物食物潜在的相互作用的预防、营养和康复技术。

5. 为明确病人教育评价的内容（按照规定的病人教育内容）由相关部门按照健康教育评价表实施抽查评价。

培训要求和内容

对医生、护士（包括临床专科护士）、理疗师、营养师、药剂师就如何评估和记录每个病人的教育需求进行培训，培训内容包括评估病人的学习意愿和学习能力、病人教育需求，还有统一的病人教育记录单的内容与记录要求。

1. 评估病人的学习意愿和学习能力，包括以下几个方面：

◎评估患者和家属的学习预备性。评估患者和家属对学习保健护理知识的心理和情绪的准备，可以帮助护士确认何时做教育、做什么教育。通常需了解以下方面的问题：患者目前的情绪状态适合学习哪些方面知识；对疾病或残疾的适应阶段；患者的心理成熟度是否适应这方面的学习；患者过去的经历是否有助于他理解您所要教的知识或技能；评估患者和家属所关注的内容和学习的目标。

◎评估患者是否愿意学习。当患者意识到自己应该要学的知识与已掌握的知识间存在差距时，才会产生学习的念头。因此，在教患者前，必须了解患者对所学知识持何种态度，认为有用或是浪费时间？影响患者是否愿意学习的因素，包括健康信仰、社会经济文化背景、宗教信仰。

◎评估患者的学习能力。患者的学习能力与身体、智力情况、学习类型、支持系统和社会经济状况有关。

2. 病人教育需求包括知情同意、各种诊疗的目的和风险以及药品和医疗器械的安全使用、药物和食物潜在的相互作用、营养支持、疼痛管理和康复技能等。

3. 统一程序的病人教育记录单。记录单要综合病人学习意愿和学习能力的记录，学习需要、教学方法、教育对象和教育后效果评价的记录（见图1）。

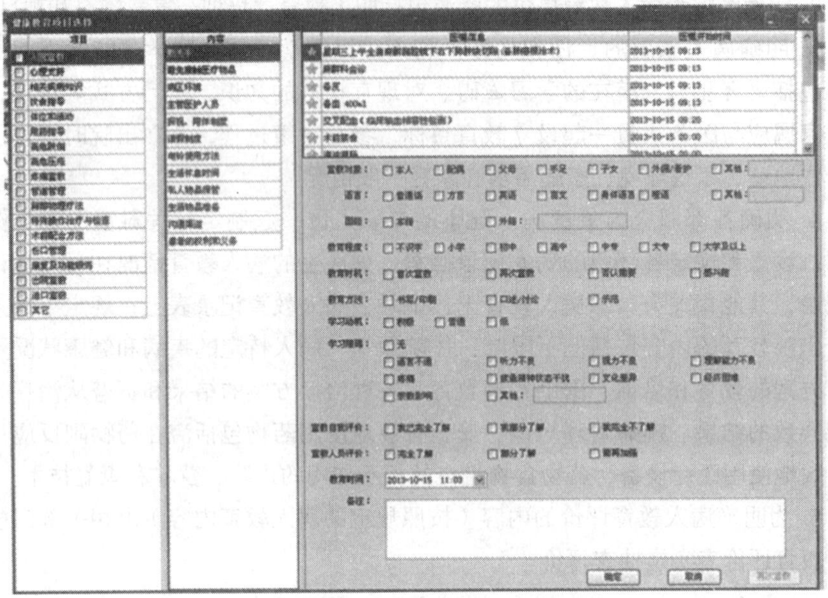

图1　电子病历中的患者健康教育记录单

• 典型案例 •

“药物”健康教育的持续改进

某月随机抽查了内科18例、外科15例健康教育单，就病人及家属对自身疾病诊断或手术名称、治疗方案、使用药物的名称、饮食类型和康复技能的知晓度和记录的一致性进行调查，结果（见表1）。

表1　抽查的健康教育单统计表

教育需求项目	回答“是”所占的比率	病历上有记录所占的比率
诊断名称/手术名称	96.9%	90%
治疗方案	96.9%	89%
药物	54.5%	40%
饮食	100%	92%
康复技能	93.9%	90%

针对以上结果，我们采取PDCA 循环进行质量改进，主要针对“药物”这一项目，质量管理办公室、客户服务中心、药房和护理部针对这一结果进行了原因分析，通过在院内网安装药物教育资料的软件，使护士需要时能随时查阅到相关

资料，列出高危药物并制定高危药物的管理制度和教育手册，护理部加强对病人药物教育要求的记录和病人知晓度进行检查。随着这些措施的落实，3个月后抽查使药物的知晓度达到80%，病历上有记录占72%。

• 招式点评 •

病人家属对自我疾病和治疗状况的了解有助于病人参与医疗决策和配合医生进行各种治疗，而病人对这些内容的知晓度体现了病人教育的效果，也是医护人员不断改进病人家属教育相关措施和制度的杠杆，只有通过询问病人和查看教育记录，才能不断促进病人家属教育工作更全面、更深入、更有效地实施。

（冀楠）

050

健康教育：医护各司何职

传统的健康教育强调护士处于绝对主导地位，事实上，结合临床实际情况，加强医护合作，重视医生在健康教育中的作用才是未来的趋势。

• 标准出处 •

患者与家属教育（PFE）6：相关医务人员合作为病人提供健康教育。

• 难点分析 •

★ 如何让医生参与到健康教育中来？

★ 如何让医护彼此了解在健康教育中的作用？

• 制定标准和操作流程 •

医护人员各司其职

1. 医生：在健康教育中主要负责对疾病知识，包括对治疗的目的、方法及意义，预后等内容进行讲解。医生还应将指导内容和行为目标提供给责任护士，由护士督导病人实现行为目标。

2. 护士：主要是对住院环境、制度和如何配合治疗等方面的护理知识进行系统讲解，并对在治疗过程中患者遇到的问题随时给予解答，使患者更加认识到配合治疗的重要性，提高健康教育成效。

可视性合作

1. 对教育需求评估和预期目标的达成有共同认可的网络信息界面（见图1）。

2. 动态读取医嘱，教育内容即时更新（见图2）。

住院患者健康问题表

科室：　床号：　姓名：　性别：　年龄：　病案号：　诊断：

问题序号	问题名称	相关因素	预期目标	目标达成时间	开始时间	建立者	结束时间	结束者	主管医生签名
1	知识缺乏	文化程度低	自身疾病有正确了解，能复述相关知识 能主动配合治疗护理 病人能针对自身疾病采取预防措施	3天	2013–10–29 11:00		2013–11–1 09:03		
2	焦虑	健康方面的威胁或改变	病人能自述引起焦虑的原因 病人能说出减轻焦虑的方法 病人表示对住院过程的理解 病人表示对诊断、检查、治疗预后的理解 病人能正确对待所患疾病	3天	2013–10–29 11:00		2013–11–1 09:03		
3	有窒息的危险	清理呼吸道低效 出血压迫气管 喉头痉挛水肿	呼吸道通畅 伤口引流通畅，无血肿压迫 未出现窒息，呼吸平稳，无明显紫绀缺氧症状，spo2>94% 一旦出现窒息，能得到及时抢救 病人与家属了解预防窒息的相关知识	2天	2013–10–31 19:50		2013–11–3 09:03		
4	有引流不畅的危险	引流管机械性堵塞 引流管内液体粘稠	引流管引流通畅	3天	2013–10–31 19:50				
5	合作性问题：有出血的危险	手术创面大 疾病因素	无出血的发生	3天	2013–10–31 19:50		2013–11–3 09:03		

图1 住院患者健康问题表

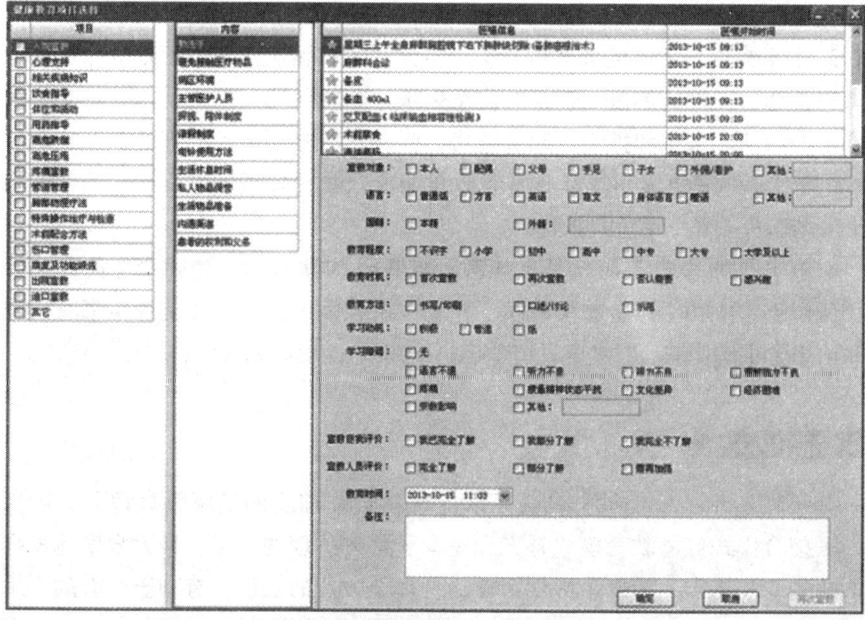

图2 健康教育项目选择表

典型案例

医护携手健康教育

胃癌是上消化道常见的恶性肿瘤之一，其治疗以根治手术为主。手术作为一种强烈的应激源，给身患癌症的老年患者带来沉重的心理负担和身体创伤，心理上的恐惧与生理上的创伤直接影响到疾病的康复。

健康教育作为一种干预手段，可以很好地缓解患者的心理压力，并对各项治疗的配合起到积极作用，大大减少并发症的发生，促进了疾病的康复。临床医生掌握专业的医疗保健知识，在患者面前有很高的权威性。

入院后由医生和护士共同参与健康教育，具体流程为：

1. 入院当天住院医生对患者进行查体，与健康教育护士一同前往病房向患者做健康教育。建立相互信任的医护患关系。与患者广泛交流，了解患者的社会角色、社会支持状况和经济状况，了解患者对治疗护理的各种需求及心理状态。介绍相关检查意义、注意事项、术前营养需求、预防感冒有关事项、保持口腔卫生的具体方法、同病种患者术后情况。

2. 术前1～2天，麻醉师向病人讲解麻醉方法及有关事项，主刀医生详细讲解手术方式及过程，术中、术后可能出现的问题及应对措施，放置胃管的目的和配合要点，术后继续治疗方案。责任护士给患者以PPT、动作示范、书面资料等方式讲解有效咳嗽排痰及肺功能锻炼方法，术后体位、切口保护方法、疼痛、防跌的相关知识，并督促患者强化训练，以护士讲解为主，医生给予补充。

3. 手术当天患者麻醉苏醒后，护士告知手术的情况及各种管道的保护方法、伤口的管理、正确的体位、饮食的注意事项、药物作用、副作用，并告知患者尽早行床上活动。医生和护士一起晨查房，强调术后早期活动的好处及注意事项，重点讲解有效咳嗽排痰和督促离床活动的意义。护士发现问题反馈给经管医生，讨论最佳解决方法，并立即实施。

4. 护士对恢复期患者实施健康教育的重点为饮食指导和健康生活方式的建立。例举手术成功后患者有关事实，树立战胜疾病的信心。住院医生书写出院记录并给患者讲解内容，护士再进行详细出院指导，发放相关资料。

改进成效

如下图所示，我们抽样调查了病区医护合作前后的健康教育评分，可以看出，医护合作式健康教育模式补充和完善了整体护理的内涵，最大限度地发挥医护不同的专业特点，为患者提供医疗、护理全方位的知识，有利于患者的手术治疗，促进患者术后的早日康复，从而提高患者的生存质量。

改进前：

健康教育质量评价表

科室：外一　　评估时间：2012年12月20日　　评估人：

序号	内容	稽查总人数/次数	完全符合	部分符合	不符合	不适用	完全符合率	部分符合率	不符合率	备注
1	入院宣教（主管医生/护士、腕带、疼痛、探视制度等）	27	24	2	1	0	88.89%	7.41%	3.70%	
2	术前宣教	12	10	1	1	0	83.33%	8.33%	8.33%	
3	功能锻炼/活动	27	20	6	1	1	76.92%	19.23%	3.85%	
4	跌倒防范宣教	27	18	3	1	5	87.10%	9.68%	3.23%	
5	管道知识宣教	27	19	4	2	2	76.00%	16.00%	8.00%	
6	饮食宣教	27	22	3	2	0	81.48%	11.11%	7.41%	
7	药物宣教	27	18	4	3	2	72.00%	16.00%	12.00%	
8	特殊检查宣教	27	23	2	2	0	85.19%	7.41%	7.41%	
9	专科知识	27	21	4	2	0	77.78%	14.81%	7.41%	
10	出院前指导（复诊时间、饮食、药物、伤口管理等）	8	7	1	0	0	87.50%	12.50%	0.00%	
	合　计	236	182	29	15	10	80.53%	12.83%	6.64%	

备注：1.每个条目至少抽查5人次/次数，并在“稽查总人数/次数”栏中填写数目；如不满5人次/次数，填写实际稽查数目。
2.实际稽查结果在“完全符合”、“部分符合”、“不符合”栏中填写数目，并计算“完全符合率”、“部分符合率”；如无此条目内容，在“不适用”栏中打“✓”。

启用时间：2012.12　　修订时间：2012.12

改进后：

健康教育质量评价表

科室：外一　　评估时间：2013年03月05日　　评估人：

序号	内容	稽查总人数/次数	完全符合	部分符合	不符合	不适用	完全符合率	部分符合率	不符合率	备注
1	入院宣教（主管医生/护士、腕带、疼痛、探视制度等）	25	23	2	0	0	92.00%	8.00%	0.00%	
2	术前宣教	14	13	1	0	0	92.86%	7.14%	0.00%	
3	功能锻炼/活动	25	22	3	0	0	88.00%	12.00%	0.00%	
4	跌倒防范宣教	26	17	2	1	5	89.29%	7.14%	3.57%	
5	管道知识宣教	25	19	2	2	2	82.61%	8.70%	8.70%	
6	饮食宣教	25	21	2	2	0	84.00%	8.00%	8.00%	
7	药物宣教	25	19	3	1	2	82.61%	13.04%	4.35%	
8	特殊检查宣教	25	22	1	2	0	88.00%	4.00%	8.00%	
9	专科知识	25	20	3	2	0	88.00%	12.00%	8.00%	
10	出院前指导（复诊时间、饮食、药物、伤口管理等）	8	7	1	0	0	87.50%	12.50%	0.00%	
	合　计	222	183	20	10	9	85.92%	9.39%	4.69%	

备注：1.每个条目至少抽查5人次/次数，并在“稽查总人数/次数”栏中填写数目；如不满5人次/次数，填写实际稽查数目。
2.实际稽查结果在“完全符合”、“部分符合”、“不符合”栏中填写数目，并计算“完全符合率”、“部分符合率”；如无此条目内容，在“不适用”栏中打“✓”。

启用时间：2013.03　　修订时间：2013.03

招式点评

由于时间、场地的有限性，医护间的沟通交流、教育内容的衔接上均存在一定的困难，而共同的健康教育操作界面，使医护人员在执行每次健康教育评估、评价的同时，也能清楚地了解到患者的健康教育进程及彼此在健康教育中扮演的角色，有利于健康教育工作更好地开展。（来鸣）

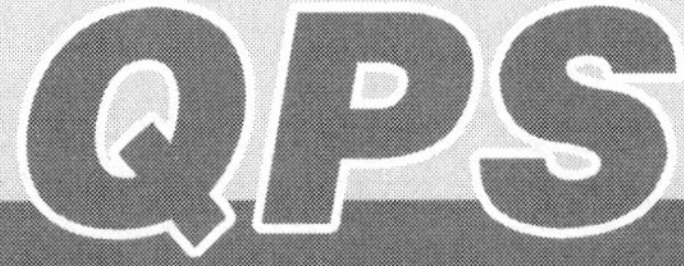

质量改进与患者安全

QPS（Quality Improvement and Patient Safety）译为质量改进与患者安全，是JCI评审过程中牵涉面最广、也是最核心的内容之一。质量改进的目标是要持续降低患者和员工的风险，通过领导和计划质量改进与患者安全项目、改善临床和管理流程、收集指标资料，以监控各类流程的执行情况，对资料进行分析，实施并保持能促进质量改进的项目，最终促进医院质量得以持续提升。

准备QPS的内容，可以从以下几个方面着手。首先，健全医院质量与安全管理组织，并要得到医院领导层的重视与竭力推进。我院由院长亲自挂帅，担任质量管理最高组织——医院质量与安全管理委员会的主任委员，建立委员会——科室质量与安全管理工作小组逐级分工的质量管理工作机制，健全并实施例会制度，极大地推动了医院质量管理工作的开展。其次，设立重点领域的监控指标。数据是基础，JCI要求在11个临床领域和9个管理领域必须设立至少一项监控指标，这些领域基本上将医院最重要最基本的服务范围都涵盖在内，对这些领域的监控，能很好地衡量与检视医院的质量。再次，灵活充分地运用质量改进工具。我院广泛运用的工具有CQI、PDCA、QCC、HVA、FMEA、5S、6S、6σ等。仅2012年，医院共开展质量改进项目567项，为推动质量提升起到了重要作用。最后，营造质量安全文化。将质量改进与患者安全内化到医院文化中，对员工进行培训，建立不良事件无责呈报并推行医院质量奖，有效地激励员工主动发现问题，发起自上而下、自下而上的质量管理活动。

051
构建医院质量管理组织体系

医院质量管理组织体系是医院在质量方面进行指挥和控制的管理体系。它能够把影响质量的技术、管理、人员和资源等因素都综合在一起，使这些因素能够在质量方针的指引下，为达到质量目标而相互配合。质量管理组织体系是医院质量管理的基础，其先进性、完整性和适宜性从根本上决定了医院质量与安全管理的效能。

• 标准出处 •

质量改进与患者安全（QPS）1：医院领导和管理人员，应参与规划与监督质量改进与病人安全项目。

质量改进与患者安全（QPS）1.1：医院临床与行政领导共同规划和实施质量改进与病人安全项目。

主管、领导和指导（GLD）1：有专门的法规、制度、流程或类似文件描述医院的上级主管机构的职责与责任，并具体说明如何履行。

主管、领导和指导（GLD）1.5：该主管机构审批医院的质量与病人安全计划，定期获得质量与安全项目的报告，并采取相应措施。

• 难点分析 •

★如何构建院、科两级质量管理组织体系的运作模式？

★委员会之间的联动工作机制是什么？

★科室质量与安全管理小组的工作内容包括哪些？

制定标准和操作流程

质量管理体系架构

医院质量管理组织主要包括：医院质量与安全管理委员会、各质量相关委员会、质量管理部门、各职能部门、科室质量与安全管理小组等。院长和科主任分别为院、科两级质量管理的第一责任人。医院质量管理组织架构及职能分工体现决策、控制与执行三个层次。

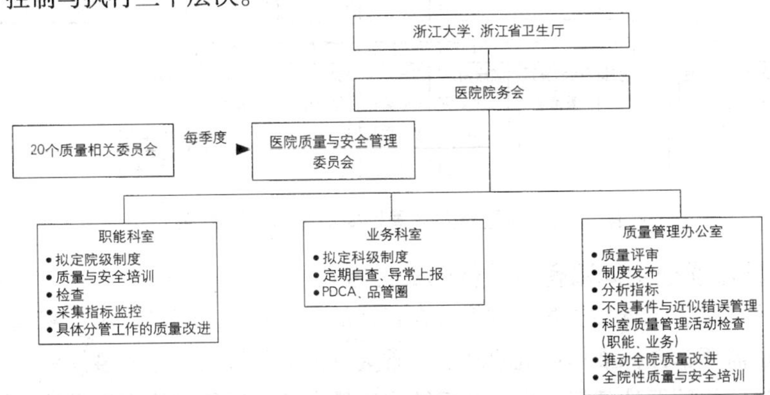

图1　医院质量管理组织架构图

医院质量管理组织体系中各部门职责

1. 浙江大学医学院、浙江省卫生厅：审批医院质量改进与患者安全计划；全面监管医院的质量改进与患者安全；对医院领导的质量改进与患者安全工作进行授权。

2. 院长：全面管理医院质量与安全管理计划；为医院质量与安全管理工作提供人力、物力、技术等支持；每年两次向上级主管部门汇报。

3. 医院质量与安全管理委员会：委员会主任委员由院长担任，成员包含院领导、职能科室主任及主要临床科室主任；制定医院年度改进目标的重点监控指标；每季度组织会议，听取各分支质量委员会的内容提报，对分支委员会提交的问题及建议提案进行决策，对重要的质量与安全管理工作方案进行讨论决策。

4. 各质量相关委员会：依据医院总体目标，研究本领域内质量相关问题，制定改进措施，并追踪措施的有效性。每季度向医院质量与安全管理委员会呈报。

5. 各部门：根据医院总体目标，制定并实施相应的质量与安全管理工作计划，保障各项规章制度落实到位。对重点部门、关键和薄弱环节建立定期检查制度，并对质量与安全工作实施监控，采取有效措施，取得改进成效。

6. 质量管理办公室：承担质量内审的职责，按照各项法律法规、行业标准及医院实际情况组织制定并不断完善各项制度、操作流程和执行标准，并设定监控指标，然后建立和维护质量管理信息库。通过数据收集和分析，掌握医院总体质量目标与实际情况之间的差距，向相关质量管理组织反馈，并通过追踪评价质量改进的效果，发挥质量管理的监督作用。

医院质量与安全管理委员会体系

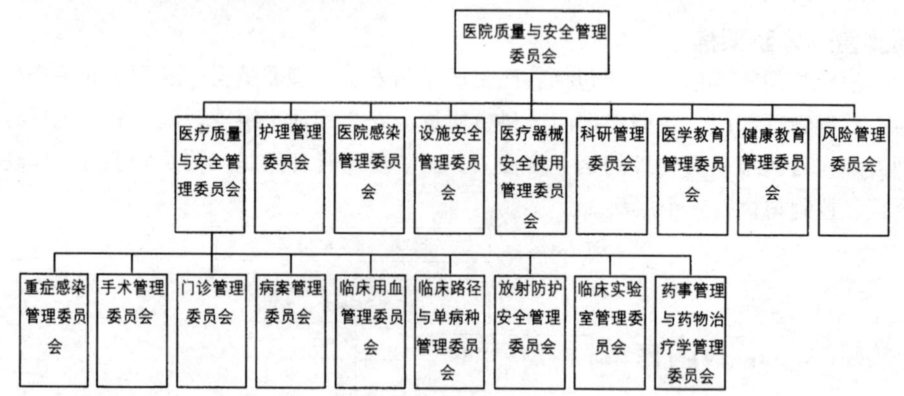

图2 医院质量与安全管理委员会组织架构图

医院质量管理组织体系有效运行的支持条件

技术支持：系统性质量管理需要在正确的理论和技术指导下展开实践。医院管理人员需要掌握标准作业流程制定、质量改进工具应用、意外事件根本原因分析、质量监控数据处理等技术。做好结构质量、环节质量和终末质量的监控，帮助管理者做出正确的决策。

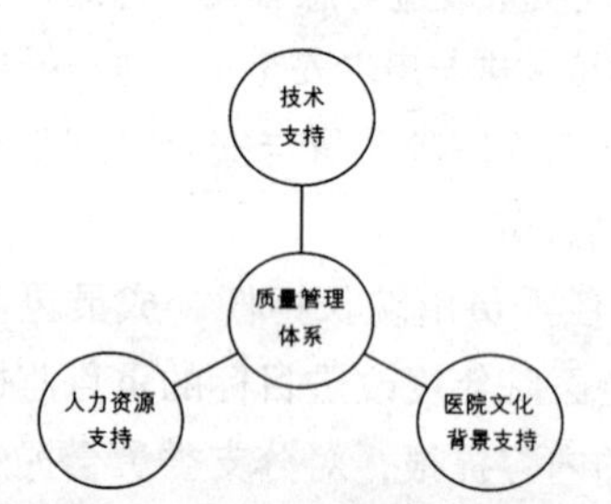

图3 医院质量管理组织体系支持系统图

人力资源支持：系统性质量管理模式下，拓展了参与质量管理的人员和职责范围,为此，医院必须明确规定医务人员在质量与安全管理工作中的岗位职责，增强工作程序的合理性和科学性，充分考虑医务人员的需求，并建立合适的质量管理目标。适当对医务人员进行授权，加强沟通，及时解决存在的各种问题，并采取一定的奖励措施。

医院文化背景支持：全员参与和全面质量管理技术的实施，离不开医院质量与安全文化的背景支持。建立系统性质量管理模式，搭建多部门协作平台，形成非惩罚性管理环境，是医院质量管理中的重要内容。其目的是使每位员工都能把质量当作自己工作的一部分，而不是额外的工作。

● 典型案例 ●

发挥重要保障作用的科室质量管理小组

科室质量与安全小组是医院质量管理体系的一线组织，是医院质量管理的基础。其职责与运作直接影响到医院质量水平的高低，是患者安全与医院发展的直接保障。如何发挥科室质量管理小组的保障作用是医院管理者重点要思考的问题之一。经过近三年的摸索，我院全面建立起覆盖广泛、职责明确、运作有效的科室质量管理小组，有力的保障了基础质量，自下而上地促进了医院质量管理的发展。

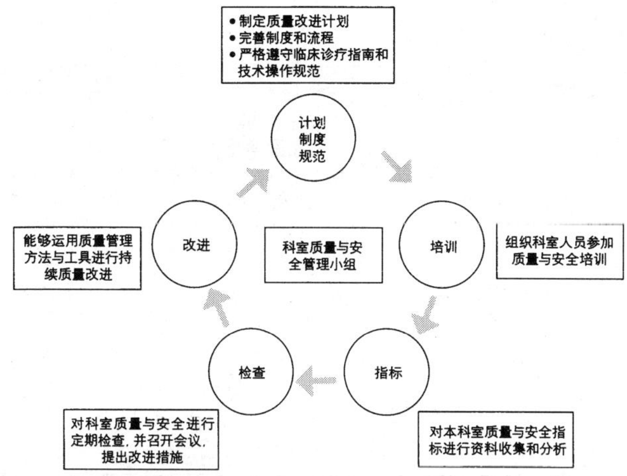

图4 科室质量与安全管理小组工作模式图

要发挥科室质量与安全管理小组的基础保障作用，须明确科主任为科室质量管理的第一责任人，纳入医院对科主任的目标考核。

表1 科室质量管理的评价标准

项目	内容	评价标准
1	科室质量与安全管理小组成员及职责	科室质量与安全管理小组构成合理，科主任为本科室医疗质量管理第一责任人，担任小组长，小组成员职责完整
		有科室质量管理小组的定期活动记录，体现有对职责上规定事项的讨论和处理，有对科室发现问题进行实际改进的记录
2	质量管理与患者安全计划	质量管理小组为落实各项职责所制定的具体方案
3	制定并严格遵守规范性文件开展工作	组织制定或修订科室质量标准，包含制度流程、临床技术操作规范、诊疗指南、临床路径等规范性文件
4	质量与安全培训记录	开展科室内质量与安全管理培训或组织科内成员参加医院质量与安全培训，有记录
5	质量检查记录	定期进行关键质量的检查，有记录
		对发现的质量缺陷、存在的问题和安全隐患，有改进措施
		有改进措施及落实的记录
6	质量监控指标分析	建立科室监控指标
		对指标进行定期收集，有数据记录表
		定期对指标趋势进行分析
		从分析结果中，总结问题，采取措施，落实改进
7	质量改进与患者安全项目	应用PDCA开展质量改进项目

改进成效

质量管理组织体系的构建可以促进医院文化的建设。2012年全院完成质量改进项目567项，成功举办第二届质量奖与改进成果发布会。我院参加海峡两岸品管圈获奖和院内质量奖获奖项目如下：

表2　获奖项目一览表及改进成效

奖项	科室	名称	改进成效	改进工具
海峡两岸铜奖	心血管内科	减少护士来回于护理站和病房的途中耗时	每个病区每日共节约328′28″ 患者满意度从95%上升到99% 呼叫铃由平均每日约30次降至5次 减轻了护士的劳动强度 从拖班1-2小时到准时下班 扩大影响，提高经济、社会效益	QCC
一等奖	神经内科	缩短急性脑梗塞溶栓患者从急诊到病房用药时间	溶栓患者从急诊到用药时间由改进前的115±8.2（分）缩短为82±3.5（分）	PDCA
	手术室	提高术毕房间整理的完善率	完善率由改进前的83%提高至94%	QCC
二等奖	院感科	降低ICU导管相关性感染率	ICU导管相关性感染率由改进前的2.27‰降低到1.66‰	PDCA
	内分泌科	提高门诊起始胰岛素治疗患者注射技术正确率	改进后注射部位的选择和轮换、注射的方法、停留的时间及合理的器具处理等各项指标均高于全球调查数据且大于80%	PDCA
	护理部	降低患者跌倒发生率	预防措施落实率由改进前95.67%升高至96.57% 评估准确率有95.21%升至96.16% 跌倒/坠床发生率由1.12‰降低至0.54‰	PDCA
	健康管理中心	减少体检客户PET的拒检率	拒检率由改善前的33.96%降低至改善后的13.64%	QCC
三等奖	心内科	缩短急性ST段抬高型心梗患者Door To Balloon 时间	Door To Balloon 时间由117分钟缩短至75.3分钟	PDCA
	院感科	提高医务人员手卫生依从性	改进前手卫生依从率较低的科室，手卫生依从率提高 2个依从率较低的手卫生时机，改进后依从率提高 全院手卫生依从性提高，从改进前的75.7%提高至86.4%	PDCA
	骨科	提高全髋全膝置换患者围手术期医护预防性药物抗凝治疗依从性	依从性从72.27%提高至92.55%	PDCA
	护理部	降低住院患者压疮发生率	压疮发生率从0.75‰降低至0.41‰	PDCA
	检验科	提高急诊血常规和凝血常规报告及时率	血常规报告及时率由77%上升到90.25%，凝血常规报告及时率由82%上升到92.77%	PDCA
	医务部	提高危急值处理时间≤25分钟病例的符合率	符合率由改进前的50.3%提高至90.7%	PDCA
	专科护士	减少PICC门诊未预约就诊人数	PICC门诊一周未预约就诊人数由43人下降至25人，下降幅度大41.86% 目标达成率为105.9%	QCC

（续表）

<table>
<tr><td rowspan="9">鼓励奖</td><td>麻醉科</td><td>降低术后自控镇痛VAS>3分的患者比例</td><td>VAS<3分的患者比例由改进前的70.2%提高至97.3%
病人满意度由67.3%提高至90.5%
医护人员满意度由61.3%提高至92.2%</td><td>PDCA</td></tr>
<tr><td>保卫科</td><td>降低医院火灾风险</td><td>施工区域火灾FMEA评估从1级下降到3级
公共区域火灾FMEA评估从1级下降到3级
实验区域火灾FMEA评估从3级下降到4级
设备机房区域火灾FMEA评估从3级下降到4级</td><td>PDCA</td></tr>
<tr><td>急诊科</td><td>优化急诊预检挂号流程</td><td>急诊预检挂号时间由224.7s降低至163s
患者不需再返回预检台，避免了出现交叉穿梭现象，提高安全性
预检护士单次接待患者，工作量及工作压力减轻
预检护士不需花费精力去关注患者是否返回预检台登记盖章，把精力集中在真正需要关注的患者身上
电脑打印挂号标签，免去了手工书写，提高了预检记录的科学性
优化了急诊流程，畅通了急诊通道，提高了患者满意度</td><td>PDCA</td></tr>
<tr><td>护理部</td><td>提高住院患者满意度</td><td>住院患者满意度从89.13%上升到93.76%</td><td>PDCA</td></tr>
<tr><td>医务部</td><td>提高手术timeout完整执行率</td><td>完整正确执行timeout比例由49%上升到95%</td><td>PDCA</td></tr>
<tr><td>医务部</td><td>降低外科系统手术病人人均异体血用量</td><td>外科系统手术病人人均异体用血量由0.531U降低到 0.473U</td><td>PDCA</td></tr>
<tr><td>配置中心</td><td>降低非全量药物配置错误的件数</td><td>溶媒错误由18件/月降低至1件/月，药物错误由24件/月降低至5件/月</td><td>QCC</td></tr>
<tr><td>神外二病区</td><td>降低PDA使用漏（错）刷次数</td><td>PDA使用漏（错）刷次数由65次/周降低至38次/周</td><td>QCC</td></tr>
</table>

● 招式点评 ●

大多数临床服务流程都涉及　个以上的部门、科室和岗位，大多数临床和管理方面的质量问题都是相互联系的系统问题，医院质量管理组织体系的构建是解决系统问题的根本方法，它是各部门间相关沟通、互相协作的桥梁。通过质量管理组织体系的构建，可以营造全院的质量与安全文化，促进医院、科室和个人的共同发展。

（戴晓娜）

052 指标监测促质量提升

监控指标是对医院质量水平的最直观评判，能直接反映医院管理水平和医疗质量。但如何分析质量监控指标，提取有用信息，并据此开展质量改进是医院质量管理中的关键环节和重要步骤，也是医院管理者亟待解决的难题之一。

JCI标准对医院质量监控指标的分析提出了具体要求，要求医院建立统一的质量监控指标分析和质量改进机制。

• 标准出处 •

质量改进与患者安全(QPS) 4：具备一定理论知识、技能和相关经验的员工系统地收集和分析医院中的资料。

质量改进与患者安全(QPS) 4.1：资料分析的频率符合被监测流程的需要，并符合医院的整体要求。

质量改进与患者安全(QPS) 4.2：分析过程包括内部比较、与其他医院比较以及与科学标准和实践的比较。

医院感染预防与控制（PCI）10.2：质量改进包括对本院具有流行病学意义的感染监测指标。

医院感染预防与控制（PCI）10.3：医院运用感染风险、感染率、感染趋势等数据设计或改进流程，使医源性感染降低到最低水平。

医院感染预防与控制（PCI）10.4：医院通过可比性资料与其他医院比较医源性感染发生率。

难点分析

★运用监控指标提升医院质量管理水平的核心是将医院的质量数据与自身及同行的质量水平进行比较，识别质量改进的空间，因此需要对指标设立监控目标或阈值。如何设定目标值或阈值是质量监控的首要难点。

★如何运用分析工具对指标进行分析，进而确立指标分析频率是质量监控指标管理的另一难题。

★监控指标常涉及到医院各个部门，如何在院内建立一套监督反馈机制，确保收集到的信息得到确切的分析并付诸改进也是工作难点。

制定标准和操作流程

规范医院质量监控指标的分析和管理，建立全院性监控指标管理制度非常重要，该制度应既能指导各部门对指标的管理，又能明确其在指标分析与管理中所扮演的角色。通常这些制度需要包含以下要素：

指标定义

如××率、计算方式、分子分母的定义。

目标值或阈值设定原则

◎卫生行政部门的规定或标准；

◎国际国内行业标杆；

◎医院自身对照。

比如：医院设立了“急性STEMI患者PCI的Door To Balloon （DTB）时间在90分钟之内的比例”的监控指标，根据美国心脏病学会（ACC）联合多个组织共同发起的DTB联盟的推荐标准，将目标值设定为“≥75%”。该目标值便是基于国际上对急性STEMI患者进行PCI治疗的要求设定的，具备充分的科学性与准确性。

指标分析时限和权责

医院应根据监控指标的性质规定监控指标的分析时限。由于监控指标是对整个医院质量的衡量，因此医院必须建立指标的监督和反馈机制，多管齐下确保每一项指标都能得到有效的分析与应用。同时，医院需要建立监控指标的管理架构，成立专门的委员会负责对医院所有质量监控指标进行审核，审批年度重点监控指标及监控目标值。

如图1所述：各指标负责部门需定期（通常是每月）将指标提交至质量管理办公室，质管办收集汇总各部门指标，完成指标分析报表，提交至负责医院监控指标的管理委员会，委员会负责审核指标分析报表，审批医院层面的指标改进措

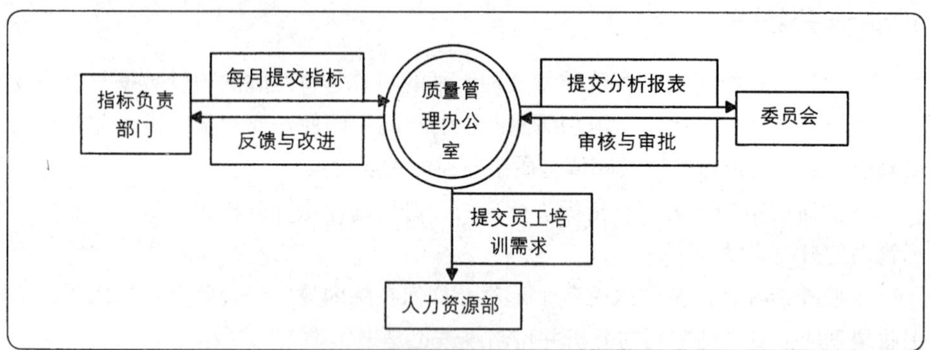

图1　质量监控指标分析监管机制

施，提供支持。指标分析报表中应包含以下要素：

◎达标指标一览表；

◎未达标指标一览表；

◎未达标指标原因分析；

◎建议改进措施；

◎提请医院讨论或支持的事项等。

质量管理办公室需向各指标负责部门反馈指标分析报表及建议改进措施。通常情况下，当指标数据连续3次超出阈值，或未按预期进度达到目标值时，质量管理办公室需通过向指标负责部门发放指标改进工作联系单等形式进行书面反馈，提请开展PDCA质量改进项目。同时，对于达到目标值超过6个月以上的监控指标，质量管理办公室和指标监控部门可提请医院，降低指标监控频率或调整目标值，再进行监测。另外，当指标数据提示需要安排员工教育课程时，质量管理办公室需将书面分析报告提交至人力资源部，由人资部统一安排员工教育培训计划。

• 典型案例 •

心内科PCI的DTB指标监测分析及改进

心内科确定“急性STEMI患者PCI的Door To Balloon 时间在90分钟之内的比例”为年度重点监测指标，确立指标收集人、监控频率、资料收集来源等信息提交质管办，并根据DTB联盟的推荐将目标值设定为75%。

心内科每月收集该指标的数据报质管办。在指标采集的前3个月，心内科需安排2人对指标数据的分子及分母进行准确性验证，将验证资料一并提交质管办备存。质管办对指标数据的准确性进行抽查验证，确保数据准确无误。当确认指标数据准确之后，将该数据纳入医院重点指标月度报表，并对指标进行分析。

表1是某指标报表缩略图：

表1　质量监控指标报表缩略图

指标名称	目标值	2012年7月	2012年8月	2012年9月
急性ST段抬高心梗患者PCI中Door To Balloon 时间在90分钟之内的比例	≥75%	60.00%	20.00%	50.00%

采用趋势图对上述指标进行分析，如图2所示：

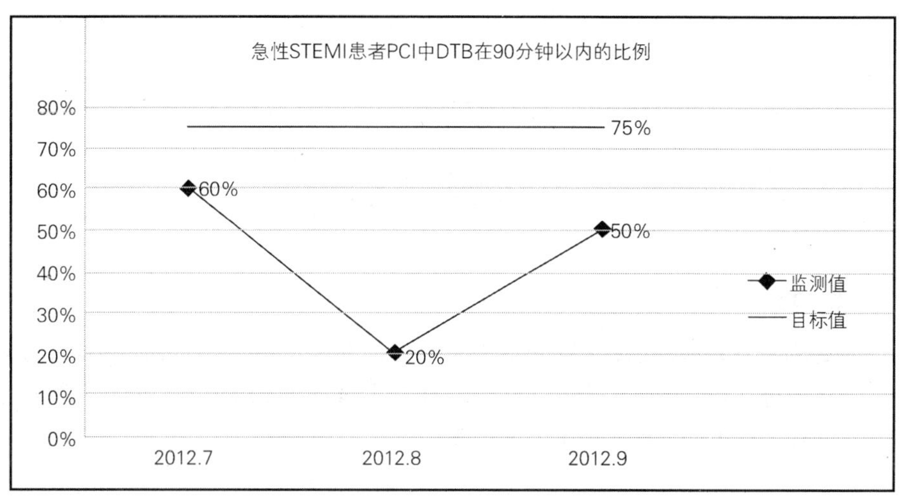

图2　监控指标数据分析图

如图所示，该指标连续3个月的监控指标数据均未达到目标值，且指标趋势离目标值尚远，指标数值波动较大，因此需要启动对该指标的质量改进。质量管理办公室向心内科进行书面反馈，发送指标改进工作联系单，提出改进建议，并将指标分析报告及改进工作联系单提交医院质量与安全管理委员会季度会议报批。质管办协助心内科对指标不能达标进行原因分析，找出关键原因，开展PDCA改进。

由于PCI过程涉及到急诊、导管室、心内科等多个部门的医师、护士、技师、转运护工等多名工作人员，因此，改进小组将患者进入急诊室到进入导管室的血管开通时间进行分段统计，设定每一阶段的时间，分段进行监测，发现延期的主要环节，针对问题进行改进。对现有急诊PCI流程进行调研，加强对值班医生的培训，将对此类患者的医疗处置流程及医嘱套餐制作成小卡片发放至每位心内科一唤及三唤医生，急诊复苏室准备心梗专柜，放置授权单、造影剂使用知情同意书和费用告知单的纸质版，方便医师谈话时使用。经过为期一个月的改进，该指标取得了明显的进展，指标趋势图见图3：

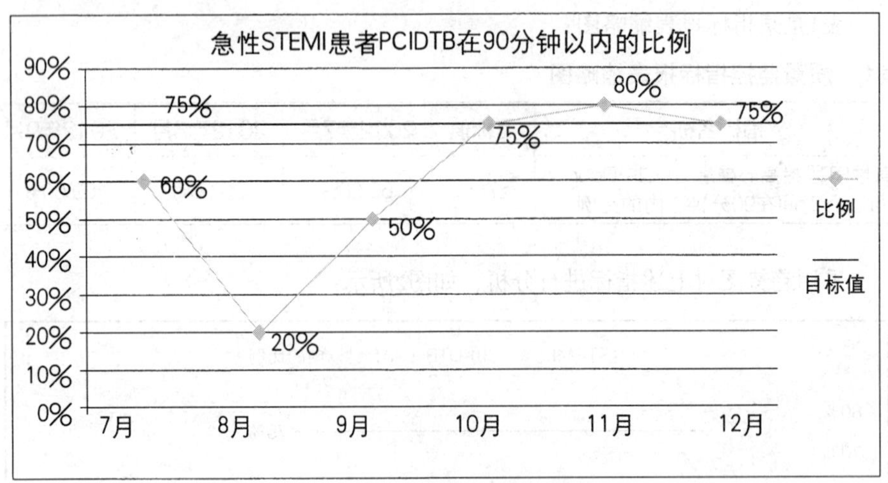

图3 监控指标改进趋势图

● 改进成效 ●

通过对重点指标的监控与分析，2012年，我院共开展针对质量监控指标的全院性质量改进项目40余项，指标达标率100%，尤其是对重点环节、重点病种的流程改善起到了巨大的推动作用（见下页表2）。

● 招式点评 ●

数据是医院质量管理的基础，因此，医院需要设立指标并进行监控，定期对监控指标进行分析能够直视医院各个流程上存在的问题，利于找到根本原因，进而开展质量改进，不断推进医院质量管理水平的上升。值得注意的是，同一个指标并非一直需要监控，当指标监控数据达到目标值连续6个月以上时，医院可根据自身情况提高目标值继续监控或者降低监控频率甚至停止监控。

（黄晓花　戴晓娜）

表2 浙医二院2012年度重点质量监控指标及改进一览表

监控领域		指标名称	改进工具
国际患者安全目标	准确确认病人身份	患者身份识别操作的正确率	PDCA
	促进有效交流	危急值处理时间≤25分钟病例的符合率	PDCA
	促进高危药物安全管理	高危药品管理和使用的安全性	PDCA
	确保正确的病人、正确的部位、正确的操作／手术	手术Time out完整执行率	PDCA
	降低医源性感染的风险	手卫生依从性	PDCA
	降低病人因跌倒所致的伤害	患者跌倒/坠床所致Ⅱ、Ⅲ级伤害发生率	PDCA
临床领域	患者评估	门诊患者评估完成率	PDCA
		对左心室功能障碍患者急性心梗后使用ACEI/ARB的比例	PDCA
		急性心肌梗死患者出院时β受体阻滞剂的使用比例	PDCA
		缺血性脑卒中伴发房颤/房扑患者出院时抗凝药物使用比例	PDCA
		出院时缺血性脑卒中患者给予抗栓治疗的比例	PDCA
		外科手术病人（髋关节手术）术前1小时预防性抗生素使用时机符合率	PDCA
		外科手术病人（膝关节手术）术前1小时预防性抗生素使用时机符合率	PDCA
	实验室服务	急诊凝血谱、血常规报告及时率	PDCA
	放射及影像服务	脑肿瘤放射病理诊断符合率	PDCA
	各类外科手术程序	手术Timeout完整执行率	PDCA
	抗生素及其他药物的使用	髋/膝置换患者术前1小时抗生素使用时机符合率	PDCA
		对左心室功能障碍患者急性心梗后使用ACEI/ARB的比例	PDCA
		急性心肌梗死患者出院时β受体阻滞剂的使用比例	PDCA
		缺血性脑卒中伴发房颤/房扑患者出院时抗凝药物使用比例	PDCA
		出院时缺血性脑卒中患者给予抗栓治疗的比例	PDCA
	给药差错及潜在差错的监控	出院带药医嘱错误发生率	PDCA
	麻醉和镇静剂的使用	术后镇痛恶心呕吐发生率	PDCA
	全血及血制品的使用	外科系统手术病人人均异体血用量	PDCA
	病历的提供、内容和使用	病历书写评分	PDCA
	感染的控制、监测及报告	ICU中央静脉导管相关血流感染	PDCA
	临床研究	研究医师获知SAE事件的时间	PDCA
	住院医师角色	提高住院医师手卫生依从性	PDCA

（续表）

管理领域	满足病人所需的日常用品和药品的供应	医用耗材短缺率	PDCA
	法律和法规所要求的活动的上报	结核病报卡的及时率	PDCA
	风险管理	火灾风险评估值	FMEA
	医疗资源合理使用管理	抢救室床位周转次数	PDCA
	病人及其家属的期望值及满意度	住院患者总体满意度	PDCA
	员工的期望值及满意度	职工餐饮满意度	PDCA
	病人群体和临床诊断	心梗患者脑卒中筛查人次	PDCA
	财务管理	控制患者负担水平	PDCA
	预防和控制危及病人、家属和员工安全的事件	放射从业人员个人放射剂量假超标率	PDCA
JCI监控指标数据库	急性心肌梗死（Acute Myocardial Infarction）	对左心室功能障碍患者急性心梗后使用ACEI/ARB的比例	PDCA
		急性心肌梗死患者出院时β受体阻滞剂的使用比例	PDCA
	脑卒中（Stroke）	缺血性脑卒中伴发房颤/房扑患者出院时抗凝药物使用比例	PDCA
		出院时缺血性脑卒中患者给予抗栓治疗的比例	PDCA
	外科手术改善项目（Surgical Care Improvement Project）	外科手术病人（髋关节手术）术前1小时预防性抗生素使用时机符合率	PDCA
		外科手术病人（膝关节手术）术前1小时预防性抗生素使用时机符合率	PDCA
临床诊疗指南与临床路径	ACCP抗凝指南应用	全髋全膝置换患者围手术期预防性药物抗凝治疗依从性	PDCA
	糖尿病（DM）	糖化血红蛋白达标率	PDCA
	急性心肌梗死（Acute Myocardial Infarction）	急性ST段抬高心梗患者中Door To Balloon时间在90分钟之内的比例	PDCA
	脑卒中（STK）	急性脑梗死溶栓患者从急诊到用药的时间	PDCA
	外科手术改善项目（Surgical Care Improvement Project）	外科手术病人（髋关节手术）术前1小时预防性抗生素使用时机符合率	PDCA
		外科手术病人（膝关节手术）术前1小时预防性抗生素使用时机符合率	PDCA

053 运用RCA营造安全文化

根本原因分析法（Root Cause Analysis,RCA）是一种回溯性失误分析方法，起源于美国，最早应用在航空安全、核工业等领域，之后广泛应用于各行业。JCI要求参加评审的医院建立不良事件根本原因分析机制，及时分析不良事件的根本原因，在组织管理领域内，帮助利益相关者发现组织问题的症结，并找出根本性的解决方案，从而实现医疗质量的持续改进，营造一种安全文化。

标准出处

质量改进与患者安全(QPS) 6：医院运用明确的程序以判断和管理警讯事件。

质量改进与患者安全(QPS) 7：当资料显示有非预期的趋势或偏差时，应对相关资料进行评估。

质量改进与患者安全(QPS) 8：医院运用明确的程序来识别和分析Near Miss（近似错误）事件。

难点分析

★根本原因分析法是一种回溯性失误分析方法，如何还原不良事件的真相，确定合适的访谈人员，选择适宜的访谈时机？

★JCI标准要求应用多种质量管理工具如FMEA（Failure Mode and Effect Analysis，失效模式与效应分析）、RCA寻找并分析问题，如何选择合适的质量管理工具，选择适当的改进方案，以实现医院持续质量改进？

★如何从众多的直接原因中发掘出根本原因，即用什么样的工具或分析思路指导我们找出根本原因？

★如何将收集的不良事件进行严重度评估分级，判断出需要根本原因分析的事件？

• 制定标准和操作流程 •

目的

根本原因分析是为寻找系统过错与责任，制定可预防措施，避免类似不良事件的再次发生。

相关人员职责

职能科室负责人：将警讯事件或是严重评估（SAC）达到1、2级的严重事件上报至分管院长。

分管院长：即时呈报事件至院长。

院长：指定负责人在规定时间内启动RCA。

RCA负责人：组织相关临床一线人员、主管职能科室、质量管理部等相关人员成立事件RCA小组，对事件进行调查，并尽可能对各种原因做出分析，就防止类似事故的发生提出改进建议，并追踪措施的落实情况及改进成效。

应用范围

在医院范围内发生的警讯事件和严重度评估达1、2级的不良事件。

警讯事件：指与患者自然病程或潜在病情无关的意外死亡（如自杀）；与患者自然病程或潜在病情无关的重大永久性功能丧失；手术部位错误、手术操作错误、手术患者错误；儿童被诱拐或抱错。

SAC（Severity Assessment Code Matrix）1、2级是采用严重度评估分级表，根据不良事件造成的结果和发生频率分为1级～4级，其中1级严重程度最高，4级严重程度最低（见表1）。

事件造成的结果判断：

表1　严重度评估分级表

结果 / 频率	死亡	极重度伤害	重度伤害	中度伤害	轻伤害或无伤害
数周	1	1	2	3	3
1年数次	1	1	2	3	4
1~2年一次	1	2	2	3	4
2~5年一次	1	2	3	4	4
5年以上	2	3	3	4	4

无伤害：事件发生在患者身上，但是没有造成任何的伤害。

轻度伤害：事件虽然造成伤害，但不需或只需稍微处理，不需增加额外照护。

中度伤害：事件造成患者伤害，需额外的探视、评估、观察或处置。

重度伤害：事件造成患者伤害，除需额外的探视、评估、观察外，还需手术、住院或延长住院处理。

极重度伤害：造成患者永久性残疾或功能障碍。

死亡：造成患者死亡。

RCA基本步骤

1. RCA分析完成时间：根据事件的复杂程度确定RCA的完成时间，一般在45天内完成。

2. 成立一个跨部门的RCA小组，包括相关的临床一线人员，成员挑选时遵循利益回避原则，小组成员必须熟悉RCA运用方法。小组的组成、规模、复杂程度取决于事件的严重程度。

3. 资料收集：收集质量管理部专职人员与事件发生有关的人员的谈话并记录；收集事件相关的文件，如病历记录、相关的文献报告等，运用工具如流程图等对资料进行排列。

4. 将上述整理好的资料分发给小组成员，经RCA小组成员集体讨论找出相关的因子，运用鱼骨图、推移图、决策树等工具进行分析，找出事件发生的根本原因和潜在原因。

5. 寻找可改善的流程及改善流程的计划及行动规划，最后形成一份RCA报告，上交院长，备案质量管理办公室，报告使用统一的格式：

◎封面：报告封面须标识事件的一些重要信息，内容包括了事件发生单位、地点及日期等；

◎摘要：简述事件发生的相关信息，包括导致事件发生情况的摘要说明、调查组织、报告单位及日期等；

◎主要内容：包括事实资料、分析、结论及安全建议；

◎附录：包括了解报告所必须的其它相关资料。

应用技巧与方法

1. 访谈：访谈直接影响着事件的根本原因分析，因此，访谈前后要做好相应的工作。访谈前要做好背景的分析及做好详尽的分析计划。

访谈背景分析时要尽可能了解事件概况，事件发生的内外部情况，相关人员及其背景、性格特征，相关人员在事件中的立场、利害关系；熟悉事件的相关的场景；

访谈计划的制定：初定访谈人员次序，访谈可按照与事件相关程度，从小到大进行（使自己渐处主动，避免偏信）；确定访谈参加人员（尽量避免当事人，

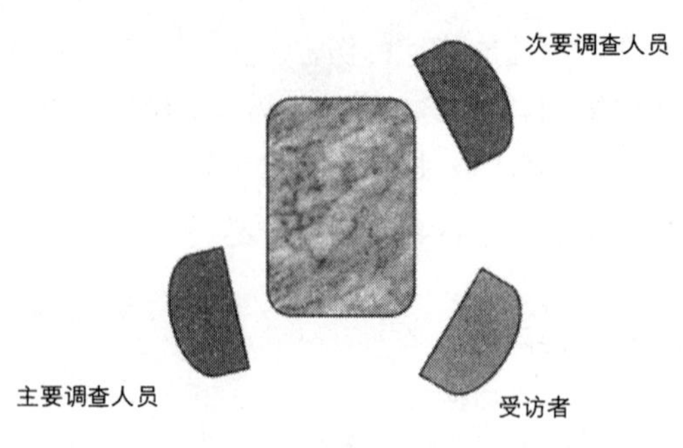

图1 访谈座位布置

可以采用相同类别的人员）；选择并布置访谈地点，地点可选择事发现场、对方工作地、特定地点等地，布置场景（见图1）；考虑从每个人那里获得什么信息；初步设计提问方式、问题顺序、中断条件、过渡话题。

访谈时要注意察言观色、灵活机变，提问建议先开放，再封闭；采用中性问题，而不采用引导式问题。主要调查人员要在开场白时以诚恳的态度说明目的，针对不同类型的问题采用开放式提问及收口式提问，提问最后以广泛提问“还有其他补充吗？”收尾，在访谈过程中要做好记录并做好记录内容核对（在访谈过程中不建议使用录音和录像设备）。

2. 决策树：是直观运用概率分析的一种图解法，运用到RCA分析中主要用来

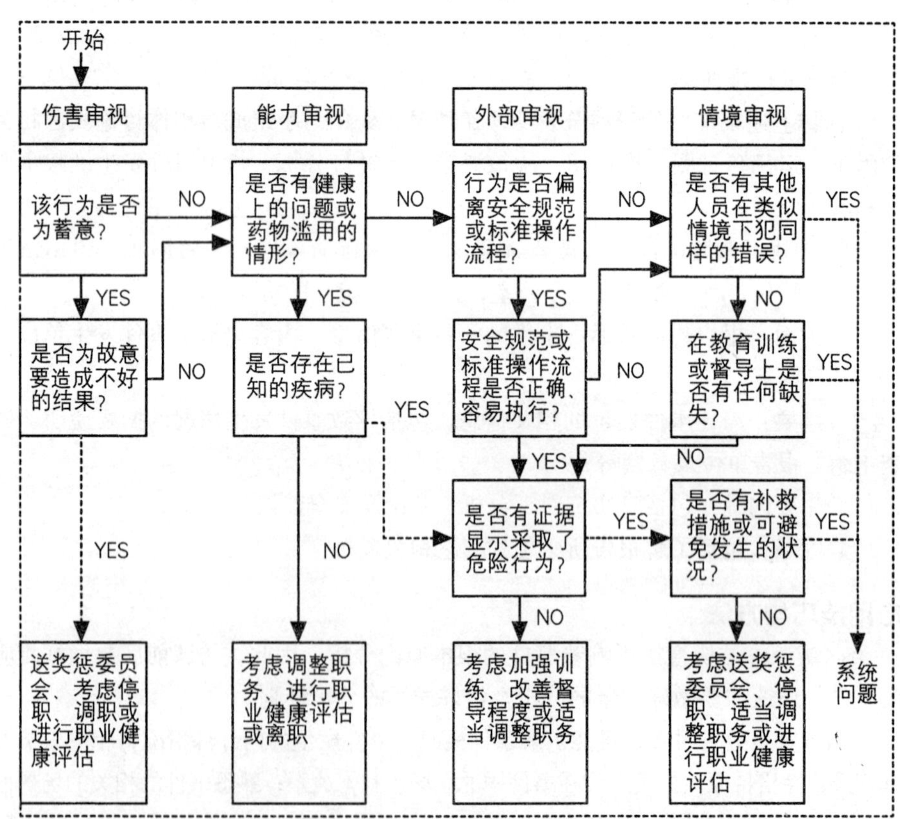

图2 不良事件分析决策树

判断事件是否归因于系统因素（见图2）。

3. 头脑风暴法：是选择流程改进最佳方案的常用方法。是由美国创造学家A·F·奥斯本于1939年首次提出、1953年正式发表的一种激发性思维的方法。它采用会议的方式，利用集体的思考，引导每个参加会议的人围绕某个中心议题，广开言路、激发灵感，在自己头脑中掀起风暴，毫无顾忌、畅所欲言地发表独立见解的一种创造性思考的方法。

4. 鱼骨图：常用于某一问题的各类原因寻找分析，是由日本人石川馨首先提出的，所以有人称之为“石川图”。是一种分析质量特性（结果）与可能影响质量特性的因素（原因）的一种工具，又叫因果图。可以将影响品质的诸多原因一一找出，形成因果对应关系，使人一目了然，对于确定正确的对策方案有帮助。

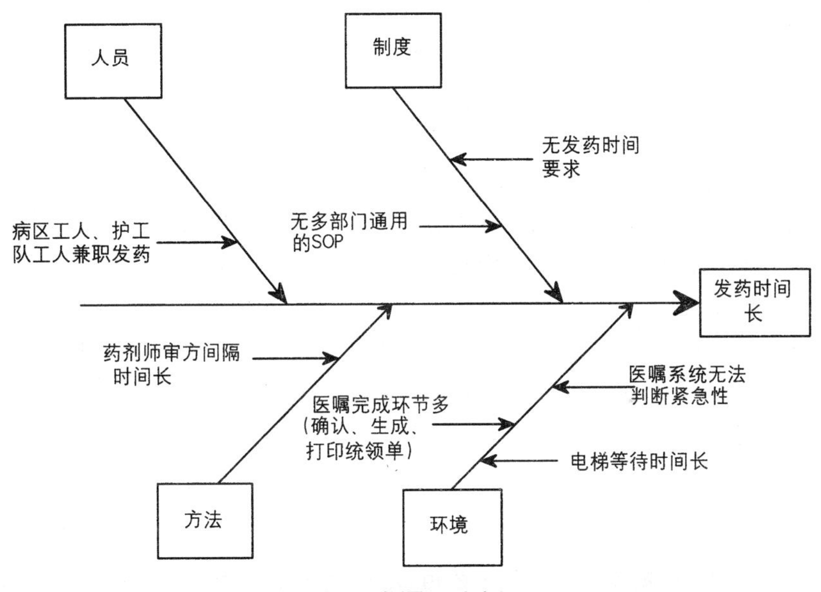

图3 鱼骨图实例

5. WHY-WHY分析方法：常用于剖析挖掘问题及寻找治本性的对策。也被称作“5个为什么分析”，它是一种诊断性技术，被用来识别和说明因果关系链；通过不断提问为什么前一个事件会发生，直到回答“没有好的理由”或直到一个新的故障模式被发现时才停止提问；解释根本原因以防止问题重演（通常需要至少5个“WHY”，但特定情况下，“WHY”可能是1个，也可能是10个）。

改进成效

院内建立明确的《不良事件根本原因分析制度》，使得不良事件的管理工作更加规范。促使医院改良不良事件管理的流程，完善“不良事件与近似错误无责

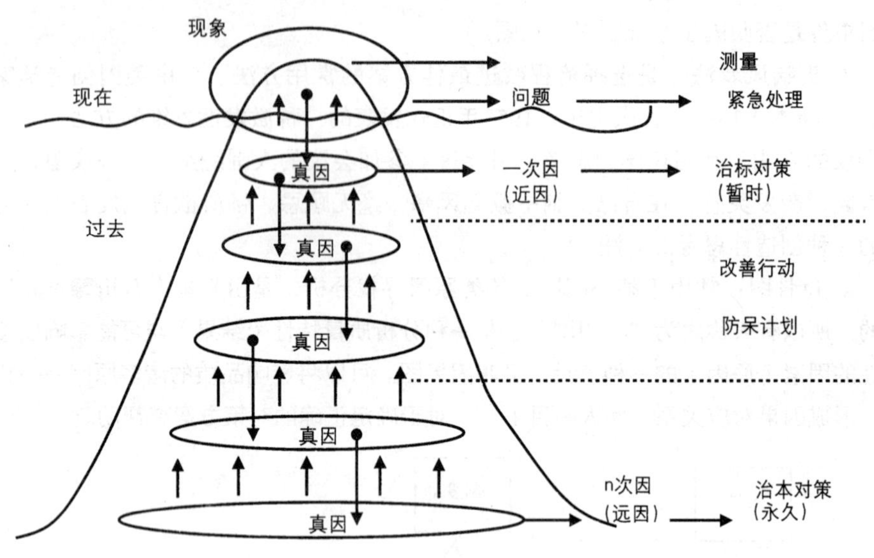

图4 WHY-WHY分析方法

呈报系统”，也通过该项工作的开展，建立了医院不良事件联络员机制，使各部门之间的沟通更加顺畅，联系更加紧密。

医院对不良事件实施无责呈报，并出台质量奖管理方案，对主动上报不良事件并符合制度规定要求的进行奖励。医院两次不良事件相关内容的问卷调查结果分别显示94.6%、97%的员工愿意积极主动上报不良事件与近似错误，参与医院质量与安全管理。

● 招式点评 ●

RCA作为一种管理工具，能否取得成效，关键在于了解该工具使用步骤与技巧掌握的熟练程度，同时也依赖领导层的支持与参与，因此医院院长在RCA工作中占据非常重要的位置。RCA工作源自于医院的不良事件管理，源自医院有一个宽松的安全文化环境。通过员工上报的不良事件整理判断是否需要进行根本原因分析，发现并改进系统错误，减少类似事件再次发生。RCA工作的重点与目的在于发现系统的漏洞，着眼的是系统的问题，而不仅仅是一时一事的改进。

（吕娜　戴晓娜）

054

灾害脆弱性分析评估风险

医院作为一个集医疗、教学、科研、后勤保卫等于一体的综合机构，风险管理是一个不可规避的课题。目前，国内的医院普遍将视线由不良事件的管理转移到医院风险的管理，明确医院需要应对的主要突发事件及应对策略。

风险管理是一种专门的管理经营方法，内容包含风险识别、风险优先、风险上报、风险管理、调查不安全事件及相关投诉事件的管理等各个要素。风险识别是风险管理中的重要环节，JCI要求医院每年至少需要建立并执行一项持续性的风险管理项目，确定和减少危及患者和员工安全的非预期的不安全事件和其他安全风险，同时建议医院运用风险分析和管理工具进行风险管理，灾害脆弱性分析（Hazard Vulnerability Analysis，HVA）就是其中的一种工具。

● 标准出处 ●

质量改进与患者安全(QPS)11：建立并执行一项持续性的风险管理项目，确定和减少危及患者和员工安全的非预期的不安全事件和其他风险。

设备管理与安全（FMS）2：医院制定和实施书面计划，针对患者、家属、来访者和员工可能蒙受的风险，阐明相关的风险管理程序。

设备管理与安全（FMS）3：医院内有一名或多名合格人员监督相关风险管理的规划和实施。

设备管理与安全（FMS）3.1：通过监控项目提供有关事故、伤害或其他意外事件的资料，为制定计划和进一步降低风险提供支持。

设备管理与安全（FMS）4.1：医院检查病房楼的情况，制定计划以降低明显的风险，为患者、家属、员工及来访者提供安全的硬件设施。

设备管理与安全（FMS）6：医院制定并更新紧急事件管理计划，应对可能发生的社区突发事件、流行病爆发、自然灾害或其他灾难。

设备管理与安全（FMS）7：医院制定并实施消防安全计划，确保所有人员安全，避免烟、火或其他紧急情况所造成的危险。

难点分析

★风险评估是一项全员性的活动，如何使全院员工树立正确的风险评估意识，掌握风险评估技能？

★如何运用风险管理工具推进医院风险评估？

制定标准和操作流程

利用风险管理工具进行风险评估，对医院员工而言普遍比较陌生，因此，建立和实施风险管理标准作业规程显得尤其重要。该作业规程既要告诉员工风险管理工具的使用方法，又要明确医院风险管理的机制与方法。

学会使用风险管理工具

使用HVA进行风险识别和风险优先级管制工作，制定了《风险识别、评估及管制作业程序》，依风险项目的发生频率、事故严重性（包括人员安全、人员健康、影响范围、停工损失），按评分表细项予以客观评估，将危害发生频率与事故严重性相乘后得出风险积分，识别出风险项目的不同等级，并根据风险等级采取不同的风险控制方式，如表1、2、3所示：

表1　危害发生频率评分表

危害发生频率	评分	发生频率
同行间曾经发生过或本院有潜在可能发生	1	很不可能，但能假设
近三年可能或曾发生此类事故一次以上	2	可能性小，属意外
平均每年可能或曾发生此类事故一次以上	3	可能、但不经常
平均每月可能或曾发生此类事故一次以上	4	相当可能
平均每周可能或曾发生此类事故一次以上	5	完全可以预料

表2　危害严重程度评分表

<table>
<tr><th>评分</th><th colspan="2">人员安全</th><th>人员健康</th><th>影响范围</th><th>停工损失</th></tr>
<tr><td rowspan="2">1</td><td>员工</td><td>无明显危害</td><td rowspan="2">1. 不会造成感官的不适或职业病
2. 有害物接触1小时(含)内</td><td rowspan="2">1. 无明显危害
2. 服务未受到影响</td><td rowspan="2">1. 不会造成生产停工
2. 财务损失20万以下</td></tr>
<tr><td>病人访客</td><td>不需任何评估或处置</td></tr>
</table>

（续表）

5	员工	可能导致医疗的需求(或曾经发生惊吓情况)	1.工作中可能造成感官上的轻微不舒服 2.有害物接触1~2小时(含)	1.影响范围限于设备附近 2.非毒性物质外泄，不需其他单位协助 3.服务效率降低	1.部分或全部仪器设备停工1日以下 2.财物损失在50万元以下
	病人访客	仅需评估无须额外医疗处置			
10	员工	可能导致暂时性失能(伤害)	1.工作中可能造成感官上的明显不舒服(原员工曾反映或抱怨) 2.有害物接触2~4小时(含) 3.处于噪音区80~84dB/8hr	1.影响范围限于工作区附近(例如工作楼面)或于单位内 2.非毒性物质外泄，需其他单位协助 3.火警初期即已控制 4.部分服务不完全	1.部分或全部仪器设备停工1~3日 2.财物损失在100万以下
	病人访客	2名访客或病人需额外医疗处置，但不需住院			
15	员工	1.因意外导致员工永久性伤害 2.2名员工住院 3.3名以上员工因病需停止工作	1.长期工作可能造成必要的医疗，但可能在医疗后恢复机能 2.有害物接触4~6小时 3.处于噪音区85~89dB/8hr	1.范围扩及院内其他工作区(如该工作楼面以外) 单位外 2.有毒性物质外泄，但未发生中毒事件 3.火警需外部支援 4.主要之服务作业停止，如开刀房停止作业、门诊停诊等	1.部分或全部仪器设备停工3日至1周 2.财物损失在150万元以下
	病人访客	2名病人或访客住院			
20	员工	1.因意外导致员工死亡 2.员工自杀 3.3名以上员工住院	1.长期工作可能造成永久性职业病 2.有害物接触6~8小时 3处于噪音区90dB/8hr	1.范围扩及医院以外 2.有毒性物质外泄，导致中毒事件 3.火警需撤离 4.服务作业完全终止	1.部分或全部仪器设备停工1周以上 2.财物损失超过200万以上
	病人访客	1.访客或病人死亡 2.3名以上病人或访客住院			

备注：严重度(S)=人员安全(HS)+人员健康(HH)+影响范围(ER)+停工损失(TL)

表3 风险等级划分及风险控制方式

风险积分	风险等级	等级代码	风险控制
>110	重大风险	1	应立即作预防或并强制性改善
90~109	高度风险	2	应管制危害发生，备有相应应变措施或管制程序，并加强检查及督导作业
50~89	中度风险	3	应加强检查及督导作业管控风险
30~49	低度风险	4	适当警觉，需加强检查
<29	轻微风险	5	可接受，不需特别检查

备注：风险积分=危害发生频率×事故严重性

风险评估操作流程

由于风险散布在全院各个部门各个环节，因此，我院风险评估方式采取自下而上评估、自上而下审批的流程进行，医院成立专门的风险管理委员会，对风险评估与风险控制进行专项管理，运作模式如图1所示：

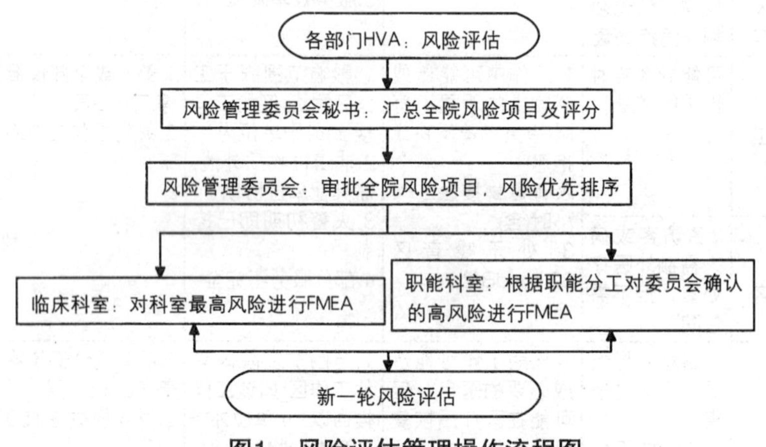

图1　风险评估管理操作流程图

● 典型案例 ●

高风险“现形”记

2012年度，我院使用HVA进行全院风险评估与识别，经过风险管理委员会审批，确定出风险的优先等级，缩略表如表4：

表4　2012年度浙医二院风险评估表

序号	危机项目分析	权责部门	发生频率（F）	事故严重性(S) = HS+HH+ER+TL				风险积分	风险等级
				人员安全	人员健康	影响范围	停工损失	F×S =RW	1~5
1	火情	保卫科	2	10	10	10	15	90	2
2	电梯故障困人	后勤管理中心	4	10	5	5	1	84	3
3	医院大面积停电	后勤管理中心	2	15	5	15	5	80	3
4	放射/辐射事故	保卫科	1	20	20	20	20	80	3
5	爆炸事件	保卫科	1	20	20	20	20	80	3

（续表）

序号	危机项目分析	权责部门	发生频率（F）	事故严重性(S)＝HS+HH+ER+TL				风险积分	风险等级
				人员安全	人员健康	影响范围	停工损失	F×S＝RW	1~5
6	台风和暴雨等灾害性天气	后勤管理中心	3	10	1	10	5	78	3
7	公共卫生事件	门诊部	1	20	15	20	20	75	3
8	……	……	……	……	……	……	……	……	……

从表4可以看出，火情是医院排在最高的风险，风险评分为90分，为2级风险也即高度风险，需要医院采取措施进行干预。医院火情管理的权责部门为保卫科，保卫科根据医院的情况，采用FMEA进行分析，发现施工区域、公共区域、实验区域、设备机房4个区域是医院最容易发生火情的组件，并对每一项原因进行改进，取得了良好的效果，改进措施如表5：

表5　我院火情风险改进措施

项目	组件	可能原因	可能后果	改进措施	责任科室
火灾	施工区域	电焊、气焊；气割作业不当，无证上岗；乱丢未灭烟蒂	引起火灾	加强防火巡查，严查无证上岗，动火审批；严禁吸烟	保卫科
火灾	实验区域	高耗能电器使用不当	引起电器火灾	提高意识，安全教育，改进设备	保卫科
火灾	设备机房	设备电源短路、线路老化	引起电器火灾，影响医院正常作业	加强巡查	保卫科
火灾	公共区域	微波炉使用不当；乱丢未灭烟蒂	引起电器火灾	规范制度，管理使用，安全教育；控烟管理	保卫科

● 改进成效 ●

经过风险管理，从风险管理委员会-各职能科室-各临床科室实行三级风险管理，2012年我院风险管理取得良好成效，各种风险有效降低，2013年初，经过风险管理委员会的重新评估，新的风险评估结果见表6。

从表6可见，经过风险管理与改进，火情已经从风险2级降至3级。2013年，我院位列前三位的风险为停电、火情、数据宕机，成为医院改进的重点。

表6　2013年度浙医二院风险评估表

序号	危机项目分析	权责部门	发生频率(F)	事故严重性(S)=HS+HH+ER+TL				风险积分	风险等级
				人员安全	人员健康	影响范围	停工损失	F×S=RW	1~5
1	停电	后勤管理中心	3	10	1	15	1	81	3
2	火情	保卫科	2	10	10	10	10	80	3
3	数据宕机	IT中心	3	1	5	15	5	78	3
4	跌倒	护理部	3	10	10	5	1	78	3
5	虚拟网故障	IT中心	3	1	1	15	5	66	3
6	固定电话故障	IT中心	3	1	1	15	5	66	3
7	针刺伤、血液/体液暴露	门诊部	4	5	5	5	1	64	3
8	……	……	……	……	……	……	……	……	……

招式点评

风险涉及到全院的各个部门，成立风险管理委员会，对全院的风险进行审批与识别，确认优先级的风险管理项目是风险管理的核心内容之一。由于风险存在于医院的每个角落，因此，建立全院自下而上的风险评估模式尤为重要，该模式的建立将使得HVA工具评估出来的风险项目一定是员工日常工作中发现的潜在风险，这能够在最大程度上保障医院识别出最高最真实的风险项目，为医院的风险控制打下良好的基础，既能“对症下药”，又能“标本兼治”。质量改进离不开工具，合理地运用管理工具，会达到事半功倍的效果，医院的风险评估工作也一样。

（黄晓花　李翔　戴晓娜）

055

再造脑梗死患者溶栓流程

（质量持续改进案例一）

全世界每6个人就有一人一生中可能罹患卒中；每6秒钟就有一人死于卒中；每6分钟就有一人因卒中而永久致残，而其中脑梗死（缺血性卒中）更占到所有卒中的60%～80%。因而对于卒中患者来说，时间就是生命，越早治疗，恢复越好，缩短急性缺血性脑卒中患者静脉溶栓DTN（Door–To–Needle）时间是一项重要的临床实践，JCI评审对其临床诊疗指南与临床路径的开展均有明确的标准。

标准出处

质量改进与患者安全（QPS）1.5：员工经过培训后参与质量改进与患者安全项目。

质量改进与患者安全（QPS）2.1：运用临床诊疗指南、临床路径和/或诊疗规范来指导临床治疗。

质量改进与患者安全（QPS）3：医院领导确定重点监测指标，以监控医院的临床服务、环节及结果质量。

质量改进与患者安全（QPS）4：具备一定理论知识、技能和相关经验的员工系统地收集和分析医院中的资料。

质量改进与患者安全（QPS）4.1：资料分析的频率符合被监测流程的需要，并符合医院的整体要求。

质量改进与患者安全（QPS）4.2：分析过程包括内部比较、与其他医院比较以及与科学标准和实践的比较。

质量改进与患者安全（QPS）5：医院内部有流程验证数据的有效性。

难点分析

★如何确保急性缺血性脑卒中诊治在全院范围内的规范性和同质性?

★如何确保多团队协作，共同改进流程?

★以往我们重视数据的分析，却容易忽视对原始数据本身的验证，也缺乏验证的科学方法。

制定标准和操作流程

设定目标监测值

国内DTN的平均值为116分钟，项目开展前我院DTN的平均值为108分钟，美国卒中协会缺血性脑卒中指南建议DTN值为60分钟，通过对国内外指南的解读和同行比较，结合本院实际情况，我们首期设定DTN时间的目标值为80分钟；达标后，再提出更高的要求，不断靠近目标值。

确保诊治的规范性与同质性

全科及相关学科医护人员进行“中国急性缺血性脑卒中诊治指南2010”、“急性缺血性卒中静脉溶栓流程”和脑卒中知识的培训，从而确保诊治的规范性与同质性。

多团队协作改进流程

成立包括神经内科、急诊室、医务部、放射科、检验科、质管办和后勤管理中心等部门在内的卒中质量改进小组，各部门的职责分工如下：

1. 神经内科：加强急诊医师对急性缺血性卒中患者的诊断和流程培训；成立溶栓小组，负责病人的评估、处理和记录和知情同意；提高沟通技巧尽快获得知情同意；溶栓病房空出床位。

2. 急诊室：对于急性缺血性卒中溶栓患者，开通绿色通道，急诊办理入院手续。

3. 放射科：对于急性缺血性卒中绿色通道患者，优先检查和上传影像资料。

4. 检验科：对于急性缺血性卒中绿色通道患者，优先化验，30分钟内出报告。

5. 后勤管理中心：协调电梯转运及搬送等问题，确保此类患者院内急诊转运通道流畅。

6. 医务部：协调各相关科室，处理流程不畅的相关问题。

7. 质管办：数据采集与流程监控。

同时，质量改进小组重新制定了急性缺血性卒中静脉溶栓流程（见图1）。

典型案例

某老年女性患者，罹患房颤，却没引起应有的重视。一天傍晚大约17：00左

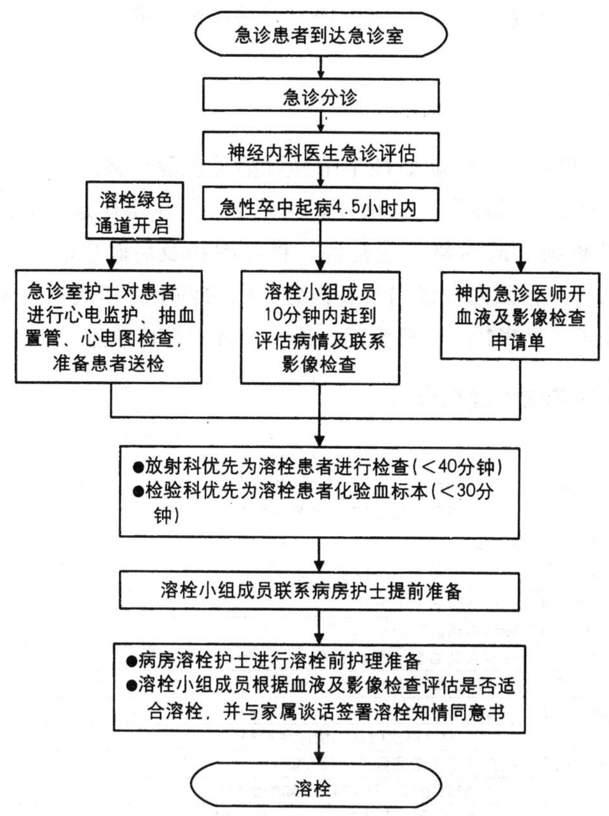

图1　急性缺血性卒中静脉溶栓流程

右，她突然说不出话，身体右侧的肢体也不能活动，于18：30被送到我院急诊。5分钟内，护士完成急诊分诊，急诊神经内科医生初步评估，怀疑其罹患急性缺血性卒中，立即启动溶栓流程。随后5分钟内，卒中小组到场，完成评估，在患者完成抽血化验后立即将其转送至磁共振室进行急诊头颅MRI检查，19：15完成检查后转送至溶栓病房，再次评估后，19：30给予患者阿替普酶静脉溶栓治疗。溶栓后24小时，患者右侧肢体肌力完全恢复，溶栓后3天患者失语完全恢复，溶栓后7天治愈出院。

患者在到达急诊后60分钟内就接受了溶栓治疗，DTN时间大大短于全国的平均值116分钟。

● 改进成效 ●

以提高医疗效率、改善医疗质量为核心目标，并以持续质量改进为宗旨，我们根据JCI的要求实施了质量改进项目“缩短急性缺血性脑卒中患者静脉溶栓DTN时间”，为急性缺血性卒中患者提供了合理高效的治疗，我院DTN时间从108分钟下降到76分钟，目前已制定了70分钟的新目标并持续改进。

● 招式点评 ●

根据JCI标准建立的急性缺血性卒中静脉溶栓流程，体现了“团队协作、优化流程、科学分析、持续改进”的精神。这其中，团队协作是优化流程的基石，溶栓治疗涉及急诊科、放射科、检验科、神经内科及后勤中心，涉及医生、护理、技师和护工团队，因而神经内科在医务部的协调下，多次召开协调会议，利用院内时间追踪表（见表1），分解流程，逐个有针对性地改进。

表1 脑梗塞病人院内时间追踪表

Onset to Needle: min

姓名： 年龄： 住院号： 记录日期： 记录人：

******以下既往史若有则在框里打钩******

吸烟□ 高血压病□ 糖尿病□ 冠心病□ 房颤□ 既往卒中史/TIA□

患者起病时间	≤3h□ >3h□	
患者到达急诊室时间（急诊病历本上可见）		
急诊医生到达时间（按接到电话的时间）		
卒中小组到达时间（按你本人到达急诊室的时间）		
化验送出时间（按急诊护士送出血样本的时间，问护士）		
出发检查时间（护工开始拉床的时间）		
*******再次确认知情同意*******		
检查结束时间（病人从检查机器上搬回到床上后那刻）		
******若溶栓，打4710告知护士******		
******记录患者体重： kg******		
到达病房时间（病床拉入10楼大门那一刻）		
检验结果出来的时间（按电脑查询最晚的一项检查的时间）		
溶栓时间（推首剂时间）		
首剂剂量（询问10楼护士）：	**总剂量（询问10楼护士）：**	

****如果溶栓流程中断，请在下方标明中断时段并记录原因****

流程中断原因：脑梗但无溶栓指征□ 出血□ 考虑其他疾病□ 其他原因________

急诊一唤医生：	检查技师：
检查类型：CT平扫□ MRI平扫□ CTP□	MRP□

****请将下图中的时间计算出来写在右侧括号，并在中间图表上直观地标记****

①入急诊-急诊医师接诊 （ ）

②入急诊-患者出发检查 （ ）

③入急诊-患者完成检查 （ ）

④入急诊-溶栓时间 （ ）

10 20 30 40 50 60 70 80 90 100 110 120 min

请用一条竖线将所花时间标记在上图中，白色（若行CT）或点状（若行MRP）框代表“达标时间”，若超过，请在下表中填写时间“不达标”（灰色框）的原因（①②③④代表上图四个时间段）

① （目标<10min）
② （目标<25min）
③ （目标<45/60min）
④ （目标<55/75min）

表2 卒中品质指标验证表

监测指标三：急诊脑梗死溶栓患者从急诊到用药的平均时间：

序号	病案号	主治医师	住院日期	急诊脑梗死溶栓患者从急诊到用药的事件（分）	特殊原因说明	收集人	验证人
1							
2							
3							
4							
5							

贯穿在这一过程中，科学的数据验证方法也起到了巨大的帮助作用（见表2），这是JCI评审带给我们的科学工具。以往我们重视数据的分析，往往忽视了对原始数据本身的验证。这次由一位未参与原始数据收集的高年资主治医师完成数据的再次收集，对住院医师采集的原始数据进行核对，原始数据与再次收集的数据进行比较，计算准确率，用相同的数据量除以全部数据量再乘以100%，当准确率≥90%时，数据采集方法得到认可，当准确率<90%时，须进行原因分析并纠正采集措施，采取改进措施后，再次进行数据收集，以确保达到预期的准确率，确保所有数据真实可靠。

（张宝荣　郭谊）

056

病理标本全流程管控

（质量持续改进案例二）

在外科病理学检查中，病理标本包括活检标本、手术标本、术中快速标本、体腔液体、脱落细胞和外院会诊切片标本。确保病理学检查申请单和标本信息的一致性，是保证病理学诊断准确的重要前提。但是，病理标本送检前管控的重要性在很长一段时间内并没有得到所有医师的重视，或得到相关部门的全流程关注，或在重要科室得到专人专职的管理。因此，病理标本遗失、标本瓶打破、标本未被固定或因封口不紧导致固定液流失等不良事件时有发生，严重影响了医疗安全和损害了患者的权益。

要切实落实JCI中患者安全的首要目标，准确确认患者身份，需建立严格的标本接收、运输和登记的制度和流程，实行标本离体后的全流程管理。

• 标准出处 •

质量改进与患者安全（QPS）2：医院根据质量改进原则，设计新的工作流程或对原有的流程或系统进行改进。

病人评估（AOP）5.6：医院应遵守采集、核对、整理、安全地运输和处理标本的程序。

• 难点分析 •

★病理标本有多种不同的类型，如小活检、手术根治标本、体腔液体（如胸腹水）、脱落细胞标本（如痰液和尿液）等等，需要不同的容器用于存放这些标本。有些临床科室因条件有限，很难配全所有不同类型的标本容器，难免产生标本信息的缺项。

★病理标本除手术室和内镜中心外，临床科室在门诊或病房都有可能进行活检或采集病理标本送往病理科，进行病理学检查和诊断以获得病理诊断结果。不同的科室可能有自己的标本接收登记和管理流程，有些科室有专人负责接收登记和固定标本，有些科室无专人负责，对标本的接收登记意识不强，曾经也有病人或家属送标本到病理科的情况。

★病理标本的采集不同于检验科，无法做到在指定的地点和时间进行采集操作。临床医师会在不同时间点手术或活检进行标本采集，少数甚至因为急诊或病人数量过多而在下班后进行操作，导致手术标本管理在时间上存在不确定性，其次是门诊活检标本无法及时送到病理科，甚至有病人自己暂时保管的情况发生。

★对病理标本重要性的认识存在不足，认为病理标本送检前由病人自己管理，送到病理科后才由病理科负责。

• 制定标准和操作流程 •

定义病理标本信息的合格标准

病理学检查申请单与标本标签上的信息应完全一致，包括病人的姓名、年龄、性别、病案号、采集部位和件数；病理学检查申请单有简要的病史、实验室检查的阳性结果和重要的手术所见。

确定标本接收地点

1. 冷冻切片室：负责需冷冻切片检查的所有标本的接收、登记和出具报告后的标本固定等。

2. 手术标本室：负责所有的送检手术标本的接收和登记，及时进行标本的固定等。

3. 病理科窗口：负责门诊所有临床科室和病房送检的各类活检、体腔液体、脱落细胞学的标本接收和登记，并负责院际会诊的玻璃切片标本的接收和登记。

4. 病理科取材室：负责对手术室运输的所有手术标本的接收和核对。

确定标本接收流程

1. 需冷冻检查的标本接收和登记

收到标本后需执行严格核对制度，主要核对送检单与标本袋上病人姓名、年龄、性别、病案号、标本送检份数、标本送检部位等信息，并与系统信息核对，完全正确方可接收签字。如有不符合标准的标本，立即与手术医师联系。冷冻检查标本取材由病理科医师完成。冷冻切片检查标本在冷冻切片完成并发出诊断报告后，需及时用中性福尔马林液（标本：固定液比例为1：10）进行固定，有序存放，做好登记。

2. 手术室标本接收和登记

收到标本后需执行严格核对制度，主要核对送检单与标本袋上病人姓名、年龄、性别、病案号、标本送检份数、标本送检部位等信息，并与系统信息核对，完全正确方可接收和登记并签字。如有不符合标准的标本，立即与手术医师联系。标本接收和登记后，需及时用中性福尔马林液（标本：固定液比例为1：10）进行固定；对空腔脏器如食管、胃和结直肠手术标本，需按规范要求剪开脏器；对巨大实性或囊性肿块，需切开或剪开，以利于有效固定；然后，有序存放在冰箱的4度冷藏室。由专人每日定时转送至病理科取材室。

3. 门诊标本运送流程

长期以来，门诊十几个科室产生的病理标本均是由病人或病人家属送到病理科，而且需要病人或病人家属再次将收费后的申请单送到病理科，即不能对标本运送过程中的质量进行有效控制，且增加了病人的麻烦。

根据存在的问题，门诊部、医务部、IT中心、后勤服务中心和病理科一起对门诊标本的运送流程进行改进，从标本产生、标识、处理到运送，每个环节严格按照JCI要求进行规范；配置专用的标本存放柜，实行专人、上锁管理；安排专人收集各科室的标本，统一运送；加强对标本保管和运送人员的培训，做到标准统一、操作规范。病理检查划价前伸，在标本产生科室完成，使病人不再需要东奔西跑寻找病理科。

新的流程实施后，标本的标识和处理更加规范，各环节的核对得到加强，标本的运送得到规范，为获得准确的病理检查结果奠定了基础。

改进前门诊病理标本运送流程：

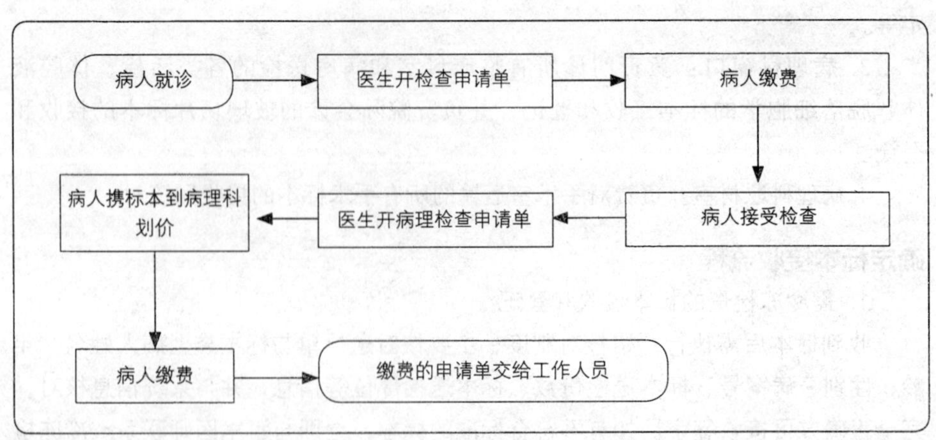

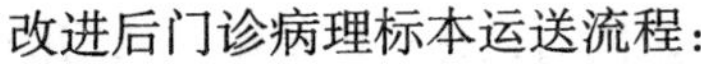

改进后门诊病理标本运送流程：

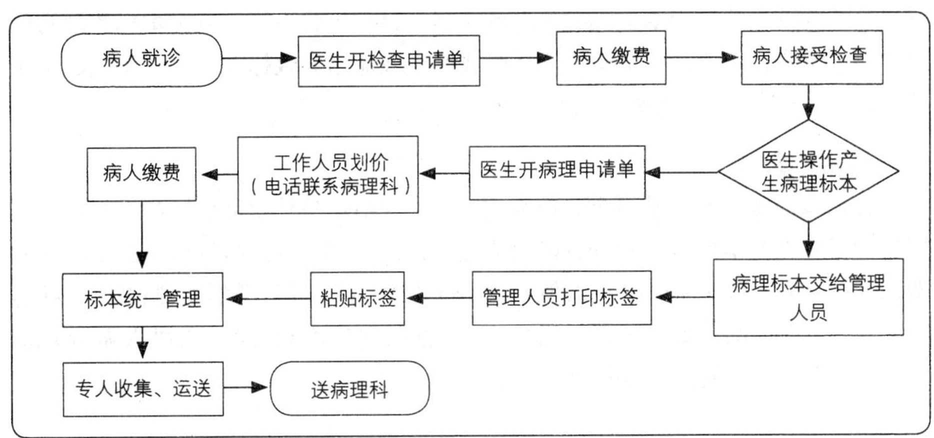

4. 取材室标本接收

取材室安排专人接收手术室运输到的手术标本，需核对送检单与标本袋上病人姓名、年龄、性别、病案号、标本送检份数、标本送检部位和固定时间等；并检查标本袋内固定液量是否合适；标本核对无误后，在标本接收表或登记本上签名验收。

5. 病理科窗口标本接收

负责接收门诊临床科室和病房由专人送检的标本，需逐一核对送检单与标本袋上病人姓名、年龄、性别、病案号，标本送检份数、标本送检部位和固定时间等；检查标本袋内是否有组织、固定液量是否合适；标本核对无误后，在标本接收表或登记本上签名验收。

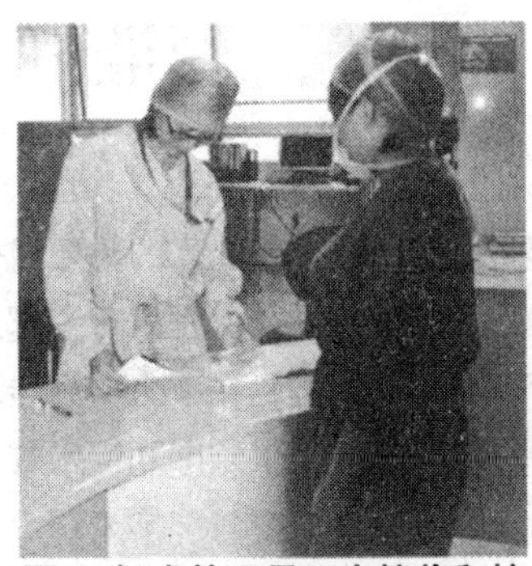

图1　标本管理员正在接收和核对送检的手术标本信息

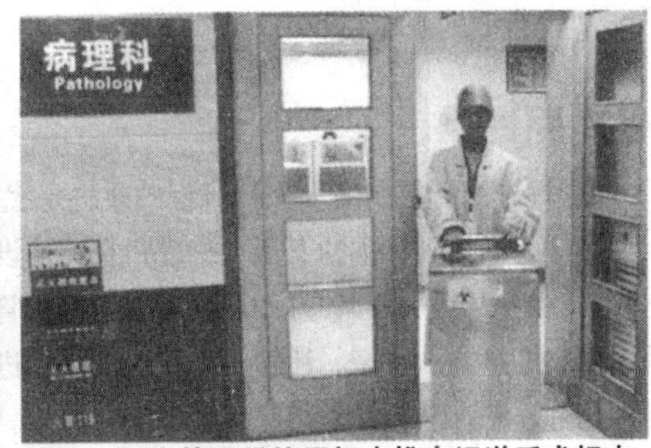

图2　标本管理员使用标本推车运送手术标本

送检标本异常情况登记

标本接收过程中发现病理学检查申请单或标本袋上存在不合格的情况，需及时与临床申请医师联系并得到补充或修正。在病理科备有标本异常情况登记本，对发生的标本不合格事件进行登记，便于分析和改进。

标本异常情况主要有：申请单与相关标本未同时送达；申请单中填写的内容与送检标本不符的；标本上无有关患者姓名、科室等；申请单或标本标签填写的内容字迹潦草，不清；标本固定不及时或固定液流出导致标本自溶、腐败、干涸等；标本过小，肉眼观察难以确认。

规范标本固定液

按病理质量控制标准要求，应采用10%中性福尔马林固定活检和手术标本。固定时间应在标本离体后30分钟内完成标本固定。10%中性福尔马林固定液的配置，40%甲醛：PBS缓冲液（pH值7.2~7.4）为1：9，使用前需检测pH值，在容器上注明配制时间。如使用商品化的10%中性福尔马林固定液，每批次需检测pH值，在容器上注明使用开始时间。

• 改进成效 •

按照JCI标准进行病理标本制度化、规范化管控操作后，病理标本的异常情况发生率显著下降，几乎没有出现标本信息不符合要求的，显著提高了病理诊断的效率，避免发生报告上信息有误。

医院内包括门诊和病房见不到有病人或亲属送标本去病理科划价和去收费窗口缴费的现象。不但方便了病人，而且也保证了病理标本的安全性。

手术标本的管理更加有序和安全。不再出现手术标本放在手术室标本存放处无人管理、放置凌乱的现象。也不会发生在整理标本时才发现标本信息缺项或不准确的事件。标本管理员核对无误后及时对标本进行固定。保证了标本信息的一致性和标本固定的及时性。

• 招式点评 •

病理标本的管控制度和执行流程的改进是我院通过JCI评审所取得的重要成效之一。为了病人和病理标本的安全，病理科在岗位设置、制度建立和流程执行上都进行了有针对性的改进。我们一方面设置了手术标本管理员这一岗位，在手术室内专职负责手术标本的接收、登记、运输等工作。上岗前进行标本接收登记制度和标本管理重要性的培训，熟练掌握标本接收登记的执行流程。标本管理员下班后，手术标本则由手术室值班护士负责管理接收登记和固定工作。另一方面还专门设置门诊和临床科室标本收集和运输的专职岗位，专职人员负责每日定时到临床科室收集标本、登记和运输，到达病理科后与病理科的专职人员进行标本的交接、核对和签名验收。

为了保证标本质量，我们还进一步规范了标本固定液，委托病理科统一申购10%中性福尔马林固定液，按需求到病理科领取固定液并登记领出数量。全院使用的标本固定液达到标准化。

（陈丽荣）

057

缩短术后留置导尿的时间
（质量持续改进案例三）

JCI标准要求医院开展持续质量改进，对医院质量和患者安全进行规划，记录所取得和保持的改进成效。利用质量工具开展改进项目是医院质量管理的重要手段，我院广泛采用的质量改进工具有PDCA、QCC、6S、FMEA、HVA等，其中，QCC（Quality Control Circle，品管圈）在医院质量改进推行过程中起到了关键作用。QCC强调员工自发性，是一种自下而上的质量改进方法。我院自2008年开始引入品管圈，并在药剂科第一个运用品管圈开展质量改进，得到了医院领导的大力支持与重视。目前，品管圈已在全院每个部门尤其是护理单元进行广泛运用。本文介绍的肝胆胰病区缩短Ⅲ、Ⅳ类手术患者术后留置导尿时间的项目，即体现了品管圈的推行在质量管理中的应用成效。

• 标准出处 •

质量改进与患者安全（QPS）1.3：医院领导为质量改进与患者安全项目提供技术与其他方面的支持。

质量改进与患者安全（QPS）9：取得并保持治疗改进和安全方面的成效。

• 难点分析 •

★临床实践表明，留置导尿管使患者有明显的下腹部坠胀、疼痛，同时，导尿管有关的菌尿症可达37.5%～56%，是医院感染的主要危险因素。导尿管留置期间，导尿管有关的菌尿症发病概率每天增加5%～8%。查阅大量文献，对于Ⅲ、Ⅳ类手术患者术后留置导尿的时间没有标准，因此如何设定目标值是首要难点。

★如何运用质量管理中的分析工具对质量问题的原因进行真因验证，以确保对根本问题进行质量改进是质量监控指标管理的另一难题。

★如何使效果具有持续性及如何进行推广也是质量管理工作的难点。

制定标准和操作流程

明确现行留置导尿的流程及作业内容

医生开具留置导尿医嘱，护士确认有效医嘱，术前一日口头指导病人排尿训练。接手术室通知后，送病人至手术室，予以留置导尿，术后返回病房。责任护士次日起指导并协助间歇夹管，约2~3天后，责任护士评估患者是否存在排尿的知觉，如果没有，继续间歇夹管；如果存在，通知医生开拔管医嘱，确认有效医嘱，予以拔管。

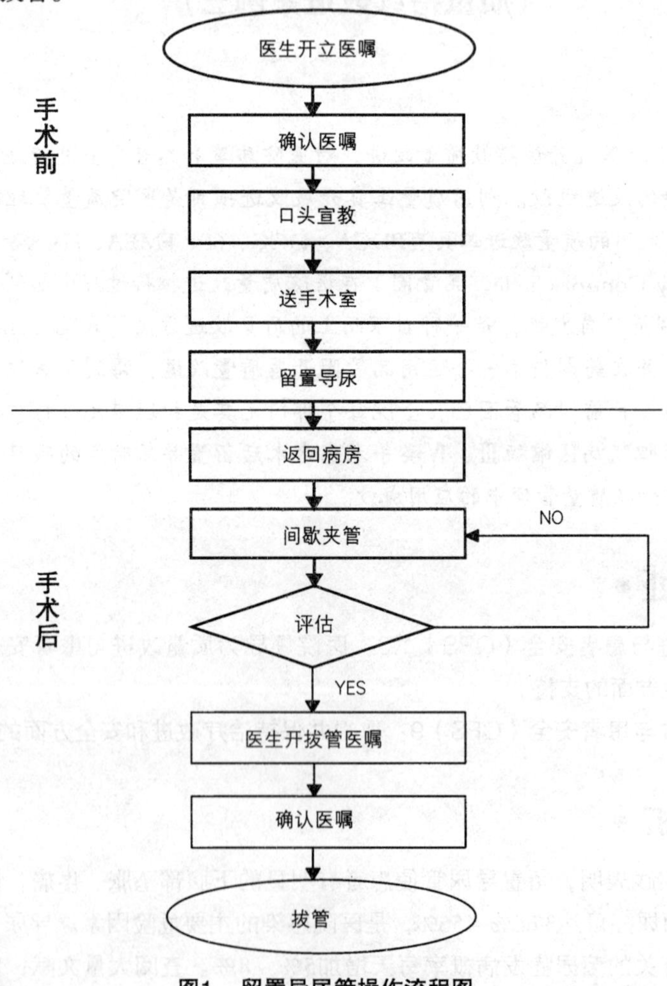

图1　留置导尿管操作流程图

数据收集及分析

从2012年2月21日～2012年3月24日，我院共收集了Ⅲ、Ⅳ类手术患者45例，责任护士记录患者术后返回病房的时间、导尿管留置的时间、首次下床活动的时间（单位：小时）。

如有尿路刺激症，责任护士及时通知医生，进行尿常规及尿培养，以确诊有无尿路感染，并记录。排除有泌尿系统疾病、进手术室之前就留置导尿者。经统计分析，结果见表1：

表1　Ⅲ、Ⅳ类手术患者术后留置导尿管的查检表汇总

项　目	最长时间	最短时间	平均时间
术后导尿管留置时间	119.5 小时	25小时	67.2小时
首次下床活动时间	121.5小时	26小时	69小时
住院天数	45天	15天	22天

目标设定：小组成员查阅国内外相关文献，结合前期现状调研，确定目标值为：Ⅲ、Ⅳ类手术患者术后留置导尿的时间为36小时。

原因分析及真因验证：

1. 运用鱼骨图进行原因分析（见图2）。

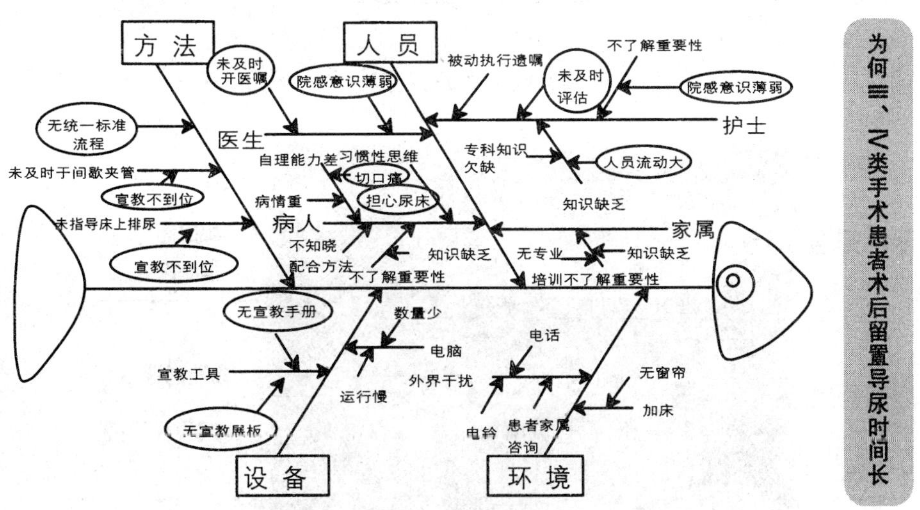

图2　运用鱼骨图进行原因分析

2. 真因验证：

根据鱼骨图分析找出主要的影响原因，各原因间再通过“原因→结果”的关系进行分析，找出末端原因。一般箭头进入记为正数，箭头发出记为负数，负数越高的定为根本原因，通过因果关联分析可以找出治标问题、过渡问题和治本问题（见图3、图4），并就此得出结论：导致Ⅲ、Ⅳ类手术患者术后留置导尿管时间长的根本原因是无统一的标准流程、人员流动大、宣教不到位、院感意识薄弱、宣教工具缺乏。

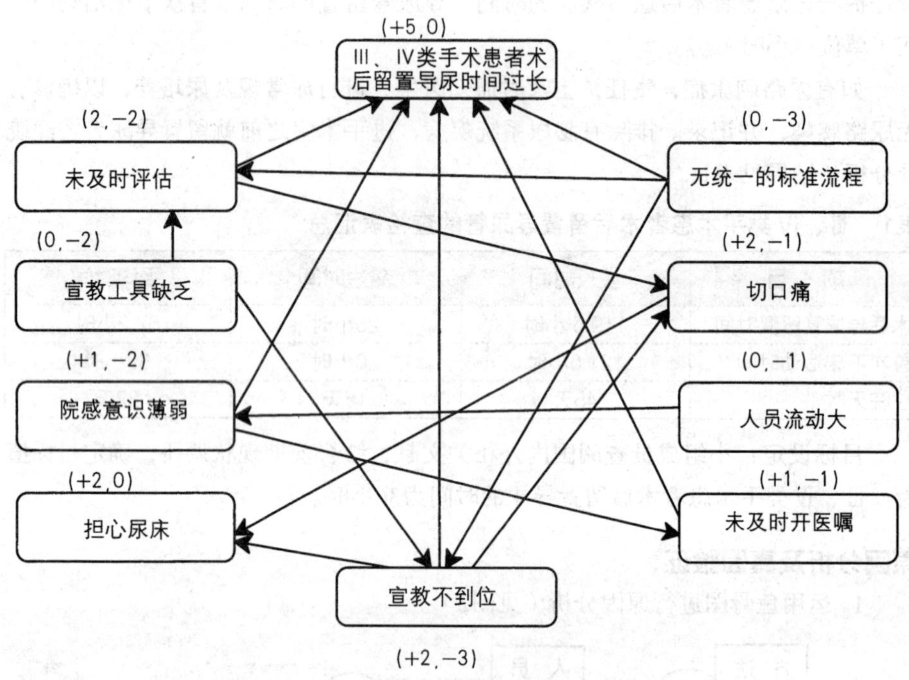

图3 因果关联分析图

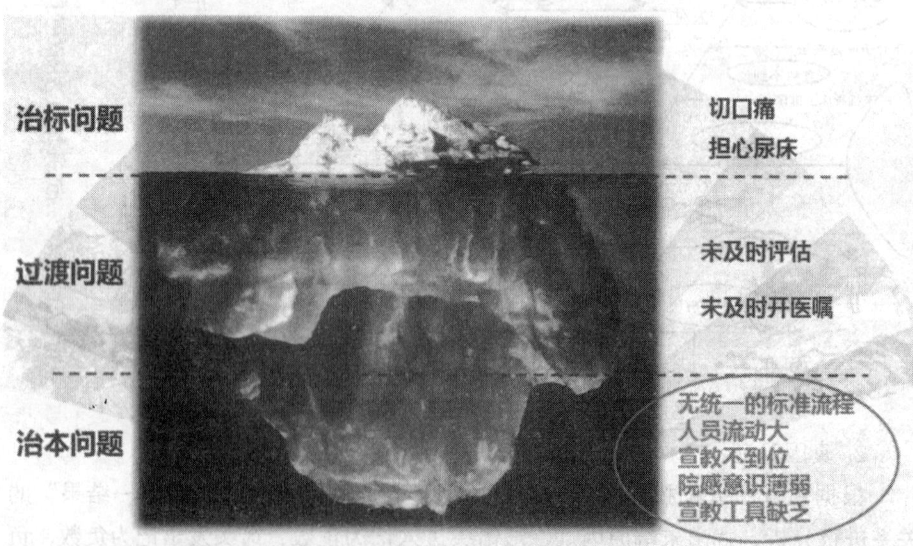

图4 因果关联分析图结果

通过对医护人员及患者查检，进行真因验证。经真因验证，将各种原因绘制成柏拉图（见图5），以80/20法则找出真因，经同类项归并后共有5项：无统一的标准流程、院感意识薄弱、宣教不到位、人员流动大、宣教工具缺乏。

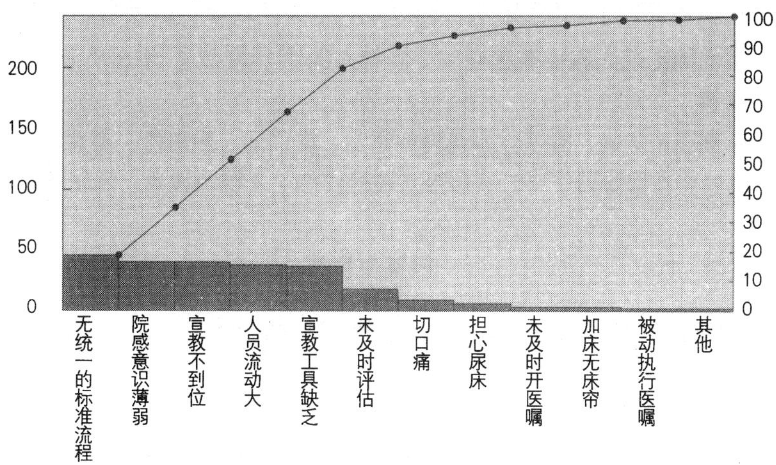

图5 运用柏拉图进行真因分析

● 典型案例 ●

早期拔管的标准流程

制定标准作业流程，规定：患者术后返回病房，责任护士正确评估病情，待意识清醒后，即刻予夹毕导尿管。责任护士做好患者及家属的宣教，2~4小时放尿一次。责任护士协助间歇夹管训练并正确评估膀胱功能。责任组长每天下午检查落实情况。责任护士术后24小时即可评估患者是否具有拔管指征，如有拔管指征（能配合侧身、抬臀，夹管后有尿意且病情稳定）即刻通知医生。医生评估后，开拔管医嘱并及时拔管。

对医护人员进行培训， 制定新入科人员培训计划并实施：新的流程要在科内实施，需要对科室人员尤其是新入科人员进行培训，包括培训新流程、导尿管感染管理相关知识等。培训结束之后由责任组长负责考核。

加强对患者的健康教育，术前指导床上小便，成功率> 95%；制作健康教育手册及宣传展板，张贴在病区走廊处供患者及其家属阅读了解。

● 改进成效 ●

品圈项目实施后，手术后导尿管的平均留置时间降至35.8小时，其中，最长留置时间为81小时，最短留置时间为13小时。留置时间大于或等于36小时的患者占40%，留置时间小于36小时的患者占60%。

附加效益

尿路感染零发生；首次下床活动时间平均为52.5小时，最长时间为115小时，最短时间为20小时；Ⅲ、Ⅳ类手术平均住院日从改善前的22天降至18.5天。住院费用从改善前的平均5.5万元/人降至4万元/人。另外，由于Ⅲ、Ⅳ类手术周转加快，科室的出院人次由改善前的平均85人次/月增加到平均120人次/月。

无形成果

通过本期QCC活动，圈员在沟通协调能力、责任心、积极性、荣誉感、和谐程度、团队精神和质量改进手法的认识等方面都得到了大幅的提高，详见图6。

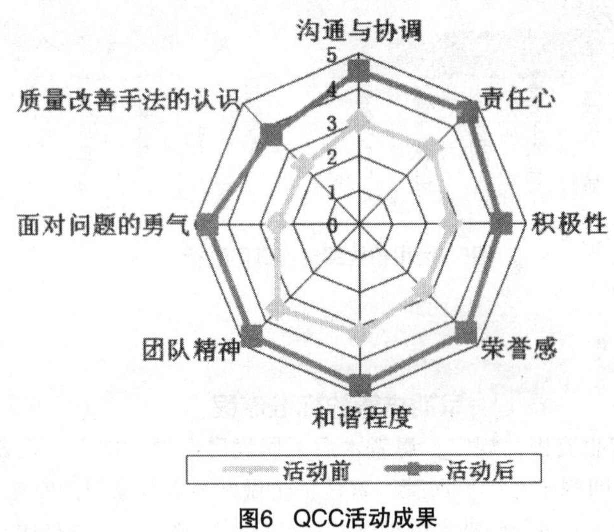

图6 QCC活动成果

招式点评

“品管圈”是一种可以有效改善部门绩效、提高患者满意度、提升医疗护理品质的质量改善活动。值得注意的是，品管圈活动不是一次活动的结束，而是一个持续质量改进的过程，因此需要将活动成果中的标准持续运用到临床工作中，使其成为一种行为规范，以确保质量改进成果的持续性和有效性。

（卢芳燕）

058

日间手术
（质量持续改进案例四）

人们日益增长的医疗保健需求同紧张的医疗资源之间存在的矛盾近年来越来越突出，而在欧美国家较为普遍的日间手术模式可以部分缓解目前“看病难、看病贵、住院难、开刀迟”的现状。通俗地讲，日间手术（Day surgery）即指一些手术病种，通过一定的方法和措施，可以让病人在24小时内离院。它具有减少交叉感染、降低医疗费用和成本、病人在熟悉的环境中恢复较快、避免医疗资源的浪费、促进技术和服务进步等优点。

• 标准出处 •

质量改进与患者安全（QPS）2：医院根据质量改进原则，设计新的工作流程或对原有流程或系统进行改进。

• 难点分析 •

★如何短时间内进行全面的患者病情评估、知情同意、健康教育等工作？
★如何优化服务流程，提高工作效率，提高患者对日间手术的价值感知？
★如何提供优质护理，怎样保证随访工作确实有效，提高患者的满意度？
★如何进行病历质量、医疗质量管理和监控，保障质量与安全？

• 制定标准和操作流程 •

手术病种准入

经过科室申报，医务科审批，目前确定了13个科室的33个病种作为日间手术病种，如骨科的关节镜半月板修补术、拆内固定术等，妇科的宫腔息肉摘除术、腹腔镜和宫颈锥切术等，外科腹股沟疝修补术、腹腔镜胆囊切除术等，泌尿科精索静脉高位结扎、经尿道膀胱碎石术等。

病人入选标准

按日间手术模式进行手术的病人要求其ASA 1～2级，无严重的全身性疾病，在本地有住所并有成人陪伴，有畅通的通讯联系方式。

医生准入制度

高年资主治及以上，具有丰富临床工作经验的有资质临床医师及麻醉医师主管，病区配有全科医生协助围手术期病人管理，保障病人安全。

护理团队构建

由来自麻醉科、急诊科、手术室、监护室和外科的高年资主管护士构建日间手术病房的快速康复护理团队，保证护理质量。护理团队分工细化，注重细节管理，病区护士主要负责病人入院前评估、教育，术前心理辅导及电话评估、术后护理指导以及术后电话随访（根据病种制定了术后24小时、72小时、术后7天及1个月的电话随访制度，专人负责，并开通了24小时紧急服务热线，提供帮助及咨询服务），其中电话评估及随访工作由专人负责。

护患沟通、健康教育

在日间手术病房，护患沟通、健康教育尤其重要。长久以来，住院病人习惯长时间呆在医院接受医疗护理，等待手术伤口愈合，住院时间相对较长。而日间病人只能住24小时，以往几天的护理工作量需要在一天内完成，病人和家属担忧的问题会很多，这种模式对护理工作提出了更高的要求。因此，如何更新观念，掌握有效护患沟通的技巧，避免空洞的安慰显得极为必要。日间手术病区采用的AIDET沟通模式是一种美国医疗机构常用的沟通模式，它涵盖了与患者“沟通的程序”及“标准用语”。它是构成沟通构架的5个关键词语的首字母简略词（A- Acknowledge了解，I–Introduce介绍，D–Duration过程，E–Explanation解释，T–Thank you感谢），也叫做服务的5要素。医护人员只需根据自己的工作情况及患者的状况依照沟通程序、选择标准用语并加以运用，使得护士能很清楚地意识到何时及如何与患者进行沟通。我们采用了AIDET沟通模式后，医务人员对病人表示了同情和尊重，及时告知他们所要接受的检查、手术、护理、治疗或一些操作的大致时间及目的，使他们对自身的病情和治疗有充分的理解，大大减低了焦虑程度，增加了治疗依从性，同时也提高了病人满意度。而对日间手术病房而言，病人满意度是一项关键性指标。

出院评估制度

由主管医生、麻醉医师和主管护士共同评估，严格按照离院标准决定病人离院或进一步留院观察。如病人48小时内不能出院，转入相应病区。对于出院病人出现急诊而紧急返院的，医院启动绿色通道予以优先接诊。

病历质量管理

实施主治医师负责制，负责病历内容的真实性、完整性；质控医师、质控护士负责病历质量的监管工作；做到全面评估、重点记录，提高临床工作效率。

简化病历书写包括：术前评估、手术知情同意书、手术风险评估及安全核查表、手术记录、术后首次病程、24小时入出院记录、离院评估、护理临床记录单、护理入院评估单和住院告知书。

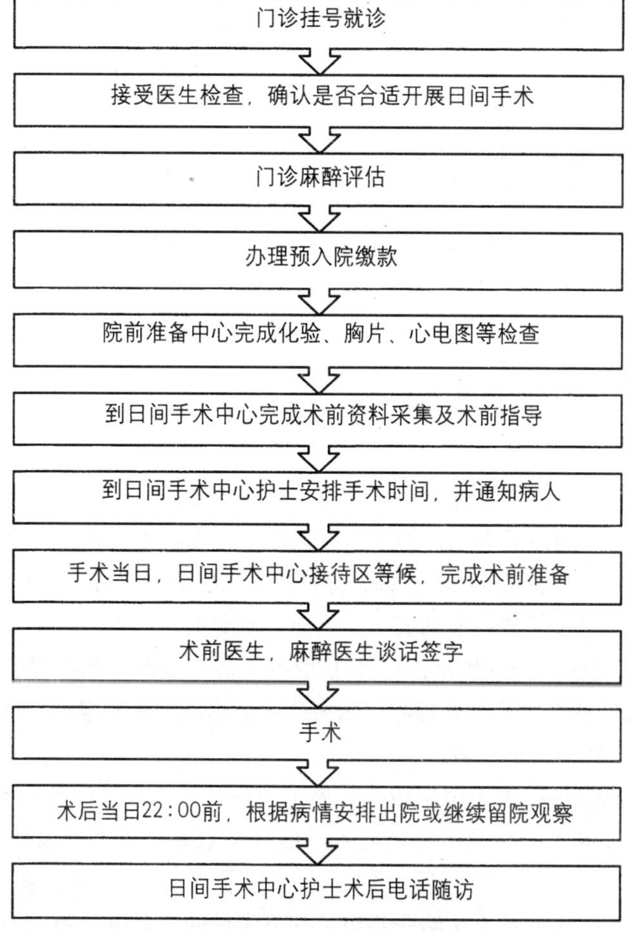

图1　日间手术病房服务流程

• 典型案例 •

早上入院 下午出院

家住萧山的张某，60岁，今年过年因起身太快不小心扭伤了左膝盖。开始，她以为只是轻微的扭伤，休息了半小时就去菜场了。

菜场回来后，张某突然感觉到左膝盖很痛，不仅不能着地，连稍微抬一下也痛。到当地医院看，医生建议她手术，术后要住院5～7天。“住一个星期，太久了，老伴和子女都要上班，请个假不容易。”张某说。为此，她先试着药物保守治疗。

大半个月后，张某的左膝盖越来越痛，路都走不了，特别是在拐弯的时候。为此，她来到浙医二院骨科就诊。接诊的是主任医师发现张某的左膝关节已经出现了积水，建议做关节镜半月板修补术。听说要手术，张某又犹豫了。

医师了解了张某的情况后，随即给她做了个评估，没有心脑血管等全身性疾病，年龄小于65岁，身体条件还不错，推荐她日间手术。早上入院，下午就可以出院了。

4月10日，张某按照预约来到院前准备中心办理入院。她先交了5000.00元的押金，在工作人员的陪同下做了术前检查，包括抽血化验、心电图、胸片等。检查结束后，主管护士详细采集了她的基本信息、过敏史、疾病史及用药史，以及之前有没有做过手术，做过什么手术。考虑到张某家住萧山，且是当天患者中年龄最大的一个，护士便给她排在了4月15日的第一台。

“她们问得很详细，态度也很好，整个流程下来都很顺利，纸头拿回来好几张呢。我早上8点到医院的，上午10点就回来了。这和我以前看病的感觉完全不一样。”张某说。

手术前一天，张某又接到了日间手术病房护士的电话，提醒她第二天手术的时间，以及术前的注意事项，如术前一天晚上12点后不能吃任何食物、不能喝水及饮料；手术当天不能戴任何首饰，穿宽松的衣服和鞋子等。

手术当天，张某如约来到病房。术前，麻醉医生、主刀医生先后向她介绍了手术的过程，及可能遇到的问题。如插管时可能有点痛，和感冒引起的嗓子痛一样。张某说：“本来我还有点担心，因为这次手术是全麻，担心自己吃不消，但听完医生介绍，我踏实了很多。”

下午三点多钟，主刀医生给张某做了出院评估，累计评分大于9分。这意味着，她可以在成人的陪同下出院。若她的评估效果不理想，就按照流程转普通病房。

出院前，病房的护士又给张某讲了一下术后的注意事项和功能锻炼，发放了健康宣教单。“出院后，我恢复得不错，只有当天晚上出现了轻微的麻醉副反应，第二天就没事了。术后第四天，我就不用拐杖了。”张某说，“这种治疗模式对我来说，省时、省事。”

改进成效

我院设立的日间病房，2012年共收治患者3050人次（见图2），且呈逐月递增趋势，缓解了我院患者等候治疗时间长、住院难的问题，改善了医患关系，提高患者的满意度，收到了良好的社会和经济效益。出院前针对每位患者进行满意度调查，总满意度达98%左右，对于提出的意见和建议，每月底科室内总结讨论，持续进行质量改进。

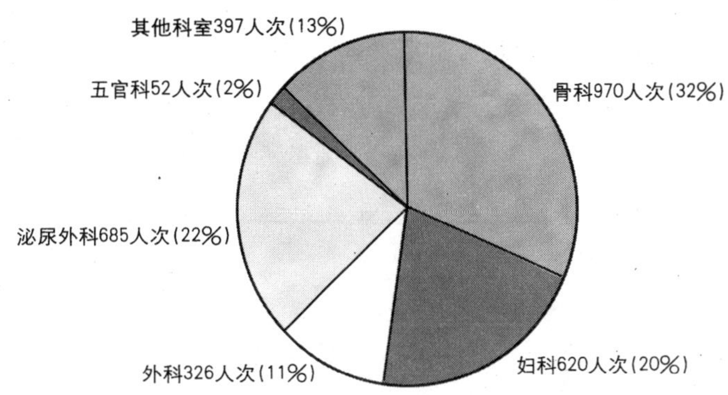

图2 日间手术病区病源收治情况

招式点评

我院日间手术病房自2011年12月起开展对患者围手术期的电话随访服务，得到患者和家属的肯定和表扬。

◎术前随访提高预期手术率

患者预约入院后，我科护士会在术前1天进行电话随访，帮助确认手术预约并提醒来院时间、地点及注意事项，所以减少了患者的迟到率，病人的取消手术预约率很低。

◎术后24小时科室热线电话

科室制定了术后24小时的常规电话随访制度，对于某些特定的病种（如腹股沟疝、宫颈锥切术、半月板手术等），则需要进行术后3天、7天以及1月的电话随访。

由于受教育程度的不同，并不是所有病人对出院时文字化的健康指导都能完全理解，他们需要电话随访时得到的意见和信息。出院不是治疗的终点，我院电话随访制度真正让病人体会到了这一点，而开通24小时电话热线，更让患者有了安全感，有利于科室工作的开展。

◎延伸医疗护理服务提高病人复诊率

通过对患者开展围手术期电话随访，让患者有被关注的感觉，尤其是24小时热线电话，为病人提供了便捷的联系通道，使患者更愿意与医院保持长期的合作关系，大大提高了患者的复诊率，同时也进一步丰富了整体护理内涵，使人文关怀得到延续，服务的时间也从上班时间延伸到24小时全天候服务，使患者真正得到了实惠。

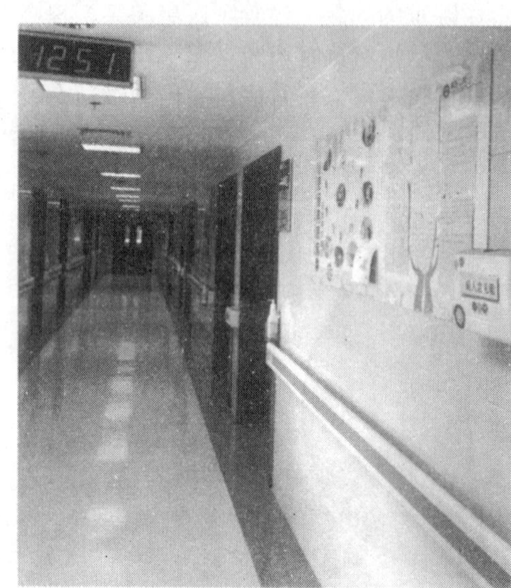

病房一角

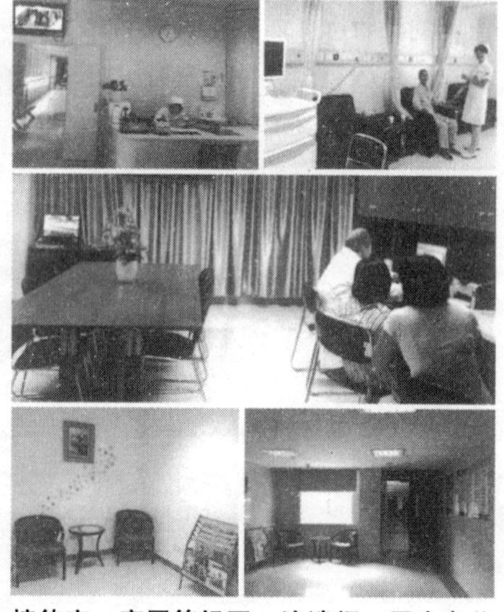

接待室、家属等候区、洽谈间、医生办公室、术后病区

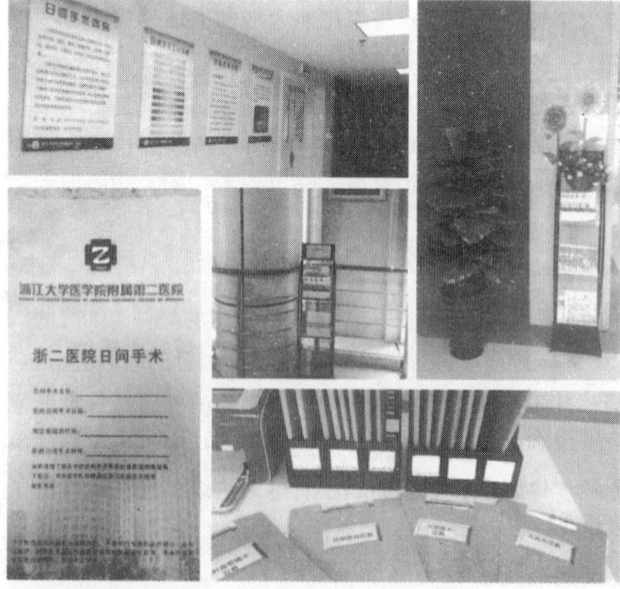

健康教育

059

提速二级护理站
（质量持续改进案例五）

我院心血管内科病房收治的老年患者多，患者病情变化快，80%～90%行介入治疗，平均住院日为5.85天，护士单位时间内工作强度大。即使在试运行二级护理站后，责任护士仍然反复去一级护理站取物，部分工作仍需在一级护理站完成，工作效率提高不明显。患者和家属仍然不能随时方便地接触到责任护士，时常有家属在二级护理站前张望徘徊，病区环境显得杂乱，不够安静。

如何应对“护士来回于护理站与病房的途中耗时多”的困惑，该科运用PDCA的方法对此问题进行了改进。

• 标准出处 •

质量改进与患者安全（QPS）1.3：医院领导为质量改进与患者安全项目提供技术与其他方面的支持。

质量改进与患者安全（QPS）9：取得并保持治疗改进和安全方面的成效。

质量改进与患者安全（QPS）10：在医院领导所指定的重要领域，进行改进和安全活动。

• 难点分析 •

★由于护理半径长且杂，而心内科收治的病人中危重患者约占10%～20%，无法及时满足患者需求常常会埋下医疗隐患。

★护士分工不尽合理。

★病区结构呈圆弧形，走廊全程长70米，护理站设在弧形病区中间，外围有

18个病室，呈“U”型布局，给护理管理带来难题。

• 制定标准和操作流程 •

二级护理站即在总护士站（一级护理站）下设置的下一级护士站，面积3～4平方米，作为总护士站的补充，主要用于监护一个病区中的几个病室。

作业内容

每个责任组各设一个二级护理站，其中第一护理组位于5号病室门口，第二护理组位于15号病室门口。

每个二级护理站均配备一定的物品：多功能护理车1辆、电脑1台、椅子2把、桌子1张、宣教架1个。多功能护理车第一层抽屉到第四层抽屉配备的物品分别为药物、输液用品、无菌物品、护理用品，护理车的底层储放护理收纳箱（日常的用物及护理记录单等），右侧放置医疗垃圾筒、生活垃圾筒各一个。

每班上班时责任护士需检查多功能护理车物品是否齐全，补齐用物，推至二级护理站固定位置。平时多功能护理车抽屉处于锁闭状态，护士取用物品后及时上锁。责任护士下班时整理用物，擦拭车辆，处于备用状态，推回至治疗室固定位置。夜班护士每晚将抽屉打开进行紫外线消毒。楼层秘书每日检查二级护理站，保持整洁及物品完整，及时补齐宣教架资料。多功能护理车使用流程（见图1）：

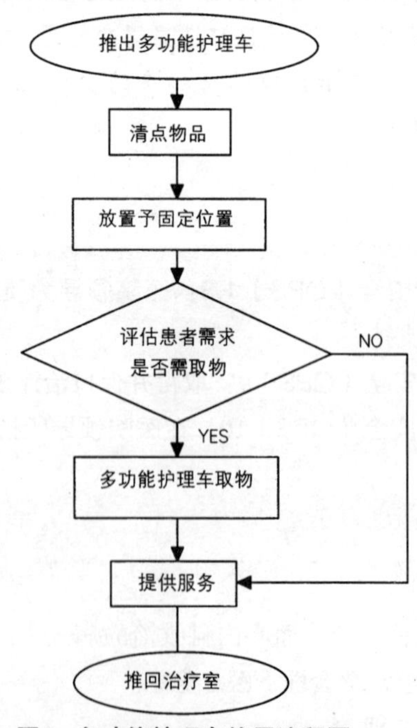

图1　多功能护理车使用流程图

流程再造

1. 将二级护理站移至最短护理半径处

护理站的设计与病区的布局息息相关。心内科占地面积约1276m^2，圆弧形病区走廊全程长70m，治疗室（一级护理站）设在中间，外围是18个病室，呈“U”型布局。心内科实际开放床位41张，按优质护理要求，病区18个病室被分为两组，白班安排6名责任护士，分成2个护理组，每3名组成一个护理小组，组内每位护理人员各自分管若干病室。两个护理小组有各自的二级护理站。

最初两个二级护理站设在“U”型的两个顶端，即一级护理站难以看到的位置。运行中发现，二级护理站与一级护理站的距离比较远，与位于“U”型圆弧部分的病室距离也相对较远。经实地测算后，找到了两个最短护理半径点，将两个二级护理站移至最短护理半径处，即分别在1～9号病室和10～18号病室中间的走廊一侧设立二级护理站。如此一来，两个护理工作区正好位于“U”型走廊的两个拐角处，敞亮开放，几乎可以观察到大半个病区走廊，方便了与一级护理站和分管病室的联系，相对缩短了护士护理行动的距离。

2. 改进病区工作流程

二级护理站刚投入使用时，责任护士仍然遵循传统工作模式，反复至一级护理站取物。经调查发现，责任护士平均每日往返45次（单趟90次），其中30%是取分管患者的药物。为了提高效率，运用统筹方法，改进病区工作流程为：医生开医嘱→治疗护士处理医嘱→配置中心配送药物→治疗护士至一级护理站扫描接收，分组放置备用→统一配送至各组的二级护理站→责任护士在二级护理站分别取用各自所分管患者的药物→至病房完成各自的治疗和护理。

科室组织护士参加提高统筹安排工作能力的培训，协调责任护士与治疗护士，有效利用资源，尽量减少来回奔跑的时间及不必要的人力浪费。由于药物由治疗护士统一配送，责任护士只需在二级护理站取药物，经实际测试，第一护理组从护理站到1～9号病室的途中耗时比改进前减少了1分40秒，第二护理组从护理站到10～18号病室的途中耗时比改进前减少了2分5秒。按平均每日责任护士来回取物45次（单趟90次）计算，两个护理组每日共节约337分30秒。剔除从一级护理站到二级护理站治疗护士配送在途时间4分40秒，一级护理站到两个二级护理站的时间共计28分，经调查5个工作日测算，平均每日治疗护士配送10次，即单趟28分×10次，实际节约了332分50秒。改进工作流程后，增强了工作的条理性，提高了护理工作效率。

3. 完善二级护理站的功能配置

最初二级护理站的许多相关功能都没有被很好地整合起来，配置十分简单，包括带安全锁的治疗车1辆，铺着绣花台布的木质小圆桌1张，玲珑的沙发椅子2把。责任护士的部分工作仍需在一级护理站完成。经调查发现，每日责任护士来回于护理站，查看医嘱变更单15次，书写护理记录11次，取护理工具12次，取生活护理用物5次（其中包括往返1次完成多个事件），分别占责任护士至一级护理站总次数的33.3%、24.5%、26.7%和11%。2010年12月。心内科成为医院首批移动电脑(Personal Computer，PC)和掌上电脑(Person Data Assistant，PDA)试点科室。PDA是床旁工作的一个终端执行系统，科室每个二级护理站都配备了两台移动PC，6名责任护士每人随身携带一个PDA，并推行了电子护理病历。我们在治疗车抽屉下方的空间添置了1个护理工具箱，用于放置血压计等常用护理工具。在小圆桌的下层放置1个生活护理篮，包括吹风机、指甲钳等生活护理用物。增添这些配置后，责任护士可在病床旁实时采集、查询、录入患者各种信息，及时执行各自的医嘱，平均每名护士每日书写时间从70分钟减少为25分钟。同时充分利用二级护理站的资源，统筹安排各项治疗和护理工作，减少了往返奔波。

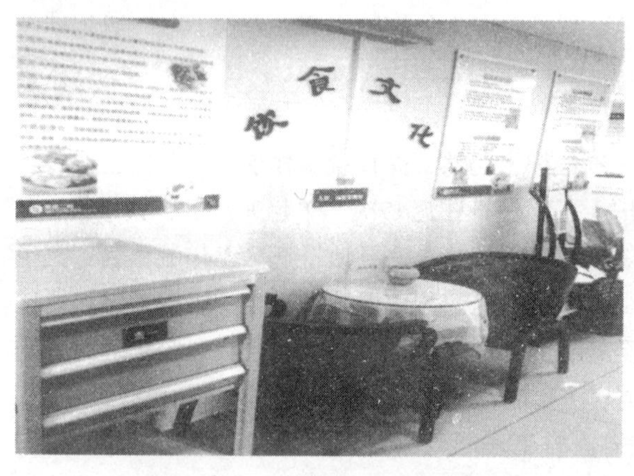

改造后的二级护士站

4. 增强二级护理站的可识别性

在运行中我们还发现，许多患者和家属对二级护理站感到陌生，时常有人在二级护理站前张望徘徊。为了增强二级护理站的可识别性，从细节设计入手，增添了更多人性化的元素。除口头告知外，在小圆桌上立了一块“患者请坐”的提示牌，告诉患者这里可供就坐休息。另外新患者入院时，责任护士先接待其在二级护理站就坐，进行入院宣教、卫生处置、病史采集等，使患者倍感亲切，油然产生一种宾至如归的感觉。二级护理站的一侧放置落地式的宣教架，在背景墙上张贴了各类专科宣教画，满足了患者对健康知识的需求。二级护理站的另一侧放置一盆绿色仿真植物，鲜艳的色彩运用让患者更觉温馨，小小的空间充满了家居感。细节变化加强了二级护理站的标识性，使进入病区的人马上知道这里是分护理站的位置，并能主动去使用它的功能，方便了患者，密切了护患关系。

改进成效

项目	改善前	改善中	改善后
途中耗时（分）	477.2	301.7	160.9
资料来源	责任护士一天来回于护理站与病房的途中耗时查检表		
参与调查总人数	科内6名护士		

招式点评

大型综合医院设立二级护理站，在运行中应加强对二级护理站的管理和质量控制，以满足护理人员及患者的需求为中心，通过空间设计、设备配置以及相关功能的整合和流程优化，降低护理人员的工作强度，提高工作效率，在方便患者的同时拉近患者与护理人员的距离，并最终对提高医院的经济效益和社会声誉产生积极的促进作用。

（沈铖姬）

060

抗菌药物术前使用重时机

（质量持续改进案例六）

《新英格兰医学杂志》早在1992年就报道，择期清洁或洁污切口手术围手术期不同时机预防使用抗菌药物，术后手术部位感染率有显著差异。在2847 例手术病例中，手术开始前2小时内预防使用抗菌药物组，术后手术部位感染率最低（0.6%）；过早或过迟预防用药，手术部位感染率均显著增高。围手术期术前抗菌药物预防使用的给予时机显得特别重要。

提高手术患者术前抗菌药物预防使用时机符合率，目的就是通过查找、分析导致预防使用时机不到位的原因和环节，对医嘱开立、审核、药物配送、核对身份、术前给药地点、给药时间记录、病人运送、Time out环节到切皮时间记录等一系列环节进行流程改造，从而使术前抗菌药物预防使用的给药时间控制在术前（皮肤切开前）1小时内，有效减低术后手术部位感染的发生。

我院项目改进前虽然90%以上术前抗菌药物预防使用时机控制在皮肤切开前0.5～2小时内（卫生计生委规定标准），但仅40%左右在国际认可的（也是JCI要求的）皮肤切开前1小时内给药。为更减少术后手术部位感染需进行质量持续改进。

• 标准出处 •

质量改进与患者安全（QPS）2.1：用临床实践指南和临床路径指导临床治疗。

质量改进与患者安全（QPS）3.1：医院领导确定重点监测指标以监控医院的临床服务、环节及结果质量。

药物管理和使用（MMU）5.2 ：医院给药系统确保在正确的时间把正确的剂量发放给正确的病人。

难点分析

★我院手术室区域相对不足，手术间也不充裕，故建筑设计时没配备术前准备室，多数接台手术病人术前在病区预防使用抗菌药物，随后运送病人至手术室，难以预估术前给药的准确时间。

★部分病人在手术台上预防使用抗菌药物，常与麻醉用药发生冲突，导致抗菌药物使用中断或推迟使用。

★术前抗菌药物预防使用时间由病区或手术室护士登录电子病历记录，时间准确性相对较差。

★手术室没有手术常用抗菌药物储存，需临时术中追加时不能及时使用。

★此外，由于手术使用的抗菌药物先配送到病区，从病区运送病人至手术室时，抗菌药物再随车配送，运送途中时常发生抗菌药物破损等，用药安全性得不到保证，也可能影响准时手术划刀。

★术前预防使用抗菌药物医嘱没有溶媒医嘱，完全由手术室护士经验选择溶媒及其液体量，存在配伍禁忌等风险。

制定标准和操作流程

职责

1. 主管医生：开具规范的包括术前预防使用抗菌药物的手术医嘱（包括主药、溶媒及其量和滴速）。

2. 病房护士：根据手术医嘱完成相应抗菌药物皮试，准确登记病人皮试信息并及时向主管医生反馈。

3. 药剂科：负责手术病人的术前使用抗菌药物分包（每例一包装），配送术前准备室，并负责解决病人停刀等原因的药品退还。

4. 药剂科送药工人：负责将药品从药剂科送至术前准备室。

5. 术前准备室护士：负责药品验收、病人匹配、化药、建立静脉通路、输液以及病人监测。配合药剂科办理病人停刀等原因的药品退还。

6. 麻醉科医师：负责抗菌药物过敏病人的抢救，一起进行手术安全核查表各项术前校对，提醒手术医生术中追加抗菌药物。

7. 手术室医护人员（手术医生、麻醉师、手术室护士）：执行Time out制度，进行手术安全核查表各项术前校对。手术室护士提醒并负责术中追加抗菌药物的应用，巡回护士负责与术前准备室保持联系。

8. IT中心工作人员：负责药剂科药品配送、术前准备室抗菌药物使用记录、手术室与术前准备室呼叫系统、记录用药时间的PDA等IT系统建设。

定义

1. 围手术期抗菌药物预防使用：在手术适当时机，通过全身给予合适的抗菌药物，使整个手术过程中可能受菌污染的手术部位组织保持有效药物浓度，抑杀污染的病原菌，从而达到预防、减少手术部位感染（SSI）发生率之目的。

2. 术前预防使用抗菌药物时机：在术前规定时间（1小时内）给药，或麻醉开始时给药，如果手术时间超过 3 小时，或失血量大（>1500ml），可手术中给予第2 剂，如手术时间超过 6 小时，可予追加第 3 剂。

3. Time out制度：为保障每例手术的安全，病人进入手术室后，在其身体上开始任何医疗操作之前，“暂停片刻”，参与手术的成员（包括意识清醒的病人）一起来完成手术开始前的全部病人确认工作。

作业内容

1. 术前1 ~ 2天：拟手术病人的主管医生开具手术医嘱，包括术前预防使用抗菌药物医嘱：药物名称、剂量、术前准备室术前半小时使用。如估计手术时间将超过 3 小时，或术中失血量将>1500ml，主管医生应同时开出第 2 剂抗菌药物术中备用，必要时尚需准备好第 3 剂。

2. 术前1天：病区护士完成术前病人的相应抗菌药物皮试及结果记录。

3. 术前1天：药剂科进行审方，不合理处方退回，将所有次日手术病人的术前使用抗菌药物药品分包、标签，与送药工人交接、记录，由工人配送至术前准备室。

4. 术前2小时内：术前准备室护士进行病人核对、药品与病人的匹配、建立静脉通路、化药、输液，密切关注病人不良反应，准确记录抗菌药物医嘱执行时间和结束时间。输液结束通知巡回护士，由手术室护士负责将病人送至相应手术室。

5. 术前准备室护士负责病人抗菌药物过敏等问题的监测，一旦发生可疑抗菌药物过敏反应，立即呼叫麻醉医生前来及时处理。

6. 病人临时停刀等原因致病人退药由术前准备室护士填写退药单，药剂科负责退药，并派送药工人将药品取回药剂科。

7. 手术开始前：严格执行Time out制度，所有手术成员手术前校对术前各项准备工作（手术安全核查表，Checklist），不能忽略任何一项，包括核对术前抗菌药物是否使用完毕，全部到位并签名后方可开始手术。

8. 术中：主刀医生发出下一台手术病人的术前抗菌药物使用时间指令，由巡回护士负责通过呼叫器通知术前准备室护士，进行下一台手术病人术前抗菌药物的使用，巡回护士要与术前准备室保持沟通。

9. 手术时间估计超过 3 小时，或术中失血量大（>1500ml），主刀医生应及时发出术中给予第2剂抗菌药物的指令，麻醉科医师和手术室护士也应及时提醒主刀医生，巡回护士负责及时通知术前准备室，由术前准备室护士负责病人核对、药品匹配、化药，手术室护士负责输液。

改进后的术前抗菌药物预防使用的作业流程见图1。

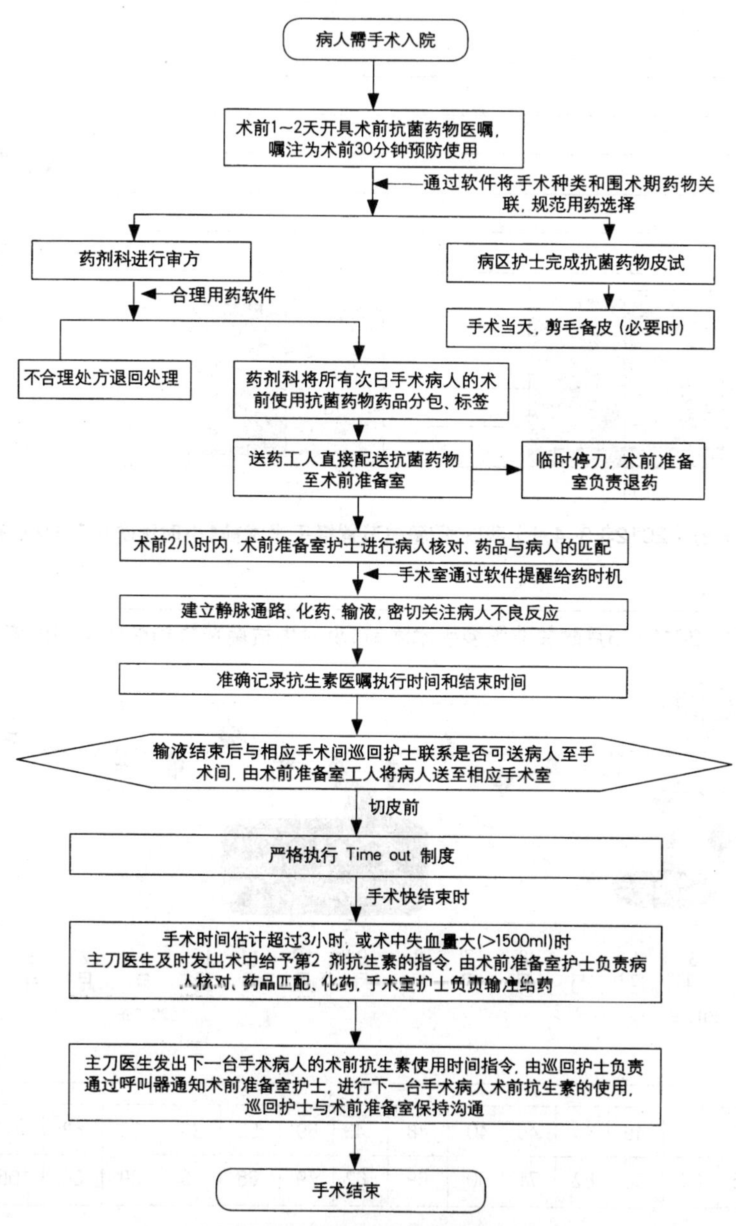

图1　改进后的术前抗菌药物预防使用流程

典型案例

髋/膝关节置换手术抗菌药物预防使用时机符合率改进项目

我院髋/膝关节置换手术患者抗菌药物术前1小时内预防使用时机符合率，从项目改进前约45%提高至改进后的80%左右，差异有显著意义（P<0.01）（见图2～图4）。

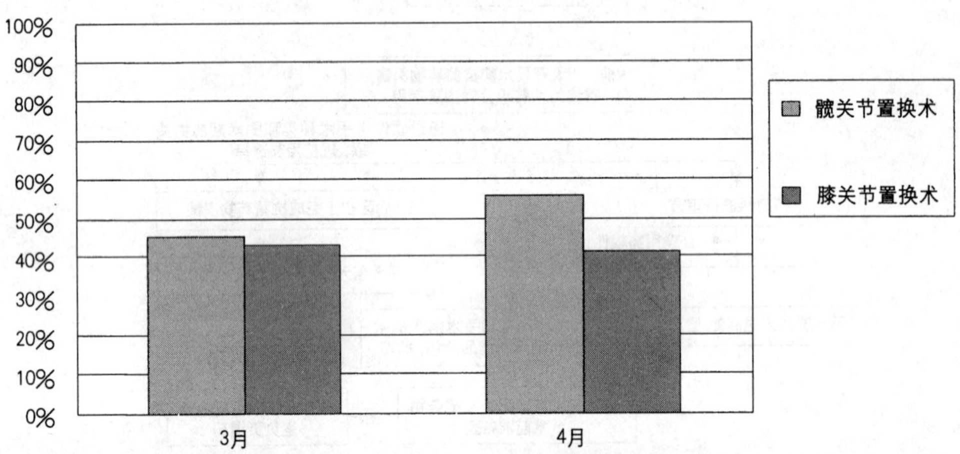

图2 改进前（2012年3~4月）我院髋/膝关节置换手术术前1小时预防用药时机符合率

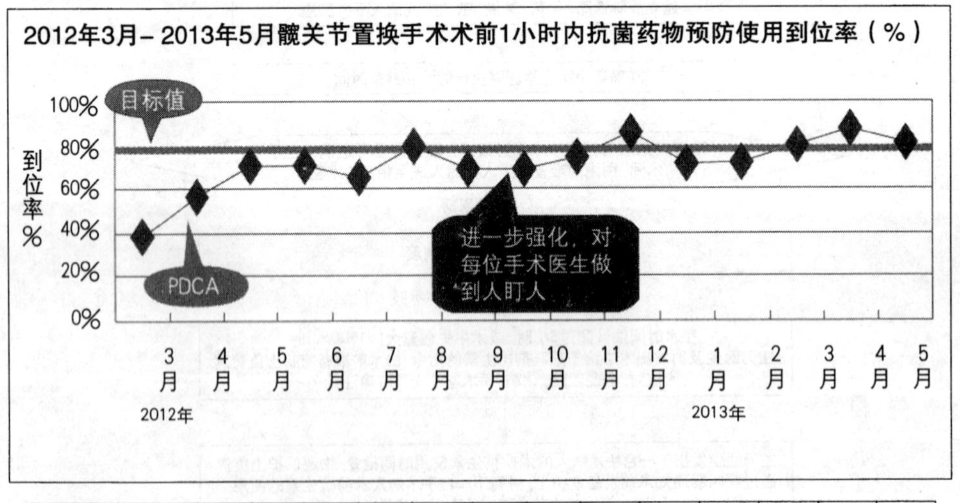

分子	29	48	49	44	46	40	48	43	59	56	35	28	68	91	58
分母	75	86	69	62	71	50	69	62	79	65	49	39	86	105	72

图3 改进后髋关节置换手术术前1小时预防用药时机符合率

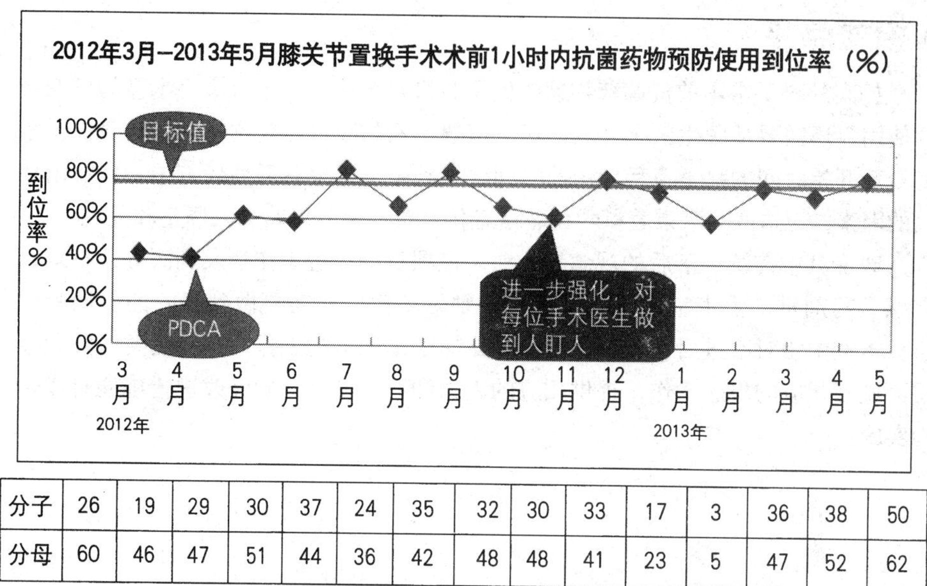

分子	26	19	29	30	37	24	35	32	30	33	17	3	36	38	50
分母	60	46	47	51	44	36	42	48	48	41	23	5	47	52	62

图4　改进后膝关节置换手术术前1小时预防用药时机符合率

● 改进成效 ●

流程改进中进行了许多信息化改进，如将手术医嘱与手术台次进行关联，减少了药物使用错误；医嘱保证溶媒等完整性提示，并集中术前、术中用药审方，减少单发配送情况；药物直接配送术前准备室，减少了手术药物忘记带、打破等意外事件；手术室与术前准备室使用互动软件，术前准备室能及时了解手术进程，准确给予术前抗菌药物；严格执行术前Time out核查制度，保证术前抗菌药物使用到位；采用PDA扫描用药时间记录，避免了人工录入造成的时间不准（见图5）。

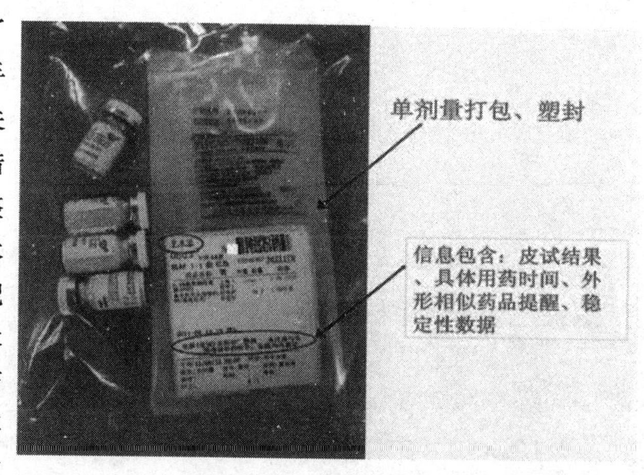

图5　手术用抗菌药物单包装，标识清晰

改进后，术前抗菌药物使用时机符合率（切皮前1小时内）由2013年3～4月的45.7%提升至4～5月的80.9%。

• 招式点评 •

提高外科手术术前抗菌药物预防使用时机符合率，除了考虑手术室的抗菌药物使用，还需要从医生医嘱开立，药方审核，药物配送，药物使用核对身份，术前给药开始时间的科学流程，用药时间记录到手术结束一系列环节中——找出相关的因素，对这些因素秉着科学化、信息化、整体性的思路加以调整和改进，

改变其中传统、落后的观念和方法。该项目的改进工作涉及到医务、护理、院感、药剂科、手术室、临床科室和后勤等多部门，需要做到很好的协调和配合。本例中相对改进后，药剂科承担了比原来多很多的工作，这就需要医院领导层面做好相应的思想工作，提供相应的人力和物力支持，确保改进措施能有成效地实施。

（王选锭）

061

薪酬发放落袋为安
（质量持续改进案例七）

一位退休返聘的专家打电话给财务负责人抱怨：当月的奖金怎么还没到账？财务负责人备感委曲，因为当月的奖金前两天已经发放了。

事实是，经办人员准确计算了该专家的奖金，主办会计和财务负责人也仔细进行了审核确认，院领导在此基础上签署了同意发放的审批意见，所有内控流程都进行得非常顺畅。但就在经办人员将数据导入EXCEL并上传银行的环节中，发放表格中的数据发生了移位，将某位员工的奖金数据转移给另一位员工，造成了某位员工没有奖金，另一位员工却有多余的奖金。

值得思考的是，职工薪酬在前期计算、审核、审批环节都准确的情况下，如何保证发放环节准确安全到达员工的银行卡？

● 标准出处 ●

质量改进与患者安全(QPS) 2： 医院应根据质量改进原则，设计新的工作流程或对原有流程或系统进行改进，并考虑相关风险管理信息。

质量改进与患者安全(QPS) 11：风险分析是风险管理中的重要一环，可以对关键的高风险流程进行前瞻性的后果分析，根据分析结果，重新设计流程或采取类似的行动来降低流程中的风险。

● 难点分析 ●

★传统的薪酬岗位内控风险点设置在薪酬的计算、审核和审批环节，对发放环节的内控风险和安全缺乏必要的认识。

★薪酬审核通常进行纸质审核，没有进行电脑数据审核，存在变更数据的可能性，可能导致纸质数据和电脑数据的不同步。

★纸质数据审核后，工资核算岗位人员对电脑数据上传，没有双人在场，同样存在变更数据的可能，有可能导致纸质数据、电脑数据和上传数据三方数据不同步。

★传统薪酬管理制度缺乏相关的纸质、电脑双重审核、双人在场传送数据的规定。

★没有明确审核人员在数据发放上传环节中的审核职责。

★银行没有要求上传数据时需使用U盾和密码双人在场的传送程序，以手工和自律来加以控制。

• 制定标准和操作流程 •

完善风险控制点环节和职责

1. 根据岗位风险管理的需要，合理设置薪酬岗位的内部控制风险关键点，通常需设置薪酬计算、审核、审批、发放、原始凭证传递五个风险控制关键点。

2. 明确审核人员在审核环节风险控制中的工作职责，需增加纸质和电脑的双重审核工作职责。

3. 建立发放环节风险控制的信息支持平台，银行方面需提供使用U盾和密码进行电脑审核，以及双人同时在场上网传送的程序支持；U盾和密码分别由不同人员保管和使用。

4. 与银行签订相关的工作协议，并要求银行提供技术培训。

明确各环节的操作流程

1. 薪酬核算岗位人员收集人事科前两月的考勤表、工资政策变动通知、名医劳务表、奖金发放数、房租水电费通知单、停车通知单、奖惩考核通知单等原始凭证，计算相应的工资项目，编制《在职、教编、本院退休、教编离退休工资及名医专家号提成汇总表》（以下简称“工资汇总表”），并打印工资明细册。

2. 薪酬核算岗位人员将纸质工资汇总表交财务审核岗位人员审核并签字；同时，财务审核人员持U盾上网审核职工工资账号、工资和劳务等实发数据，在保证纸质与电脑数据正确一致的情况下，予以电脑确认并自动进行数据锁定。锁定后，程序将不再支持薪酬核算岗位人员单方进行数据的修改。如确有修正数据的必要，将严格按照正常的计算、审核、审批、解锁等环节进行流转操作。

3. 薪酬核算岗位人员将经审核的纸质工资汇总表交财务负责人、院领导审批并签字。

4. 审批后，薪酬核算岗位人员将经审批后的工资汇总单交银行出纳开具支票；同时发送系统会输入密码，将已锁定的数据发送至银行，保证员工薪酬准确安全到达员工银行卡。

5. 最后，上述原始资料在财务科内部的传递程序依次为：凭证编制岗位→凭证复核岗位→凭证整理岗位→凭证装订岗位和会计档案岗位，两年以上的会计档案移交至医院档案室；工资名册需另行装订保管。

● 典型案例 ●

新规：双人传数据

文章开篇案例所涉及的问题，一个很重要的原因就是在薪酬管理的内控环节中，没有真正重视发放这一环节。在新的标准和流程中，我们前置了风险管理环节，对员工的薪酬核对采取电脑和纸质双重审核、双人在场传送数据的新规定。当然，新流程的实施也得到了银行系统的协助，在开发上传数据时采取了U盾和密码技术。

当类似案例发生时，我们敏锐意识到此类事件隐含着资金内控的风险漏洞，针对这一风险隐患财务科成立改进小组，组织人员进行调研，并利用鱼骨图进行原因分析，确定改进方案和计划，最终建立标准化风险控制流程，确保了医院在薪酬发放环节的资金安全。其流程如下：

1. 发现与工资发放相关的风险警讯事件。

薪酬核算岗位人员将编制的工资汇总表交审核人员进行纸质审核，但没有进行电脑数据审核，存在更改数据的可能性，可能导致纸质数据和电脑数据的不同步；同时，纸质数据审核后，工资核算岗位人员对电脑数据上传，没有双人在场，同样存在着更改数据的可能，有可能导致纸质数据、电脑数据和上传数据三

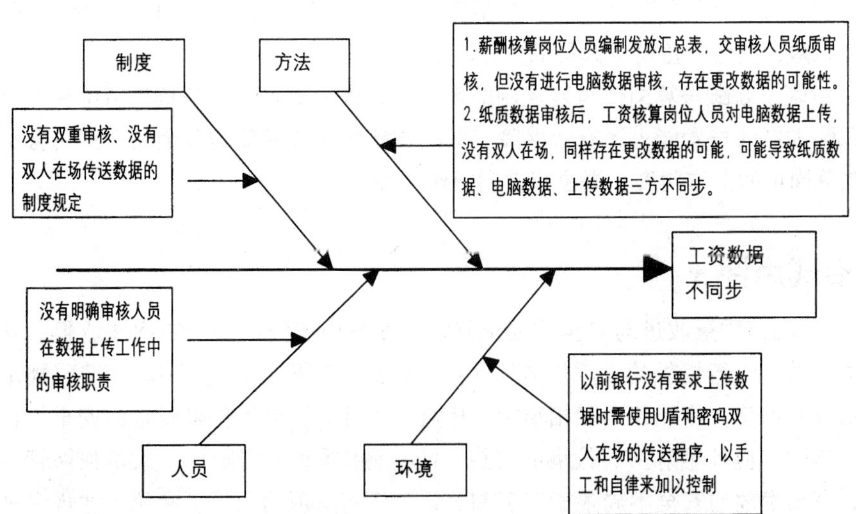

图1　医院资金内控风险产生原因分析

方数据不同步。

2. 在科室内部成立控制风险的改进小组，由财务负责人担任小组长，成员包括财务科工作人员和银行工作人员。

3. 工作小组进行改进前的现状调查研究，并用鱼骨图的方法寻找问题产生的原因。

4. 根据鱼骨图（见图1）的分析结果制订改进方案、计划和流程。

◎完善审核人员工作职责，需增加纸质和电脑的双重审核工作。

◎银行方面提供使用U盾和密码进行电脑审核和双人同时在场上网传送的程序支持。

◎U盾和密码分别由不同人员保管和使用。

◎与银行签订相关的工作协议并要求银行提供技术培训。

5. 改进后建立了标准化的风险控制流程，确保了医院在薪酬发放环节的资金安全。

◎薪酬核算岗位人员每月7日前打印工资发放汇总表，交审核人员进行审核。

◎审核人员先对工资汇总表进行纸质审核，再持自已保管的U盾进行电脑审核，审核无误后交相关领导审批签字。

◎审批后，审核人员使用U盾，薪酬核算岗位人员输入密码后双人在场发送。

● 改进成效 ●

经过改进，使财务人员从实践中深刻领会到JCI质量改进与安全的目标设置的科学性，认识到病人和员工的安全是全院系统性的安全目标，存在于临床各类流程和医院所处的任何环境中，包括医院的日常财务工作，主动识别并谋求降低财务风险，是每一位财务人员的工作职责。

清晰了薪酬核算岗位风险控制的环节与方法；提高了薪酬核算岗位在发放环节风险控制的技术能力，有效保障了医院在薪酬发放环节的资金安全；完善了薪酬核算岗位的工作制度、岗位职责和操作流程。

● 招式点评 ●

根据JCI质量改进与安全的要求制定的薪酬岗位资金安全制度和流程，其中最关键的是银行提供的发放环节风险控制信息支持平台，对于U盾和密码规定需两人分开保管，才能起到互相牵制互相监督的目的，最终保障资金的安全。在实际工作中，应杜绝麻痹、偷懒的思想，防止将U盾和密码归一个人单独保管。另外，资金发放的安全不局限于工资和奖金，任何款项的发放可参照上述规定进行安全管理。

（王琴芳）

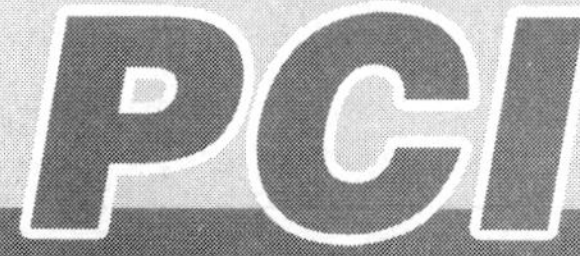

感染预防与控制

医院感染的预防与控制（Prevention and Control of Infections ）是JCI标准中涉及范围最广的章节，包括全院范围内的所有区域和人员。医院制订感染预防和控制项目，旨在发现和降低患者、医务人员、行政人员、后勤人员、进修人员、志愿者、学生、探视者及其他外来人员获得和传播感染的风险。

不同的医院，其感染风险因素和控制各不相同，这取决于医院的医疗活动和服务、所服务的病人群体、地理位置、病人数量和员工人数等。

在本章节学习、准备的过程中，我们改变了以往固有的感染预防与控制思路，更深入、更认真地审视患者在医院的就医过程，寻找感染可能的隐患；与各部门合作更密切，开展监测与宣教工作，从制度、培训入手，从全院全员参与入手，将监测与环节控制相结合；通过风险评估，用监测数据说话，通过干预措施努力降低感染发生率；通过提高手卫生依从性的全院参与项目，提高员工的感控意识。

为此，我们将手卫生、多重耐药菌防控、建筑感染风险防控、全院医院感染管理教育和无菌物品的管理等，涉及全院性、系统性管理的内容作为关注重点，与读者分享我们的心得体会和管理思路。

062 降低导管相关性血流感染

留置血管内导管是救治危重患者、实施特殊用药和治疗的医疗操作技术，广泛应用于各临床科室，尤其是重症监护病房（ICU）。为有效预防与控制导管相关血流感染的发生，降低感染率和死亡率，JCI标准要求医院通过风险评估确定预防和控制医源性感染项目的工作重点，通过一系列措施降低感染风险。

● 标准出处 ●

医院感染预防与控制（PCI）6：医院通过风险评估确定预防和控制医源性感染项目的工作重点。

医院感染预防与控制（PCI）10.1：医院追踪感染风险、感染率和院内感染趋势。

医院感染预防与控制（PCI）10.3：医院运用感染风险、感染率、感染趋势等数据设计或改进流程，使医源性感染降低到最低水平。

国际患者安全目标（IPSG）5：降低医源性感染风险。

● 难点分析 ●

★如何进行导管相关血流感染风险评估？

★如何开展导管相关性血流感染目标性监测？

★发现问题如何开展持续质量改进，降低感染发生率？

● 制定标准和操作流程 ●

定义“导管相关血流感染”

是指带有血管内导管或者拔除血管内导管48小时内的患者出现菌血症或真菌血症，并伴有发热（>38℃）、寒颤或低血压等感染表现，除血管导管外没有其他明确的感染源。实验室微生物学检查显示：外周静脉血培养细菌或真菌阳性；或者从导管段和外周血培养出相同种类、相同药敏结果的致病菌。

相关人员职责

医院感染管理科负责制度的修订、完善，督查；各病区负责人监督制度落实；病房同仁相互监督。

降低导管相关性血流感染流程：

1. 置管时

◎严格执行无菌技术操作规程。置管时应当遵守最大限度的无菌屏障要求，置管部位应当铺大无菌单；置管人员应当戴帽子、口罩、无菌手套，穿无菌手术衣。

◎严格按照《手卫生管理制度与操作规范SOP》，认真洗手并戴无菌手套后，尽量避免接触穿刺点皮肤。置管过程中手套污染或破损应当立即更换。

◎置管使用的医疗器械、器具等医疗用品和各种敷料必须达到灭菌水平。

◎选择合适的静脉置管穿刺点，成人中心静脉置管时，应当首选锁骨下静脉，尽量避免使用股静脉。

◎建议使用2%洗必泰消毒穿刺点皮肤，皮肤消毒待干后，再进行置管操作。

◎患疖肿、湿疹等皮肤病或患感冒、流感等呼吸道疾病，以及携带或感染多重耐药菌的医务人员，在未治愈前不应当进行置管操作。

2. 置管后

◎应当尽量使用无菌透明、透气性好的敷料覆盖穿刺点，对于高热、出汗、穿刺点出血、渗出的患者应当使用无菌纱布覆盖。

◎应当定期更换置管穿刺点覆盖的敷料。更换间隔时间为：无菌纱布为1次/2天，无菌透明敷料为1～2次/周，如果纱布或敷料出现潮湿、松动、可见污染时应当立即更换。

◎医务人员接触置管穿刺点或更换敷料时，应当严格执行手卫生规范。

◎保持导管连接端口的清洁，注射药物前，应当用75%酒精或含碘消毒剂进行消毒，待干后方可注射药物。如有血迹等污染时，应当立即更换。

◎告知置管患者在沐浴或擦身时，应当注意保护导管，不要把导管淋湿或浸入水中。

◎在输血、输入血制品、脂肪乳剂后的24小时内或者停止输液后，应当及时更换输液管路。外周及中心静脉置管后，应当用生理盐水或肝素盐水进行常规冲管，预防导管内血栓形成。

◎严格保证输注液体的无菌。

◎紧急状态下的置管，若不能保证有效的无菌原则，应当在48 小时内尽快拔除导管，更换穿刺部位后重新进行置管，并作相应处理。

◎怀疑患者发生导管相关感染，或者患者出现静脉炎、导管故障时，应当及时拔除导管。必要时应当进行导管尖端的微生物培养。

◎医务人员应当每天对保留导管的必要性进行评估，不需要时应当尽早拔除导管。

◎导管不宜常规更换，特别是不应当为预防感染而定期更换中心静脉导管和动脉导管。

3. 培训与管理

◎定期对医护人员进行相关培训。

◎相对固定的专业人员进行操作与管理，可降低感染的发生率。

◎定期公布CR-BSI 的发生率。

4. 监测方法与反馈

每月对ICU 病区所有深静脉置管患者进行目标性监测，统计感染发生率，每季度进行反馈，超过目标值进行质量持续改进。

5. 监测指标：

◎器械使用率：

$$中心静脉插管使用率=\frac{中心静脉插管日}{患者总住院日}\times 100\%$$

◎器械相关感染发病率：

$$导管相关血流感染发病率=\frac{中心静脉插管患者中血流感染人数}{患者中心静脉插管总日数}\times 1000‰$$

• 典型案例 •

重点指标重点监测

某年度医院感染管理科经风险评估后确定“降低ICU中央静脉导管相关血流感染”为年度重点监测指标，确立指标收集人、监控频率、资料收集来源等信息，当确认指标数据准确之后，将该数据纳入医院重点指标月度报表，并对指标进行分析。

采用趋势图对上述指标进行分析，如下图所示：

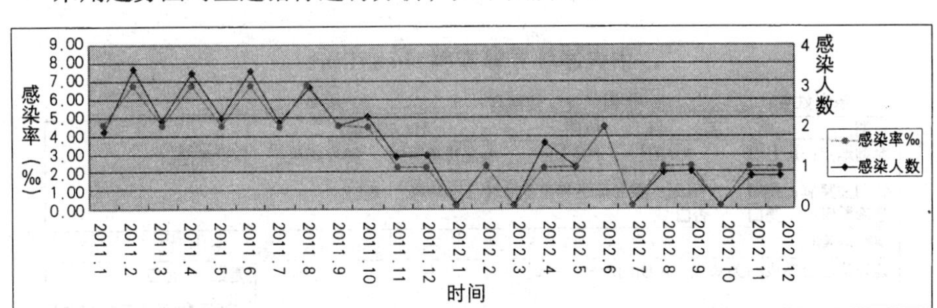

ICU中央静脉导管相关血流感染情况

如图所示，该指标2011年的监控指标数据均为5.3‰，未达到目标值（<4‰），因此需要启动对该指标的质量改进。医院感染管理科与中心ICU一起对指标不能达标进行原因分析，找出关键原因，开展PDCA改进。

我们使用穿刺核对表（Checklist）落实最大无菌屏障的实施：口罩、帽子，无菌手术衣、无菌手套、从头到脚的大铺单；消毒供应中心统一制作大铺单；使用维护核对表（Checklist），使各项维护操作正确落实；插管和维护全面使用2%洗必泰皮肤消毒等措施，该指标取得了明显的进展，指标趋势图如下：

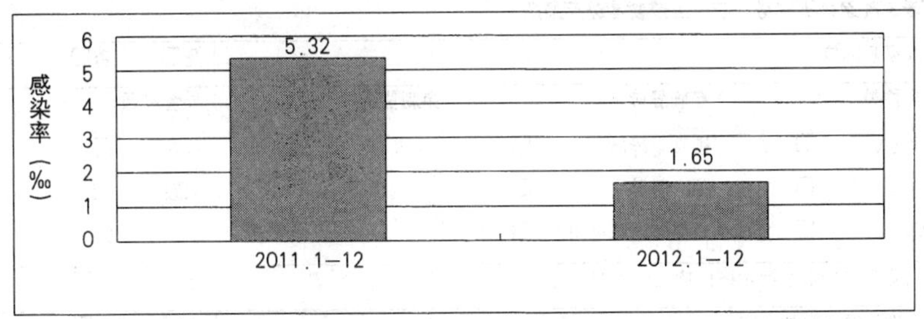

ICU中央静脉导管相关血流感染率对比

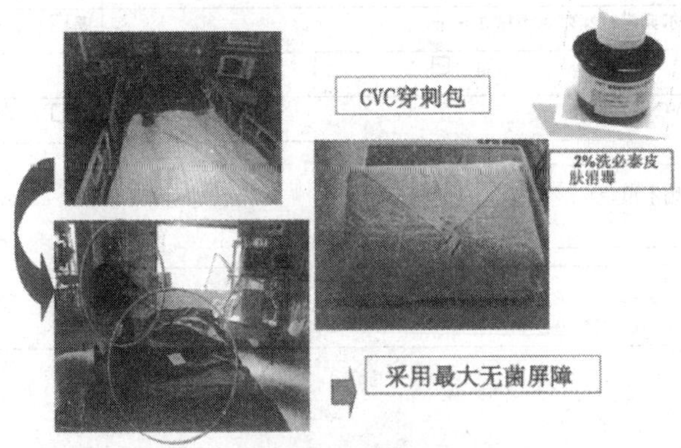

改进措施示意图

中央静脉导管穿刺 checklist

患者姓名：__________ 性别：___ 住院号：__________ 床号：__________

日期：_______年____月____日　时间：____：______ (24 小时制)

穿刺地点：ICU□　EICU□　NICU□　心血管重症□　胸外重症□　外科重症□

计划性穿刺：是□　否□　经导丝引导更换导管（不推荐）是□

急诊置管：是□　否□

穿刺前管理	
请确认已经完成相关知识和技能的教育、培训	是□　否□ *若"否"则选择下方之"是"*
未完成相关知识和技能的培训，将在上级医师指导下操作。 *（若操作次数<3 次，则需上级医师上台带教）*	是□
穿刺过程管理	
操作者、带教者正确进行了外科无菌手消毒	是□　否□
操作者、带教者正确穿戴了帽子、口罩、无菌手术衣和无菌手套	是□　否□
洗必泰消毒皮肤并至少阴干 20 秒	是□　否□
消毒野铺设了专用无菌大洞巾	是□　否□

经皮肤试穿次数：1□　2□　3□　≥4□　次数：_____

穿刺针穿刺次数（见到回血）：1□　2□　3□　≥4□　次数：_____

（若 3 次穿刺不成功，应改由带教者进行操作）

更改穿刺部位	是□　否□

导管种类	穿刺静脉	穿刺位置	导管腔数
普通 CVC □	锁骨下静脉 □	左 □	单腔 □
抗感染 □	颈内静脉 □	右 □	双腔 □
PICC □	股静脉（避免用）□		三腔 □

穿刺整个过程中术野始终保持无菌状态	是□　否□
超声检查确认穿刺方向	是□　否□
超声检查引导下进行穿刺	是□　否□
穿刺成功后用安尔典进行穿刺点擦拭并阴干	是□　否□
导管固定方法：　贴敷□　缝合□	
穿刺部位铺设 CVC 专用洞巾	是□　否□

操作者：______________

指导教师（没有则不填写）：______________

核对者：______________

备注：

中央静脉导管维护checklist

患者姓名：__________ 性别：___ 住院号：__________ 床号：__________

日期：______年____月____日 时间：____：______ (24小时制) 上一次维护时间：____：______

维护地点：ICU□ EICU□ NICU□ 心外重症□ 胸外重症□ 外科重症□

置管维护前刻度：_____ 维护后刻度 ____

导管种类		穿刺静脉		穿刺位置		导管腔数	
普通CVC	□	锁骨下静脉	□	左	□	单腔	□
抗感染	□	颈内静脉	□	右	□	双腔	□
PICC	□	股静脉（避免用）	□			三腔	□

计划性维护：是□ 否□ 非计划维护原因：出汗□ 渗液□ 渗血□ 导管扭曲□ 刻度不清□

维护前管理	
请确认已经完成相关知识和技能的教育、培训	是□ 否□ *若"否"则选择下方之"是"*
未完成相关知识和技能的培训，将在上级护师指导下操作。	是□
维护过程管理	
操作者、带教者正确进行了洗手、戴帽子、口罩、衣冠整洁	是□ 否□
维护前进行置管局部情况观察和评估，包括刻度、置管日期、位置和通畅情况	是□ 否□
观察局部发红或有渗血或渗液	是□ 否□
观察局部出现脓性分泌物	是□ 否□
PICC使用10×12cm透明敷料，CVC（颈内静脉置管使用6×7cm×2、锁骨下静脉置管使用10×12cm透明敷料）	是□ 否□
导管接口使用酒精消毒，并更换肝素帽	是□ 否□
PICC进行脉冲式充管及正压封管（无封管不需选择）	是□ 否□
置管处使用无菌纱布吸收渗液/渗血	是□ 否□
渗液/渗血停止24小时，及时更换敷料	是□ 否□
导管固定PICC为S形/CVC为C形	是□ 否□
导管固定时，头端位置高于导管尖端，使用胶布交叉固定导管尾端	是□ 否□
薄膜上注明更换时间及护士签名，护理记录单上记录维护情况	是□ 否□
导管堵管，尿激酶溶栓成功（无堵管不需选择）	是□ 否□
导管滑出（大于2cm）	是□ 否□
全程使用无菌技术	是□ 否□
操作者： **指导老师（没有不需写）：**	
备注：	

• 改进成效 •

将中心ICU的改进成效在全院重症病房推广，所有进行中央静脉插管操作均使用最大无菌屏障，穿刺与维护时利用核查表进行核查，降低了感染发生率。对各重症病房持续开展监测，发现高于目标值或有升高趋势，立即开展原因分析与改进，已成为各科室的持续改进项目。

• 招式点评 •

根据风险评估的结果开展医院感染监测，可将医院有限的人力、物力、财力投入到感染风险最高的项目中去。监测必须用数据说话，因此数据是医院质量管理的基础。同时，还应不断学习国际上预防感染的措施，并在感染防控中真正落实。

（陆群）

063

无菌医疗用品的统一管理

当一件不符合清洁消毒标准的医疗用品应用于患者，轻则会给患者造成感染等不良事件，重则将会导致患者残疾甚至死亡。如何应对这类事件是JCI认证对医院确保设备清洁无菌能力的重要评估项目之一。

全院医疗用品清洁、消毒或灭菌统一管理的目的就是使其规范化，医院内任何部门使用的医疗用品统一归入医院消毒供应中心（CSSD）、内镜中心进行清洁、消毒或灭菌，规范的清洁、消毒或灭菌过程可将感染风险减至更低。

● 标准出处 ●

医院感染预防与控制（PCI）7.1：医院确保设备清洁无菌，对洗衣房和被服的规范管理，以降低感染风险。

测量要素1：中心供应室的仪器清洁和杀菌方法要适合仪器的类型；

测量要素2：在中心供应室外的仪器清洁、消毒和杀菌方法要适合仪器的类型；

测量要素4：医院要有协调监督程序，经确保全院清洗、消毒和灭菌方法有相同的标准。

● 难点分析 ●

★由于医院建筑的局限，各部门采取自行清洗、消毒医疗用品，但建筑布局等不尽符合要求；

★由于各部门相对独立，多部门各自配置相同的医疗用品，但仍满足不了所有的治疗需要；

★由于医疗用品分散于多部门，其清洁、消毒者为非清洁消毒专业人员，且不固定，出现问题难以应对。

• 制定标准和操作流程 •

制定灭菌检测的相关制度与标准

1. CSSD复用器械、器具和物品清洗消毒管理制度；
2. 内镜室的医院感染管理制度；
3. 消毒灭菌效果监测制度；
4. CSSD消毒灭菌监测制度。

重新调整布局与作业流程

1. 将手术麻醉部的器械直接纳入CSSD一体化循环：手术使用后直接送至CSSD回收→清洁→消毒或灭菌→按手术通知单送相应用品至手术间以供应用；

2. 对原口腔门诊消毒间进行改建，并归入CSSD统一管理，吸收门诊楼口腔内科、口腔外科、口腔矫形科、耳鼻喉门诊等部门的医疗用品的清洗、包装、灭菌；

3. 将消化内镜、纤支镜、膀胱镜等整体迁入到新的内镜中心，并将重症、急诊等部门的内镜纳入到内镜中心统一清洁、消毒。

• 典型案例 •

规范科室自备包管理

检查小组2010年某日对临床送CSSD待消毒的自备包进行检查，发现一些问题：一是医疗用品的清洁度较差，可见污垢或锈渍；二是化学指示物使用不标准，包外指示胶带和包内指示卡缺项或不标准；三是包装用的棉质布包不够清洁；四是标签品名不规范，无法知晓内容物的性质，可能导致选择消毒方法的盲目性等。

针对上述问题召开了“规范各科自备包管理”专题协调会，决定如下：多部门使用的医疗用品由CSSD统一标配；单一部门使用的普通医疗用品，CSSD统一清洁、消毒或灭菌，按部门要求配制；对于特殊医疗用品，由CSSD清洁、消毒后，独立标识。这一决议通过院内网通告全院并按此执行，院感科追踪监督执行情况。由于管理的落实，从根本上确保全院清洗、消毒和灭菌方法有相同的标准，这也是JCI中所强调的指导思想。

改进成效

根据医院确保全院清洗、消毒和灭菌方法有相同标准以降低感染风险的要求，经CSSD的努力和各部门的配合，科室不再自行准备消毒包，转而由CSSD统一发放。门诊二楼的CSSD设置点，接收门诊楼医疗用品的清洁与消毒，特别是口腔门诊使用频率较高的医疗用品。全院的内镜纳入到内镜中心统一清洁消毒，从而进一步规范临床科室的医疗用品清洁消毒的处理流程。改进之后，医院感染管理科几次检查均未发现问题，医疗用品清洗质量较好；临床自备的医疗用品纳入CSSD统一清洁消毒，未发现安全隐患，同时临床满意度上升。

招式点评

建立全院医疗用品的清洁、消毒或灭菌的统一管理，除了需具备JCI标准中“确保全院清洗、消毒和灭菌方法有相同标准”的理念外，医院建筑的硬件配套也需同步建立，并得到医院各部门的协调与配合。制订了相关制度后，还要进一步监督落实，并对监控指标进行PDCA持续改进，以确保医院设备清洁无菌，达到降低感染风险的目的，为患者营造一个安全的就医环境。

（郭芳珍　陆群）

064

多重耐药菌感染如何防控

一位脑外科手术术后的病人在ICU住了5天，因术后肺部感染多重耐药的肺炎克雷伯菌，病情岌岌可危，可主管医生却面临无药可用的局面。事实上，如何防控多重耐药菌传播也是JCI认证对治疗质量安全的重要评估项目之一。

建立多重耐药菌感染多部门防控机制的目的，就是为控制多重耐药菌在院内流行所导致的医院感染，规范临床隔离措施，保障医疗质量和医疗安全。

标准出处

医院感染预防与控制（PCI）6：医院通过风险评估确定预防和控制医源性感染项目的工作重点；

医院感染预防与控制（PCI）7.2：医院妥善处置医疗废弃物，降低感染风险；

医院感染预防与控制（PCI）8：医院提供隔离防范和措施，保护病人、探访者和员工免于传染性疾病，并防止免疫抑制病人罹患获得性感染；

医院感染预防与控制（PCI）9：确保手套、口罩、眼罩、其他保护性设备，洗手液和消毒剂的供应和正确使用；

医院感染预防与控制（PCI）10.2：质量改进包括对本院具有流行病学意义的感染设置监测指标；

医院感染预防与控制（PCI）10.3：医院运用感染风险、感染率、感染趋势等数据设计或改进流程，使医源性感染降低到最低水平；

医院感染预防与控制（PCI）11：医院为员工、医生、病人、家属以及其他参与医疗活动的人员，提供感染防控教育。

难点分析

★多重耐药菌的管理需要临床科室、检验科、药剂科等一系列的科室协作完成，如何做好各部门之间的沟通和协调，保持信息通报渠道畅通？

★针对多重耐药菌医院感染的诊断、监测、预防和控制等各个环节，医院管理层如何做好各部门的协作衔接和流程化工作管理？

★如何做好对各级各部门贯彻执行多重耐药菌管理法律、法规、规章的监督和防控工作责任制落实情况的督查？

制定标准和操作流程

成立多重耐药菌防控专家小组

小组成员由院感科、医务部、护理部、IT中心、检验科、药剂科及主要临床科室组成。小组工作职责：

1. 加强多重耐药菌感染管理的多部门协作工作，在分管院长的领导下，由医院感染管理科统一协调管理，各部门各司其职，至少每半年召开专题讨论会议，如有问题随时召开；

2. 贯彻多重耐药菌管理有关法律、法规、规章，指导全院的多重耐药菌防控工作；

3. 针对多重耐药菌医院感染的诊断、监测、预防和控制等各个环节，结合实际工作，审议多重耐药菌感染管理的规章制度；

4. 研究、协调解决全院多重耐药菌防控工作中的重大问题，制定和拟定多部门对细菌耐药情况的防控对策和联合干预措施；

5. 组织对各级各部门贯彻执行多重耐药菌管理法律、法规、规章情况和防控工作责任制落实情况的督查；组织开展多重耐药菌管理专项治理；

6. 对存在问题定期分析、反馈，并研究持续改进措施；

7. 加强各部门之间的沟通和协调，保持信息通报渠道畅通，定期通报多重耐药菌形势和防控工作状况；

8. 医院感染管理科牵头制定制度，负责督导科室落实防控措施，防止暴发流行事件发生，对ICU等耐药菌防控重点科室着重管理，协助抗菌药物管理小组进行用药合理性分析，提出药物使用调整或停用的建议与意见；

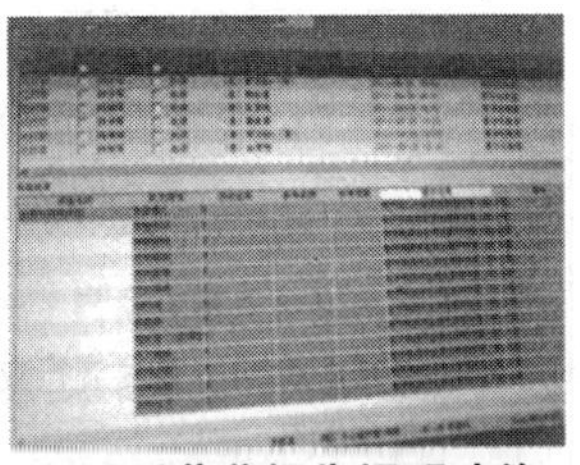

多重耐药菌报告提醒功能

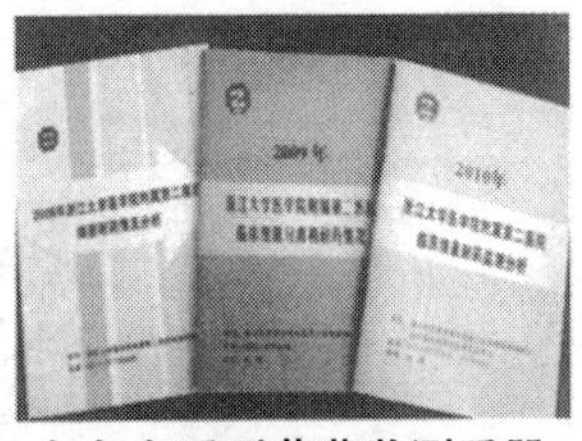

每年多重耐药菌监测手册

9. 医务部加强抗菌药物合理使用的宣教与使用资格的审定，加强抗菌药物分级、分线管理和医生使用权限管理，同时组织进行用药合理性分析，提出药物使用调整或停用的建议与意见；

10. 护理部协助督导科室落实防控措施，及时发现流行苗头；

11. IT中心协助将监测工作信息化，使多重耐药菌的发布、统计、分析与反馈信息化，提高效能；

12. 微生物中心日常监测中发现特殊感染、流行趋势可能及时报告给医院感染管理科，每季度汇总细菌耐药情况并及时上报给医院感染管理科供全院公告；每年进行细致的总结、分析，包括分科室、标本、流行情况等，以及制作手册全院发布；

13. 药剂科负责抗菌药物处方、医嘱的审核和抗菌药物的供应、调剂，根据耐药情况与抗菌药物使用量情况，进行用药合理性分析，及时提出药物使用调整或停用的建议与意见，收集公告抗菌药物使用不良报告、警示等；

14. 临床科室严格执行“多重耐药菌感染的预防控制措施”，发现隐患及时报告医院感染管理科，并提出落实防控的建议与意见，会同微生物室、药剂科、感染性疾病科等分析耐药菌耐药趋势和感染病例。

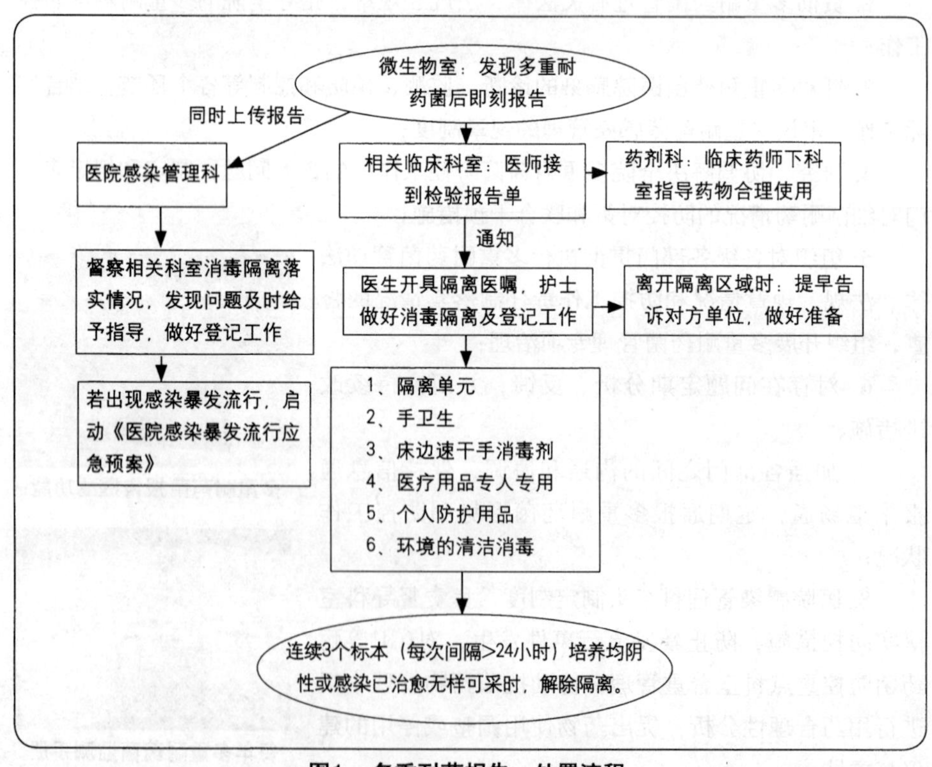

图1　多重耐药报告、处置流程

制定多重耐药菌防控落实制度

针对多重耐药菌的防控，医院制定了多部门协作的相关流程，并出台了严密的防控制度，从监测菌株的目标菌的诊断与报告到抗菌药物的合理使用、消毒隔离措施的规范、医疗废物的处理等环节都进行了严密的规定，从而保证了多部门协调分工共同防范多重耐药菌感染发生的可能。

1. 多重耐药报告、处置流程（见图1）；
2. 多重耐药株菌多部门防控落实制度（详见附录）；
3. 多重耐药菌（MDR）接触隔离措施（粘贴于病历夹首页，见表1）。

表1 多重耐药菌（MDR）接触隔离措施

此患者感染或携带有以下多重耐药菌（MDR）（请√）：
☐ MRSA（耐甲氧西林金葡菌） ☐ VRE（耐万古霉素肠球菌） ☐ 产超广谱酶（ESBLs）肠杆菌科细菌 ☐ 耐碳青霉烯铜绿假单胞菌 ☐ 耐碳青霉烯鲍曼不动杆菌 ☐ 耐碳青霉烯肠杆菌科细菌
根据有关规定，请您严格执行以下 接触隔离预防措施： 1. 及时开出接触隔离医嘱，尽量隔离于单间，也可与其他同种感染或定植患者共居一室，隔离病房不足时才考虑床边接触隔离（床间距须≥1m）； 2. 在床牌或/和病历卡上标贴蓝色接触隔离标识； 3. 接触该病人或其环境前后必须进行手卫生； 4. 预计与病人或其环境如床栏杆有明显接触时，需要加穿隔离衣，不同种病原体感染或定植病人隔离衣不能共用，非一次性使用的隔离衣每天用后装于黄色垃圾袋按医院要求统一清洗消毒； 5. 离开病人床旁或房间时，须把防护用品脱下,一次性用品及其他废弃物均放置于黄色垃圾袋按医疗垃圾统一处置，锐器放置在锐器盒中； 6. 脱手套、隔离衣后，必须用洗手液洗手，或使用快速手消毒剂； 7. 一般医疗器械如听诊器、血压计等应专用，如不能专用，则需要消毒后才能用于其他病人； 8. 不能专用的物品如轮椅，在每次使用后须消毒； 9. 该病人周围物品、环境和医疗器械，须每天清洁消毒； 10. 该病人如去其他部门检查，应有工作人员陪同，并向接收方说明须使用接触传播预防措施，用后的器械设备需清洁消毒； 11. 尽量限制探视人群，并嘱探视者执行严格的洗手或手消毒制度； 12. 连续3个标本（每次间隔>24h）均未培养出或感染已治愈无样可采，方可解除隔离； 13. 推荐使用消毒剂: 1000mg/L含氯消毒剂； 14. 如有任何疑问，请随时与医院感染管理科联系：3963或3964。

● 典型案例 ●

接触隔离患者如何转危为安

一位脑外伤手术术后入住ICU使用呼吸机的病人，术后第三天开始出现体温较高的现象。床边胸片显示右下肺片大片阴影。为患者漱口后行痰培养，培养结果显示为产超广谱酶的肺炎克雷伯菌，病情十分危急。

单间隔离标识

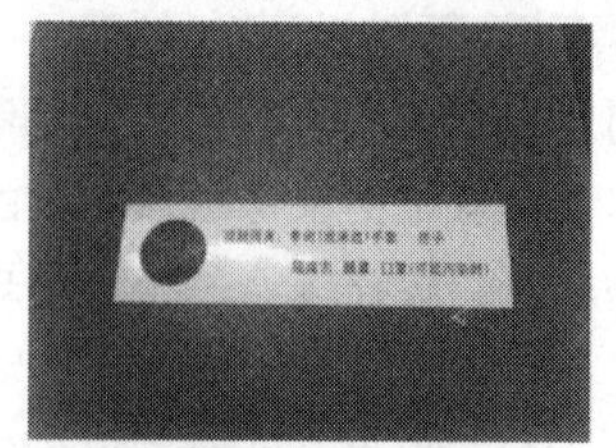
病历上隔离提醒标识

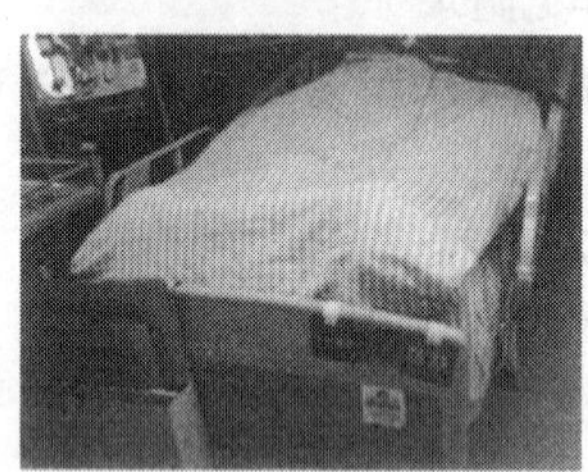
床边隔离标识

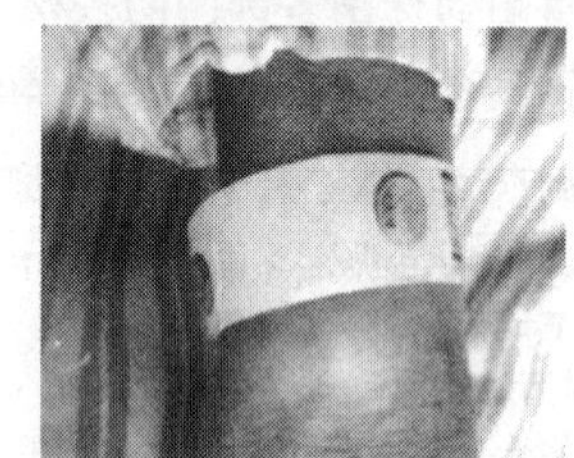
腕带上隔离提醒标识

医生接到报告后立即开具接触隔离医嘱，进行院内感染报卡，并邀请感染科会诊。主管医生与护士长协商，将病人转入ICU小房间进行单间隔离，门口设隔离标识。安排固定护士进行护理，护士按照接触隔离流程进行操作。例如，一般的医疗器械，如听诊器、体温计、血压计专用，并在房间内放置一个医疗垃圾桶，专门收集产生的垃圾；要求工人每天2次1000mg/L含氯消毒剂清洁消毒病人周围物品、环境和医疗器械；加强手卫生；限制探视等等。同时加强基础护理，床头抬高30°，因为该病人使用呼吸机，调整使用密闭式吸痰管，呼吸机管路集水瓶放置在管路最低位，及时倾倒管路水，呼吸机连接管道、湿化器、湿化罐内的无菌水每日更换。感染科会诊后考虑因反流误吸导致肺部感染，培养出的病原菌为致病菌，根据药敏结果，调整抗菌药物，头孢曲松改用头孢哌酮/舒巴坦，加强吸痰，鼓励咳嗽、咳痰。

经过一周细致的治疗和护理，患者病情明显好转，体温逐渐正常，痰培养提示正常菌群。连续3个痰标本均未培养出耐药菌后，医生解除了该患者的接触隔离，将患者转入普通病房。同时未发现其他患者有感染同样菌种。

• 改进成效 •

经过半年的持续干预，MRSA（金黄色葡萄球菌）千住院日分离率改进前（2011年1～6月）为0.47‰～0.13‰，改进后（2012年1～6月）为0.28‰～0.02‰；MDRO（多重耐药菌）每千住院日分离量呈下降趋势。检查发现95.3%MDRO感染或定植患者设置了隔离单元，隔离措施也相应做得比较到位，手卫生依从性从改进前的63.6%提高到目前的80.2%。

招式点评

多重耐药菌防控的关键在于多部门合作。从隔离单元设置、手卫生、个人防护用品使用、医疗用品专用、环境的清洁消毒、医疗废物处理等进行干预，活动中特别注重隔离措施的细节管理，制定操作性强的SOP。

对医院感染信息管理系统进行完善，增设了多重耐药菌提醒功能，通过信息系统自动警示告知患者的主管医师，医师尽快开出隔离医嘱。临床医师能较合理使用抗菌药物，提高对多重耐药菌的防控意识，避免因抗菌药物使用不当导致细菌耐药的发生。各科室签订差异化的抗菌药物责任书，以历年科室的实际使用值为基数，进行差异化调整，避免一刀切和鞭打快牛。

各科室各司其职，感控科、临床科室、检验科、药剂科等科室应通力合作，做好各部门之间的沟通和协调，保持信息通报渠道畅通，才能将此工作做到位。

附录：

多重耐药株菌防控落实制度

目的：为加强医院感染管理，减少多重耐药菌株的传播，保障病人和医护人员安全，根据《医院感染管理办法》，制订本制度。

范围：全院各病区。

权责：医院感染管理科制定制度并监督执行；各部门负责人监督制度落实。

定义：多重耐药菌（Multidrug-Resistant Organism，MDRO），主要是指对临床使用的三类或三类以上抗菌药物同时呈现耐药的细菌。常见多重耐药菌包括耐甲氧西林金黄色葡萄球菌（MRSA）、耐万古霉素肠球菌（VRE）、产超广谱β-内酰胺酶（ESBLs）肠杆菌科细菌、耐碳青霉烯肠杆菌科细菌（CRE）（如产Ⅰ型新德里金属β-内酰胺酶[NDM-1]或产碳青霉烯酶[KPC]的肠杆菌科细菌）、耐碳青霉烯鲍曼不动杆菌（CR-AB）、多重耐药/泛耐药铜绿假单胞菌（MDR/PDR-PA)和多重耐药结核分枝杆菌等。

作业内容：

1. 多重耐药菌株监测的目标菌

MRSA（耐甲氧西林金葡菌）；

VRE（耐万古霉素肠球菌）；

产ESBLs肠杆菌科细菌；

耐碳青霉烯铜绿假单胞菌、鲍曼不动杆菌、肠杆菌科细菌。

2. 诊断与报告

诊断主要依赖于病原微生物学的诊断，因此，临床科室应及时送检标本，及时发现多重耐药菌株，继而做好治疗、消毒、隔离等工作，以防止扩散、流行。

科室发现以上多重耐药菌株发生的医院感染时应及时报院感科，当发现有多重耐药菌株流行可能时，医院感染管理科应及时组织流行病学调查、及时采取措施控制进一步传播，并将流行及处置结果报告医院感染管理委员会。

临床微生物实验室发现及时电话报告医院感染管理科。

各病区医师或护士发现及时电话报告医院感染管理科。

感染管理科专职人员目标性监测及时发现与诊断。

3. 抗菌药物的合理使用指导

按照《抗菌药物使用指导原则》合理使用抗菌药物，严格万古霉素、碳青霉烯等特殊使用级抗菌药物临床应用的分级管理，减轻抗生素选择压力。必要时请感染科、呼吸科或感染专家进行会诊，帮助诊断并指导合理使用抗菌药物。

4. 消毒隔离措施

必须进行接触隔离，医生开具接触隔离医嘱，护士在床牌（或床头）和病历卡上标贴蓝色接触隔离标识，以提醒医务人员以及家属。

患者最好进行单独隔离，隔离病房不足时才考虑要进行床边隔离，相同感染病原体者可同住一间。当感染较多时，应保护性隔离未感染者。

必须尽量减少与感染者或携带者相接触的医务人员数量。最好限制每班诊疗病人者为一个护士、一个医生，所有诊疗尽可能由他们完成，包括标本的采集。

接触患者前后都必须进行手卫生（洗手或快速手消毒）。在诊疗、护理过程中，如果出现与病人或其环境（包括家具、床栏杆等）有大面积接触，或病人有大便失禁的情况，工作人员要加穿隔离衣；当可能产生气溶胶的操作（如吸痰或雾化治疗等）时，医务人员还应当戴上外科口罩和防护眼镜。完成操作后及时脱去手套、隔离衣等置黄色垃圾袋中，脱去手套后必须进行手卫生。

限制不必要人员进入病室，提醒进入病室者按规定做好个人防护，并在出病室前做好手卫生。

对于非急诊用仪器（如血压计、听诊器、输液架）等不能共用。其他不能专人专用的物品（如轮椅、担架），在每次使用后必须经过清洗及消毒（1000mg/L含氯消毒剂）。

进行床旁诊断（如拍片、心电图）的仪器如接触过病人或其床单位，必须在检查完成后用1000mg/L含氯消毒剂进行擦拭。

如病人需离开隔离区域进行诊断、治疗，都应先电话通知该诊疗单位，以便他们作好相应准备，防止感染的扩散。在把该病人转送去其他科室时，必须由一名本病区工作人员陪同，并向接收方说明对该病人应使用接触传播预防措施。接收部门的器械设备在病人使用或污染后同样应该依据以上方法进行清洁消毒。

病人附近的环境和医疗器械须每天清洁消毒。指导清洁工用含氯消毒剂等每天清洁消毒，一人一抹布和拖布，使用过的抹布、拖布必须消毒处理。

感染者或携带者应隔离至连续3个标本（每次间隔>24小时）培养均阴性或感染已治愈无样可采时，方可解除隔离。

以上多重耐药菌感染或携带者转科或出院时，床单位应进行终末处理，包括床帘。

5. 医疗废物的处理

锐器放置在锐器盒中，其余医疗废物均放置在黄色垃圾袋中，贴上感染性废弃物标识，放置在转运箱中，由医院专职人员集中收集后转运至医院医疗垃圾暂存处，由指定的医疗废物处置公司每天运走，统一处理。

6. 宣教

医务人员：认真学习医院制订的制度与要求，参加专题讲座，如消毒隔离知识、手卫生与医院感染的预防等知识。

工人：由科室医务人员进行面对面的现场指导与演示，主要是手卫生、环境清洁、消毒隔离知识。

病人与家属：病区护理人员负责宣教和解释说明，并告知洗手等消毒隔离措施的重要性，提供洗手设施或手消毒剂。

注意事项：一旦发现有传播迹象，如同一病区短时间内出现3例以上同种病原体的感染病例时，医务人员应立即向医院感染管理科报告，医院感染管理科应与病区的工作人员等合作进行深入的追踪调查，及时采取有效措施，以防流行的发生。

（吴振波 陆群）

065 建筑施工 严防感控

医院发展过程中经常需要改建、新建一些病房大楼或辅助用房，在装修过程中，不可避免地会对住院病人和医院工作人员带来或多或少的负面影响，并且增加感染风险。如何减少甚至消除这些感染风险？在医院规划拆迁、施工或翻新时，应采用风险标准来评价改造或新建建筑对空气品质、感染预防与控制、公共设施需求、噪声、振动和应急情况处理等方面的影响。

• 标准出处 •

医院感染预防与控制（PCI）7.5：医院降低拆迁、施工和装修场所中的感染风险。

设备管理与安全（FMS）4：医院制定计划并实施项目，保障提供安全可靠的运行环境。

• 难点分析 •

★医院如何运用风险标准评估改造或新建建筑的影响?

★如何评估改造或新建建筑对空气品质、感染防控的影响和风险?

★感控人员如何有效介入新建和改建工程?

• 制定标准和操作流程 •

制定施工方案及安全防护措施

1. 基建部负责组织协调会议，与感染管理科等部门会同项目施工、承包单位共同协商，确定施工方案；

2. 在施工方案协调会议前，基建部项目负责人要先完成《感染控制风险评估表》（见表1），院感科审核此表后确认签字；

表1 感染控制风险评估表

项目	风险评分					评分
	50分	30分	20分	10分	5分	
工作时间	3个月	1～3个月	小于一个月	1～3周	小于一周	
对患者护理的影响	高危患者护理区域	普通患者护理区域	工作人员区域/探访者	屋顶或外立面区域	空闲区域/室外区域	
施工操作可能造成的危害	水路系统破坏性拆除	大范围/整体拆除	一般建设	装修，小范围改造	一般性维修	
施工工艺可能造成的危害	墙板和石膏板施工	地毯和天花板吊顶施工	磨光工艺或其他类似施工	镶嵌，钻孔等施工	低危害方式	
施工现场隔离	完全没有分离	留有大孔洞和缝隙	有硬质板材隔断到天花板	隔离房间/门	有墙体隔离	
其他控制措施	无	入口处有粘性的垫子	粘性垫子、每天拖地	粘性垫子，每天拖地，没有废弃物	粘性垫子，每天拖地，没有废弃物，所有通风孔密闭	
总分			风险评级			
评估者			感染管理科批复意见			

3. 根据感染控制措施评估表的总分，不同风险等级需采取相应防护措施，由基建部以书面形式通知施工承包单位。

◎感染控制风险评估总分200～300分为“高风险”等级，基建部项目负责人需核对以下项目感控风险控制措施，要求施工单位落实：

- 外部排气；
- 暂时性的密封墙；
- 入口处的粘性垫子；
- 每天拖地除尘；
- 密封所有的送风和通风口；
- 每天移除垃圾（包括有盖容器内的）；
- 监测施工区域周围患者是否有感染；
- 关闭所有施工现场附近病房房门；
- 所有工作区域中穿戴的工作服，离开作业区域时脱下。

◎感染控制风险评估总分100～200分为“中风险”等级，基建部项目负责人需核对以下项目感控风险控制措施，要求施工单位落实：

- 临时密闭墙或防火塑料薄膜（只到天花板，如果天花板是完整的）；
- 参照“高风险”等级防控措施的第3～6项。

◎感染控制风险评估总分0～100分为“低风险”等级，基建部项目负责人需核对以下项目感控风险控制措施，要求施工单位落实：

- 临时防火塑料薄膜；
- 每天移除垃圾；
- 确保每天除尘；
- 关闭施工区域所有的房门。

4．医院感染管理科审核施工方案是否符合院感的要求，包括洁净–污染进出动线的规划。必要时，到现场确认方案的可行性，并填写方案修正意见反馈单交基建部，确认施工方案与防护措施可行后，感染管理科会签通过。

施工现场管理

1．在施工现场入口处放置“施工现场，请勿入内”等安全警示牌。

2．基建部施工管理人员、监理工程师要每天监控工地的安全和感染控制措施，并填写施工安全每日检查表单；感染管理科则每周一次检查是否符合规范（见表2）。任何人员如发现施工行为没有采取适当防护措施，都可立即通报后勤管理中心或感染管理科。

3．医院感染管理要求。

◎ 施工现场的感染控制管理，按照感染控制风险评估和相应等级的防护措施说明执行。

◎ 室外施工项目的感染控制措施：

- 关闭与工地邻近的室内供气的进气阀，或者时常检查初效过滤装置，及时清洁或更换滤网，防止因积尘而阻塞进气；
- 封闭临近施工现场的窗户，或使用胶带条密封病房窗户的缝隙，防止外界含尘空气进入病房；
- 施工中须避免损坏下水道系统，防止土壤与尘埃被污水污染。

◎ 室内施工项目的感染控制措施

- 若施工作业区内有空调回风口，须封闭回风口；
- 对于室内墙面出现霉斑的施工现场，不能采取简单覆盖水泥或直接粉刷的方式进行，需要彻底铲除包含“霉根”在内的建筑面；
- 施工现场位于医疗作业区及病区内的，必须设置有效的隔离，保证灰尘、污物等不对正常医疗区域带来感控风险。

表2　感染控制风险巡查表

工程项目：________________　施工单位：________________

评估项目	是	否
当医院建筑物内有计划要实施新建、装修改造、拆迁工程时，医院需使用风险评估表来评估是否在病人照护区域有潜在性的危险，施工范围需确实做到风险评估，风险评估标准如下：		
1. 是否符合空气质量要求；		
2. 是否符合感染管制措施；		
3. 是否有做噪音防护；		
4. 是否有做震动防护；		
5. 是否有不良事件或紧急事件过程发生。		
美国建筑协会提供指引，需包含有关“感染控制风险评估”规定，但是否必要		
1. 是否需要停止必要性医疗服务；		
2. 是否需将病人另外安置；		
3. 是否需有防护屏障预防空气传播的污染；		
4. 是否有在特殊标示区域做空气管理与通风；		
5. 是否有增加空气传播感染的隔离房间；		
6. 是否有防止供水系统中的水中传播病原体的滋生；		
7. 是否有将垃圾、施工碎屑的清除与移除；		
8. 是否有动线标示。		
根据美国疾病管制局2001年版，Draft guidelines for Environmental Infection Control in Healthcare Facilities中建议3个主要项目：		
1. 是否符合新区域的设计与功能的完整性；		
2. 是否有空气疾病传播的危害；		
3. 是否有预防性的评估需包含粉尘与水气。		

评估人员：__________　院科主任：__________

日　　期：__________　日　　期：__________

◎ 施工现场屏障搭建与管理

- 施工现场须搭建屏障，使全部的建筑修缮活动均在围挡内实施，以防止建筑区域的尘埃播散，确保屏障能有效阻挡作业区与外界的空气对流；
- 采取硬质屏障材料，或者保持作业区域处于负压状态，以有效防止真菌孢子的扩散。

◎ 给施工人员开放指定的入口、走廊和电梯，通过一些限制区域时，提供必要的个人防护用品（衣服、口罩、帽子），指定更衣的场所与放置设备工具间。

◎ 出现以下情况需进行环境卫生学监测：

- 一旦在施工期间或完工后不久，发生医院获得性曲霉病或其他机会性环境空气传播的真菌性疾病，医院感染管理科负责实施适当跟踪观察措施。内容包括：检查屏障完整性，受施工潜在危害病房的密封措施等；督查调查中发现的问题的整改落实情况，并记录备查。
- 一旦发生曲霉病感染者，或其他医院相关性真菌感染，医院感染管理科应实施组织学和病原学诊断，以确诊病例。
- 在洁净手术室或房间进行施工，基建部和动力部进行压差、微粒、风速等监测，及时发现潜在的风险。

◎ 发现感染流行隐患时应立即停止施工，消除隐患后方能再施工。

◎ 建筑垃圾的转运须采取尘埃控制措施，从作业区域外运时须采取隔离转移的方式进行。对于暂不外运的建筑碎块与垃圾应覆盖遮布，防止扬尘。

◎ 每日清洁施工场所和进出口处，工具在离开施工场所时须采取湿式擦拭。

工程项目清理和验收

1. 工程在隐蔽工程完工，吊顶安装前，由基建部通知医院感染管理科等相关部门验收隐蔽工程。对各部门验收意见汇总完成改进后，方可进行封闭施工。

2. 工程结束后须由项目施工方清空施工区域内所有多余建筑材料和垃圾，清洁或更换空气过滤器、过滤网，完成管道清洁、环境清洁消毒等工作。

3. 工程结束并且场地内完成保洁后，由基建部通知使用科室、医院感染管理等相关部门进行现场验收。

4. 现场验收后，由各验收部门提交验收报告，基建部监督施工单位落实验收后整改项目。验收后的二次装修和整改施工后，需由施工方负责再次清理施工区域，做到“工完场清”。

5. 施工现场的防护屏障只有在施工方已将项目完成并且施工区域被彻底打扫干净后，才能拆除。

6. 新的建筑和修缮区域在投入使用前，重新设置空调系统，调整换气次数、湿度、压差梯度等参数，尤其是手术室、保护性区域的通风、换气设施等。

建立全院性建筑管理标准规范

建立院级制度《医院施工安全管理制度》。明确基建、院感、消防等部门所承担的职责。基建部组织制度的全院性培训，并负责对施工单位进行培训。

• 典型案例 •

感控“高风险”手术室改造

医院放射科有两间介入手术室需要进行改造（事先感染控制风险评估为“高风险”等级），施工人员先对1号手术室进行改造，2号手术室正常使用。施工期间，2号手术室工作人员反映，有灰尘进入2号手术室，而且较大的噪声和振动影响到了医生的手术操作。接到消息后，院感科会同基建部和工程建设方马上对施工现场进行了检查，发现有两个主要问题：

1. 木制屏障的缝隙没有完全封闭；
2. 隔断没有到天花板吊顶内，两间手术室之间空调系统相通。

要求采取并落实下列措施：

1. 立即停止工程，全面检查孔洞和缝隙，用胶带进行封闭；
2. 停用空调系统，直到完成天花板吊顶内的隔断；
3. 做好振动和噪声防护，手术期间暂停敲墙、钻孔等振动大的作业；
4. 追踪当天手术的6位患者，未发现异常。

院感科随同基建部每周巡查施工现场，并和手术室人员沟通，未发现类似问题再次出现，并且顺利完成了随后的2号手术室改造。

• 改进成效 •

通过建筑风险的评估和改进，以2013年1~6月为例，除现场反馈外，院感科向基建部门发放了2份工作联系函，及时处理了两起与建筑有关的不良事件，通过院感部门的早期介入和后续追踪，这些不足均得到了及时改进，没有给患者带来任何不良后果，得到了基建部门的高度认同。同期院感科还通过每周巡查和不良事件报告，早期发现院内建筑施工存在的隐患，从源头上降低建筑带来的风险。

• 招式点评 •

医院建筑风险的控制贯穿于项目实施的各个时期。前期要求进行感染控制风险评估，项目施工过程中需要定期对现场进行巡查，工程结束后需要进行现场验收。一旦发现问题或不良事件，需立即反馈给基建部门要求整改，并评估感染管制措施的落实情况。这就要求在医院层面上建立起一套建筑施工的多部门协调机制——院感主动介入以及基建积极配合，从而使感控部门切实有效地介入到施工前、中、后的整个项目中去，真正做到降低和控制建筑带来的感染风险。

（严继承　陆群）

066

降低空气传播疾病风险

医院短时间内突然接收到多例空气传播疾病病例，如果不对这些患者采取相关隔离措施，收治的病区将无法正常运转。但不恰当的隔离和防护会引起病人、家属、工作人员甚至公众的恐慌，并且有导致关闭病房的可能。因此，正确、合理地应对这类突发事件，是对医院应急能力和硬件设施的严峻考验。

根据疾病的传播方式，医院应建立隔离和保护措施。空气传播预防是预防空气中留存时间较长的病原体传播的必要手段，负压病房是安置此类病人的最佳选择。如果没有负压病房，医院要通过高效空气过滤（HEPA）系统来循环空气。除硬件设施外，正确进行个人防护也是降低空气传播疾病风险的重要一环。

• 标准出处 •

医院感染预防与控制（PCI）8：医院提供隔离防范和措施，保护病人、探视者和员工免于传染性疾病，并防止免疫抑制病人罹患获得性感染。

医院感染预防与控制（PCI）9：确保手套、口罩、眼罩、其他保护性设备，以及洗手液和消毒剂的供应和正确使用。

• 难点分析 •

★有的医院可能不是传染病定点收治医院，没有专门的负压病房或高效空气过滤系统。即使设有此类病房，平时为提高床位利用率，也是用来收治一般病人，那么，如何在紧急情况下安置这些患者或者启用隔离病房？

★患者可能需要跨科或跨部门治疗/检查，如何多科室、多部门联动并且合理应对是对医院工作的严峻挑战。

★如何管理经空气传播的感染性病人，做好员工和来访者的防护，以及病人出院前后的环境和病房清洁（包括空气过滤设备的维护）？

● 制定标准和操作流程 ●

门急诊筛检

1. 建立预检分诊制度，及时发现通过空气传播疾病的患者或疑似患者。发现疑似肺结核、水痘、麻疹等患者，应及时引导患者到感染性疾病门诊就诊，必要时请呼吸科、皮肤科专家会诊协助诊断。

2. 门急诊首诊医生对于开放性肺结核高风险就诊患者，以及疑似开放性肺结核就诊患者，应立即留取患者合格痰标本送微生物检验中心，作痰涂片抗酸染色检查（至少应连续送检三次，每次间隔时间不少于1小时）及结核分支杆菌PCR检测。

3. 及时提供外科口罩并指导患者正确佩戴，等待第一个痰标本抗酸染色检查结果。期间重症患者应安置于急诊抢救室独立房间或相对独立区域并围上床帘。

住院病人开放性肺结核筛检

1. 对于符合开放性肺结核高风险的住院患者，以及疑似开放性肺结核住院患者，应及时留取患者合格痰标本送微生物检验中心，作痰涂片抗酸染色检查（至少应连续送检三次，每次间隔1天）及结核分支杆菌PCR检测，必要时留取痰标本作分支杆菌培养和药敏检测。

2. 及时请相关科室会诊。

建筑设计与改造

1. 根据JCI标准改造建筑，改造单间来设立具有负压和通过高效空气过滤（HEPA）系统来循环空气设施。

2. 改造单间为：抢救室1间、ICU1间、支气管镜检查室2间、支气管镜检查等候室1间。

患者安置与运送

1. 明确诊断为通过空气传播疾病的患者，应尽快转送至有条件收治呼吸道传染病的医疗机构进行进一步诊治。

2. 定点医院暂时无病床时，应将患者安置在负压病室或有高效空气(HEPA)过滤系统的病室内。

3. 在缺少负压病室或有高效空气（HEPA）过滤系统的病室内情况下，轻中度且病情稳定患者可建议患者出院至当地定点医院就诊；重症患者宜安排在通风良好的独立病室，原则上一间安置一名患者，无条件时可安排同种呼吸道感染疾病患者。

4. 医务部、院感科应协助安排病人的转院，夜间及节假日医院总值班应协助安排病人的转院。

5. 主管医生应负责做好病情评估，尽可能减少病人转运时风险，必要时向医务部门提出组织相关部门和专家讨论。

人员限制

1. 限制探视，如确有探视必要，探视者与患者之间相隔距离应在 1 m以上，探视者也应佩戴医用防护口罩。

2. 限制患者到病室外活动。

3. 如患者为麻疹后水痘，尽可能安排具有特异性免疫的医务人员进入病区负责诊治、护理。

个人防护

1. 患者病情容许时，应戴外科口罩，并定期更换。

2. 严格按照区域流程，在不同的区域穿戴不同的防护用品，当进入病区时，应佩戴经过密合度测试的医用防护口罩或N95呼吸防护器。离开时按要求摘脱，并正确处理使用后物品。

3. 与患者近距离（1m以内）接触，应戴帽子、医用防护口罩。进行可能产生喷溅的诊疗操作时，应戴护目镜或防护面罩，穿防护服。当接触患者及其血液、体液、分泌物、排泄物等物质时应戴手套。

4. 转运过程中医务人员也应做好防护，如情况允许也给患者戴外科口罩，并通知相关的接收/检查科室。

5. 加强病区和诊间的通风，或进行空气消毒。

病人使用物品和环境的处理

1. 所有病人使用过的物品均按感染性废物处理，并贴上感染性废弃物的标签。

2. 患者出院所带物品应予消毒处理。

3. 病人出院后，对病区进行充分单向通风后再严格空气消毒。

全院性标准规范

建立院级制度《空气传播疾病的感染防控制度》和《感染性疾病隔离制度》。

培训

为正确应对此类突发事件，医院进行了多次培训，培训内容包括标准预防、《空气传播疾病的感染防控制度》、《工作人员戴手套制度》、《工作人员戴口罩制度》、《医疗废物管理制度》等，明确经空气传播疾病病人的收住流程、安置病房和防护措施。

● 典型案例 ●

空气传播疾病患者的有效隔离

2013年某日下午14:35，院感科接到某病区医生电话，该病区一位新进入院病人高度怀疑开放性肺结核（14:30放射科CT报告结核性肉芽肿可能性大，病人曾因肺结核接受过抗痨治疗），院感科工作人员通过电话简单告知要求给病人立即采取空气隔离等一系列措施，然后马上赶到病房。

1. 调查病人基本情况，包括姓名、性别、年龄、诊断、入院日期、病区、病案号、床号、主治医师、主要病史等。患者9年前患有肺结核病史，曾予不规则治疗，目前有咳嗽、咳痰，不能完全排除活动性肺结核的可能。

2. 采取措施：

◎立即开出空气隔离医嘱，予单间隔离，转移其他同室病人并进行观察；

◎做好个人防护，工作人员戴N95口罩，限制探视，如确需探视要求做好防护；

◎联系呼吸科医生急会诊和结核病定点医院医生会诊；

◎立即通报放射科护士长，调查检查期间的密切接触者，并对检查室进行空气消毒；

◎调查该病人在病区的密切接触者。

3. 患者和相关人员追踪

◎当晚定点医院会诊意见为：考虑结核稳定期可能性大。建议：A.进一步痰涂片抗酸杆菌确认；B.动态观察肺部病灶变化。若连续三次结核杆菌涂片检查阴性，可基本排除空气传播可能。

◎当天22:00、次日5:00、次日8:00连续三次结核杆菌涂片检查，进一步行血结核抗体、结核感染T细胞检测。

◎病人入院期间周围2位患者均未出现咳嗽、咳痰等症状，予以密切追踪。

◎对密切接触的医务人员（包括病区护送工人）进行登记和观察。

◎当晚放射科反馈，该部门和病人有过密切接触的工作人员有 4 位（注射、登记、CT检查、机房护士），跟踪上述人员，并且立即进行了检查室的空气紫外线消毒。

4. 结果

◎次日，微生物中心报告结核杆菌涂片结果：连续三次痰涂片均未找到抗酸杆菌。

◎密切接触者均未出现异常。

◎患者解除空气隔离，不再继续追踪密切接触者。

• 改进成效 •

对于高度怀疑空气传播疾病的患者，及时采取了合适的隔离措施，确诊后的空气传播病例（包括肺结核）及时转到定点医院治疗，不能及时转运或在怀疑阶段则及时隔离在负压病房，妥善安置患者，保护了患者与医院工作人员。

• 招式点评 •

对于空气传播疾病患者的收治，除了建设隔离病房等硬件设施之外，还需要院感、医务、护理、急诊、后勤、设备等多部门的协同合作。因此，需要有一个部门统一协调，多部门协同作战。如前一位使用过负压病房病人转院以后，必须确保HEPA病房马上回到备用状态，故院感部门须督促后勤中心或者设备科，配合临床科室在做好个人防护的基础上立即进行设备维护。另外，日常培训和常态化管理十分重要，个人防护也不宜过度，以免引起不必要的恐慌。

（严继承　陆群）

067

院感培训不留死角

随着新的疾病，尤其是新传染病的不断出现，以及各种耐药菌株的不断增加，人类正面临各种疾病的严峻挑战。因此，医院感染的预防与控制在医疗过程中显得尤为突出和紧迫。定期对全院员工进行医院感染管理知识培训，是医院感染管理部门的重要职责之一。院感科利用各种形式，如全院培训、科室或部门培训、现场指导等多种形式，对全体医护人员及各类人员，如新上岗人员、进修生、实习生、工勤人员等，进行预防、控制医院感染的相关法律法规教育和知识培训，以提高全员预防医院感染的意识。

● 标准出处 ●

医院感染预防与控制（PCI）11：医院为员工、医生、病人、家属以及其他参与医疗活动的人员，提供感染防控教育。

● 难点分析 ●

★培训对象的知识层次差异很大，培训内容的接受能力不一；

★培训对象对预防医院感染的意识不强，主动学习性差；

★培训对象所涉及的范围广，集中培训难度高；

★人员流动量大，更替较快。

● 制定标准和操作流程 ●

培训计划与安排

培训课程分必修课和选修课。医院感染管理科拟订培训计划，全院性必修课程上交培训大学综合学院，其他课程提交相应分管学院。

培训前，医院感染管理科需将培训通知在周会和院内信息网上公布。现场培训时，做好签到工作，及时总结、反馈给培训大学。

培训课件和考试题上交给人力资源部，由人力资源部在院内信息网上公布，要求未能现场培训的人员，进行网上培训与考试。培训记录应包含：培训计划、培训通知、签到表、课件、考试试卷、学分等。

1. 每年培训学时数要求：

◎ 医院管理专职人员每年应有不少于16学时的专业培训，且至少有一次接受省级或省级以上的专业学术会议的学习；

◎ 新职工当年岗前教育与培训时间≥4学时，第一年内还另需完成院感相关知识培训不少于4学时；

◎ 在职医务人员的医院感染管理知识培训，每人每年≥4学时，包括必修课和选修课；

◎ 行政后勤人员每年至少应参加所有院感必修课培训。

2. 其他人员培训或宣教要求：

◎ 工勤人员根据工作安排，接受岗前相应院感知识培训；

◎ 研究生、实习生、进修人员、轮转医生等进行岗前培训和再培训；

◎ 针对患者、家属、探视者等，在公共场所张贴宣传图，并进行入院时医院感染健康教育，注意手卫生、探视等；

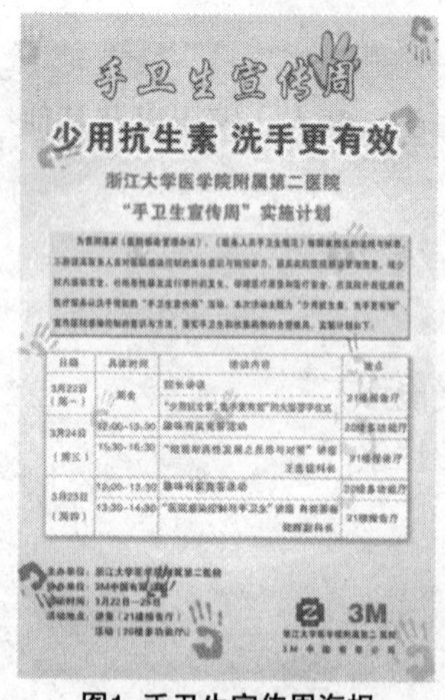

图1 手卫生宣传周海报

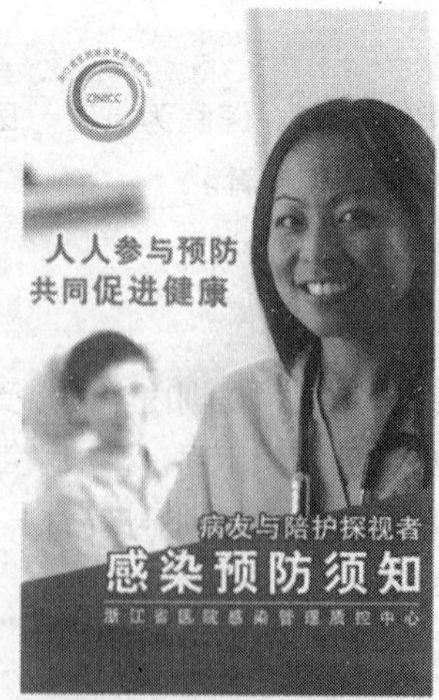

图2 感染预防须知宣传单

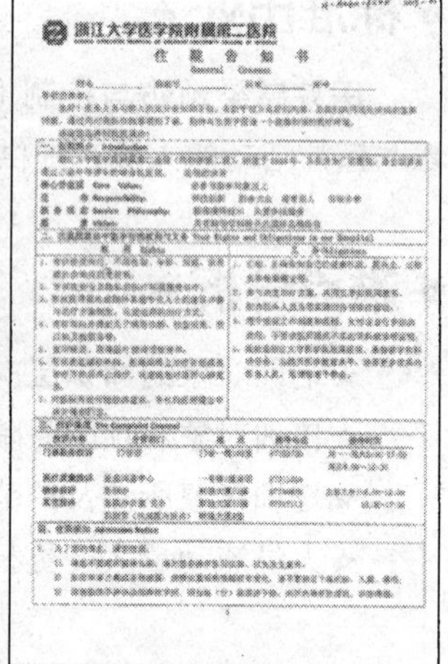
浙江大学医学院附属第二医院

住院告知书

图3 住院告知书

◎ 志愿者上岗前由门诊部协助进行医院感染管理知识培训；

◎ 一次性使用无菌物品、植入物、外来手术器械、药物、被服等供应商的培训，由各相应科室协助完成；

◎ 医院通过各种新颖形式如感控周活动、海报等巩固培训内容。

• 典型案例 •

感控培训从基层抓起

保洁工作是感控的基础，全院的保洁由工勤人员完成，但工勤人员的文化程度普遍偏低，感控意识较差。医院感染管理科首先对外包公司的主管进行培训，再对全院工勤人员统一组织培训。为了便于理解、记忆，通常使用图片的形式和现场进行讲解。每位保洁人员上岗前由主管进行培训后才能上岗。

医院感染管理科和后勤管理中心定期去现场查看保洁工具的使用，考核清洁操作流程和岗前培训落实情况。通过实地考核、检查，发现问题及时和科内护士长及后勤相关主管沟通、改进。通过循序渐进的培训，使得全院工勤人员的感控意识大大提高，其操作知晓率和正确率从初期的75%上升到90%以上。

• 招式点评 •

医院感染涉及到全院各科室和各部门，院感工作贯穿于医疗护理活动始终。院感培训涉及面广，人员多，难度大，因此，必须纳入医院对每位员工的考核范畴。医院每年对全院员工都有院感培训课时数的要求，促使全院员工主动参加培训。院感知识的培训需根据工种的不同，给予针对性问题的讲解。培训的形式必须多样化，通俗易懂，便于记忆，如对工勤人员的培训则着重以图片为主。

培训后需考查培训成效，如定期联合各部门进行现场考核与巡查，将发现问题进行总结与反馈，便于下次的再培训。还可将全院各科室检查的结果进行排名，挂院内网公示，并将达标情况与各科室的年终考评挂钩。通过培训使员工提高感染预防与控制意识，并将防控知识融入临床工作行为中，而降低感染发生风险。

（金丁萍　陆群）

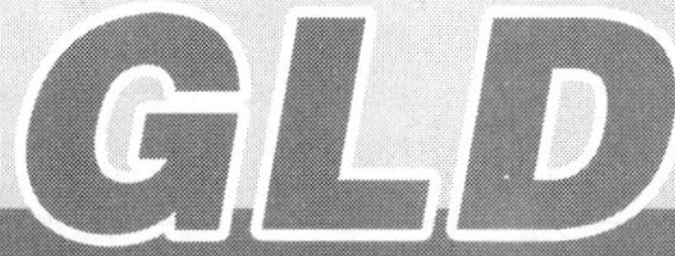

主管、领导和指导

主管、领导和指导（Governance，Leadership，and Direction）章节是JCI标准中所涉层级最高且最为核心的部分。这部分的准备涉及医院各个层面。

从标准构成上看，它由“医疗机构的治理”、“科室和部门的管理”、“医疗机构的伦理”三部分组成，其中“主管、领导、指导”职能的行驶者包括上级主管部门领导、医院领导高层、临床及行政部门领导和处在领导岗位上的其他人员；而“主管、领导、指导”的对象不仅仅包括国内常规评审概念中的医院自身，还包括所涉及的社区、与医院具有外包合同关系的机构等，体现了现代医疗机构自上而下、内外结合的科学管理理念。

在准备这个章节评审内容时，初步印象会觉得此章节涉及的内容比较宏观，概念性、规章性、文字性的内容比较多。但随之发现，本章节的内容架构于其他各章节之上，GLD标准下的管理框架搭好了，有效落实执行了，整个医院将会有一个真正高效、科学的领导，真正为病人提供高质量的医疗服务。

有效的领导始于理解院内每位员工的岗位职责和权限，以及他们是如何一起工作的。那些负责医院主管、领导和管理的部门或人员既拥有权力，也必须承担责任。通过集体和个人负责，遵守现行法律法规，履行医院为病人服务的职责。

有效的领导有助于克服部门之间沟通与协调方面存在的障碍和问题，使医院的整体工作更富有成效和效率，服务更加协调。尤其是通过整合医院内各项质量管理和改进活动，有助于改善病人医疗服务的结果。

068

"领导访谈"：如何接招

设置"领导访谈"这一环节，是因为JCI评审委员希望通过与医疗机构高级管理层的交流，来评估高级管理层之间的沟通能力和深入了解医院管理理念。评审委员会询问与领导层活动及决策相关的各项问题，以及对评审过程发现一些问题寻求与医疗机构高级管理层进行全面和整体沟通。每位参会人员都将被要求参与回答问题。

• 标准出处 •

结合JCI评审标准GLD章节内容及其他衡量标准进行评估。

• 难点分析 •

★评审委员通常会问到哪些问题？

★如何去准备评审委员所涉及到的相关环节事项？

• 制订标准和操作流程 •

医疗机构参与人员

首席行政执行官 、首席运营官 、董事长/主管团体代表、选举或者指定的医疗人员领导、医疗主管 、护理主管 、质量改进协调员，以及其他医疗机构自行设定的领导层人员。当然，评审委员不建议在此环节有过多人员到场，往往只要求医疗机构的核心管理层面人员参与。

访谈时间：约为1.5小时。

访谈攻略

评审委员旨在通过访谈的方式，评估医疗机构高级管理层之间的沟通能力，并深入了解医院管理理念。医院管理者有必要为此进行一些策略性的准备：

1. 领导们的回答要体现合作，尽可能全面，一般涉及10个问题左右；

2. 领导层可事先对问题的回答进行分工，各有侧重，不要抢答；

3. 虽然此环节不涉及文件审查，但可事先为参会高层准备相应的基本材料（如医疗机构组织构架、预算及资源配给、战略计划文件、人员计划、信息管理计划、质量管理计划、相关法律法规列表等）；

4. 与评审委员的互动极为重要，这是医疗机构高级管理层以团队形式、综合展示机构管理中亮点使得评审委员为机构管理加分的绝好平台；

5. 正式评审前可组织模拟讨论，相关人员也需熟悉GLD章节评审标准。

● 典型案例 ●

答JCI评审委员问

通常，在与医院领导的访谈中，评审委员一般都会问这个问题：为什么选择做JCI评审？医院出于什么考虑？与医院的整体规划如何相结合？

以下例举我院领导的回答：

其一，医院的核心价值观是患者与服务对象至上，是建设具有鲜明学科特色的国际品牌医院。JCI在某种意义上，就是建立制度、加强宣传、贯穿行为，然后制度-宣传-行为不断周而复始、持续改进的循环。JCI评审是医院建设具有鲜明学科特色国际品牌医院非常重要的战略，将会是医院整个发展史上意义深远的一页，是医院与国际接轨最直接、最有效的方式。

其二，JCI最重要的意义是体现在对员工思想、行为、方式的改变上。这种改变如果仅仅只是靠医院自身，往往非常缓慢，而JCI就是推动和实现这种改变最有效的办法。迎接JCI评审也就是员工们学习、思考、共鸣和改变的过程。

其三，医院的核心就是质量与安全，这里不仅仅包括患者，还包括员工。JCI标准本身就是一套不断完善、非常严谨的医院管理标准，关注质量和安全，包括患者的安全和员工的安全。通过JCI评审，也就意味着我们不断地用最高的标准来要求自己，改进自己，完善自己。所以，进行JCI评审不仅仅是为了评审的结果，而是实现医院核心价值观的过程，是实践医院愿景的过程，是医院不断追求规范、追求安全、追求效率的过程，是实现医院“卓越”与“国际”战略目标的过程，是一所优秀的大型公立医院不断自我要求、自我提升的集中体现。

● 改进成效 ●

领导访谈前期的准备工作，其实也是对医院管理的一项梳理过程。

我院在准备过程中，梳理了本年度的医院监控指标，从监控领域、指标名称、目标值、改进措施、改进前后目标值的变化等方面进行全方位分析整理，还梳理了医院过去12个月来在品质上最骄傲的成就，以及梳理了员工最满意和不满意的问题和领导层就此做出了哪些努力来改进等内容。

● 招式点评 ●

领导访谈考察的是医疗机构的管理层，或许在形式上我们可以事先准备，但是实质上访谈的整个过程还是会充分考查领导团队之间的分工配合、团队精神以及管理理念。医疗机构的领导层在回答问题时，需充分考虑到各自分工，把握节奏，抢答或是冷场都是不甚妥当的。

比如问到院感方面的问题，就由分管此项内容的院领导作答；问到财务方面的问题则由财务总监作答；问到医院总体规划方面的问题可由院长亲自作答。一个问题涉及多项医院管理内容时，可由分管领导先行回答，院长做补充。

在问题的准备上，一些管理上的细节也需注意。如医院的不良事件、上一年度医院的监控指标等，领导层必须对自己分管的内容有深入的了解和准备，要知道医院最近一次收到汇报不良事件是什么时候、什么事件等。如我院评审前，院感方面最近一次呈报的不良事件为“护工人员处理医疗垃圾时不慎被针头刺伤”，故而分管院感的领导就必须对此职业暴露事件知道和了解。

一次完美的领导访谈过程，既能使评审委员深入了解医疗机构的管理状况、领导人的理念以及其发展方向，也能拉近评审委员与医院管理者的距离，甚至为随后几天的评审工作做出引导。

（葛芳民　章轶明　金凯红）

附录：浙医二院备战“领导访谈”的模拟问题

1. 为什么选择做JCI评审，出于什么考虑，与医院的整体规划构架是怎样结合在一起的？

2. 浙江大学及医学部对医院的管理与监督和决策机制如何？

3. 医院作为大学附属医院，平时与上层是怎么联系的？互相责任归属怎么分管？

4. 医学部由谁来管理和监督？

5. 医学部的年度目标中有没有各附属医院相关的年度指标或考核？考核周期怎样？

6. 医院有没有长期的战略计划？未来3～5年内有没有具体计划？浙江大学知道医院的战略计划吗？

7. 医院的最高领导是谁？职责是什么？直接参与到医院运作中吗？医院的目标、宗旨是谁来制定的？

8. 是否有文件来明确医院各领导人的职责（或分工）？

9. 院长任期多久？

10. 医院有自己的愿景和目标吗？如何让患者了解？

11. 医院是否有机制，每一年度或每两年来审视我们的发展目标？

12. 医院的委员会是怎么样的？各项工作是通过委员会来监管吗？

13. 作为医院领导，您是如何批准医院运作所用的计划和制度的？

14. 医院的职工满意度如何？员工最满意和不满意的是什么？领导层做出了哪些努力来改进？

15. 列举管理者支持并推进质量改进和提高患者安全效果的实例。

16. 例举过去12个月来，医院在品质上最骄傲的成就。

17. 医院质量与安全管理委员会体系的组织框架如何？

18. 当评委做病人追踪的时候，评委总会问除颤仪在哪里，医院怎样决定除颤仪的位置？医院如何衡量哪个位置是该区域风险最大的地方？

19. 医院有无急救转运系统？当我们医院扩张的时候，我们怎样提供更多的急救服务？

20. 很多国家通过分析疾病发病率来预测疾病的发病趋势，经过调查，很多外伤是可以预防的。如果坐汽车没有系上安全带的话对病人的内脏会有损伤，并增加外伤的机会，能否给一个例子，医院有无曾做或计划做一个类似的研究？比如做一些外伤预防的调查研究或监控？监控之后有没有采取什么行动计划？

21. 医院通过什么来提高医疗水平、安全质量？

22. 医院是根据什么来批准科室的服务范围的？每个科室服务范围中的病种制度、流程是谁来制定？你如何了解这些文件是否与实际情况保持一致？

23. 医院采取什么措施降低平均住院日？

24. 医院有何机制从社区领导人得到讯息，确认提供的服务符合社区需要？

25. 在制定医院计划过程中，怎样评估医院在社区中的角色？怎样提供一些新的信息给社区？

26. 医院怎样去知道社区有哪些需求？怎样去满足这些需求？

27. 医院是否做出一个计划，讲述在今后几年里如何扩大服务范围来满足社区的需要？

28. 医院的计划中有没有在社区内做预防工作？

29. 医院制订的服务范围有没有考虑社区需求来增加或减少服务内容？

30. 医院是否在做健康需求调查？

31. 医院如何结合医务和护理的管理？身为护理人员如何融入医院管理？

32. 医院大多数的护士现在都比较年轻，怎样培养中坚力量，支持将来的需要？现在的护士资源能不能满足将来的需要？医院有没有为医院的未来发展而壮大护理队伍做些准备工作？

33. 医院目前有无外包公司？

34. 如何处理与外包公司的合约？

35. 对外包合约有无质量、安全等方面的监控？

36. 部分服务是由外包厂商提供，换句话说，这些承包商必须提供品质数据，医院应该把这些数字融入QPS管理中，医院在续约时有将这些指标列入考量吗？可否以清洁部门为例，说说在外包商自己核查外，医院的核查机制又是如何？

37. 过去有没有因为对方表现不好而更换外包公司？

38. 医院有没有外聘专家？对外聘专家如何监控？

39. 医院的人事计划是如何制订的？招聘工作如何去做？

40. 医院如何改进员工的流失率？

41. 如何评价员工的工作？质量改进是每个员工的考核项目吗？

42. 如果各科室有人力需求、空间需求，他们如何向领导来反映？

43. 浙江大学如何把学生送到各附属医院？怎样保证各附属医院对学生教育水平和要求是一致的？

44. 怎样确保医院教学符合医学院要求？

45. 医院如何将高品质的医疗服务理念贯彻到每个员工，尤其是学生？

46. 提供医疗服务的人员是否有安全的环境？医院怎样保证没有医疗执证的学生的安全？

47. 正在进行的医学教育项目中有哪些监测数据来作为改进提高的审查手段？

48. 病人安全一般都发生在临床，医院如何制定人体试验的流程？

49. 医院哪个部门在负责医院科研发展计划？

50. 医院领导人如何在院内建立沟通机制来保护人体研究相关项目参与者并支持相关专业伦理工作？

51. 作为附属医院，会有很多学生来医院实习，对这些学生的评估如何反馈到医学院？

52. 医院的全院用电安全方面，接线板、微波炉等是否有制度在管理？由哪个部门来管理？

53. 当我们需求一些设备时，如何合理配备相关人员？如何确定不同科室设备分配的优先次序？

54. 设备的采购有什么方法？

55. 设备购买的流程如何？如果临床上出现急救设备故障，你们是如何来保障临床使用的？

56. 伦理委员会主要做哪些工作？

57. 员工在临床中发现违背伦理的事件时，医院如何帮助员工，使其协助病人做更好的决定？

58. 医院是如何进行预算管理的？

59. 医院的年度预算能否满足医院的发展？

60. 当某些原因造成年度预算不能满足医院发展时，医院会如何处理？

61. 医院如何完成“预算追加流程”？

62. 如果流程很长，医院如何保证突发事件的财务需求？

63. 收集预算资料的工作是由哪个部门来完成？

64. 医院在制定预算的时候如何考量医疗质量、社区等方面的需求？

65. 医院有没有年度财务计划？年度财务计划需要上级主管单位审批吗？

66. 药品采购有哪些途径？

67. 若在经营管理理念上医院和上级部门有冲突时，怎样协调？请举例说明。

069

医院委员会：有“章”可循

随着医疗机构的发展，各领域的管理载体和职能向精细化发展。医疗机构内部各委员会相继应需产生，各相关委员会履行的是院级管理组织的职能，明确其在各自领域管理的常态化工作。

JCI评审标准中很难找出一条标准明确指出医疗机构委员会的管理要求，但是你会发现委员会的管理、决策质量其实是融入在评审的各个环节中，其管理的每个细节都体现了医疗机构对于病人和社区来说是否是一个高效率的体系。一个科学、高效的委员会管理体系，能使医院管理扬长避短，在一个统一的轨道上向一个目标高效前进。

标准出处

本招式没有直接、明确的标准出处，但是融入在评审过程的每个环节。医疗机构委员会的标准化管理，直接体现了医疗机构的领导管理水平是否高效、科学。

难点分析

★如何构架医疗机构委员会的管理体系？

★如何标准化地制定委员会章程？

★委员会的常规职责该如何设定？

★如何常态化、精细化地对众多委员会进行管理？

制定标准和操作流程

委员会管理体系构架

一个大型医疗机构的委员会数量往往有三四十个之多，其涉及医疗质量、护理、伦理、医学教育、设施安全、医院感染、药事管理众多领域，而各委员会之间又存在不同的管理层级。因此，如果一个医疗机构不梳理其委员会的管理构架，其管理层级必定十分混乱，导致委员会之间职能重复、管理成本提高、管理效率极低。

往往管理一个医院众多委员会的最高层级为“院务会”或“董事会”，然后下设“医院质量与安全管理委员会”、“行政管理委员会”、“伦理委员会”等一级委员会（也称为综合管理委员会），然后再根据需求下设各类二级委员会（专门管理委员会）。二级委员会需定期向一级委员会汇报，服从一级委员会的统一管理。如果管理需要，二级委员会下还可设置三级委员会。但是应坚持一个宗旨：必须层级明确、分工明确（见图1）。

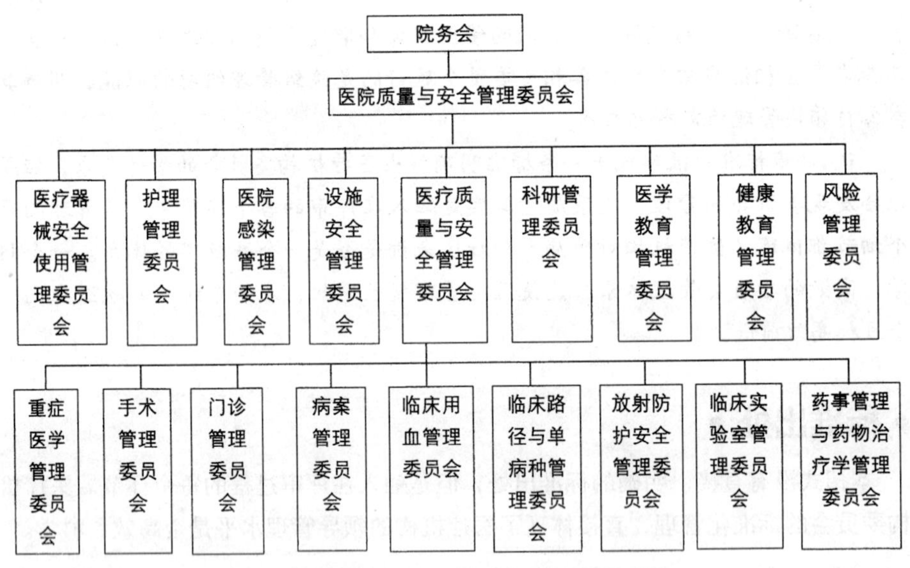

图1 医院质量与安全管理委员会管理层级

委员会职责

委员会的成立应包含名称、工作职责、主任委员组成人员，由相关部门提交委员会成立报告至院务会或董事会通过后，由医院正式发文公布成立。

通常各委员会都具备以下几项职责：

1. 负责督导并推动全院管理工作，制定全院性管理计划与政策，督促落实并做年度评估；

2. 每季度召开工作会议，听取相关委员会及各部门工作汇报，确定目标，分配人、财、物、技术等资源，组织改进项目的实施；

3. 定期对医院监控指标、风险数据、重大问题缺陷等资料进行分析，并批准改进方案；

4. 制定并组织实施相关员工培训计划；

5. 建立医院相关信息的有效传递机制，促进医院建设；

6. 主任委员全面负责并主持委员会工作，委员会委员认真履行相应职责，相关办公室负责委员会的日常事务，各部门负责本职范围内的相关管理工作。

委员会章程

委员会必须制定章程，一个医疗机构数十个委员会，如果不加统一，将会出现各种格式版本的章程。到底哪些内容必须放入委员会章程中，哪些细节在章程中必须体现，其原则如下：

1. 各委员会章程标题皆为《××医院××委员会章程》。

2. 章程需标明通过日期、修订日期、核定日期。

3. 章程内容应包含设置目的，委员会之职责，委员会之人员组成及编制，最后一条撰写方式为“本办法经院务会（董事会）通过，并经院领导××核准后实施”，修订时亦同。

4. 条文内容中若写到本院组织名称者，请写全名。

浙医二院护理委员会章程范本参见文后附录。

常态化、精细化管理流程

1. 会议周期：各委员会至少每季度召开一次会议。

2. 会议管理：各委员会秘书的职责，一是要收集各委员会成员工作报告及重点讨论事项，拟定会议议程，准备会议资料，经主任委员确认后，提前发至委员会成员，使其熟悉相关内容，提高会议效率，保障会议顺利进行；二是要及时完成会议纪要（会议纪要注明实施每项任务的负责人，各委员会成员及相关责任部门依据委员会纪要内容落实相关工作），经主任委员审核提交院务会，由院长签发，签发后的会议纪要上交至医院办公室存档。

各委员会的重要职责就是须对会议讨论形成的决策进行督促落实，每次会议须追踪前期改进措施的执行情况及有效性，对已经落实的措施，负责部门要汇报改进措施落实之后的效果；对尚未完全落实的改进措施，负责部门要在委员会上说明情况并提出进一步实施方案。

• 典型案例 •

信息化管理委员会小试牛刀

根据医院信息化建设与发展需要，为满足临床医疗、护理、科研、教学、行政管理等信息化需求，医院最新成立了信息化管理委员会。其主要职责为：

1. 贯彻落实国家、卫计委、卫生厅、浙江大学信息化的方针、政策和法规，结合医院发展目标，对医院信息化建设和发展进行总体规划，制定医院近、中、长期信息化建设计划；

2. 加强对医院信息化建设的组织领导、协调解决医院信息化建设中的重大问题，审定医院信息化工作的各项规章制度，审议各工作小组的议案；

3. 落实信息化建设各项规章制度的检查工作，监督信息化建设进程。

委员会的运行通过下设的电子病历工作小组、绩效管理工作小组和行政管理工作小组来推进。工作小组负责规范基础数据、优化流程、统一基本规范、编写详细的流程需求文档，提交委员会审议。委员会主任全面负责委员会工作，分管信息副院长负责主持委员会日常工作，委员会成员认真履行相应职责，IT中心负责委员会的日常事务。

在此基础上，有关医院信息化的决策可经过各相关管理部门的充分论证，无需反复讨论，大大节约了管理时间和费用。同时，各领域专家和直接管理操作者的反复商议，建立了一种有效的信息传递机制，有利于决策的科学民主。定期的会议机制，也实现了医院信息化管理领域常态化的管理模式。

• 改进成效 •

医院委员会机制建立前，各条管理线上事务决策过程中的时间、决策机制都过于松散，相关人员结构过于单一。在医院相继成立了医疗执行委员会、设施安全管理委员会、科研管理委员会、风险管理委员会等共计四十余个委员会后，使医院各条线上的管理层级有序、论证有道，使临床、设施安全、科研等各方面的管理事务有了综合管理平台。

• 招式点评 •

医疗机构的委员会，不仅作为组织机构的一个重要组成部分，而且作为集体领导的一种重要组织形式，其管理必须标准化、精细化。五花八门的委员会章程、凌乱的会议制度、无妥善和完整保存的会议记录、不规范的层级汇报流程都将导致一个医疗机构管理的混乱。

在JCI评审中，各类委员会的章程、会议纪要、决策，代表了一个医疗机构的管理痕迹。只有机构中几十驾负载着各类管理、专业人员的马车，在统一的轨道上往一个目标高效前进，医院的整体工作才能富有成效和效率，服务才能更加协调。

附录：

浙江二院医院护理委员会章程

通过 第一次修订

1. 目的：为了进一步改进护理管理流程，开展持续质量改进，保障病人安全，完善制度建设，健全护理监督机制。

2. 范围：护理管理委员会各级人员在开展委员会工作时。

3. 权责：

3.1 主委：定期组织护理管理委员会会议，追踪各分会的工作，讨论解决各分会的争议事务。

3.2 各分会负责人、小组组长：组织制定工作计划并落实，完成总结。

3.3 各成员：根据工作计划实施，并提出建设性意见。

3.3 秘书：配合负责人和组长开展工作，组织会议，并做好会议纪要。

4. 定义：无

5. 作业内容：

1.1 护理管理委员会人员编制：

◎主委：1名，由护理部主任担任。

◎副主委：2～3名，由护理部副主任担任。

◎秘书：1名，由护理部人员担任。

◎顾问：若干名。

◎委员：若干名，由科护士长、护士长组成。

1.2 下属各分会及小组人员编制：

◎分会负责人：由护理管理委员会成员担任。

◎小组负责人：由分会成员担任。

1.3 工作方法

◎护理管理委员会每季度召开例会，由主委会签并提交会议记录给上级委员会。

◎各分会由负责人主持工作，每年1月底前根据工作职责和护理部年度工作计划制定分会年度计划，每季度召开分会例会，实施追踪工作计划的落实，12月上旬前完成年度总结。各分会年度计划（1月底）、总结（12月上旬）和会议纪要（季度末）由负责人或秘书提交给护理管理委员会秘书。

◎各组由分会负责人统筹安排年度工作，由组长主持具体实施工作并定期反馈。每年提交年度计划、总结给分会负责人。

1.4 护理管理委员会工作职责

◎主持制定护理规划和年度工作计划，全面监督护理事务的执行情况。

◎参与讨论和决策护理质量管理问题，主持制定“年度目标管理方案”和“年度质量管理与患者安全计划”。

◎讨论决策各种护理事务，涉及护士定级/进阶、护士绩效奖金、现有制度未规定或者有疑义的奖罚、不良事件定性有疑义者、造成病人严重不良后果的任何事件、新增、修订制度、争议事

组别	工作职责
A-Ⅰ标准稽查组	a. 审核新增和修订的护理规章制度、岗位职责及各种标准，并定期回顾 b. 监督标准的培训工作，稽查标准的执行情况
A-Ⅱ品质改善组	a. 每年提出全院护理品质改善的工作重点，并进行分析、计划和实施 b. 督查各护理单元品质改善工作的实施情况，并进行质量控制
A-Ⅲ病历质控组	a. 审核护理病历质控标准，并监督执行 b. 对运行病历和归档病历进行质量控制，并反馈，持续提高病历质量。完善临床护理电子病历建设
A-Ⅳ安全用药组	a. 督查全院各护理单元安全用药情况，针对存在的问题实施改进措施 b. 对全院护士开展安全用药培训，提高护士安全用药意识
A-Ⅴ健康教育组	a. 建立和完善健康教育流程、标准和各种资料，督查健康教育的执行情况，探索健康教育新途径、新方法，不断提高健康教育成效 b. 对全院护士开展健康教育能力的培训和评估，不断提高临床护士健康教育能力

件等护理事务必须通过护理管理委员会讨论决议。

◎完善各分会的工作职责，监督各分会工作的落实情况，讨论处理分会上报争议事务。

1.5 质量安全管理分会工作职责

◎对全院护理质量与安全进行监督，根据护理质量控制与监测制度要求落实目标管理，针对薄弱环节、关键环节提出改进措施并监督落实。

◎讨论分析护理安全隐患、缺陷和不良事件，对持续改进工作进行追踪，落实全年全勤无缺陷制度；开展各类质量安全活动，提高护士的安全护理防范意识。

◎监督指导各组工作的开展情况。

1.6 行政管理分会工作职责

组别	工作职责
B-Ⅰ人力资源与护理绩效管理组	a. 调研护理人力资源的使用，提出合理化的建议，并有效运作护士机动库、移植护理团队、VIP护理团队、护理部突发事件应急小组 b. 定期征求临床护士对分配制度的建议，向医院提出合理性的调研意见，修订护理绩效奖金相关制度，并监督执行
B-Ⅱ护理管理资讯组	a. 制定护理管理资讯建设计划并实施，不断完善护理管理信息化，提高护理管理的效率 b. 维护护理管理资讯网络并开展相关培训，提高护理管理资讯的利用度
B-Ⅲ人文关怀组	a. 对全院护士开展职业礼仪培训，制定职业礼仪标准，督查职业礼仪实施情况。组织培训礼仪队，承担各种活动的礼仪工作 b. 开展护士心理健康状态调研，实施心理教育和心理支持活动，维护和促进临床护士心理健康，提高护士的职业认同感和团队认同感 c. 开展各类护理团队文化活动，配合医院及护理部策划和组织各项主题活动，提升护理团队凝聚力 d. 宣传、报道临床护理先进事迹和感人故事，开展人文宣传，弘扬优秀的护理主流文化。实时报道各类护理重要事件，加强护理团队宣传，提升护理职业形象
B-Ⅳ对外交流	a. 组织各种对外交流相关活动，积极建立对外交流渠道，提高护士对外交流的能力 b. 实施参与医院护理对外交流活动，负责外宾的接待工作
B-Ⅴ护理产品和成本管理组	a. 根据临床护理的需要引进、临床试用、培训推广各种护理产品 b. 督查护理产品的培训、使用情况，收集各类护理产品使用过程中出现的问题 c. 推广成本管理理念，并做好监督工作

◎监督护理行政事务的实施，并提出改善意见，不断完善行政管理的信息化建设。

◎调研护理人力资源的使用，对护理绩效分配提出合理化建议。

◎不断改善护理人文环境，加强护士人文素质，促进职业行为规范，提高人文照护能力，为患者提供优质护理服务。

◎开展各种形式的对外交流活动，不断提高护士对外交流能力。

组别	工作职责
C-Ⅰ在职培训组	a. 回顾和完善在职培训方案，讨论确定院级在职培训计划，督查院级和护理单元在职培训计划和相关制度的实施 b. 实施在职培训检查，督查在职培训效果，探讨在职培训改革
C-Ⅱ实习、进修教育组	a. 回顾和完善实习、进修教学大纲，讨论确定实习、进修教学计划，督查教学大纲、教学计划和相关制度的执行情况 b. 实施实习、进修教学检查，督查教学效果，改革教学培训方案，不断提高实习生和进修生满意度
C-Ⅲ护理科研组	a. 讨论制定护理科研目标和计划，组织各类科研活动，监督科研计划实施，提升科研业绩 b. 培养科研骨干，提升护理科研能力
C-Ⅳ专科护理组	a. 制定并实施专科护理发展规划，不断完善各专科护理工作标准和相关指南，并监督落实，不断提高专科护理工作质量和成效，为患者提供高质量的专科服务 b. 制定并实施专科护士培训计划，加强专科护士队伍建设，提高专科服务能力 c. 加强专科护士培训基地的建设

◎加强护理产品的管理，加强成本管理的意识。

◎监督指导各组工作的开展情况。

1.7 教学、科研管理分会职责工作职责

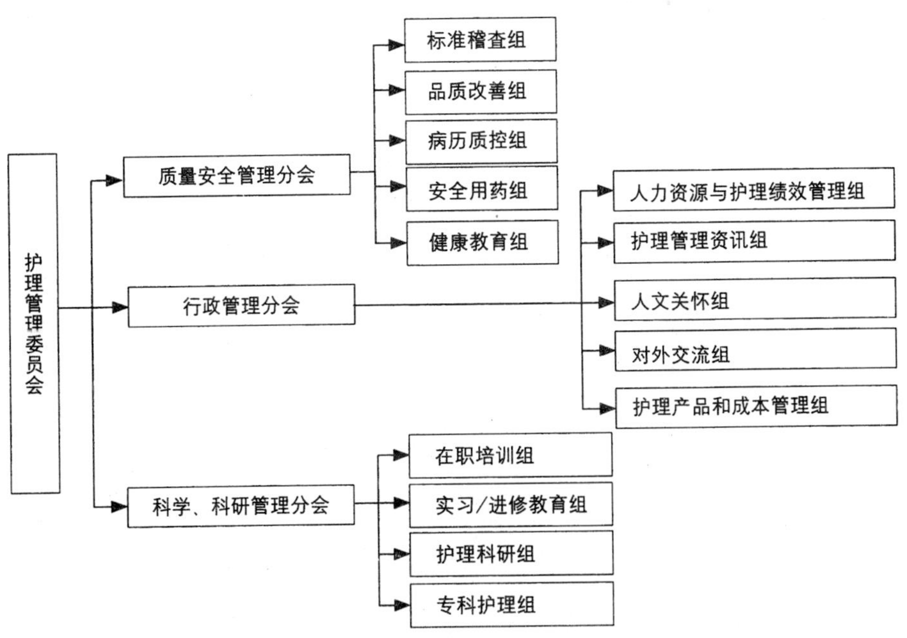

◎规划护理在职培训，每年制定在职培训方案，监督实施，并不断探索在职培训新模式，加强临床实践能力的培训，提高培训实效。

◎制定和实施实习、进修教学计划，加强教学效果和满意度调研，持续提高教学质量。

◎组织各类科研活动，培养科研骨干，监督科研实施过程，提升护理科研能力和业绩。

◎加强专科护理团队建设，提高专科护理质量。

◎不断完善护理带教师资的建设。

◎监督指导各组工作的开展情况。

6. 注意事项：各分会和小组根据工作职责制定详细的工作计划并切实落实。

7. 相关文件：无

8. 使用表单：无

9. 本文件使用单位：护理部、各护理单元

10. 附件：护理管理委员会、各分会及小组的组织架构

本办法经院务会通过，并经××院长核准后实施。

××年××月通过

××年××月第×次修订

××年××月核定

（葛芳民 方序 郑芬芳 杜淑玲）

070

外包服务：放手不松手

最早有关医院外包的文献记载始于1968年，当时外包的主要部门是医院的营养部，而后外包市场不断地在医疗产业中蓬勃发展。至1993年，美国已有55%的医院采用某种形式的外包服务，有的医院甚至除了护理部门之外，其他服务全面采用外包服务。在台湾，医院将其非核心的业务外包给专门公司已形成医疗产业的经营趋势。台湾医院十大外包的服务项目主要是：电脑维护、废弃物处理、洗缝、清洁、仪器维护、太平间、餐厅、救护车、保安等。进而部分医疗项目如检验、放射、碎石及洗肾业务也被外包。从发展趋势看，医院外包服务项目和开展外包医院的数量都呈逐年上升的态势。

医院借助"外包"主要是为降低成本、专注改善核心业务绩效、弥补院内专业能力不足，以此提高医院管理效能及综合形象。在JCI评审中，明确指出这些服务包括"放射和影像诊断、财务核算，也包括保洁服务、饮食供应和被服服务等"。

当前，国内的医疗机构也纷纷开展外包业务，但是往往忽视一个概念——"当业务外包后，直接接触患者的是外包商，他们的表现代表着医院的服务水准和信誉"。在JCI评审标准中，要求"医疗机构应对外包合同的质量信息进行数据收集、分析并采取相关措施"。根据以往国内外大型医疗机构的评审经历，此项内容为必查项目，也是评审委员在GLD章节检查中最为关注的内容之一。

● 标准出处 ●

主管、领导和指导（GLD）3.3：医院领导负责临床和管理服务方面的合同。

主管、领导和指导（GLD）3.3.1：合同或其他协议是医院质量改进和病人安全项目的组成部分。

患者评估（AOP）5.8：有资质的人员负责管理临床检验或病理检查服务。

测量要素5：职责包括推荐院外检验服务机构；

测量要素6：职责包括监控和审核实验室内外服务。

难点分析

★医疗机构往往忽视外包商所提供的服务同样代表着医院的服务水准和信誉。

★如何从制度和程序上保障各类外包业务的管理架构，从而构建科学的外包业务院内管理体系?

★如何收集和分析外包合同服务的质量与安全信息?

制定标准和操作流程

定义医院外包合同业务范围

包括医疗支援（如委托代检）、保洁服务、设备保养维修、饮食供应和被服服务、人力派遣及劳务工作安排，还有通过转诊、会诊合同或协议来安排的服务等。

成立医院外包管理委员会

委员会职责如下：监督外包合同业务的管理；查核外包合同业务的执行；督导外包人员教育训练的安排（教育训练内容包括医院文化和价值观、医院制度、业务知识学习与实践、院感防控、急救防灾等专题培训、心肺复苏等）。

明确外包项目的必备条件

1. 外包项目条件：凡符合①并同时符合②或③的，可予签订外包合同。

①医院正常运转及业务开展需要项目。

②目前医院尚未开展或因客观原因近期无法开展的。

③医院自己开展成本高或因为医院物理空间等条件限制而无法开展。

2. 外包业务的审批

◎科室召开科务会议讨论招标事宜，并将会议纪要、申请报告、可行性分析报告提交至相关委员会；

◎相关委员会进行论证，并将会议纪要及科室申请报告等申报资料提交院务会；

◎由院务会议讨论决定。

3. 外包单位的资质

◎具有完全民事行为的独立法人；

◎具有行业相关资质及具有一定规模；

◎具有良好的商业信誉与合同执行能力。

4. 外包项目的招标

◎院务会议依重大经济事项流程讨论决定；

◎编制预算；

◎编制采购确认书；

◎根据相关文件规定及医院经济合同管理办法、医院招标制度，选择公开、邀请、竞争性谈判、单一来源、询价等其中的一种形式招标。

5. 对合同执行与监督

◎各部门要有规范的监管流程；

◎要建立即时监控机制，一旦发生偏离合同目标等情况应及时要求承包方调整改进；

◎相关科室要有相应的应急机制及临时替代方案，避免外包失败造成的医疗损失；

◎如有确凿证据表明承包方存在重大违约行为，并导致业务外包合同无法履行的，应及时终止合同，并指定有关部门按照法律程序向承包方索赔。

监管：信息收集与评价

1. 医院综合管理层面：医院外包管理委员会需定期开会，并有记录，组织专家对合同执行情况进行考评（见表1）。

2. 从相关部门层面：分管部门制定相关外包服务质量分析重点指标，每月评分分析。作为合同是否续签的重要参考标准。如下方的医院保洁服务指标分析图所示（每项指标内容为10分制）；

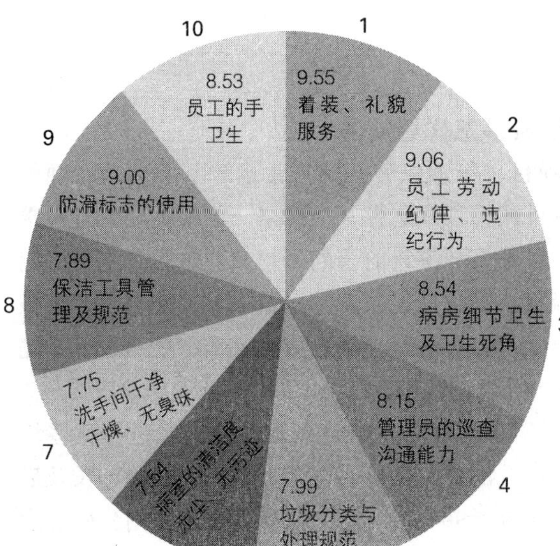

1. 员工着装整洁，佩带服务牌，文明礼貌服务
2. 员工有无迟到、早退、吵架等违纪行为
3. 病房细节卫生是否到位，有无卫生死角
4. 管理人员与医护人员沟通是否及时，对临床投诉是否及时处理与整改
5. 保洁员医疗垃圾与生活垃圾处理是否规范
6. 保持室内外及墙壁清洁、无尘、无污迹、无蜘蛛网；床头柜、设备带等是否定期清洁
7. 病房是否清洁整齐；洗手间是否干净干燥无臭味
8. 保洁工具使用后及时洗净，规范放置
9. 地面有水时及时放置防滑警示牌
10. 员工注意个人卫生，操作前后勤洗手

表1 外包管理委员会合同执行情况评估表

年　月　日

合同名称								
合同单位								
合同金额					合同执行时间			
合同执行情况介绍								
评估指标	分值	评分1	评分2	评分3	评分4	评分5	单项指标平均	得分合计
服务	1-10分							
质量	1-10分							
价格	1-10分							
评估人员签字								
评估结论（由会议组织人员填写）	□续签			□合同谈判			□重新招标	
分管院长意见：								
外包合同管理委员会主任意见：								

3. 对外包厂家进行满意度调查：调查时需注意收集的信息是，调查时间、调查表发放的对象、调查问卷回收率等，小结后及时给厂方以改进建议，同时作为合同续约时的重要考虑要件。表2是后勤中心对某外包洗涤厂家的质量考核评分表。

● 典型案例 ●

外包服务是怎样炼成的

医院保洁和病人运送等服务项目，作为保障医院正常运转所必须的一项外包业务，首先通过公开、严格的院外招标程序选择资质合格、业绩良好的外包单位成为中标单位。在签订合同前，首先将拟签订的合同稿提交外包服务主管部门如财务科、内审室和总会计师逐级审核，对外包服务的质量、人力配置等约束条款，以及满意度考核指标及付款方式等内容进行详细修订。全部审核通过后，完成合同签订流程，外包单位进入院内开始进行服务。

外包管理委员会组织专家决定对该外包单位派驻到医院的人员进行哪些培训，以及以何种形式进行外包服务执行情况的考核。每个月由各病区护士长及后勤服务中心进行满意度考核，满意度高于90%则全额支付当月物业费用，满意度

表2 外包单位洗涤质量考核评分表（ 月）

总分值：100	考核时间： 年 月 日至 年 月 日			
项目	考核标准	扣分标准	分数	备注
服务质量	洗涤方应确保被服洗涤质量，加强洗涤用品、洗涤方式的管理，保证被服洗涤干净、整洁、平整，并且彻底烘干，严格认真执行被服洗涤卫生技术标准和规范	发现布类未洗干净，每次检查50件发现有四件以上扣2分（科室投诉按照情节大小而定）		
	被服间工作人员必须配合医院管理人员做好各项工作	无理与医院管理人员发生口角或争吵的、不配合做好工作的（按照情节严重）		
	洗涤厂方对衣服纽扣缺少或破损的及时修复。破损缝补线、布、纽扣等色泽同一、型号相同，确保美观。超过正常损耗的被服破损，应及时用完好品补足	发现布类有破损或缺少纽扣未及时缝补的，每次检查50件发现有四件以上扣2分		
	布类包括服装收发及时	拖欠超过3天以上，每次每科室扣1分，任何没按照要求执行给予工作人员带来不便的扣2分		
服务态度	乙方负责到甲方各科室收集被服，并清点登记、外运洗涤、送回清洗科室，待人热情态度端正	对来申领衣物、布类的医生、护士、工人态度恶劣，遭投诉的。经核实如为被服间原因，扣2分		
服务规范	洗涤厂方工作人员管理车辆停放、洗涤设备等必须确保被服间及通道 运作	未能在装车配送时及时清理通道垃圾，导致不能保持通畅，-车辆闲置期间未按要求整齐停放在指定区域内。（2分/次）		
	被服间工作人员清点脏布类时，应带口罩、消毒帽、手套，认真完成当天工作量，定时勤洗手	清点人员在清点被服时，未按要求带口罩、手套、帽子，发现一次扣1分		
	合计			

低于90%，每低一个百分点进行相应额度的扣款。每年度进行一次合同履行情况的调查，再结合每月度的满意度调查，相关不良事件和投诉受理，主管部门对其外包服务的监管情况等提交到医院外包管理委员会，决定该项外包服务是否要在下一个年度或合同周期内进行合同条款修订、续签或重新招标。

• 改进成效 •

当医疗机构对外包业务实现科学的管理，并把其作为医院质量改进和病人安全项目的组成部分，最大的受益者当然是患者，而医院的整体服务水准和信誉也会大幅提升。

医疗机构外包管理委员会的成立和配套规章制度的订立，奠定了机构外包管理的基础性机制，把外包业务的管理明确纳入到医疗机构的综合管理内容当中，实现了对外包业务的常态化管理。而相关的满意度调查、定期的外包服务质量指标分析为外包业务的管理、考核提供了量化而精确的参考依据，也保证了外包合同重新协商或终止时，外包商为患者提供的服务连贯性。

最后，医疗机构对外包业务的科学管理，也体现了JCI评审带给我们的一种管理理念的转变，我们直面患者，“外包”二字不能使我们推卸责任和降低要求，恰恰相反，它带给患者的服务质量，更体现了一个医疗机构的信誉指数。

• 招式点评 •

针对外包服务的管理，强调的是跟踪外包合同的质量，这是外包合同管理的根本出发点，要不断复习、追踪。它体现了医疗机构管理的延续性，以及医疗机构质量评价体系的完整性。医院领导应对所有此类合同和协议负责，保证这些服务能够满足病人需要，并且作为医院质量管理和改进活动的一部分。

临床部门的领导参与选择并负责临床服务合同，管理部门的领导参与选择并负责管理服务合同。外包服务决不能成为医院管理的一方死角，患者面对外包业务中一条没洗干净的被服，一块没有打扫干净的区域，一项不精准的外包检验结果，责怪的永远是第一责任人——医疗机构。只有外包商所提供的服务与医院服务的水准和信誉一致，患者才能享受到最优质的服务，释放真正的满意。

（葛芳民　玄方甲　李翔　汤妍）

071

临床服务 计划在先

JCI评审要求医院各临床部门负责人以统一的格式和内容，确定各自部门的规划文件。总体而言，各部门以制度或者文件的形式确定自身的目标、正在开展以及准备开展的服务等内容，并反映出部门员工为满足病人诊断治疗应掌握的知识、技能和具体配置等情况。对于医疗机构而言，这项工作的梳理是系统性的大工程，但也为临床部门服务奠定了管理基石。

标准出处

主管、领导和指导（GLD）5.1：各临床部门负责人书面规定本部门要提供的服务。

测量要素1：部门负责人采用统一的格式和内容制定规划文件；

测量要素2：各部门用书面文件明确各自目前开展的和准备提供的服务内容；

测量要素3：各部门的制度和程序指导服务的提供；

测量要素4：各部门的制度和程序明确员工在评估和满足病人需求方面所需掌握的知识和技能。

难点分析

★临床部门服务计划模板应如何制定？

★怎样提高计划的可执行力？

★临床部门服务计划的管理流程是怎样的？

制定标准和操作流程

各科医疗服务范围的管理标准

1. 各科医疗服务范围界定标准由各科拟定初稿，由医务部根据各科专业划分和医院实际运作情况制定，经医疗执行委员会审议批准后执行。医务部每年对该范围目录进行一次复核，根据实际情况进行调整，并报医疗执行委员会审议。特殊情况下经分管院长和院长同意，可对科室的医疗服务范围进行临时调整。临时调整情况需在下一次医疗执行委员会会议中进行通报。若有医疗执行委员会认为不合理的，可以撤销调整。

2. 各科应严格按照医疗服务范围为病人提供诊疗服务，医务部、质量管理办公室应对各科执行情况进行督查，发现超范围诊疗或推诿病人的情况经医务部核实后予以通报，并责成限期整改。

3. 各科对服务范围中明确规定的病种不得推诿，合并多科情况的以本次就诊最主要的疾病为判断依据。存在争议的，急诊病人先由急诊科最高级别医师判定，非急诊病人或急诊科无法判定的由医务部或医疗总值班协调收治。

4. 服务范围中未明确规定的疾病各科因考虑其合理性提供合适的医疗服务，必要时可请医务部或医疗总值班协调。科室可根据情况，提出调整服务范围的申请。

5. 符合ICU转入标准的病人，应及时请ICU医师会诊，转入ICU病区治疗，如果病人拒绝转入ICU，主管医师应告知拒绝转ICU治疗的医疗风险，并取得病人的签字。因病情需要行有创呼吸机辅助呼吸支持而ICU病区无床位的，可暂时在普通病区进行有创呼吸支持，但应由本科具有呼吸机操作资质的医师管理。

设计部门服务计划书

临床科室如何制定一份切实可行的部门服务计划？计划模板中哪些内容需要放入？这份计划是单一部门就能制定完成的吗？当一个医院启动临床部门服务计划工程后，往往这一系列问题接踵而来。可内外科、医技科室的特性各有不同，计划内容通常又涉及医务部、人力资源部、科教部、门诊部等多个职能科室的管理，如何把大家需求的内容放入一个统一的模版。结合JCI认证标准，经综合论证，我院设计了一份模板（详见附录范例）。

典型案例

心内科界定“服务范围”

部门服务计划的本质是通过梳理科室的资源，使其达到提供最优、最有效、最人性的诊疗服务之目标，制定过程必须围绕医院“患者与服务对象至上”的核心价值观，并充分考虑科室自身资源的使用及服务计划的可操作性。心内科部门服务计划由服务范围、人员配备、员工资格、与其他部门之间的交流和合作、部门目标、医务质量改进计划等六部分构成。

受篇幅限制，笔者仅对服务计划的核心——“服务范围”的制定进行说明。它是指科室所提供的诊疗服务，对外包含对患者、对同行业，对内包含培训、学科交流。为涵盖所有心内科服务工作，我们通过部门工作范围与重点、我们的顾客、我们的主要服务流程/内容、服务时间四项内容来说明“服务范围”。

作为医教研结合的三级甲等医院的重点科室，心内科工作范围可以概括为：

医——提供心血管疾病的诊断和治疗服务。

教——实习医师、进修医师的带教工作，住院医师规范化培训；卫生部心血管介入学员培训；浙江大学心血管内科硕士研究生、博士研究生和博士后的培养。

研——心血管疾病相关的基础和临床研究工作。

以此拓展，我们的顾客包括患者、实习医师、进修医师、住院医师、卫生部心血管介入学员、浙江大学心血管内科硕士研究生、博士研究生和博士后等。

针对心内科的顾客，心内科的服务流程和内容可细化为诊疗、检查、培训三个方面。诊疗服务提供门诊、急诊、住院三种途径，具体内容则根据心内科学科范畴、《浙江省统计年鉴》、《中国卫生统计年鉴》以及本院历年疾病目录制定，主要涵盖高血压包括原发性高血压、继发性高血压、冠状动脉粥样硬化性心脏病、心肌梗死、心绞痛、急慢性心力衰竭等内容；检查及治疗则根据浙江省收费标准项目和心内科工作专科需求，包括心电图、冠状动脉造影、心内电生理检查、心室造影、包穿刺置管引流术等；培训则包括实习医师、进修医师、卫生部心血管介入学员、硕士研究生、博士研究生和博士后的培训。

服务时间的确定则根据门诊、急诊、住院三种诊疗途径制定，并结合患者的诊疗时间，确保心内科诊疗服务“7×24”不间断。

● 改进成效 ●

通过制定部门服务计划，全院各临床科室明确了各自的服务范围和重点、主要服务内容和流程、人员配备情况、与其他部门合作与交流的情况，以及其部门质量改进计划等内容，为全院制定总体服务规划奠定了极为明晰的基础框架。临床科室平时基本业务繁忙，往往会忽视基础性管理。所以，此计划的制定强化了科室自身管理，同时医院管理层面也得以统一了解各科室的基本情况。

● 招式点评 ●

医院可通过JCI评审过程建立临床部门的服务计划。计划内容分布于JCI评审标准的各个章节，其核心是“服务”，继而把围绕“服务”所应具备的要素汇总于一份计划中。完善的部门服务计划，各要素之间应互相配合，定位统一，体现医院从临床到职能各科室之间的配合与协调。计划的制定过程，也是一次对临床部门管理进行梳理的过程，它是“书面性”的，更是“可操作性”的。

附录：心内科部门服务计划范例

心内科部门服务计划

类别 临床科室　　　　编号

科室 心内科　　　　生效日期

Ⅰ 服务范围

部门工作范围与重点

提供心血管疾病的诊断和治疗服务，实习医师、进修医师的带教工作，住院医师规范化培训，卫生部心血管介入学员培训，浙江大学心血管内科硕士研究生、博士研究生和博士后的培养，心血管疾病相关的基础和临床研究工作。

我们的顾客

心血管内科门诊、急诊和住院患者，全院其他科室急诊和住院患者的会诊、抢救；

实习医师、进修医师、住院医师、卫生部心血管介入学员；

浙江大学心血管内科硕士研究生、博士研究生和博士后。

我们的主要服务流程/内容

以下疾病的诊治，服务对象包括门诊、急诊、住院患者：

①高血压包括原发性高血压、继发性高血压；

②冠状动脉粥样硬化性心脏病包括心肌梗死、心绞痛等；

③急慢性心力衰竭；

④心肌疾病包括扩张型心肌病、肥厚型心肌病、限制性心肌病、致心律失常型心肌病、特异性心肌病、心肌炎等；

⑤心包疾病包括急性心包炎、缩窄性心包炎等；

⑥先天性心脏病包括房间隔缺损、室间隔缺损、动脉导管未闭等；

⑦心律失常包括缓慢性心律失常和快速性心律失常；

⑧心脏瓣膜病包括先天性、风湿性和退行性瓣膜病等；

⑨感染性心内膜炎。

以下检查及治疗：

①无创检查：心电图、动态心电图、动态血压、运动平板试验、超声心动图。

②有创检查：冠状动脉造影、心内电生理检查、心室造影、右心导管检查。

③有创治疗：胸腔、腹腔、心包穿刺置管引流术，经皮冠状动脉介入治疗，临时及永久人工起搏器置入术，心律失常的射频消融治疗、先天性心脏病包括房间隔缺损、室间隔缺损、动脉导管未闭等的伞片封堵术，二尖瓣球囊扩张术，肺动脉狭窄球囊扩张术等。

以下人员的心血管内科基础知识及临床培训：

① 实习医师；
② 进修医师；
③ 住院医师；
④ 卫生部心血管介入学员；
⑤ 浙江大学心血管内科硕士研究生、博士研究生和博士后。

服务时间

门诊服务时间	周一至周日8:00—12:00；13:30—17:00
急诊服务时间	周一至周日0:00—24:00
住院服务时间	周一至周日0:00—24:00

Ⅱ 人员配备

人员的数量和类型

人员总数	
科主任	
副高以上医师	
主治医师	
住院医师	
介入技师	
心电图技师	
护士	
临聘人员	
调节人员配备的方法 工作量增加时，采用加班、限制调休、允许范围内调整工作时间或内部工作人员临时调整；工作量减少时，鼓励学习业务知识；同时对部分工作人员进行多种在职训练以满足临时调用的需要。	

Ⅲ 员工资格

资格/执照/证书

科主任	心血管内科临床研究生文化程度 具备医师资格证、执业证 ACLS资质
副高以上医师	心血管内科临床研究生文化程度 具备医师资格证、执业证 ACLS资质
主治医师	心血管内科临床博士文化程度 具备医师资格证、执业证 ACLS资质
住院医师	心血管内科临床博士文化程度 具备医师资格证、执业证 ACLS资质
心脏超声医师	具备医师资格证、执业证 BLS资质
心电检测技师	临床医学或相关专业大专及以上文化程度 具备初级以上专业技术职称 BLS资质
护士	护理学或相关专业大专及以上文化程度 BLS资质，CCU病区N2护士需具备ACLS资质
临聘人员	相关专业大专及以上文化程度
从事心血管介入诊疗人员	除具备上述相应资质外，还应具备放射诊疗相关资质

通过提供在职教育/继续教育以保持或提升员工的工作能力，发现员工在教育方面的需求：

医院提供相关知识学习课程，如岗前培训、院级临床实用知识讲座、学术周，科室培训，省级及国家级继续教育班，国内外学术会议及外请专家讲师专场知识学习，国际医疗中心交流学习等。通过科室员工考核及临床工作需要来确定员工继续教育方面的需求。

员工必须具备的工作能力

①遵守医院和科室的各项制度及规范化操作流程；

②心血管内科相关疾病诊治知识；

③心血管内科基础及临床知识培训能力。

Ⅳ 与其他部门之间的交流和合作

部门内外的信息交流：通过科室早会、病例讨论会、科务会、院网办公平台进行部门内外的信息交流与合作。

与其他部门之间的合作：通过会诊制度、医院提供的相关知识学习课程、院网办公平台进行部门之间的信息交流与合作。

Ⅴ 部门目标

①按医院和JCI要求进行科室行政管理；

②为心血管疾病相关患者提供安全有效的诊治；

③为各种学员提供心血管内科基础知识及临床培训；

④为员工提供合理的继续教育机会以提升其工作能力。

Ⅵ 医务质量改进计划

①通过每年制定《质量管理与患者安全计划》，结合PDCA方法持续改进服务质量；

②完善质量和安全各项制度；

③建立各项制度的标准操作流程；

④定期进行质控检查；

⑤分析存在问题的原因；

⑥及时更新各项质量和安全制度；

⑦通过各种会议了解相关部门需求；

⑧了解满意度，包括患者满意度、学生对教师的满意度和同事间的满意度等。

获准批准

医疗副院长

日期

（葛芳民　潘胜东　刘海静　马戈）

072 医院伦理管理：找到“组织”

加强医学伦理道德建设，促进生命伦理学原则与现代生物医学实践紧密结合，是医院现代化发展的需要。在涉及人体生命道德与伦理问题的实践中，医院伦理委员会将发挥越来越重要的作用。它不仅仅是维护医患公平权益的中介力量，更重要的是它把医学从单纯的技术中解放出来，转变了利用高技术就是道德的思维定势，给医学灌注了更多的伦理精神和人文关怀。

● 标准出处 ●

主管、领导和指导（GLD）6：医院建立伦理管理框架，确保病人的医疗护理符合经营、财务、伦理、法律的准则，从而保护病人及其权益。

主管、领导和指导（GLD）6.1：医院建立的伦理管理框架包括市场营销、入院、转院、出院，对医院所有权以及任何可能影响病人权益的商业利益与医疗专业之间的矛盾的公示。

人体研究（HRP）1：医院的领导者，对人体研究的对象保护负责。

人体研究（HRP）2：领导人确立科研项目的范围。

人体研究（HRP）3：领导人确立科研赞助者的要求，以确保其对伦理研究操作的承诺。

人体研究（HRP）3.1：当一个或多个科研由相关职责和职能的赞助商通过外部商业或科研机构的学术合同提供，外部科研机构合同的责任被明确定义。

人体研究（HRP）4：医院领导人创建或签订程序提供给所有人体临床试验的初始和后续审查。

人体研究（HRP）5：医院识别和管理本院内所进行研究的利益冲突。

人体研究（HRP）6：医院把人体研究项目纳入本院质量和病人安全考核范畴。

人体研究（HRP）7：医院制定必要的政策和程序，在研究对象选择和研究过程中，告知和保护患者。

● 难点分析 ●

★医院如何建立合理的伦理组织框架，将医院的日常工作，如市场营销、入院、转院、出院、奖金分配制度等全部纳入伦理考核范畴？

★如何选择合适的伦理委员会成员对医院公共伦理、医疗伦理、临床研究伦理进行审核？

★如何培训与考核伦理委员会委员，提高委员的审查能力，确保审查结果符合国际标准？

★如何制定确实可行的SOP，确保审查结果的公正性？并对审查后项目进行跟踪审查，确保研究质量？

★如何将伦理审查结果和项目的后续跟踪审查结果纳入医院质量和病人安全考核范畴？

★如何确保研究者充分知情告知，充分保护受试者权益和安全？

● 制定标准和操作流程 ●

构建医院伦理组织框架

医院原有伦理委员会未涉及医疗伦理和公共伦理的内容，因此决定调整原医学伦理委员会的组织架构和人员组成。新的医院伦理委员会框架结构如下：

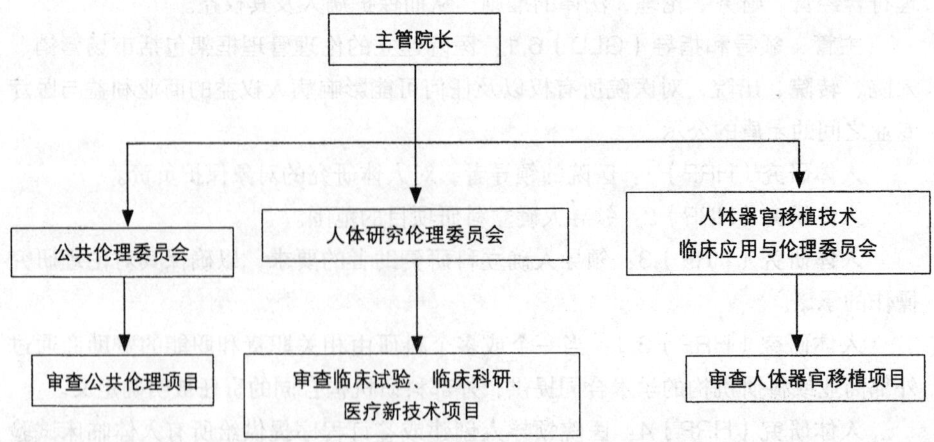

伦理委员会为发展本医院内的医学伦理问题进行医学伦理决策的咨询，维护患者及医务工作者的权益。医院在原有伦理委员会成员的基础上，按讨论问题的侧重点不同增加相关伦理审查委员，并对新委员进行伦理规范化培训（内容包括GCP、伦理审查、现场观摩等），保证伦理审查的质量和效率。

医院会定期组织委员培训和考核，对于考核不合格的委员，及时更换，等待时机成熟，申请参加伦理国际认证（如WHO/SICDER-FERCAP认证）。

制定标准操作流程（SOP）

参照国内外伦理法规和准则，结合本院实际情况，制定相关SOP。其中人体研究伦理委员会的SOP目录如下：

1. 标准操作规程的撰写、审查、颁布与修订；
2. 人体研究伦理委员会的组成和人员职责；
3. 保密协议和利益冲突声明；
4. 人体研究伦理委员会成员的培训；
5. 独立顾问的选择标准操作规程；
6. 研究项目送审的管理；
7. 研究项目的初始审查；
8. 医疗器械研究项目审查的标准操作规程；
9. 临床科研项目申报的伦理审查；
10. 快速审查标准操作规程；
11. 按审查意见修改方案的复审；
12. 研究方案修正案的审查；
13. 研究方案的持续审查；
14. 研究结题的审查；
15. 方案违背/偏离的处理方法；
16. 受理受试者申诉标准规程；
17. 研究方案提前终止的审查；
18. 严重不良事件/非预期不良事件的监测与评估；
19. 实地访查标准操作规程；
20. 会议议程准备、会议内容及会议记录；
21. 紧急会议标准操作规程；
22. 沟通记录标准操作规程；
23. 文件保密和调阅；
24. 人体研究伦理委员会文档管理；
25. 接受稽查和视察标准操作规程；

26. 医疗新技术伦理审查标准操作规程。

培训并执行SOP

组织伦理委员会成员、医院相关人员进行SOP的培训，并在院内和院外网公布相关伦理申请表格和流程，使研究人员知晓伦理申请的要求，伦理委员会委员掌握伦理审查的要点，并熟练使用各种评审表格。按新制定的SOP严格执行，根据实际运行情况，对不适合的SOP进行修改、修订，不断完善，持续改进。

审查后质量跟踪

由于项目数量较多，对审查后项目进行跟踪审查确实存在诸多难处，通过联合医务部、质管办科教部、临床药理机构管理办公室等职能部门，制定合适的流程、分工合作，可有效地跟踪伦理审查结果和项目后续进展，并纳入医院质量和病人安全考核的范畴。如研究者向伦理委员会呈报严重不良事件（Serious Adverse Events，SAE）时，同时上报院内"不良反应呈报系统"，伦理委员会相关人员将伦理委员会的审查结果同时上报院内"不良反应呈报系统"。另外，伦理委员会每季度向质管办递交SAE的季度报告。

典型案例

缩短研究者获知SAE时间

统计2012年1～3月SAE上报情况，包括SAE上报例数，研究者获知SAE时间、SAE上报时间等。研究医生获知SAE后均能根据GCP要求，在24小时内及时上报，但研究医生获知SAE的时间普遍较长，2012年1月平均为5天， 2月为34.3天，3月为25天，平均21.4天。为了充分保障受试者安全，必须采取有效措施，缩短研究者获知SAE的时间，并及时作出处理。

为此，根据新版SOP和SAE上报流程，加强研究者的培训、宣传，尤其是在知情同意环节，要求研究者加强受试者的培训，告知受试者一旦发生SAE，应及时与研究者联系。再次统计研究者获知SAE的时间，与第一季度作比较，评价改进成效。

经统计，研究医生获知SAE的时间，与第一季度平均21.4天相比，2012年第二季度平均为10.5天，第三季度为5.1天，第四季度为1.8天（见图 1），呈显著下降趋势，充分保障了受试者的安全和权益。

改进成效

自修订新版SOP后，严格按照新版SOP执行，建立项目主审制度，对提交伦理的项目严格审查，对已批准的研究项目实行全程监督管理，包括对试验方案修改的

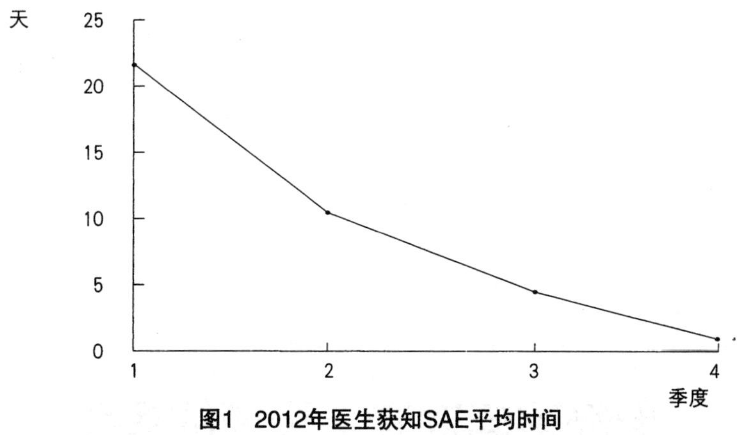

图1　2012年医生获知SAE平均时间

审查、SAE审查、跟踪审查、总结报告的审查、实地访查等，进一步提高了研究者的伦理意识，规范了我院有关人体研究的伦理行为。

2012年直接同意的比例为90.1%，修改后同意为8.1%，修改后重审为1.8%；2013年1～7月，直接同意的比例为60.8%，修改后同意为29.4%，修改后重审为7.8%，不同意为2.0%。通过对已批准研究项目的全程监督管理，规范了研究的过程，充分保障了受试者的安全和权益。

我院伦理委员会于2013年8月顺利通过WHO亚太地区伦理委员会论坛（FERCAP）国际论证，使我院的伦理审查结果符合国际规范。

招式点评

JCI要求的医学伦理，强调的是“大伦理”的概念，不仅要求将医院涉及人体相关的研究纳入考虑范围，而且要求将临床日常医疗工作实际中涉及的所有伦理学问题也纳入考虑范围，从各个层面保障充分保障患者、受试者、员工及其家属等服务对象的安全和权益。因此，如何构建合理的伦理组织框架至关重要。我院突破传统的伦理概念，成立了公共伦理委员会，对医疗日常实践过程中遇到的有关医德伦理问题（包括医院员工的医德伦理规范、经济激励机制与支付条款可能影响病人医疗护理的矛盾、患者知情同意和隐私权保护、医院市场营销、入出转院制度的合理性、危重患者放弃抢救、临终关怀等），提供决策支持和咨询。

（楼洪刚　葛芳民　赵嵩　李园园）

073
为经济活动套上预算的辔头

全面预算是以医疗收入预算为起点，扩展到材料和设备采购、人员、空间、医疗成本、医疗服务费用、资金等各方面，从而形成包括财务预算、业务预算、资本预算、筹资预算、设备采购预算和人员招聘计划等的一个完整体系。

全面预算管理是医院经济管理的主线，需要有明确的预算管理目标，能够激励员工士气，增强医院凝聚力，提升医院整体管理水平。通过全面预算使医院总体发展战略和年度发展计划具体化、数字化，是医院管理精细化的要求。制定科学的预算目标值，可以成为医院与各预算责任中心之间绩效考核指标的比较杠杆，有助于管理者进行绩效评价。

● 标准出处 ●

主管、领导和指导（GLD）1.3：该主管机构审批医院预算并配置实现医院宗旨必须的资源。

主管、领导和指导（GLD）1.3.1：该主管机构审批医院资金收支和运营经费的预算。

主管、领导和指导（GLD）1.3.2：该机构配置实现医院宗旨所必须的资源。

主管、领导和指导（GLD）5.2：部门负责人对部门所需要的空间、设备、人员及其他必须的资源提出建议。

主管、领导和指导（GLD）5.2.1：部门负责人建议提供服务所需的空间。

主管、领导和指导（GLD）5.2.2：部门负责人建议提供服务所需的仪器。

主管、领导和指导（GLD）5.2.3：部门负责人建议提供服务所需的员工数量及其资历要求。

主管、领导和指导（GLD）5.2.4：部门负责人建议提供服务所需的特殊资源。

主管、领导和指导（GLD）5.2.5：部门负责人要有应对资源短缺的程序。

● 难点分析 ●

★目前，医院全面预算管理意识不强，预算编制的方法和程序欠规范和科学；

★预算变动随意性大，有效执行得不到保障；

★医院未落实预算执行、控制和分析机制，存在预算符合率不高等问题。

● 制定标准和操作流程 ●

实施全面预算管理的保障体系

全面预算管理是根据医院总体发展规划和年度发展计划，结合国家的收费政策，对计划年度内医院的收入、支出、结余等方面作出预测，对预算执行过程进行监督，并对预算执行情况和预期目标的实现进行分析、比较，从而对预算责任中心进行奖惩的一系列管理活动。

为了有效实施全面预算管理，提高预算执行符合率，可从以下几方面入手：

1. 确立全面预算管理的理念

医院管理层要更新观念，使全面预算管理成为全局性财务管理的行为，坚持勤俭办事业的原则，开源节流，增收节支，挖掘内部潜力，努力提高资金使用效益；要通过多种形式将这一管理理念向下辐射和渗透，使全院上下达成共识，将预算管理常态化。

2. 建立高效的预算工作组织

医院成立预算管理委员会，下设预算管理办公室，具体负责全面预算的管理工作。医院内部各职能科室负责人参与预算编制，并就各自经管的预算执行情况进行控制与分析。

◎成立预算管理委员会。预算管理需要管理层的支持和全体员工的积极参与。医院应成立预算管理委员会，组织全面预算的实施，并明确管理职责。

◎设立预算管理办公室。它是预算管理委员会的常设办事机构，由财务科长任组长，各职能科室（院办、党办、医务部、护理部、人力资源部等）负责人为成员，主要负责预算的日常管理工作。

◎划分预算责任中心。将医院各科室（部门、班组，下同）划分为若干责任中心，分收益中心和非收益中心。临床科室、医技科室、药剂科属收益中心，负责根据医院下达的预算控制指标要求预测年度业务量，申报业务科室预算期内收入及各项费用的预计支出，申报固定资产购置预算；医疗辅助科室、行政、后勤部门属非收益中心，负责本科室各项费用支出的预算。

3. 完备相关的保障措施

为提高全面预算编制的科学性、准确性，医院可通过完备相关的保障措施，确保预算编制按照统一的程序进行。同时注重有据可循，最终起到优化资源配置、实现战略目标的作用。

◎规范预算管理制度。预算管理是在未来预测基础上的管理，从预测本身开始到下达目标、过程控制、分析、考核等全过程，始终需要通过制度来规范和约束。因此，没有一套行之有效的预算管理制度，就不可能实施全面预算管理。

◎建立信息控制系统。由于数据资料的庞大、繁杂，预算控制要有效实施，必须依靠计算机和网络技术的辅助才能建立高效率的信息反馈机制。实行计算机管理，能随时了解预算执行情况，定期分析预算指标差异，反馈预算执行情况。通过实时监控和修正，积极寻求扩大收入、降低成本的新途径。

◎制定预算管理流程。医院应制定预算管理流程，明确预算编制、执行、调整、分析与考核等环节的工作流程和要求，确保预算工作全过程都得到有效的控制（见图1）。

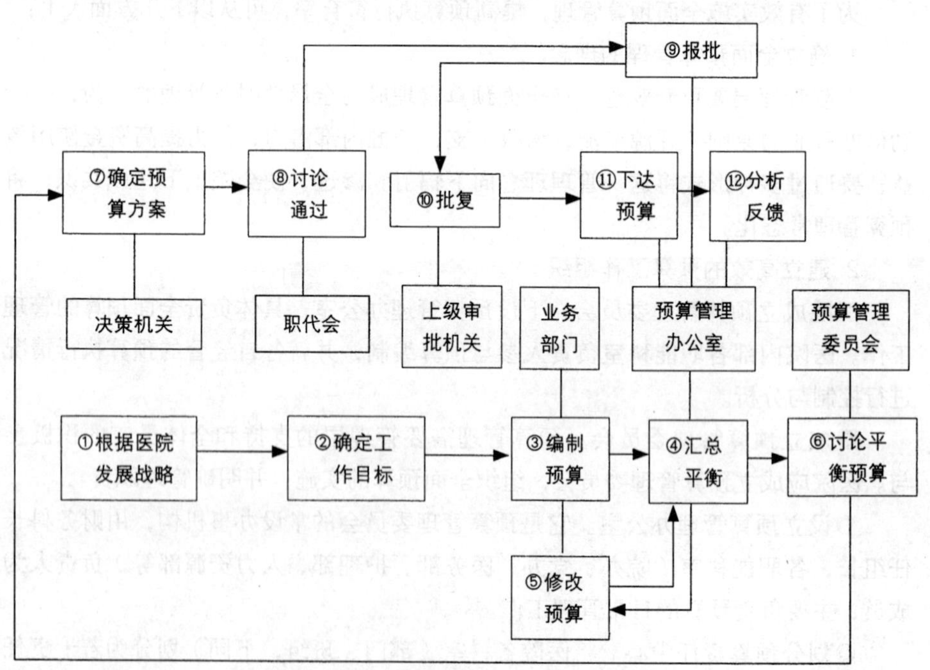

图1 预算管理流程图

◎建立健全预算考评与激励机制。通过预算考评和激励可增强员工的责任感和成就感，调动各责任中心的积极性，使员工的目标和医院的目标相一致。医院在预算激励时，要以预算目标作为考评依据，并将预算执行情况作为院长任期目标责任制的考核指标。确定恰当的激励方法，保证全员参与全面预算管理。

◎加强预算执行监督。对资金使用过程的监督和资金使用效益的考评，是预算执行的必要延伸。因此，医院要制定必要的内部监督制度和相关的内部制约监督机制，让财务、监察、内部审计、业务部门等参与到资金使用监督和对项目资金使用效益考评的活动中来，实现对资金使用全过程的追踪问效管理。

做好全面预算编制前的准备工作

编制预算是一项细致、复杂、政策性很强的工作，为了科学、合理地编制预算，保证预算编制的质量，必须做好预算编制前的准备工作。

1. 对医院内外部环境进行调查摸底

在市场经济条件下，医院的经济目标要服从于市场经济的客观规律。要准确把握国家宏观经济政策取向、卫生改革的总体方向、卫生行政部门的政策调控因素、市民医疗消费需求变化情况，以及同行业相关信息等。对医院内部要充分把握年度工作思路、目标、各项事业发展规划和实施计划，全面了解本院人员编制、财产分布及使用情况，了解科室人员、设备、技术力量、工作量情况，并对历年数据进行追溯分析，以便做好费用预算和项目论证。

2. 收集并核实各项基本数字

如职工人数、离退休人数、会计报表、统计报表、相关标准定额和比率、历年工作量数据、预算年度业务计划和医院发展规划等。

3. 分析、研究上年度预算执行情况

正确分析上年度预算执行情况，是编制本年度预算的一项重要准备工作。具体包括：

◎分析上年度业务计划完成情况、财务预算执行情况，找出其内在规律性，并分析、预测业务发展趋势；

◎分析各项资金来源及发展变化情况；

◎分析上年度预算与实际执行结果的差异及产生差异的原因，作为本年度预算编制的参考。

4. 寻找影响预算期收支的有关因素

在分析整理上年度预算执行情况的基础上，还要收集掌握与编制本年度预算有关的资料，主要包括：

◎预算期内新出台的政策可能对医院收支的影响；

◎根据医院发展规划和任务、自身特点和市场信息对业务收支的影响，如增加床位数、新购置医疗设备及计划进行的大型修缮项目对资金的需求和对收支的影响等，以及预算期内各类人员实有数或定员比例的变动情况等；

◎预算期内物价、医疗服务价格调整及定员、定额的变化情况，计算其对年度预算的影响程度；

◎财务人员在预算编制前，必须认真学习有关规定，正确领会上级主管部门对预算编制的要求，熟悉预算科目和内涵，以及各种预算表格（包括基本数字表、大型设备购置预算明细表、收支预算表）的编写要求等，掌握表格间的内在联系和勾稽关系，同时保证预算编制的统一性和规范性，高质量地完成预算编制工作。

全面预算编制的程序、步骤和方法

1. 全面预算编制的程序

预算编制的程序主要有自下而上、自上而下和上下结合三种方式。它们分别适用不同的医院环境和管理风格。我院采取自下而上的编制模式，变被动预算为主动预算，全员参与预算编制，责任中心各司其职，使预算编制更加科学、透明和具有执行力。

2. 全面预算编制的步骤

预算编制按照“制定目标、分级编制、审议批准、下达执行”等步骤进行。

3. 全面预算编制的方法

预算编制通常采用的方法有定额预算法、比例预算法、滚动预算法、标准预算法、增量预算法、零基预算法、弹性预算法、概率预算法等。这些预算编制方法在实际工作中一般都是交叉或综合运用的，财务人员应根据不同的经济事项有针对性地选取不同的预算编制方法。

全面预算的执行、控制与分析

1. 全面预算的执行

预算执行是全面预算管理的核心，它以预算刚性为基本条件，采用绝对数与相对数的结合，以绝对数反映预算的刚性，以相对数及弹性区间反映预算的柔性，应对各种风险和不可抗力，增强预算的适用性。对面临超出预算的开支，由责任中心分析产生的原因，形成书面报告，经院长、书记联席会议研究后作出调整预算的决定。

◎合理分解指标，落实责任制。医院对预算指标要切块分解，对收入项目要有目标，对成本项目要下达控制指标，与责任中心签订相应的责任书。同时，要严格执行预算管理制度，不得任意突破或擅自变更预算额度和项目。

◎形成预算管理体系。在预算执行过程中，医院内部从上到下要严格执行统一的标准，形成全方位的预算管理体系。要控制各项支出在预算项目和额度内，没有列入预算的重大开支一般不执行。任何人不能凭个人意志对预算指标进行干预，更不能肆意找借口曲解管理规定。

◎分段执行项目预算指标。一是根据上级审批机关批复的项目收支规模及时调整预算；二是对于批准的项目支出，要制定切合实际的项目用款进度，并对项目支出进行明细分解，确保项目实施进度有计划，经费支出有预算；三是办理日常收支和资金拨付业务，要严格按照预算和项目计划进度，并根据预算执行情况，及时调整支出明细预算。

2. 预算执行控制

预算执行控制是对分解的预算指标在日常医疗运营活动中进行有效的管理和控制，使各项经济活动严格按照预算指标执行，从而达到医院预期的经营目标。预算控制的方法很多，但难点是如何对预算和实际发生业务进行实时控制，确保每笔业务都在预算范围内发生，这就要求我们建立合理的预算数据采集渠道和方法，通过预算管理软件与医院各业务系统有效对接，做到当超预算业务发生时有警示提醒。

3. 分析预算执行情况

预算分析本身的技术性要求并不高，大多是运用财务分析的方法，关键在于分析要细致、到位，能够把握住出现异常的原因所在。差异分析法简单明了又有效，是预算分析的首选方法。

◎财务科要分析预算执行情况。一般按月分析，以预算指标分解时所对应的指标为对象，由财务科在每月的内部财务报表中专门对预算指标进行追踪分析。通过分析找出实际与预算的差异，对不利差异要分析其产生的原因，查清责任归属，提出改进措施或建议；对有利差异也要分析产生的原因，以便巩固和推广。

◎医院管理层应根据财务科提供的信息，有针对性地采取措施，控制预算在批准的额度内有效地使用。

● 改进成效 ●

由于医院管理层重视，各责任中心积极参与预算的编报，严格执行预算管理制度，使预算编报质量以及预算执行符合率都有明显的提高。

我们对资源配置预先做出规划，使影响医院目标实现的各种因素发挥出最大潜能，避免关键环节因资源短缺而影响整体运营效果。在预算执行过程中，管理人员密切关注医疗运行过程是否偏离目标，偏离程度是否在允许的范围内，如超出允许范围，能及时采取整改措施，做到事中控制。

医院内部各责任中心在编制预算时，不仅需考虑本中心工作，还应与其他中心及医院层面相互协调与沟通，避免重复编报和界限不清，提高工作效率和预算编报的质量。

● 招式点评 ●

全面预算管理是一种全方位、全过程和全员的整合性管理系统，也是一套系统、精细的管理机制，具有全面控制和约束力。它能增强医院宏观调控能力，优化资源配置，增强财务监督的力度，提高预算编制质量和预算执行符合率，使预算管理与医院品质追求相适应。

（金玲　张春江）

074

财务培训："三步曲"建长效机制

对于年总收入达30亿元、年门急诊量350万人次的大型综合性医院来说，其财务人员的业务能力、专业水平和财务团队的整体管理水平，决定着医院财务状况的优劣。如何带出一支高水平、能促进医院良性发展的财务团队，持续有效地抓好财务人员专业培训工作非常重要，这也是JCI在评估时认为必须实施和考量的重要评估项目之一。

标准出处

主管、领导和指导（GLD）5.4：部门负责人对本部门所有员工根据其相应的义务和职责，为他们提供岗前教育和培训。

主管、领导和指导（GLD）5.4.1：部门负责人要为本部门人员制定培训程序并形成文件。

主管、领导和指导（GLD）5.4.2：所有部门人员需要完成培训程序。

员工资格和教育（SQE）7：对所有新员工进行全院性和特定工作职责的岗前培训。

难点分析

★财务培训的传统惯例是医院重视不够，通常没有培训或培训缺乏系统性，建立财务培训的长效运行机制将是一个新的挑战。

★结合医院的运行情况确定年度最有效的财务培训课程。

★如何保证全体财务人员积极参与?

• 制定标准和操作流程 •

做好财务培训“三步曲”：第一步，成立培训管理小组；第二步，建立标准工作流程；第三步，制定培训管理制度。

第一步：成立培训管理小组

成立由财务负责人担任组长的财务培训管理小组，小组成员由财务科相关人员担任。以书面形式明确组长和组员各自的权责范围与工作内容，其中，组长的职责是确定每年度财务培训主题、培训科目、培训时间、培训老师等，并督促培训落实；组员的职责是落实培训的筹备、执行和善后工作。

第二步：建立标准工作流程

每次培训日程安排和培训场所的预约——每次培训前一个星期通知主讲老师和培训人员，包括培训时间、地点、培训主题、应带材料以及联系方式等——培训场所的布置以及设备的安装调试——培训资料的收集和发放——培训会餐及住宿的安排，如果是到外地进行培训，需提前联系旅行社，安排住宿、餐饮以及考察行程路线等——培训结束后，做好善后处理工作，包括会场清理、设备等工作——整理培训资料，做好培训归档工作——对培训进行宣传报道。

第三步：制定培训管理制度

1. 明确财务负责人、财务培训工作小组、财务人员三方各自在财务培训管理工作中的职责。其中，财务负责人负责组织、策划财务人员培训，并督促培训管理的落实；财务科员工主要参加各项财务培训，并改进岗位工作不足，提高业务效率；财务培训工作小组则负责计划、落实每项财务培训。

2. 财务培训方式主要分为内部培训和外部培训，前者如交流、讲座等；后者如外出学习、参观等。

3. 财务培训的类型可分为岗前培训、在岗培训、轮岗培训、继续教育培训、窗口人员培训这几类。

◎岗前培训：主要是向新进财务人员介绍财务科规章制度、财务专业技术知识和岗位职责等完成工作必需的知识和技能；时间安排在新进员工入职上岗前。

◎在岗培训：定期对新会计准则、政策法规、财经专业知识、综合事务处理及人际沟通交流能力、财务创新能力等进行培训，尤其针对库房、食堂等岗位分重点进行培训。通常每月一次，具体定于每月最后一周的周四晚。

◎轮岗培训：是为使财务人员对各个会计核算岗位都有一定了解，在员工互相轮换工作岗位前对其新的工作业务进行培训；通常在轮岗前一周进行交接培训。

◎继续教育培训：按照国家会计从业人员后续教育的规定组织会计人员参加，通常会遵照当年财政厅的安排分批进行。

◎另外，还要对门诊、住院收费窗口人员进行有关服务、退欠费、现金管理、财务规范培训，加强其服务及现金安全意识教育，由门诊、住院收费组长安排具体培训计划，每年开展1～2项。

4. 强调培训纪律：积极参与培训，不迟到、不早退，不得拒绝参加培训；每次培训时，需在员工培训签到表上记录当次培训；不能参加培训时，需提前向财务负责人提出请假申请，得到批准后方可请假；财务培训也纳入当年的目标考核中，对多次擅自不参加培训的人员，可按情况在当年的目标考核中给予扣分。

典型案例

2012年浙医二院财务培训方案

为了进一步提升财务人员业务管理水平，积极推进优质医院的JCI评审。2012年医院的财务培训方案安排如下：

1. 培训重点内容

◎财务制度；

◎各个会计核算岗位财务人员工作经验交流；

◎向标杆医院学习、考察；

◎SOP和PDCA培训；

◎全体窗口人员的相关培训。

2. 培训次数

全年计划培训11次，因12月份财务工作繁忙而暂停培训。

3. 参加人员：全体财务人员

4. 培训计划（见表1）。

财务培训的内容和时间由培训管理小组负责通知。

讲课要求：

◎授课人须准备PPT讲课，每个制度讲授不超过30分钟。

◎讲课的PPT须交培训管理小组讨论通过。

◎培训管理小组须将每次讲课资料备案存档。

◎在制度培训中未安排授课的同志，将被安排在会计核算岗位经验交流中讲解。

改进成效

衡量一个机构的财务综合实力，应从“硬实力”和“软实力”两方面去考

表1 关于财务制度培训的课程安排

序号	培训内容	主讲老师
第一项	讲　话	
	会 计 管 理 制 度	
	财务收支管理制度	
	重大经济活动决策制度	
	对 外 投 资（新建）	
	备讲：基本建设财务管理制度	
第二项	1. 预算管理制度	
	2. 财务会计报告制度	
	3. 会计信息管理制度	
	4. 资金审批制度	
	备讲：原始凭证传递程序	
第三项	1. 内部控制制度（结合卫生厅新修改的内容）	
	2. 内部审计制度	
	3. 财政厅资产管理的相关内容	
	4. 欠费管理	
	5. 退费管理	
第四项	1. 成本核算与制度	
	2. 成本核算实施方案及工作依据	
	3. 会计账务处理程序	
	4. 收款票据管理制度	
	5. 公司财务制度	
第五项	1. 财产物资管理制度	
	2. 固定资产管理责任追究制度	
	3. 固定资产移交制度	
	4. 食堂资金审批制度	
	5. 食堂内控制度	
	6. 食堂财务管理制度	

量。硬实力是指可测量的财务资源总量，软实力是抽象的不可计量的财务智慧、能力、文化等，是促进财务“硬实力”发展的有效力量之一。

我院通过财务培训“三步曲”，建立了财务培训的长效机制，形成了“学习型”财务组织的雏形，财务人员学习意识高涨，业务能力明显提高，逐步软硬兼具，力争成为医院愿景中所描绘的“与国际品牌医院”相匹配的财务综合实力。

招式点评

根据JCI员工教育的要求和医院实际发展的需要而开展的财务培训工作，其中的亮点就是财务培训“三步曲”，它很好地保障了财务培训的有序进行并取得了一定的成效。但在实际工作中，财务培训主题的确定、培训效果的考核以及培训相关内容的运用都是我们进一步做好培训工作、真正有效促进医院财务管理工作需要深思和践行的问题。

（王琴芳）

075 合同签订的规范管理

医院对外采购药品、物资、设备、购买服务等都需要签订经济合同，医院向不同社会机构（如医疗保险机构）提供医疗服务也需要签订经济合同，以规范经济行为。随着医疗业务规模的不断扩大，物资采购的数量增加，频率加快，与外部的经济交往也更为密切，导致经济合同的数量也随之增多。为了保证签订的经济合同能维护医院的合法权益，规避合同风险，防范经济纠纷的发生，医院有必要加强经济合同管理，有关各职能部门在合同签订过程中要尽职尽责，发挥各自不同的作用。

• 标准出处 •

主管、领导和指导（GLD）3.3：医院领导负责审签临床和管理服务方面的合同。

测量要素1：医院领导负责审签各种合同，有相应的程序保证；

测量要素2：医院有书面合同文本，说明所提供服务的性质和范围。

• 难点分析 •

★缺少制度依据和操作流程规范。有的医院缺乏签订经济合同的相关管理制度，导致无章可循，管理混乱。比如，医院内部科室未经法定代表人授权，擅自对外签订经济合同；或超越授权范围承诺合同条款，合同审核和公章管理不严，致使无资质主体合同成立；或合同审核时相关职能部门没有参与，致使签订的合同条款不全或不合理。

★亟需专业人员把关。如果没有专业人员对合同的严格把关，没有实行合同会签及严格的审核，就无法保证合同签订的内容与质量。

★监督管理不到位。合同签订后，相关职能部门与科室之间缺乏必要的沟通与衔接，信息资源不能共享；缺少有效的监管机制，致使合同执行与监督管理相互脱节。

制定标准和操作流程

要按照本院的实际情况制定职责明确、可操作的经济合同管理办法和操作流程。管理办法必须明确各类合同的管理部门及职责，明确医院合同用章的管理、合同台账、合同档案的建立和管理、拟定合同条款、合同履行跟踪、合同的变更或解除事宜的操作等。

合同订立程序

1. 对方提出要约邀请的合同订立程序：资信审查→接受要约邀请 →合同填写→审查→批准→签章。

2. 我方提出要约邀请的合同订立程序：对方资信情况审核→要约邀请→要约信息反馈→合同填写→审查→批准→签章。

其中，设备、材料、物资买卖合同的订立程序：计划准备→考察小组对标的咨询（质量、价格、售后服务等）→资信审查→技术或商务谈判→草拟合同文本→审查→批准→签章。

3. 通过招标订立合同的程序：（1）自行招标项目：市场调查→标书制作、发放→接收投标→评审→定标→订立合同→审查→批准→签章；（2）政府采购或国际招标项目：申请→审价（50万元以上工程项目）→招标→订立合同→审查→批准→签章。

合同承办部门履行合同的批准程序

医院合同采用承办部门、财务部门、监察部门和总会计师会签制度，并填具《经济合同会签表》。重大经济合同需经法律顾问审查把关，以确保医院的权益得到法律保障。会签流程见表1。

经济合同的履行和结算

1. 合同履行完毕的标准，应以合同条款或法律规定为准。没有合同条款或法律规定的，一般应以物资交清并验收合格、价款结清、无遗留交涉手续为准。使用科室或相关职能部门是合同履行进度的主要确认科室，要通过现场查看、参与调试、审核验收等方法对合同履约情况进行判定，并以此作为提请财务部门付款

表1 经济合同会签表

合同名称	
合同主要内容	
签约单位	
合同金额	
合同期限	
承办部门： 负责人签字： 年 月 日	
财务部门： 负责人签字： 年 月 日	
监察部门： 负责人签字： 年 月 日	
总会计师： 签字： 年 月 日	
分管副院长： 签字： 年 月 日	
法定代表人： 签字： 年 月 日	
监察室盖章、留档： 盖章 年 月 日	

结算的依据。

2. 基本建设项目需要监理单位、项目过程审计单位、基建科负责人、分管副院长、总会计师等独立行使职责，依章进行确认，并经过院长终审后方可结算支付。

3. 财务部门作为最终结算付款科室，要建立合同台账，指定专人负责。要完备附件资料和付款审批手续，严格执行合同约定的付款条件。同时，还应定期统计合同结算进度，便于资金的筹集安排。

经济合同终结

对于正常履约完毕的经济合同，应由相关职能部门将合同台账的全部资料整理归档，留档备查。同时，对重大经济事项，还需由相关职能部门就项目完成情况形成书面报告，向医院决策层专题汇报。

在合同履行过程中，如我方碰到难题，相关科室应尽一切努力克服困难，尽量保障合同的履行。实际履行或适当履行确有困难而需变更或解除合同时，应在法律规定或合理期限内与对方当事人进行协商。如对方当事人提出变更、解除合同的，相关职能部门应及时查明原因，向分管副院长报告；医院应组织有关科室及人员妥善处理相关事宜，依法维护医院的合法权益不受损害，力争把损失降到最低点。

合同纠纷处理

合同在执行过程中发生纠纷时，签约部门应在24小时内到合同主管部门提交书面报告，并提出应对和相应的解决办法；合同纠纷原则上由签约部门负责处理，签约人对纠纷的处理必须具体落实。

涉及医院内部多个部门，或签约部门处理不了的合同纠纷，报分管副院长协调处理。对经协商仍无法解决的合同纠纷，经法定代表人同意，可提交上级主管机关、仲裁部门或人民法院依法处理。

合同纠纷的提出，及与对方当事人协商处理纠纷的时间，应注意不超过法律规定的时效，并考虑留出仲裁或起诉的足够时间。

经济合同档案管理

医院应指定专人负责，完善合同电子档案管理，按照执行科室、签订年度、合同项目进行分类和统一编号，建立合同档案；按照执行科室、合同事项、执行年度存档。规范合同存档资料的范围，包括合同立项前的医院决策层会议纪要、可行性论证报告、各类评估报告、上级主管部门的批复、招投标资料、合同文本、合同执行记录等。

医院合同实行统一编码制度，编码资源由合同管理部门统一分配和调整，各部门要严格按照规则使用。具体编码规则见表2。

• 典型案例 •

"一字千金"与"一诺千金"

甲健康管理中心与医院签订协议时规定：该中心每月介绍体检业务收入在50万元以内时，医院支付体检收入的5%作为佣金；50万元～200万元，医院支付10%；200万元以上，医院支付15%，累进制按月计算佣金。由于医院相关人员对协议审核不严，没有发现甲健康管理中心已将每月修改成累进制按年计算佣金。假设甲健康管理中心当年介绍体检业务800万元，医院要多支付多少佣金？

累进制按年指标支付佣金=（50×5%）+ [（200−50）×10%+（800−200）×15%] = 2.5 + 15 + 90 = 107.5(万元)

累进制按月指标支付佣金=（50×12×5%）+ [（800−50×12）×10%] = 30 + 20 = 50(万元)

医院多支付佣金 = 107.5 − 50 = 57.5(万元)

表2 经济合同号编码规则

编码样式举例	浙医二院2013010203008

规则说明

1.2013——代表2013年签订的合同，合同档案按年归档

2.01——代表科室编码

科室名称	代码
临床医学工程部	01
医务部	04
护理部	05
医院办公室	06
保卫科	07
后勤管理中心	08
IT中心	09
临床试验机构	10
财务科	11
国际交流办	12
科教部	14

3.02——代表合同类别，即基建合同

合同类别	代码
购销合同	01
基建合同	02
维保服务合同	03
维修合同	04
物业服务合同	05
中介服务合同	06
租赁合同	07
借款合同	08
委托加工合同	09
对外投资合同	10
劳务合同	11
信息合同	12
	13

4.03——代表合同类别的第几份合同。即基建合同的第3份合同。

5.008——代表该合同在医院的总体顺序，即该合同是医院的第8份合同。

改进成效

我院自2011年7月实行新的经济合同管理办法，并使用合同管理软件后，对提高合同管理水平和规范操作流程效果明显：

首先，有关职能部门都能参与经济合同的签订和执行管理（在合同签订前各部门进行会签），使得职责明确，签订的合同更加规范、合理，执行更加通畅。

如监察室是经济合同管理的具体承办部门，主要职责：合同签订主体是否符合法律规定；合同条款是否符合法律、法规和司法解释的规定；条款是否前后有矛盾，有否违反医院的规章制度，是否维护医院的合法权益；是否超越业务权限；条款是否完备，是否会产生歧义等。

财务部门主要职责：负责从财务的角度审查和监督合同的订立和履行情况，注重在价格、结算方式、付款进度、票据等方面进行审查把关；负责发票的审查、签收、签发；核对发票金额和合同金额、发票内容与合同内容是否一致；合同审批程序是否符合规定，程序不完备的，拒绝付款；负责按合同结算条款规定收、付款。

其次，按部门、按类别制订合同标准模板，大大简化了合同草拟、审核、审批的工作量。合同实行统一代码，院内网上电子档案统一管理，合同档案管理更规范，各执行部门查找操作简便，也方便了财务部门编制并实时监控付款进度。

招式点评

制定了规范、切实可行的合同管理制度和操作流程，使得医院对外签订经济合同的内部操作有章可循，各部门权限和职责明确，有效地避免了医院内部职能部门越权和不作为现象的发生，内部流转变得规范顺畅。

在经济合同签订过程中，经过合同会签这一程序，有业务、财务和掌握法规的监察部门等专业人员的共同参与，各部门按其职责把好关，明显提高了合同签订的质量，使经济合同更加完整、规范、严密。同时，在合同执行过程中各部门就能更好地协调配合，衔接得更加紧密。

（金玲　倪钢强）

FMS
设施管理与安全

设施管理与安全（FMS）章节是JCI标准中专门为医院设施管理和安全设立的评审章节，包括“安全与保卫、有害物质、突发事件、消防安全、医用设备和公用设施”七大安全管理计划，几乎涵盖了医院内环境设施安全的方方面面、角角落落，可谓“无处不FMS”。FMS章节的难点就在于医院的设施安全管理者需要不断地去收集年度计划资料、培训资料和监控资料等，并有针对性地实施各项安全策略去降低安全风险，为患者、员工及来访者提供符合当地法律法规要求的无风险的环境和设施。

有别于常规意义的医院评审，FMS章节并没有明确地提出量化的或者教条的设施安全指标，而是引导设施安全管理者们依据现行的法律法规，去评估医院环境和设施设备的安全管理情况，再通过风险识别、评估和分析结果，去制定并实施年度的各项安全管理计划，组织计划的实施，最终达到持续降低风险、提升安全品质的目标。FMS的核心目标就是“病人安全和质量改进”，同时注重设施管理的细节，重视设施风险评估和量化的数据分析。

医院内的水电供应中断，哪怕数秒都可能危及病人的生命安全；医院内的消防隐患更可能引发严重的火灾事故……FMS章节的设施管理与安全，所倡导的便是持续不间断的水电供应，所关注的就是对消防风险隐患的持续监控与降低，对有害物质的全程管控……并非全新的医院就没有安全风险，并非历史悠久的老医院就无法达到FMS的要求，实施的重点就在于“计划、教育和监控”，科学地识别和评估风险，全面地维持医院设施设备与环境的安全。

076 如何建立医院应急呼叫系统

一位来看病的老人突然在门诊楼的公共洗手间内倒地不起，此时每分钟的延宕都可能意味着一条生命的逝去。如何应对这类突发事件是JCI认证对医疗机构处置紧急事件能力的重要评估项目之一。

全院性紧急求救呼叫系统建立的目的就是院内任何人员突发紧急情况时，能够通过该系统进行紧急求助，医护人员能够在最短间内参与救助。该系统的建立体现出两个要素：紧急呼叫（包括广播形式及按钮形式）和实施运用。

• 标准出处 •

设施管理与安全（FMS）4：医院制定计划并实施项目，保障提供安全可靠的硬件环境。

设施管理与安全（FMS）6.1：医院定期测试其对突发事件、流行病和灾难的应对能力。

国际患者安全目标（IPSG）6：降低病人因跌倒/坠床所致的伤害。

患者服务（COP）3.2：医院有制度和流程指导全院范围内的病人复苏。

• 难点分析 •

★针对医院这个特殊的部门和群体，紧急求救呼叫系统的分布区域不应仅仅为室内，还应涵盖全院各个角落，其难点之一就是如何合理规划全院紧急呼叫铃的安装范围，确定紧急呼叫铃的区域分布图，并在广播求救时能及时准确地找到救助点。

★部分涉及多个科室的疑难复杂急危重症患者，相关科室存在一定程度的互相推诿，这会明显阻碍患者有效分流，并可能会造成严重后果。

★应对各类突发事件时，如何既能第一时间通知所有相关人员，又能保证不引起恐慌?

制定标准和操作流程

区域分布

紧急求救呼叫系统包括院内广播系统和紧急求救铃两部分。首先需要确定分布区域，在设施安全管理委员会确定行动方案后，由主管职能部门负责具体分工落实，确定区域分布。

1. 分布区域：紧急求救铃可分布于院内花园、地下停车场及洗手间等公共空间。所有病区洗手间的求救铃与原有的病区呼叫系统相连接，其他区域的求救信号接至医院24小时值班的消控中心。求救铃的装置配有拉绳，拉绳末端距离地面不高于15cm，以方便倒地人员求救报警。

院内广播系统覆盖医院室内外所有区域。对重点科室（如重症监护单元、抢救室、麻醉复苏室和手术室等）可设置独立的广播分系统，便于这些重要部门快速响应。广播系统播报控制台位于医院消控中心。

2. 巡检：为保证紧急呼叫系统使用的灵敏度，医院需设定日常完善的监测和巡查维护系统以确保其正常使用。后勤管理中心制订该系统的月度保养计划，完成对紧急求救呼叫系统的定期排查检修，形成书面记录并存档。

应急专线电话和统一急救广播代码

1. 设置应急专线电话，保持24小时畅通。（浙医二院的应急电话为：665555，手机和固定电话都可拨打。）

2. 统一急救广播代码：发生紧急事件地点+三位相同数字

遇到突发事件，医院员工既要快速响应，又要防止引起来院人员不必要的恐慌，因此广播播报中心使用广播代码来传达信息。

根据院内各类突发事件的风险评估和人员响应范围等情况，医院首先对院内急救、消防火情、治安事件、中毒或创伤事件、婴儿被盗、后勤水电气严重故障（危险化学品泄漏）这六大类紧急事件编制了广播代码（见表 1）：

设置院内急救医疗小组（EMT）

院内急救医疗小组（EMT）包括急救医疗人员和急救支援人员。

急救医疗人员由急诊/ICU医师二唤、麻醉科二唤、急诊科护士/监护室护士等

表1　医院紧急事件广播代码表

紧急事件类型	广播代码
院内急救	地点+999
消防火情	地点+111
治安事件	地点+222
中毒或大量创伤	地点+333
院内婴儿被盗	地点+666
后勤水电气严重故障（包括化学品泄漏）	地点+777

人员根据不同责任区域组成，是为了保证院内人员一旦发生危急生命情况时，能在最短时间内获得专业医护人员最有效的急救而成立的团队，按规定该小组成员要求在5分钟内到达事发区域进行救助。

急救支援人员为：在住院楼的同一楼层及上下各一楼层的医护人员；门诊区域每层特定岗位医护人员；急诊抢救室医护人员。急救支援人员必须在5分钟内到达事发区域，并参与抢救。

根据医院重症监护单元和急诊抢救单元的空间分布情况，结合医院的建筑布局，建立若干组急救医疗小组，急救医疗小组的成员由急诊科或重症医学科的二唤医师、护士和麻醉科二唤医师各一名组成。根据急救小组分配的责任区域，实行24小时值班和岗位负责制。

培训标准规范

建立院级制度《全院急救紧急呼叫及处理作业标准规范》。明确相关人员在急救中所承担的职责。

为了真正让全院员工尤其是急救医疗小组和支援人员能在突发情况下快速而准确地响应，医院通过公布SOP标准、网上课程培训考核、集中培训等多种形式对全院职工开展全院性和个性化的培训。

全院性培训：全院所有工作人员，包括清洁员工、保安等临时聘用人员，均需参加《全院急救紧急呼叫及处理作业标准规范》的讲解培训，并要求通过网上考试。紧急求救呼叫系统分布点位、应急专线电话和统一急救广播代码等信息通过院内网公布，医院模拟检查组对各科室进行不定期的抽查考核，并将员工的应答符合度在每周一次的医院中层会议上公示，使全院上下广泛知晓。

每年定期举行高级心肺复苏（ACLS）或基础心肺复苏（BLS）急救训练课程，要求所有员工100%通过考核，护工、保安等临时聘用人员也须熟练掌握CPR基础心肺复苏的操作。

个性化培训：负责紧急求救呼叫系统管理和维护的相关部门、急救医疗小组的权责部门及小组成员，除了必须参加全院性的培训外，还要进行应急响应的桌上模拟演练，通过桌上演练确定预案的有效性，再通过实际演练和现场追踪的不定期考核，确保在接到紧急求救报警后，所有人员都能做出正确判断和及时响应。

• 典型案例 •

急救模拟演练

检查小组选择一个工作日的下午进行模拟。以下是突发紧急求救事件时的模拟应急处置流程图，所有工作人员到达现场的时间都达到了《全院急救紧急呼叫及处理作业标准规范》所规定的标准响应时间（见图1、图2）。

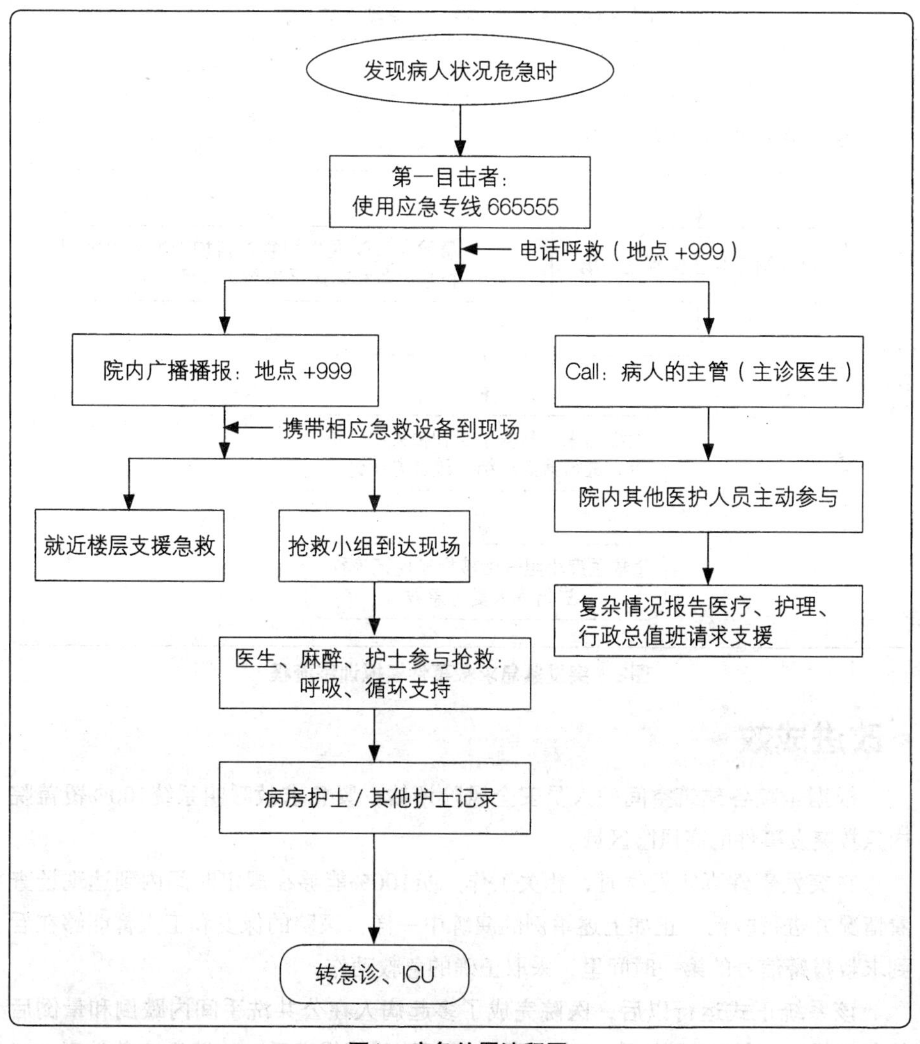

图1　应急处置流程图

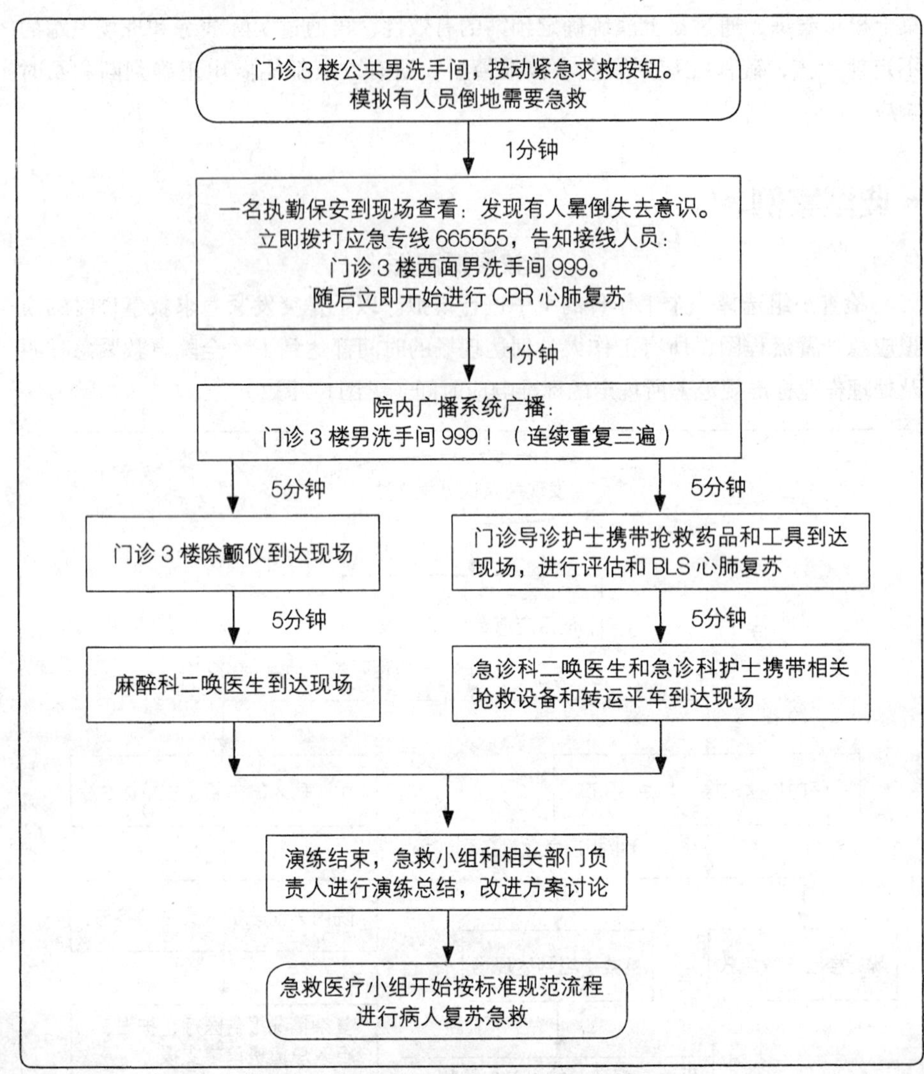

图2　突发紧急求救事件模拟训练流程

改进成效

根据全院各建筑空间的人员安全风险评估，紧急求救呼叫系统100%覆盖院内急救突发事件的高风险区域。

在突发事件真实发生时，相关工作人员100%能够在规定时间内到达现场查看情况并进行救治，正如上述举例的演练中一样，医院的保安和工人都能够在看到求救报警信号的第一时间里，采取正确的急救动作。

该系统正式运行以后，医院完成了多起病人在公共洗手间内跌倒和晕倒后的急救任务。仅2013年1月～3月，紧急呼叫铃系统报警后，快速反应急救病人19

例，平均到达现场响应时间为4.0分钟。

● 招式点评 ●

建立全院紧急求救呼叫系统，除了硬件安装之外，配合求救报警的团队人员响应机制也须同步建立，急救医疗小组的组建，涉及医务、护理、麻醉科、急诊科以及后勤保卫等多科室的协调配合。因此，在制订了“急救紧急呼叫及处理作业标准规范”后，要不断进行演练，并将响应时间、职责动作执行率等指标作为监控指标进行PDCA持续改进，确保EMT小组在院内任何区域发生求救报警后均能快速响应，人员分工明确，操作标准。

（玄方甲　陈昌贵）

077 如何确保全天候水电供应

医院作为救死扶伤的重要场所，不间断地供应水源和电源对于满足病人医疗需求来说是必不可少的，这是保障患者、员工和来访者安全的重要管理项目，也是JCI评审对医疗机构设施管理与安全的重要评估项目之一。

标准出处

设施管理与安全（FMS）9：通过常规或备用供应源，保证每周7天，每天24小时饮用水和电力供应，以满足病人医疗的基本需求。

设施管理与安全（FMS）9.1：一旦水电系统损坏、故障或出现水源污染时，医院应有紧急应对程序，以保护人员安全。

设施管理与安全（FMS）9.2：根据设备系统的要求，医院定期测试应急水、电系统并记录。

设施管理与安全（FMS）10：定期检查维修水、电、废物处理、通风、医用气体和其它关键性系统，并酌情改进。

设施管理与安全（FMS）10.1：指定专人或部门定期监控水质。

设施管理与安全（FMS）10.2：医院收集公用设施系统管理项目的监控资料并用于规划医院公用设施系统改进或更新换代的长期需求。

难点分析

★常规水电供应的公用设施系统如何获得全面、规范的检查、测试和维修？

★如何准备应急备用的水电资源，并定期测试以确保备用供应源的可靠支持？

★在外部水电资源中断的紧急情况下，通过怎样的计划和措施来保证为病人提供“每周7天、每天24小时”的不间断水电供应？

★一旦水电系统损坏或中断，医院如何制定紧急应对程序，并保证有效性。使医院设施管理者在最短的时间内完成紧急情况的处置，切实做到“不间断”供应？

● 制定标准和操作流程 ●

常规公用设施安全管理

根据医院的水电供应系统设备配置、使用时间等情况，制定年度公用设施安全管理计划（Utilities Management Plan），明确管理组织架构和权责。通过设施安全管理委员会对前一年或往年的监控资料分析，制定年度的公用设施管理目标，例如：当日设施设备修缮完成率的月平均值达到85%以上；电力系统需每年进行一次10KV高压配电系统的预防性试验，以使设备符合用电安全管制原则，停电演练≥1次/年；为降低停水风险，给水系统需停水演练≥1次/年；为降低医用气体停气风险，医用气体系统需停气演练≥1次/年。

根据年度管理目标和公用设施管理部门的职责分配和人员配置，制定出年度的公用设施巡检保养计划，如对配电设施的巡检保养计划（见表1）：

表1　配电设施巡检保养计划表

检查频次	设施设备名称	检查项目	检查者或维保单位
日 检	10KV一级配电间	变压器等的运行情况，电力负载情况	配电间值班人员
月 检	500KVA发电机组 110KVA 发电机组	发电机组动态测试和静态测试	配电间值班人员
月 检	各0.4KV配电间	各配电柜运行状况，电流、电压示数	配电间值班人员
年 检	10KV配电系统	电气预防性维护试验	具有电力局认可资质的维护检测单位

在日常工作中，严格按照巡检保养计划的要求，完成所有设备的巡检和维护，并将巡查内容、维修项目等记录于表单，同时保存所有预防性维护的委托外包服务报告、测试报告等资料。

建立完善的应急防范体系

医院的高低压配电系统和重要供电单元分布在各幢大楼中，我们通过0.4KV、10KV配电系统的微机监控系统，一级配电间的全天候场景监控系统等“技防”手段，对每一台变压器、高低压配电柜进行24小时监控。一旦发生局部区域的跳闸或大面积停电，监控系统会第一时间做出报警提示。配电值班人员就能根据报警信息做出正确判断，缩短处理停电事件所需的时间。

所有医院的生活水箱和水泵系统也同样加装液位显示、高低液位和水泵故障报警装置，所有报警信号全部接入24小时值班的机房内。一旦发生水箱内液位异常和水泵系统运行异常时，机电维修人员也同样能立即根据报警信息迅速做出判断和应急响应，确保在造成停水前完成对故障的处置。

停电、停水事件的报警，将即时通过后勤应急防范联动平台以短信形式通知分管院领导、相关科室负责人。

在后勤应急防范联动平台上，有一项PDA电子巡检功能，使“人防”体系信息化、标准化。院内的各变压器、配电柜、生活水泵等关键设施均贴有激光条形码。水电值班人员根据当日排班登陆系统，通过PDA导入巡查表单，在规定时间内定人、定时对设施设备进行巡检，扫描激光条形码后，按规范输入该设备设施的运行参数或状态（见图1、图2）。

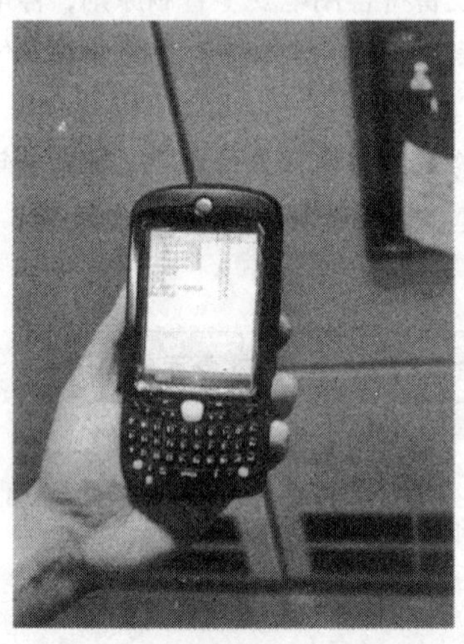

图1　PDA巡检设备及巡检界面

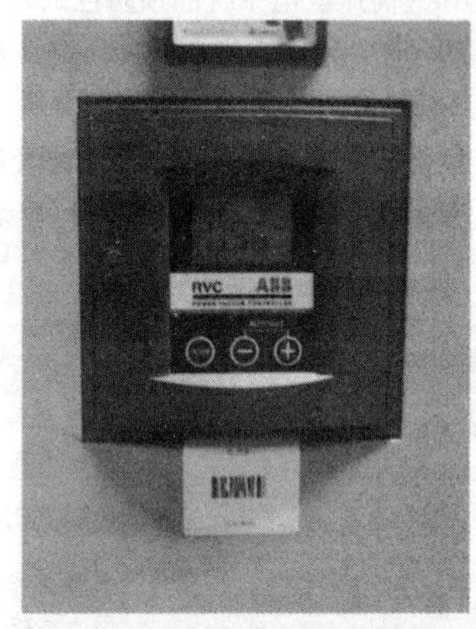

图2　配电柜上的条形码标签

构建持续性紧急备用水电供应系统

除了完善的公用设施常规安全管理，医院还要建立、维护、评估并改善紧急备用系统和供应源，以确实获得“一周7天、一天24小时”的不间断水电供应。

1. 供水系统：医院的市政供水系统，通常情况下是两路或两路以上供给，并在院内设置有一定容量的生活用水水箱或地下水池。设施安全管理委员会应当根据全院生活用水总储存量，结合单日用水最大量或平均每日用水量进行备用水源供应持续时间的评估。与市政、当地消防队或饮用水生产企业签订合约协议，确保在可持续供水的时间内，有足量的备用饮用水到达院内（见图3）。

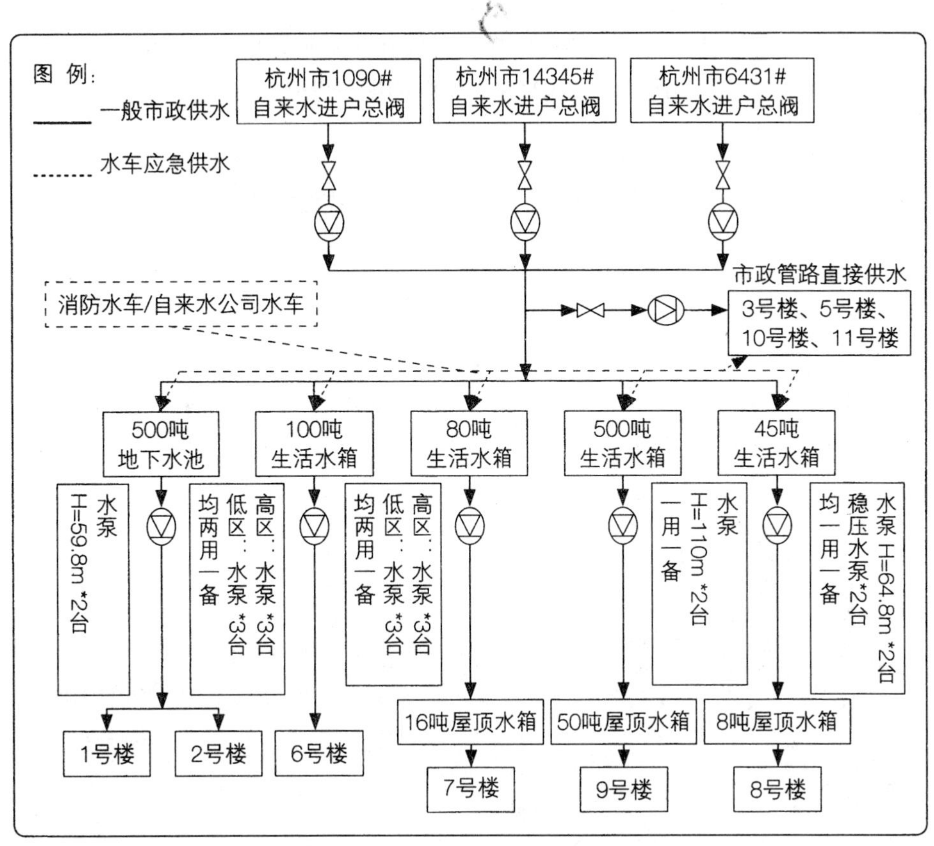

图3　浙医二院供水系统（市政供水+应急供水）流程图

院内所有的生活用水水箱，每6个月委托具备专业资质的单位进行一次全面的清洗消毒，并提取水样委托疾控中心进行检测，确保供水水质符合国家《生活饮用水卫生标准》（GB5749-2006）。所有生活水箱全部加盖密封并上锁管制，所有供水泵房均锁闭或门禁系统管制，限制非工作人员的出入。

2. 供电系统：配电系统通常情况下必须是双回路供电专线的配置，并达到互为备用的容量配置。一旦发生单路供电中断，可以自动切换至另一路供电专线进行全院供电（见图4）。

除了常规的双回路供电，医院还必须配置足够容量的自备发电机组。应急发电机组不一定必须满足医院所有符合的供电需要，但设施安全管理委员会必须对医院内的各个用电单元，尤其是需要生命维持设备供电的重要医疗单元（如手术室、急诊室、ICU、血透室等）进行紧急供电的评估，优先将发电机组的紧急供电系统架设至这些重要单元，通过智能化控制系统和ATS自动切换开关实现突发双路停电后的瞬时发电机组启动和供电。

发电机组的燃料存量能够满足全院停电情况下多久的满负荷紧急供电，同样需要进行测量和评估。备用的燃料供应，也必须与供应商在合约中明确在存储燃料耗尽前能够确实到达医院，实现持续不间断的燃料供应。

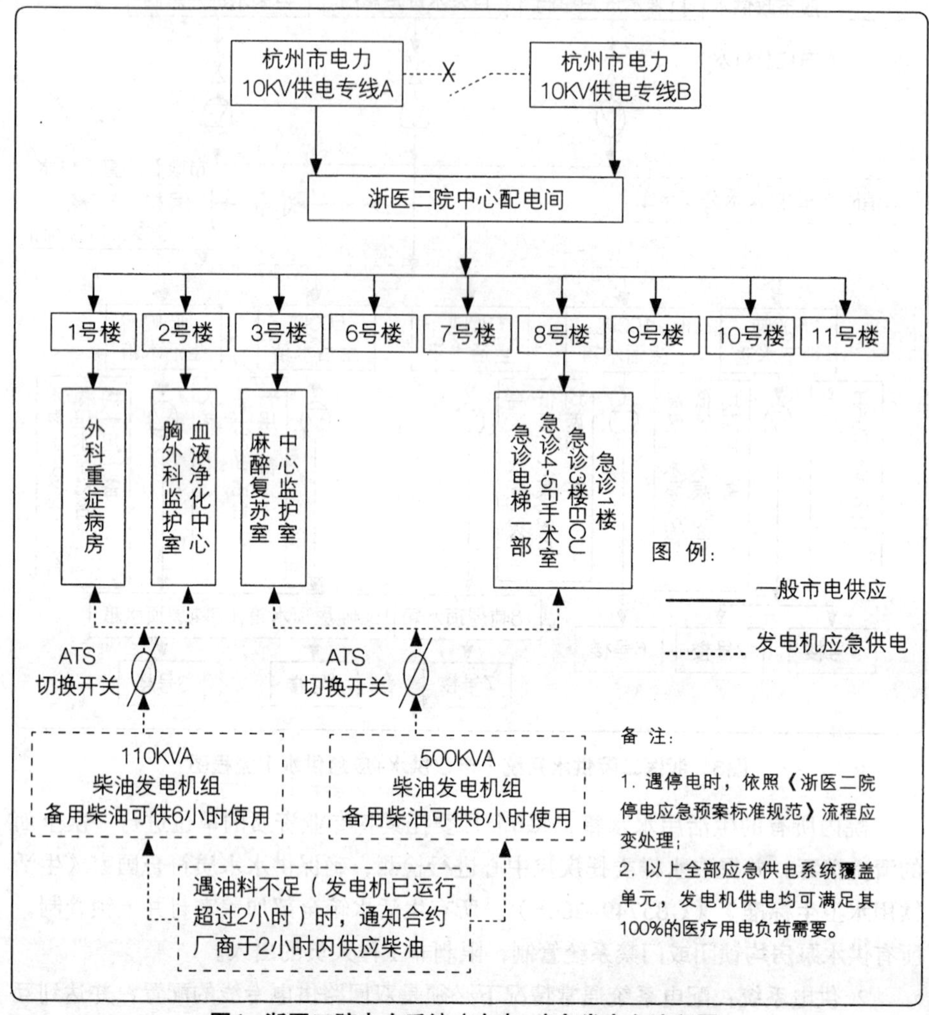

图4 浙医二院电力系统（市电+应急发电）流程图

制定应急预案标准规范

根据停电或停水影响范围大小，有针对性地制定应急预案，例如，将停电应急预案细分为：

第三类应急预案：诊间用电或病房设备带等供电设施停电应急预案；

第二类应急预案：大楼或楼层区域性停电应急预案流程；

第一类应急预案（1）：医院10KV单路进线停电事件应急预案流程；

第一类应急预案（2）：医院10KV双路进线停电事件应急预案流程。

不同影响范围的停电，其应对措施在应急预案中都要有明确的人员职责分配、应对流程和汇报机制——不仅仅是配电系统维护和操作人员的应对流程，还要包括医护人员在突发停电时，如何应对以保证患者的生命安全。

停水应急预案中，同样要根据停水影响范围的大小，制定有针对性的响应措施，例如：大楼或楼层停水，可以紧急从相邻楼宇或楼层引水支援。全院性停水，则必须启动限制性供水措施，根据用水急缓程度的评估进行分科室、分区域的限制供水。

同时，在预案中要区分出无预警突发停水和有预警/计划性停水的应对措施。

无预警停水事件发生后，除立即判断停水原因，评估停水时间外，还要注意通知全院各科室应立即检查所在区域内水龙头是否确实处于关闭状态，以防供水恢复时发生溢水；通知消毒供应中心和血透室等重要用水单元采取对应措施，防止设备故障停机和透析患者的妥善处置。最重要的是节制全院非必须用水，保证备用水源最大程度供给重要用水单元（如手术室、ICU、血透室、供应室等）。

有预警停水情况下，后勤部门要通过各种方式通知停水受影响单位，并帮助准备备用水源，尽量做到在停水时间内保证其正常工作。强化全院节水广播及院内网告知停水情况，节制非必要用水，适时向备用水源支援单位联系供水支援，以保证水源的持续供应直至恢复正常供水。

全院性应急预案培训

医院通过全院公布应急预案SOP、集中讲座培训、网上课程培训和考核等多种形式对全院职工开展停电、停水事件的应急预案培训。使全院所有工作人员，包括清洁员工、保安等临时聘用人员，都知道遇停电停水等突发事件时如何正确应对，以确保患者和员工自身的安全，如何获得并有效利用备用的水电资源。

配电系统和供水系统的每一位维护和管理员工，则必须完成停电和停水预案的系统性培训，并通过班组长对他们的严格理论和操作技能考核。这些培训和考核记录同样也是FMS.11章节的衡量要素的非常有价值的佐证材料。

应急预案演练

制定并培训应急预案后，就要通过定期的演练对应急预案流程的实效性和正确性、人员的操作处置的熟练度进行检验和监控，并获得真实的改进资料，以利于医院对应急预案进行有效的修订。

每年对停电和停水进行至少一次的应急预案演练。在演练前需要制定详细的演练方案并进行桌上模拟演练，明确人员角色分配应对步骤等。演练时要确保不影响正常的医疗工作，并以照片结合文字进行详细的时间节点和操作步骤记录。完成演练后，所有参与者与主管部门一同进行演练总结和改进讨论，使应急预案在不断的演练中获得改进。

在停电演练时，还可以检测发电机组在医院常规供电中断后启动到投入备用供电的时间是否符合各重要临床科室要求，燃料储存是否符合持续供应要求等。

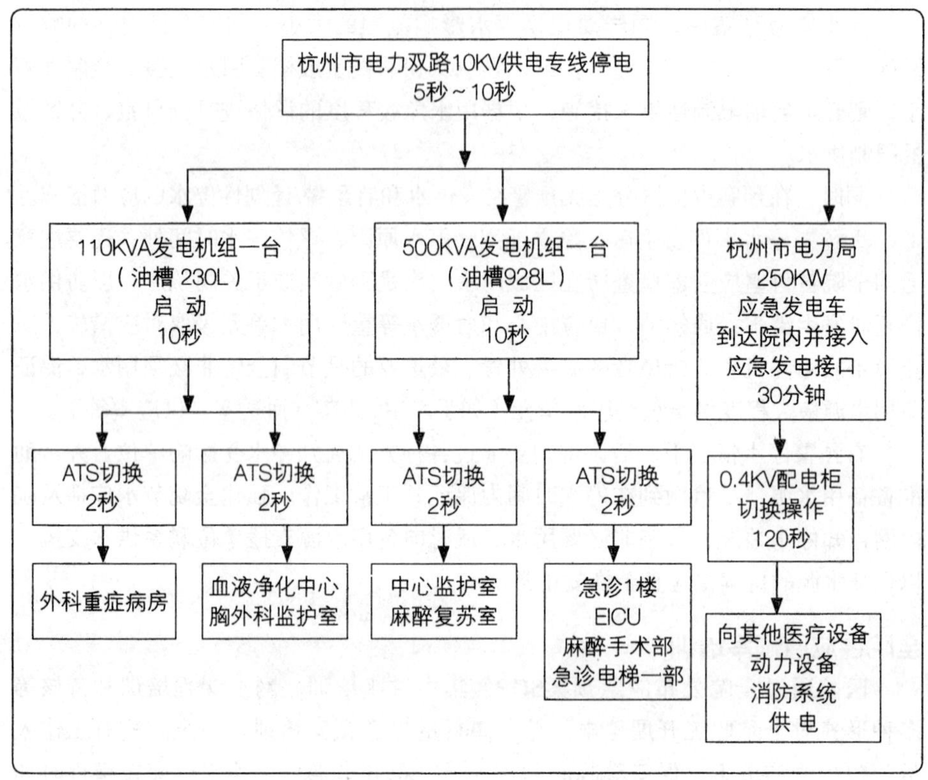

图5 浙医二院备用发电机应急供电模式

典型案例

医院停电不断电

要保证医院供电系统在突发停电情况下仍可持续供电，需要计算出现有备电系统可以持续工作的时间。

当医院发生单路停电后，医院10KV配电系统的联络开关将自动切换，将停电一路的所有负荷在几秒内切换至正常的供电专线上，可确保“一周七天、一天24小时”不间断的电力供应。

当医院两路供电专线均停电时，医院自备的发电机组将自动启动，在几秒内达到额定的电压和功率数后，向各重要供电单元进行紧急供电。发电机组的可持续供电时间，就需要根据发电机的耗油量和医院的储油量进行评估，如：

两台发电机组在核定转速满负荷运行状况下，耗油量：

（1）110KVA发电机组：每小时26.1L（根据设备技术手册）

110KVA发电机组油槽储油量230L，约可供满载连续使用至少6小时；

（2）500KVA发电机组：每小时98.6L（根据设备技术手册）

500KVA发电机组油槽储油量928L，约可供连续使用至少6小时；

估算出发电机组使用医院储备燃料持续供电时间后，再与燃料供应商签订保障备用燃料供应的合约，配合医院柴油合约供应商可于2小时内运送10吨柴油至医院，并确保连续的足量供应，可保证医院使用发电机组进行“一周七天、一天24小时”的供电。

• 改进成效 •

通过对常规电力和供水供应设施设备的周期性维护和巡检，使医院的电力和饮用水能够稳定安全供应。

通过对重要用电单元的用电容量评估，发电机组油耗和储油量的评估等，医院通过备用发电机组和紧急供电系统的架设，使所有急重症和麻醉手术单元医疗用电负荷100%能够在双路市政供电停电时获得“一周七天、一天24小时”的不间断供电支持。

通过对医院总体备用水源的评估，并制定切实可行的限制性供水和备用水源分配预案，使医院在市政停水后能保证所有人员的饮用水和医疗用水达到“一周七天、一天24小时”的不间断供给。

• 招式点评 •

医院的水电供应，作为医疗服务开展的基础条件，在JCI评审中是每一位评审委员都非常关注的一项内容。医院的供电系统和供水系统都是按照国家的规范进行设计和安装的，可以保证“一定时间” 的紧急备用支援。我们要改进的就是如何将这“一定时间”延长至“一周七天、一天24小时”的不间断供应。这就需要我们进行科学合理的备用资源评估和紧急支援预案制定。正如本文所述，当在既有备用资源的可支持时间内又能够获得更多的持续的支援，并进行有效的分配，便能让JCI委员深信，我们的水电供应能够达到不间断的要求，并且应急预案详细周全，所有员工都训练有素。

（吴边　陈昌贵）

078

FMEA降低医院火灾风险

医院人员密集，且存在大量病患，一旦发生火灾，后果不堪设想，因此消除火灾隐患、降低火灾风险已成为医院安全保卫工作的重中之重，也是JCI重点考评项目之一。

• 标准出处 •

设施管理与安全（FMS）7：医院制定并实施消防安全计划，确保所有人员安全，避免烟、火或其他紧急情况所造成的危险。

设施管理与安全（FMS）7.1：计划包括对火灾或其他紧急情况的预防、早期发现、灭火、控制和安全撤离现场。

• 难点分析 •

★如何分析并确立医院各区域火灾风险等级？

★当火灾发生时，如何有序开展消防应急工作？

• 制定标准和操作流程 •

灾害脆弱性分析（HVA）

医院对各类紧急事件进行风险管制之前，首先利用HVA法对这些事件开展风险等级评估，再按风险等级由高到低排序，制定风险评估表，如表1所示：

表1　2012年度浙医二院风险评估表

序号	危机项目分析	权责部门	发生频率F	事故严重性(S)=HS+HH+ER+TL				风险积分	风险等级
				人员安全	人员健康	影响范围	停工损失	F×S=RW	1~5
1	火情	保卫科	2	10	10	10	15	90	2
2	电梯故障困人	后勤管理中心	4	10	5	5	1	84	3
3	医院大面积停电	后勤管理中心	2	15	5	15	5	80	3
4	放射/辐射事故	保卫科	1	20	20	20	20	80	3
5	爆炸事件	保卫科	1	20	20	20	20	80	3
6	台风和暴雨等灾害性天气	后勤管理中心	3	10	1	10	5	78	3
7	公共卫生事件	门诊部	1	20	15	20	20	75	3
8	……	……	……	……	……	……	……	……	……

由表1可知，2012年消防火情作为医院首要管控的风险，作为消防责任部门保卫科则利用FMEA法来降低医院消防火灾风险。

火灾风险区域划分

火灾风险区域可依据本单位历年消防火情事件进行划定，将火情事件发生频率较高的几个区域作为消防重点管制区域，例如我院将消防重点风险区域分为：施工区域、实验区域、公共区域、设备机房。

失效模式与影响分析（FMEA）定义及作业程序

失误模式与影响分析（Failure Mode and Effects Analysis，FMEA）是一种由下而上的归纳式系统分析或流程分析方法，用来评估潜在性的错误。包含找出什么会造成错误，以及会发生错误的方法（失效模式），并决定每个失效模式对系统的影响。

在确立医院消防火灾风险区域后，找出区域内潜在的消防危害项目，利用失效模式与影响分析（FMEA），依据发生频率、事故严重性等因素，按评分表客观评定这些区域的风险等级，为制定措施及展现改进成效做好准备，以下为FMEA

作业程序（见表2～表4）：

表2　发生频率(F)评分表

	评分项目	评分	发生机率
发生频率(F)	同业间曾经发生过或本院有潜在可能发生	1	极不可能
	近三年可能或曾发生此类事故一次以上	2	稀少的
	平均每年以上可能或曾发生此类事故一次以上	3	也许的
	平均每月以上可能或曾发生此类事故一次以上	4	可能的
	平均每周以上可能或曾发生此类事故一次以上	5	经常的

表3　严重度(S)评分表

严重度(S)	影响范围(ER)	评分
A	无明显危害	1
B	1. 范围限于设备附近 2. 非毒性物质外泄，不需外部协助	5
C	1. 范围于工作区附近(例如工作楼面) 2. 非毒性物质外泄，需外部协助 3. 火警初期即已控制	10
D	1. 范围扩及院内其他工作区(如该工作楼面以外) 2. 有毒性物质外泄，但未发生中毒事件 3. 火警需外部支持	15
E	1. 范围扩及医院以外 2. 有毒性物质外泄，导致中毒事件 3. 火警需撤离	30

将发生频率(F)与事故严重性(S)相乘积后得出风险评分(R)，即：

风险评分(R)=频率(F)×严重性(S)

表4　风险等级评定及控制方式

风险等级	重大风险	高度风险	中度风险	低度风险	轻微风险
等级代号	1	2	3	4	5
风险评分	大于110分	95分至109分	85分至94分	40分至84分	小于等于39分
风险控制	应立即作预防或强制性改善	应管制危害发生，备有相对应应变措施或管制程序，并加强检查、查核及督导作业	应加强检查、查核及督导作业管控风险	适当警觉，需加强稽查	可接受，不需特别稽核

区域管制

1. 施工区域管制

按照国家相关法律规定，施工时电焊、气割等特殊作业人员须持相应操作证，为防止外包人员无证动火，保卫科设立专职动火审批人员，施工单位在电焊、气割等作业前须将作业人员身份证、特殊作业证复印件交保卫科审批备案，经审批合格后开具动火证。

另外，施工现场专职巡查人员每天两次对施工区域进行消防安全巡查，检查内容主要包括疏散通道、消防器材、违章用电、抽烟现象及动火情况等，从而提高施工外包人员消防安全意识，也能及时消除施工现场存在的安全隐患。

2. 病区微波炉使用管制

病人或病人家属因缺乏微波炉使用安全常识，时常导致食物烧焦从而引发消防火情事件，在经相关部门、科室讨论决定后实行微波炉定时开放使用，并在微波炉上张贴使用方法及注意事项，明确规定在使用微波炉时人禁止离开现场，非开放时间段由科室工作人员将微波炉插头用定制铁盒锁住，从而有效管制外来人员对微波炉使用。

3. 全院禁烟

院内实行全面禁烟，成立劝烟督导员，发现抽烟现象及时劝导，在打造清洁健康的院内环境同时，也有效控制吸烟人员乱丢烟头引起的火情事件。

4. 增设灭火器材

日常生活中电器设备短路、老化也是引起火灾的重要原因之一，医院在加强电器设备检查保养的同时，消控中心在电梯机房、高配间、冷冻机房等公共设备机房内增加二氧化碳灭火器配置密度。

消防培训、巡查及演练

1. 制定火灾风险分析表及消防应急预案

要对一个区域实行消防风险控制，首先需对该区域可能引起火灾的因素分析，并且对各因素利用FMEA法进行风险等级评定，将风险等级高的火灾因素优先控制，并且制定针对性的改善措施。

表5 火灾风险分析表

可能原因	可能后果	风险管理（R=F×S）				建议改善措施
		F	S	R	风险等级	

制定《消防应急疏散预案》规范医院消防应急处理流程及明确相关部门职责，另外，针对科室内部制定《单位自救消防编组预案》，将科室内部成员分成若干个应急小组，明确各小组在火灾初期时的应急职责。

2. 消防安全培训

医院应有计划地对院内人员开展消防安全知识培训，提高其安全防范意识，加强应急处变能力，使员工掌握基本的自救、互救能力。

全院性消防培训：院内员工包括外包人员每年须至少接受一次消防安全知识培训，培训内容包括基本消防器材使用、消防应急预案以及医院消防安全管理制度等相关内容。培训人员由消控中心工作人员组成，通过事先与各科室预约，深入临床一线主动为员工做消防培训，以确保培训的参与度。另外，医院成立检查小组对医院各科室开展JCI模拟检查，其中包括对员工消防安全知识掌握情况等，检查结束现场召开反馈会议，使科内员工了解本科室消防现状。

新职工岗前培训：新职工在入院前掌握消防知识相对薄弱，因此在对新职工岗前培训时特邀请消防培训中心教官进行专业性培训，要求新职工通过考核后再上岗。

3. 消防巡查

预防火灾是消防工作的首要任务，需要通过反复巡查及时发现火灾隐患和消防设施故障，但是医院建筑数量多、结构复杂，仅靠消控人员巡查的力量远远不够，因此，需要全院联动共同排查火灾隐患。

消控专职巡查：医院消控中心应设立消防专职巡查人员，按指定线路每天对全院各区域进行巡查，发现问题及时整改并做好登记备案工作。

保安巡查：为突出保安巡查重点，将保安巡查分为日常巡查和重点区域巡查。其中日常巡查由3个巡查小组组成，规定每2小时对全院进行一次检查；重点巡查每晚10：00开始进行，每天检查一次，主要巡查医院重要设备机房，例如电梯机房、配电间、冷冻机房等，同时，医院实验区域也作为重点巡查区域。

科室自查：除了消控工作人员及保安人员检查之外，本科室工作人员也是医院消防检查的重要力量，科内人员发现消防隐患可拨打消控中心维修电话通知维修或整改。

4. 消防演练

为使工作人员熟练掌握消防应急流程及自身职责，增强各科室间消防应急协调能力，医院每年开展全院性消防演练和科室消防演练。

每年定期开展至少两次全院性消防演练，演练地点均设置在医院消防重点部门，由医院消防应急领导小组统一指挥，各科室按照《消防应急疏散预案》流程联合行动，演练结束后现场召开总结会议，反馈在演练过程中存在的问题，确保应急预案的实战性和可行性。

为确保各科室成员的消防应急处理水平，熟悉各自在消防事件中的职责，科室每年至少开展一次部门性消防演练或桌上模拟演练，通过理论与实际相结合的方式使员工真正理解掌握消防知识，同时，医院JCI模拟检查小组对各科室进行不定期随机考核。

典型案例

消防应急模拟演练

为提高院内员工消防应急处理水平，在消控中心组织下指定一个科室开展消防模拟演练，以下是此次演练的应急处置流程图（见图1），在演练中所有员工均能按照消防器材操作标准及既定预案执行。

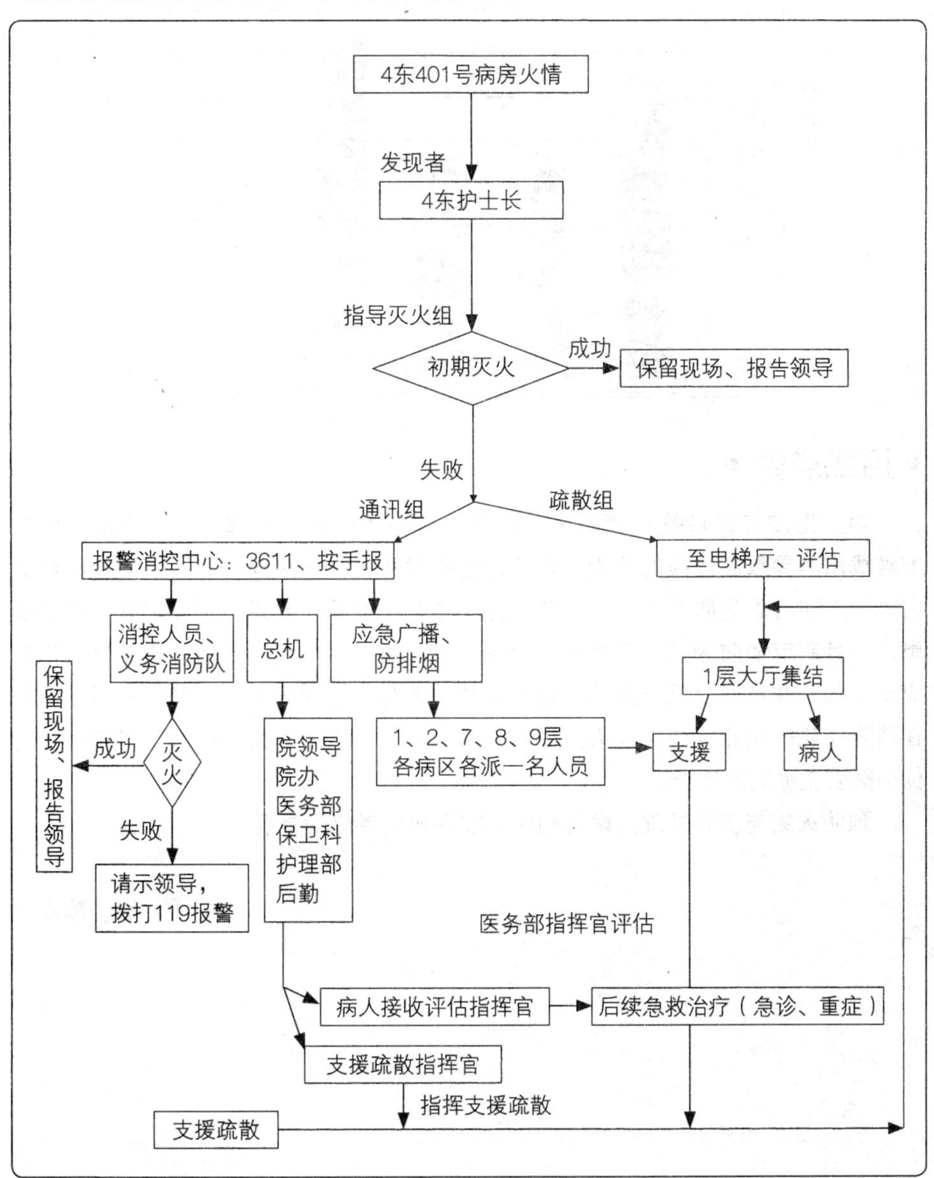

图1　应急处理流程图

• 改进成效 •

经过前期对医院各区域进行FMEA分析，针对存在的问题实行措施改进，从而降低医院各区域消防火灾风险。

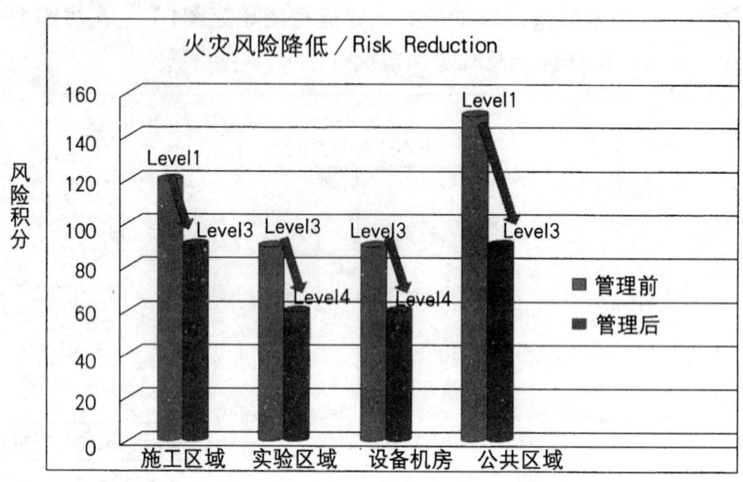

• 招式点评 •

对于医院各区域施行消防风险评估，需要采用科学合理的评估方法，并且准确找出其导致高风险的原因，才能通过有效措施降低风险等级，医院在控制火灾风险上应将事先防范与事后应急处理相结合。前者需要通过不断巡查，排除隐患，并且制定消防相关规章制度规范院内人员用火用电情况；后者需要制定消防应急预案，并且通过反复演练，提高人员的消防应急处理水平，增强各科室之间在消防应急中的相互协作能力，尽最大能力将火灾消灭在初期阶段，尽最大努力保护医院生命财产安全。

预防火灾与应急处理这两者相比，前者比后者更为重要。

（林敏　陈杰）

079
建筑安全“顶”层设计

医院建筑楼宇的屋顶，看似一个与JCI评审几乎没有关联性的地方，却往往是JCI评审委员在进行管理组追踪时的第一站。

现代化的大型综合性医院往往是几幢建筑组合而成，有些屋顶可能安装了很多设备，有些屋顶可能作为景观花园使用，还有些老建筑的屋顶，可能多年都没有进行过修缮……1.2m的女儿墙高度是否足够满足人员的安全防护需要？一把锁锁住屋顶大门就没有风险了吗？怎样让作为现场追踪第一站的屋顶，令评审委员们对接下去的设施安全管理追踪充满期待？我们要做的就是从每个细节入手，降低屋顶环境和设施对病人、家属、员工和来访者可能构成的安全、保卫和消防风险。

• 标准出处 •

设施管理与安全（FMS）4：医院制定计划并实施项目，保证提供安全可靠的硬件环境。

设施管理与安全（FMS）4.1：医院检查病房楼的情况，制定计划以降低明显的风险，为病人、家属、员工及来访者提供安全的硬件设施。

设施管理与安全（FMS）10：定期检查维修水、电、废物处理、通风、医用气体和其它关键性系统，并酌情改进。

• 难点分析 •

★医院各建筑的建成时间不同，所依据的建筑设计规范对屋顶设施的建设标准不同。我们需要根据当前的建筑安全规范，结合JCI对于设施安全的标准，识别和评估每一幢建筑的屋顶存在的每项安全风险，再逐一进行整修改造。

★对屋顶的设施安全，需要有周期性的细致的巡查并有书面记录，有根据巡查结果改进的资料。巡查对象不仅仅是建筑屋面本身，还包括屋顶上的各类露天设施设备。

★在屋顶上的整修改造，涉及到高空作业的人员安全、施工作业的风险评估等，这些都是JCI非常关注，并可能影响FMS章节评分的重要因素。

★屋顶的人员管制和身份识别。

制定标准和操作流程

制定巡查机制

建筑屋顶不仅包括建筑本体的结构和设施，还包括了屋顶生活水箱、空调外机、冷却塔、给排水管路、室外广告牌、灯箱，消防排烟风机等附属设备。由设施安全管理委员会组织后勤管理中心、保卫科和IT中心等相关部门的主任和分管相应设备的组长组成全院屋顶的专项巡查小组，每月进行一次专项的屋顶安全追踪检查，并将发现的安全风险和改进建议记入统一的表单中。在每月的设施安全管理委员会例会上，针对已记录的屋顶安全改进项目，进行责任单位落实并制定改进计划（见表1）。

表1 某次巡查记录表单

医院FMS行动小组

JCI评审追踪检查问题清单

组　长：____________

检查人员：________________________　　　　访查时间：201__年__月 _日

区域	发现问题及建议	负责单位	行动改进计划和措施	预计完成时间
访查主题：全院屋顶设施安全				
门诊综合楼屋顶	1.屋顶消防风机、空调机组等设备电线线管锈蚀，需除锈刷漆或更换	后勤管理中心	维修中心负责完成相应整改	9月21日前
	2.屋顶各类管路的保温材料因踩踏变形、破损	后勤管理中心	维修中心负责更换变形破损的保温材料和铝皮	10月4日前
	屋面水箱发现有青苔未清除	后勤管理中心	物业部负责屋面青苔清除	9月21日前
	南面钢架玻璃房内保洁情况需加强、地面青苔清除	后勤管理中心	物业部负责，维修中心配合落实卫生保洁	10月4日前
	电梯机房内两个管道井消防封堵还未落实，有"烟囱效应的隐患	后勤管理中心	基建部负责监督封堵施工单位按计划完成封堵	10月4日前
眼科中心	盆栽植物需移除，电线管路、架子需除锈刷漆	后勤管理中心	维修中心负责完成相应整改	9月21日前
1号楼屋顶	屋顶隔热层水泥板老化严重，要尽快移除； 南面女儿墙支持角铁架子防锈刷漆； 女儿墙孔洞安装防护网	后勤管理中心	隔热板利用国庆假期完成移除 女儿墙孔洞防护网用塑料网防护	10月4日前
	屋顶女儿墙上的铁制防护围栏除锈刷漆	后勤管理中心	维修中心负责落实	10月4日前
其他改进意见	医院大楼屋面防水层需做检测，确保防漏到位，对于破损的防水层进行修补、改造	后勤管理中心	维修中心负责	10月4日前
	其他大楼屋顶根据以上屋顶检查改进意见，由各相关部门先进行自查整改。FMS小组将安排其余屋顶的专项tracer			

识别、评估、改进屋顶安全风险

1. 围栏和女儿墙的防护

根据《民用建筑设计通则》中要求，上人屋面临空处应设置防护栏杆，栏杆材质能承受荷载规范规定的水平荷载，高度不应小于1.05m，高层建筑的栏杆高度应适当提高，但不宜超过1.2m，其高度内不应留空。但考虑到医院内患者及家属群体的特殊性，除了要使屋顶所有屋面临空处符合上述规范要求外，设施安全管理委员会为了防止有意的攀爬等高风险事件，还在围栏上方通过软性围网的方式将围栏高度加高至1.8m，杜绝了人员在临空处的坠落风险。

女儿墙在建筑中较为普遍，特指建筑物屋顶外围的矮墙，主要作用除维护安全外，亦起到屋顶的防渗防漏。根据最新的国家规范要求，如建筑物在10层楼以上，女儿墙高度不得小于1.2m。但由于医院建筑建造时间不同，女儿墙高度参差不齐，多数女儿墙存在高度不达标、侵蚀破损等问题。医院对所有未达到标准高度的女儿墙进行了围栏加设，对所有破损处进行了结构性修复，确保女儿墙坚固完好，杜绝坠落风险。

2. 门禁管制

屋顶由于平时几乎没有工作人员管理，又处于高处，非常容易发生意外事件，作为高风险的区域，医院通过对屋顶大门加装门禁进行管制，门禁权限仅开放给保卫科消控中心和屋顶相关设备的维护人员。所有屋顶门禁在发生火灾等特殊情况，人员需要将屋顶作为疏散平台使用时，可由消控中心进行远程操纵打开，确保疏散动线的连贯性。

3. 警示标识

对于屋顶上容易攀爬的设备或检修爬梯等危险区域，医院均设置了醒目的安全警示标识；同时，为了确保在屋顶上也有明确的疏散动线指向，使人员应急情况下能迅速找到疏散楼梯，在屋顶上标示出明显连贯的疏散动线（见图1）。

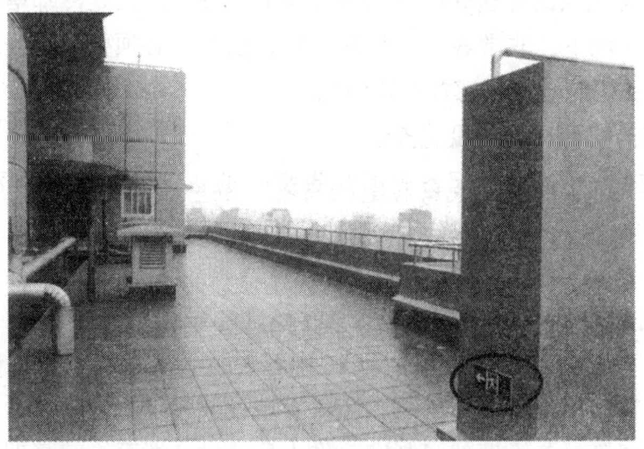

图1 屋顶疏散警示标识

4. 露天设施设备安全

现代建筑的屋顶上往往放置有冷却塔、空调室外机、生活水箱等大型设备和露天设施。大多数设备均有底座支架支撑，设施安全管理委员会明确这些设备的巡查和修缮周期、责任部门，并在每月的专项巡查中抽查完成情况和书面记录（见表2）。

表2　屋顶设施设备安全巡检计划表

序号	设备名称	巡查和修缮项目	周期
1	冷却塔	清洗和排污	两周1次
		底座基础和外壳保养	每年1次
		阀门和管路保养	每年1次
2	空调室外机	外机压缩机维护	每年1次
		底座和外壳保养	每年1次
3	广告灯/发光字	电气安全巡查检修	每月1次
		灯箱基础支架紧固保养	每年1次
4	屋顶水箱	液位控制系统检修	每月1次
		水箱清洗	半年1次
		水箱防漏检查，基础保养	半年1次
5	室外管路	阀门保养、管路保温修缮	每年1次
		管路走向和用途标识	半年1次
6	消防风机	电气安全巡查检修	每月1次
		运转测试	每月1次
		外壳和基础保养修缮	每年1次
7	设备雨棚	基础和支架紧固保养	每年1次
		台风季节前加固	每年1次

此外，还需注意的是这些设备周边环境的清理，尤其是冷却塔和空调外机周边等相对潮湿环境下，非常容易生长的苔藓、菌类，必须要及时处理，以免产生影响通风系统和建筑环境的感控风险隐患。

5. 屋顶直升机停机坪的设施安全

浙医二院的6号楼屋顶配备有浙江省唯一的空中急救平台。对于这条位于医院高层建筑屋顶的医疗急救“生命通道”，JCI自然会格外重视直升机停机坪的安全。

首先，我们必须根据中国民航总局156令《民用机场使用许可规定》，制定《浙医二院高架直升机场使用手册》，内容包括：直升机停机坪的公用设施管理、空中交通管制设施管理、消防和应急救援设施管理、起降点净空管理及管理权责和责任分配等。各管理部门制定工作人员经过《浙医二院高架直升机场使用手册》的培训后，负责具体安全管理工作，每月完成巡查修缮并记录书面表单（见表3）。

表3 停机坪巡查记录表

巡检设施	检查项目		巡检项目	检查名称	
塔台控制室	1	风向风速仪	停机坪	1	边界灯
	2	气压计		2	风向标
	3	空调		3	泛光灯
	4	各路电话		4	机场标灯
	5	照明灯具		5	地面标识油漆
	6	玻璃幕墙和窗帘		6	逃生通道
电控室	1	场灯电控箱		7	机场排水是否畅通
	2	照明和动力配电箱		8	机场周边建筑高度
	3	其他设施		9	其他设施安全情况

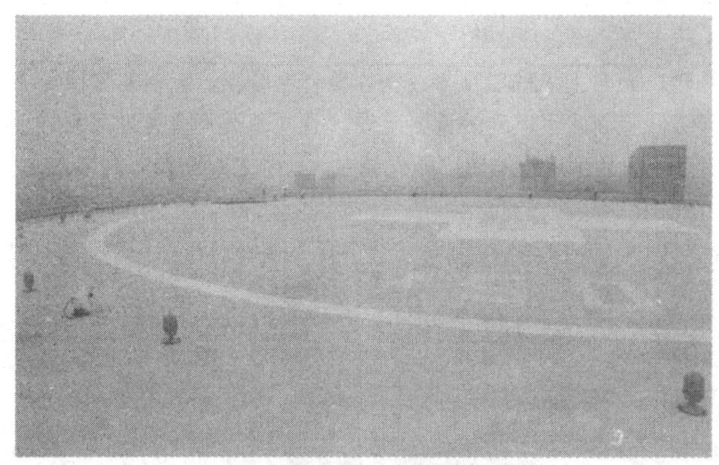

图2 浙医二院直升机停机坪

6. 屋面高空施工作业安全

屋面上的设施设备经过各部门和设施安全管理委员会的专项巡查，肯定有大大小小的整修和改造。作为院内施工项目，又是位于屋顶这样的高空风险区域，对屋顶的施工作业安全，也是JCI非常重视的设施安全管理环节之一。设施安全管理委员会对屋顶施工作业进行风险评估后，在“施工安全管理制度”中制定了明确的标准。

施工前，要求施工单位根据实际工程内容和作业类别，如实填写《浙医二院施工作业危害因素告知单》。如为高空施工作业，则必须勾选工作环境说明中的“脚手架/高空作业”一项，并将可能危害中的“坠落/滚落/踩踏、物体飞落、物体倒塌/崩塌” 等危害因素全部勾选。在完成施工项目负责人和监理单位审核后，交后勤管理中心备案，并在施工时将此危害因素告知单张贴于现场。

施工期间，后勤管理中心在对施工现场进行安全巡查时，依据现场张贴的告知单内“应采取之防灾措施”的内容逐一核对风险防护情况，并对检查内容进行记录。施工结束后，将表单交由项目安全负责人、分管主任和部门主任签字确认，与所有施工项目资料一同保存。

7. 屋面防漏和雨水沟疏通

建筑随着建成后使用时间的增加总会由于建筑屋面结构或防渗层的老化而出现渗漏等现象，但通过雨水排水系统的定期巡查和疏通，以及屋顶防渗层的保养和更换，可以做到杜绝屋顶漏水及渗漏造成楼板潮湿发霉等不良事件的发生。

屋顶的防漏找坡层在巡查时如发现开裂等情况，可以使用SBS防漏材料进行局部或整体修补。对一些已经使用SBS防水卷材的老建筑屋顶，在巡查时我们要关注防水材料是否已经老化开裂，拼接处是否起壳等，提前完成对可能渗漏处的修补。

裙房屋顶、经常上人的屋顶等经查容易产生垃圾，定期的屋顶保洁和雨水沟清淤，也是降低屋面漏水风险的重要工作。通过每周一次的巡回保洁、雨水沟清淤，以及每月一次的雨水管疏通，能保证在大雨和长时间降雨时屋顶快速排水。

图3 ~ 图6护栏空隙改造对比：

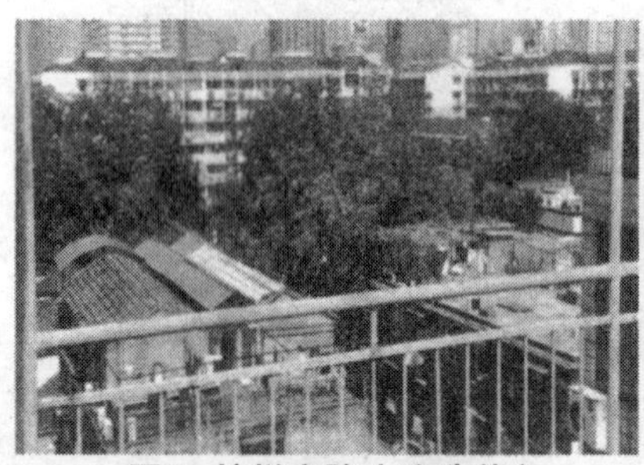

图3 护栏空隙（改造前）

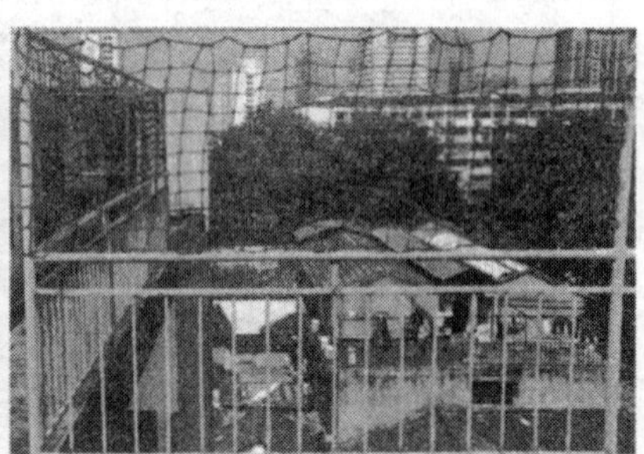

图4 加装防护网（改造后）

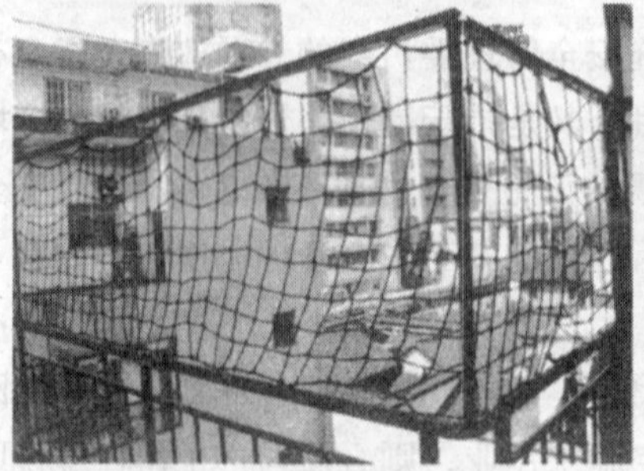

图5 加高护栏高度

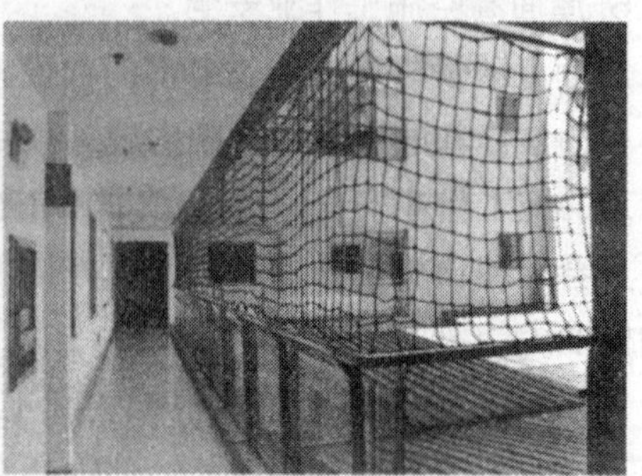

图6 内走廊区域防护网应用

改进成效

通过屋顶设施安全专项巡查，完成了对全院屋顶的风险识别与评估，并充分考虑人员的安全风险，对已符合国家建筑规范的屋顶进行安全防护设施改进，并通过门禁系统管理，限制了屋顶的进出权限，使JCI委员在到达医院屋顶时，不仅赞叹医院对露天设施设备的维护保养工作到位，更让他们坚信，医院在每一个细节上都非常关注病人、员工甚至来访者的安全。

招式点评

JCI标准并没有对建筑屋顶的安全提出具体的标准和要求，但根据FMS.4和FMS.10等标准的详细解读，我们通过设施安全管理计划的制定，相关SOP标准的执行，全面地识别每一项风险因素，并持续地巡检和改善，使建筑屋顶的安全与规范除了符合《民用建筑设计规范》的要求之外，还将这一高风险区域的安全风险降到最低。

（陈昌贵　唐乐）

080

危险化学品化“险”为夷

医院因科研实验、医疗需要购置大量危险化学品、精麻药品及放射性元素，但是由于这些物品本身对人体或环境具有危害性，如果存储使用不当，将可能造成严重后果。在JCI的评审中，建立安全可靠的存储环境和应急防护措施，制定合理规范的采购、使用及报废流程是JCI专家委员对于有害物质的重点关注项目。

• 标准出处 •

设施管理与安全（FMS）5：医院要制定有关有害物质的清单，及有害物质和废弃物处理、存储和使用的控制与弃置计划。

• 难点分析 •

★医院危化品种类繁多，涉及临床、医技、科研等多个领域，如何防止危化品失窃？

★发生危化品暴露、泄漏后如何快速有效地应急处理？

• 制定标准和操作流程 •

危险化学品定义

危险化学品是指具有爆炸、易燃、毒害、腐蚀、放射性等性质，在生产、经营、储存、运输、使用和废弃物处置过程中，容易造成人身伤亡和财产损毁而需要特别防护的化学品。

危险化学品清单

按照以上定义，统计各科室、部门存储使用的危险化学品，建立医院危化品清单，并标明相应物质的化学属性，以便使用科室根据其属性进行针对性管理。

另外，JCI评审专家对于含氯化合物比较关注，例如，医院普遍使用的康威达泡腾片（化学名：二氯异氰尿酸钠）在国内未被列入危化品范畴，但在JCI评审中专家要求将其按照危化品进行管理，因此，应将含氯化合物列入医院危化品管理清单。

完善防护措施

为确保有害物质安全存储、使用，医院应建立完善的防护措施，防止失窃或暴露等事件发生。

1. 存储

◎临床实验中心、肿瘤研究所、检验科等存有大量危化品的科室安装危化品专用存储防爆柜，柜内安装的排气系统可及时将有毒气体排出室外（见图1）。存放少量危化品的科室由危化品监管部门统一定制简易存储柜（见图2）；存放区域要求通风良好，并且远离高温或火源。

◎临床医疗区域产生的医疗废弃物暂时放置在污物间，该房间上锁或安装门禁系统，避免无关人员进入。

◎放射性元素储放在有铅屏蔽的防护罐内，放置于专用储存室定点位置。

◎所有危化品存储柜实行“双人双锁”管理模式，即存储柜安装两把锁，钥匙分别由科室两名管理员保管，设立《危化品使用登记册》详细记录危化品出入库情况，从而有效防止危化品失窃或违规领用现象发生。

◎医院产生的所有有害物质废弃物均由后勤管理中心安排工作人员每天定时

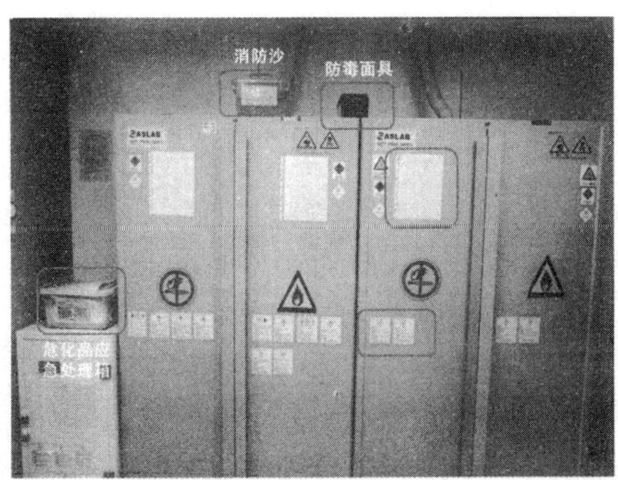

图1　试验区域危化品专用存储箱

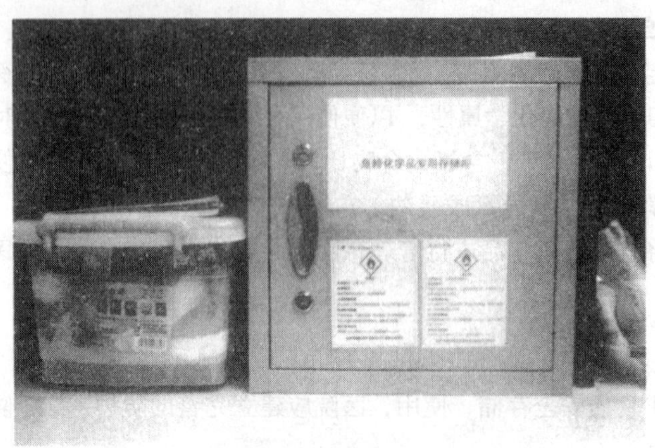

图2 病区危化品简易存储箱

回收至医院医疗垃圾站等待集中处理。

2. 使用

考虑到危化品长期放置于存储柜外，存在泄漏或倾倒的风险，同时也防止被无关人员私自取走，因此，医院规定，无特殊情况下危化品即领即用，危化品放置台须做安全防护栏框，防止碰翻。

3. 废弃处理

所有暂存于医院医疗垃圾站的废弃物每天由外包公司运走处理，为确保医院产生的医疗垃圾按照国家规定处理，后勤管理中心不定期对医疗垃圾运输车行驶路线及处理过程进行监督。

4. 巡查

保卫科设立危化品专职巡查人员，每月对各科室危化品存储、使用、出入库登记等情况检查，同时检查危化品应急物资、设施，并做好检查记录。科室危化品管理人员定期对洗眼器、淋浴器等应急设施进行检查，每次检查时对洗眼器进行放水处理10～15分钟，确保管道内水质。

建立应急体系

在做好常态化的防护措施的同时，医院还需建立有效的应急处理流程，当发生应急情况时能快速处理，将损失或伤害降到最低。

1. 应急物资、设施

为保证当发生危化品泄漏、暴露等突发事件时现场工作人员能第一时间应急处理，消控中心根据医院危化品存储情况，统一制作《危险化学品技术说明书》（MSDS），并为各科室配备危化品应急处理箱，箱内配备用于危化品应急处理的必需物资（见表1）：

表1　危化品应急处理箱必备物资

物品	使用作用
防护手套	保护手免受烧伤、割伤、化学品腐蚀、磨损、电击伤
防护口罩	防止吸入有害物质微粒
护目镜	保护眼睛和面部免受飞溅物体，化学溅出，火花、紫外线以及放射性辐射的伤害
防护衣	保护身体免受腐蚀性物质的伤害
安全鞋套	保护双脚免受腐蚀性物质的伤害
吸附棉条	吸附溢出的液体状腐蚀性物质
夹链袋	存放固体状腐蚀性物质
镊子	避免直接接触溢出物、清理细小颗粒
硫磺粉	中和溢出的腐蚀性物质

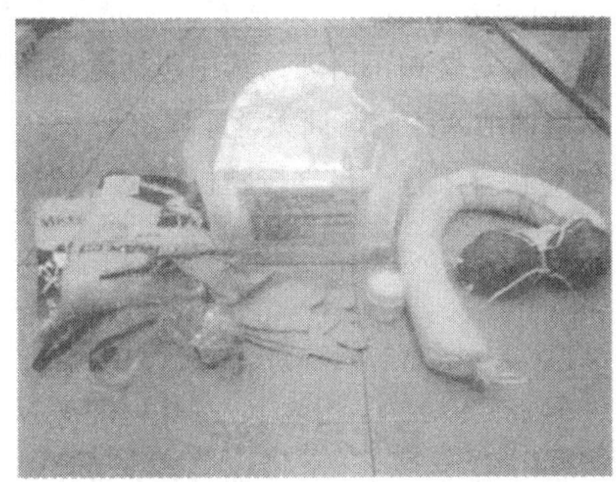

图3　危化品应急处理物资

另外，在检验、实验等危化品暴露风险较高区域安装洗眼器、淋浴器等应急设施，科室工作人员每月对应急设施进行定期检查，每次检查时开阀放水10分钟，将洗眼器、淋浴器管路内脏水排除，确保应急处理时水质安全。

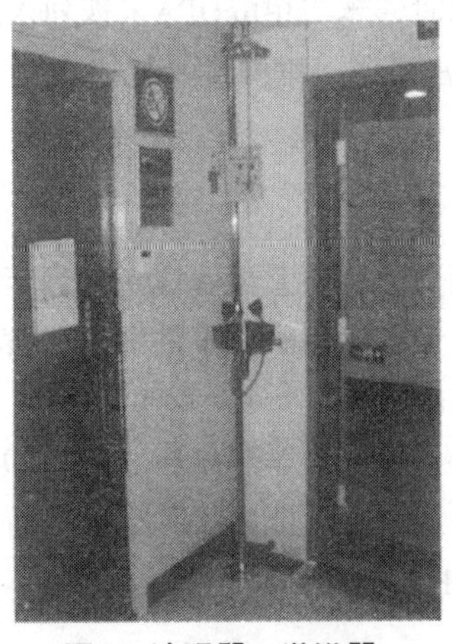

图4　洗眼器、淋浴器

2. 应急处理流程

因危化品理化性质不一，其应急处理方式各不相同，当发生危化品突发事件时，员工可参照《危险化学品技术说明书》内提示进行处理，同时制定危化品外泄处理三步骤：

◎立即清空周围未被危险物质污染的物品，如放射性物质外泄，立即撤离。

◎通知上级主管、消控中心、后勤管理中心。

◎参考《危化品技术说明书》（MSDS）指导内容，使用危化品溢撒处理包应急处理。如不能处理，立即联系相关部门，现场人员有序疏散，防止外部无关人员进入，等待救援人员处理。

纳入培训

为提高员工危化品应急处理能力，确保在紧急情况下能快速有效的应急处理，消控中心每年开展全院安全知识培训，其中包括危化品存储、使用、应急等规范事项，并将危化品培训纳入医院培训大学课程。

医院模拟检查小组对科室工作人员进行随机检查，统计员工危化品安全知识掌握情况。

典型案例

危化品巧替代

戊二醛作为国内医院普遍用于消毒医疗器械的化学物质，因其本身对人体具有危害，因此戊二醛在JCI评审中也被列为危化品管理范畴。但是医院之前对戊二醛未实行特殊管理，并且其存储量较大，医院危化品专用存储柜无法满足存放要求，为此经过医院各部门协商并经院感科调查核定后，确定邻苯二甲醛OPA既有戊二醛的消毒功效，同时邻苯二甲醛OPA未被列入危化品范畴，因此用邻苯二甲醛OPA替代戊二醛的做法可谓一举两得。

改进成效

2012年消控中心为危化品科室配备应急处理箱85个，简易存储箱46只，科室危化品均按规范存放，无危化品失窃事件发生。检验、实验区域均安装洗眼器、淋浴器，并且合格率达100%。

通过现场培训、院内网上教学相结合，截止2012年12月31日，共培训2859人次，其安全防护意识及应急处理能力得到显著提高，2013年上半年全院共发生危化品不良事件1起，较往年同期明显下降。

• 招式点评 •

在对有害物质管理之前，应首先定义院内有害物质确定范畴，并列出物质清单供工作人员参考，使其知道本科室存在的有害物质种类以便规范管理。

提高科室有害物质突发事件应急处理能力，不仅需要硬件设施、物资做保障，而且还需要在医院层面统一制定应急处理流程，并开展针对性培训，使员工能利用应急设施并按照正确操作流程实行应急处理。

（陈杰　林敏）

081

有害废物管理 追求“零”风险

医院的医疗工作和科研教学活动每天都产生大量的有害废物，即医疗废物和危险废物。如果没有对这些有害废物进行从产生到最终处置的全过程管理，将对医院感控和人员带来安全风险，因此要通过规范的管理制度和产生、包装、暂存、收集、运送、处置及监控流程等一系列措施，确保这些有害废物对院内环境和人员安全的“零”风险。

• 标准出处 •

设施管理与安全（FMS）5：医院要制定有关有害物质的清单及有害物质和废弃物处理、储存和使用的控制与弃置计划。

医院感染预防和控制（PCI）7.2：医院妥善处置医疗废弃物，降低感染风险。

患者评估（AOP）5.1：实验室安全程序，遵照实施并记录。

患者评估（AOP）5.5：基本的试剂和其他物资应随时可得，并且经过评估以确保结果的准确性。

患者评估（AOP）6.2：有放射安全程序，遵照执行并记录。

• 难点分析 •

★医疗废物与危险废物在“产生、包装、暂存、收集、运送、处置、监控”过程中涉及多个部门与科室，分布于全院多个区域。

★医疗废物与危险废物的收集和转运人员是否获得了有效的培训，如何监督和考核这些员工是否按标准完成了他们的工作，同时保障他们获得了有效的安全防护？

★医疗废物、危险废物一旦外溢、暴露，将给环境和人员带来巨大危害，如何制定一套有效的应急预案，将发生此类事件产生的危害降至最低？

制定标准和操作流程

制定相关标准

根据医院的《有害物质管理制度》，制定并完善了针对医疗废物管理的《医疗废物管理制度》和《医疗废物处理制度》，以及针对危险废物管理的《医院危险化学品报废管理制度》。制度的建立，确定了医疗废物和危险废物全程管理的权责（见图1、图2）。

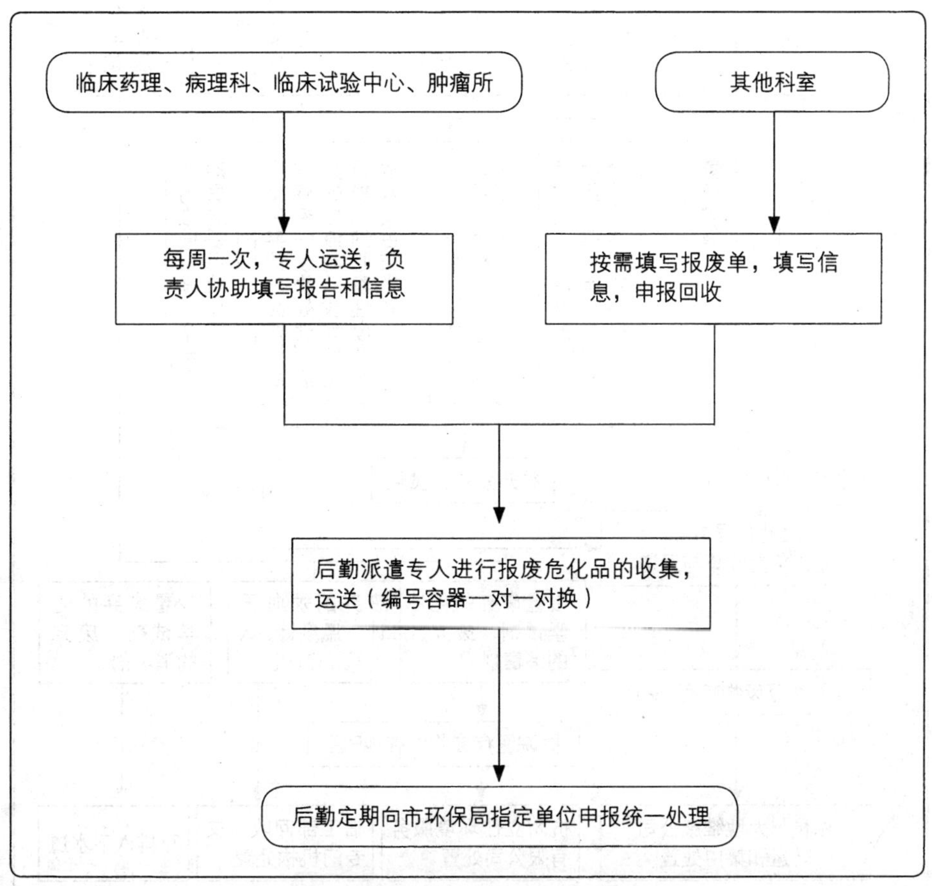

图1　浙医二院危险废物处置流程图

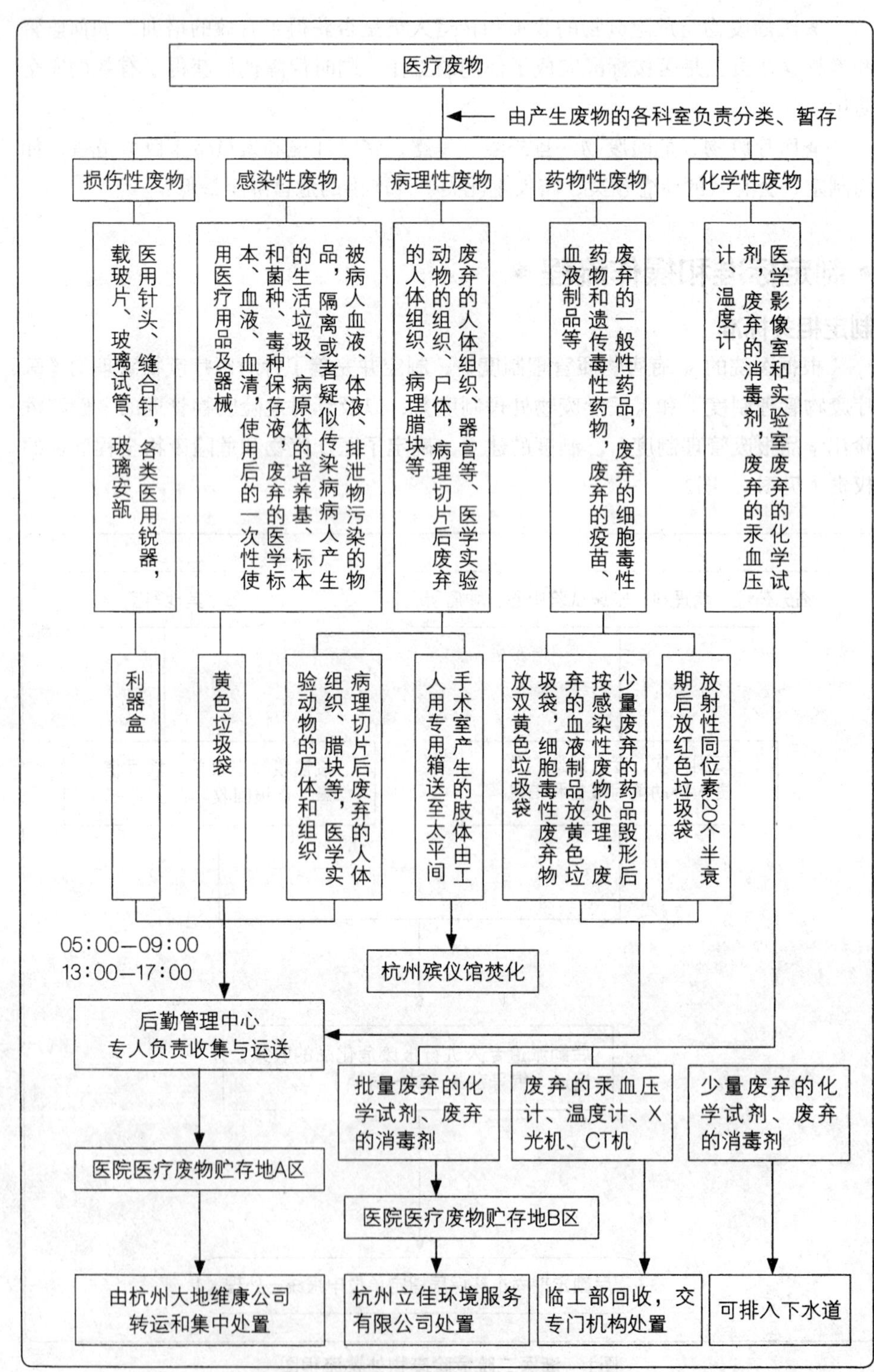

图2　浙医二院医疗废物处置流程图

出台管理措施

1. 建立对分管院长直接负责的“医疗废物管理工作小组”（见图3），针对医疗废物的处理进行管理。

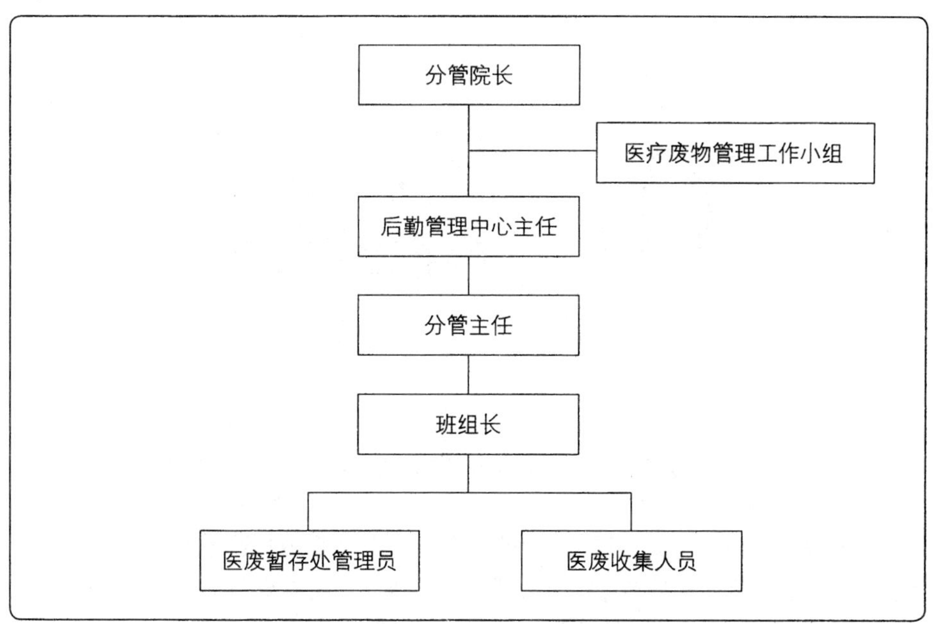

图3　医疗废物管理工作小组组织结构图

2. 设立有害废物管理班组，对医疗废物与危险废物“产生、包装、暂存、收集、运送、处置及监控”环节进行具体实施和管理，医疗废物与危险废物分别设立暂存处，专人管理。

3. 医疗废物和危险废物的产生科室统一医疗废物放置地点，放置地点贴有标志、收集桶粘贴回收标签，转运箱必须贴上医疗废物标签，黄色垃圾袋必须粘贴警示标识。

4. 医疗废物与危险废物的产生科室严格按照国家环境保护总局《医疗废物分类目录》要求对医疗废物回收容器分类标识、分类包装、分类收集。

5. 运送时必须根据规定清运时间（上午4:00 ~ 8:00，下午12:30 ~ 17:00）与规定路线进行，必须使用规定专用转运工具与专用电梯，同时根据科室医疗废物产生量确定回收清运频率，满足科室医疗垃圾处理需求。

6. 医疗废物与危险废物各转运环节实行双签制度，科室收集时须由产生科室负责人与运送人员确认数量、品名等信息后，双方签字后方可运送，运回暂存处后，需医疗垃圾房负责人确认签字，方可入库，与指定医疗废物与危险废物处理公司交接做好登记和更换转运箱工作；签字后的三联单和有关的登记资料需保存，保存期限3年。

7. 针对老住院大楼未改造病区没有专门用于存放医疗废物的储存室这一情况，设施安全与管理委员会通过调整病区工人房，将工人房改造成符合要求的暂存室，而有条件的科室储存室采用门禁管理，并对门禁卡设置权限，缺少条件的科室存储室上锁，钥匙交专人管理（见图4）。

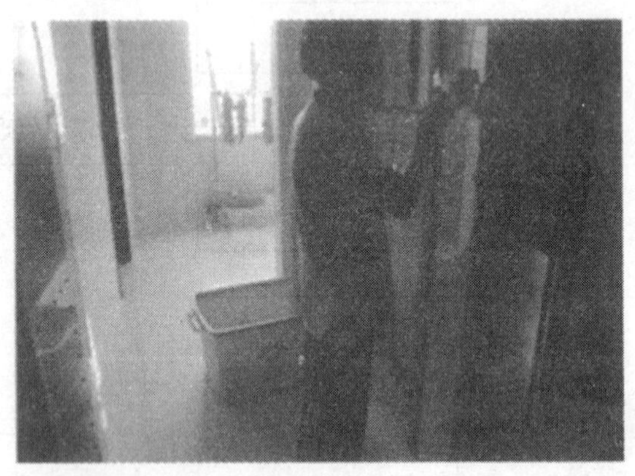

图4　病区内医疗废物的收集(有条件的科室储存室采用门禁管理）

8. 科室公共区域、公共通道安装监控设施，接入保卫科监控系统，同时在医疗废物与危险废物暂存处通过加装在线监控设施，使主管部门、保卫科、属地卫生监督部门均能24小时实时监控有害废物的暂存处（见图5）。

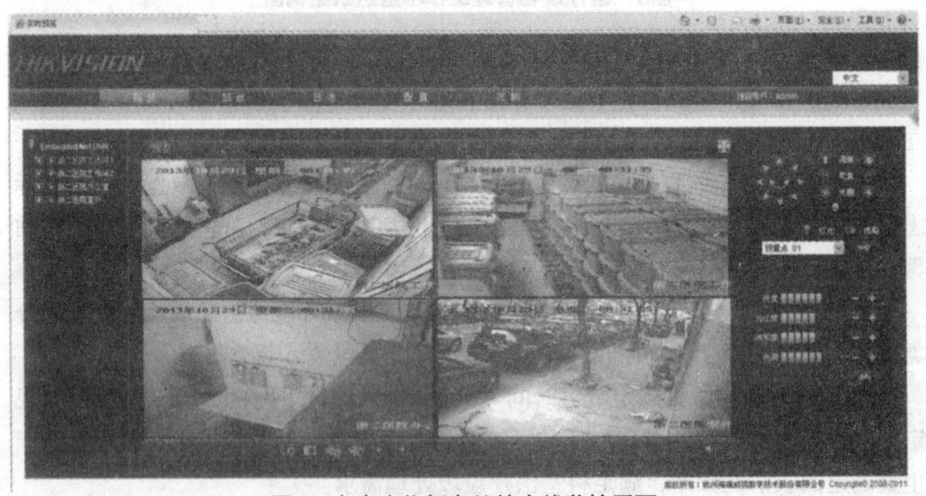

图5　有害废物暂存处的在线监控画面

9. 随着医院的快速发展，床位数、手术量增加，后勤管理中心根据需要增加“收集、运送、处理”人员数量，由5人增加到8人，同时根据医疗废物、危险废物产生量确定收集频率，对部分产生量较多者，如手术室、烧伤科、胸外科等科室，增加运送频率。

培训与监督

感控科负责对参与或接触医疗废物与危险品废物“产生、包装、收集、运送、处置”人员进行“标准预防”意识、职业卫生安全防护、针刺伤紧急处理和消毒技术方面的知识培训；后勤管理中心负责管理制度、流程、清运路线与时间方面的培训；保卫科负责医疗废物与危险废物的危害及相关的法律法规、有害废物流失、泄漏、扩散应急处理流程方面专业知识的培训。

感控科主导医疗废物从产生到交由医疗废物集中处置单位的全程督导工作，通过每月巡查，不定期专项检查等形式实施监督，监督工作人员针对制度的实施与相关知识的掌握和运用，发现问题，及时提出整改意见，以书面提交给主管部门，主管部门将改进措施、解决方案反馈给院感科，院感科再对问题的改进情况进行跟踪。同时进行医疗质量考核，报质控科进行质量评分。定期总结，重大事项交医院感染管理委员会会议决定。

员工的安全防护

1. 医疗垃圾房新工人上岗前必须通过院感在职业危险、个人安全防护等方面的培训，增强安全意识。

2. 后勤管理中心为医疗垃圾房工作人员配备防护用品：乳胶手套、防渗透围裙、防护面罩、长筒胶靴、一次性医用外科口罩、一次性工作圆帽等防护用具。

3. 每年为工作人员提供身体检查。

4. 更衣区域与医疗废物、危险品废物暂存处隔离，暂存处设置有流动水洗手池、洗手液、速手消毒剂、干手纸巾保持工作人员个人卫生清洁，降低感染风险。

● 典型案例 ●

无害处理废试剂

某日，临床实验中心需处理一批废试剂，由于该废试剂属于废弃危险化学品，因而必须通过专业的处置单位进行无害化处理。按照相关流程规定，临床实验中心申请处理时必须首先填写《一般、剧毒、危险、毒性药品、易制毒化学品报废单》，然后由管理部门对危险废物进行信息核实，唯有一致条件下方可入库进入处理程序。

入库后，作为医疗废物的管理方——后勤管理中心根据收集量和仓库容量合理安排处理时间，进而将收集的危险废物交由杭州市环保局指定的公司进行运输处理；交接时后勤管理人员会与接收单位确认数量与种类并签字（见图6）。

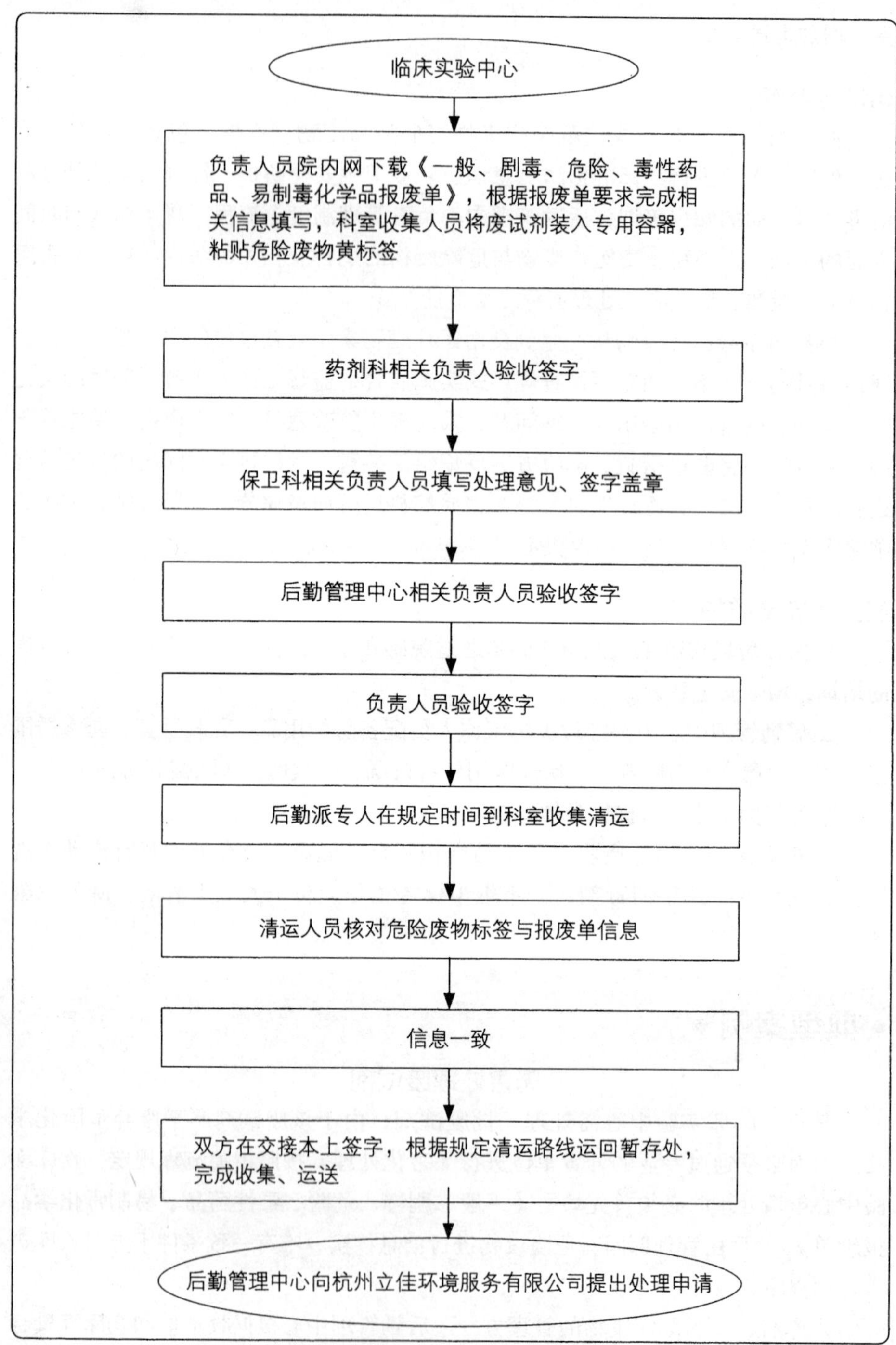

图6　临床实验中心废试剂处理流程

改进成效

通过以上的措施，使本院的医疗废物与危险废物管理达到制度化、规范化、合理化，确保了医疗废物与危险废物的每个关节的安全管理，不仅有害废物的“收集、运送、处理”过程的效率大幅度提高，医疗废物在院暂存不超过24小时，有害废物实现“三零”成效（医疗废物零流失，危险废物零泄漏，流程监控零缺失），更重要的是实现了监督常态化，问题反馈与处理效率均得到提高。

招式点评

有害废物每一天在任何一个临床与教学科研科室都可能产生，在JCI评审标准的AOP、PCI、FMS等各个章节都对这些有害废物的管理有着非常明确和严格的要求，对这些有害废物的有效管理更充分体现出医院对员工和环境安全风险的识别、评估和管理水平。将有害废物管理提升到全过程的品质管理，从管理制度、组织架构到暂存和运输流程管控，再到终端处置的监控的有效管理，看似简单却涉及到院内行政后勤、临床科室和科研教学等几乎所有的部门，能做到高效安全的处理和全方面的人员安全防护，更体现出JCI评审是医院“Team work”文化形成的强力助推剂！

（黄柳彬　邵晓玲）

082 规范医院门禁系统管理

医院内的所有空间，对各类人员都存在潜在的感控风险。系统的门禁管制，既可对一些洁净区域实现有效的物理隔离，也能保障由于病区人员流动性大所带来的治安风险。此外，医院病区治疗室、试验室等区域存放大量药品、危险化学品，规范的门禁管理可防范此类物品的遗失。

医院通过设立不同权限的门禁系统管理，达到有效控制感控风险、限制人员出入医疗区域、提高院内治安安全水平的目的。

• 标准出处 •

设施管理与安全（FMS）4：医院制定计划并实施项目，保障提供安全可靠的硬件环境。

患者与家属权利（PFR）1.4：医院采取措施，防止病人财物失窃或遗失。

医院感染预防和控制（PCI）5.1：医院内所有病人、员工和探视者的活动场所都应纳入感染控制计划。

• 难点分析 •

★在医院各个区域通道设置门禁系统，可有效控制人员进出，但发生消防等紧急事件需要疏散时，如何保证通道门禁及时打开？

★建立门禁控制系统后如何保障该系统运行正常？

★ 如何管制院内工作人员门禁权限？

制定标准和操作流程

门禁系统设置点位

哪些区域必须安装门禁系统，哪些区域没有必要安装门禁系统，甚至哪些门禁可以取消，这就需要我们对门禁管制的可行性和具体限制方式进行现场审核确认。一般情况下，以下重要区域必须安装门禁系统进行管制：

1. 医院各病区的主通道大门。

2. 病区内的治疗室、污物间、配餐间。

3. 手术、麻醉、实验、检验、重症监护等洁净区域或生物安全风险区域。

这些区域的门禁系统管制通常非常严格，门禁的权限开放也仅限这些区域内的工作人员。

4. 各大楼屋顶的出入大门。

5. 重要的设备机房、消控中心、厨房等严格限制非工作人员进入的区域。

为便于统一安装、管理门禁系统，医院规定任何科室或部门须提交申请报告，经相关领导、部门审核同意后，再交由门禁安装管理部门落实安装。门禁系统安装申请流程（见图1）。

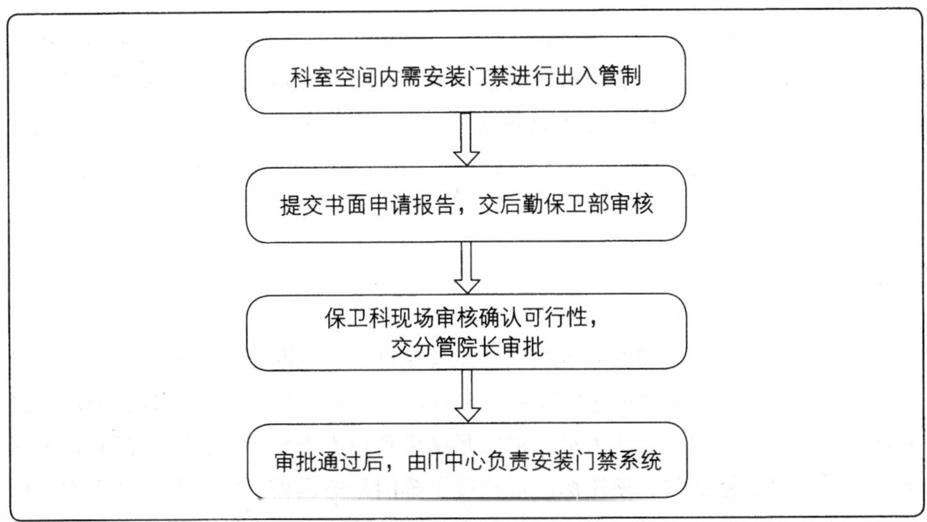

图1　门禁系统安装申请流程

门禁权限管制

院内的工作人员、来访者、外包单位的服务人员等，在院内活动的人员都可能需要开放或者限制一部分区域的门禁权限。对门禁系统的基础权限设置，由人力资源部根据该人员的部门归属和岗位需求进行开放。如有权限变更的情况出现，如岗位调动等情况，医院通过制定相应的管理制度明确各相关科室、人员在门禁管理中的权责。门禁权限开通流程见图2。

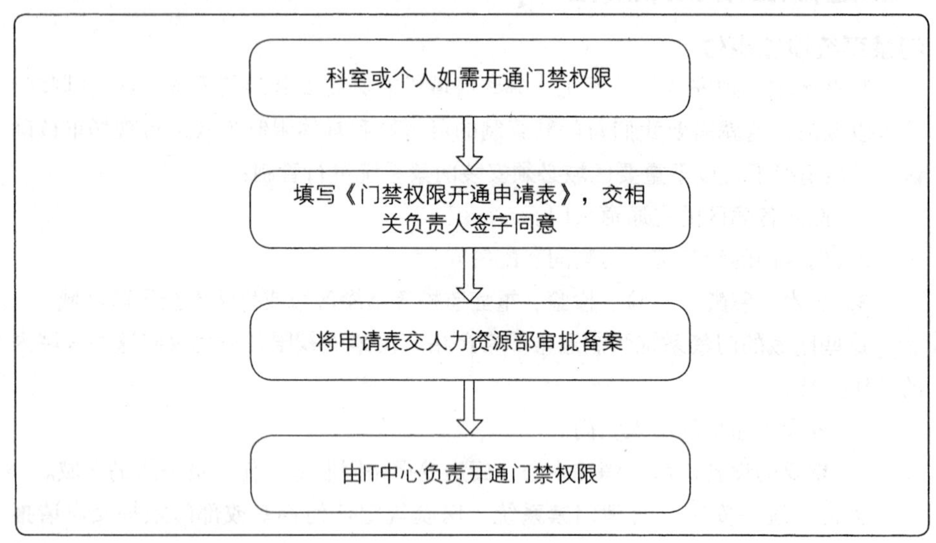

图2　门禁权限开通流程

应急情况下的远程控制

门禁可有效控制人员进出，但是在紧急疏散时门禁须及时开启，确保疏散通道畅通。医院门禁远程控制连接至消控中心，值班人员可通过门禁控制软件远程开启相应区域门禁。另外，各区域强电切断控制开关与医院消防主机联动，发生消防紧急情况时，消防主机切断区域强电，门禁断电后自动打开，从而保证消防疏散通道畅通。

门禁设施设备的维护检查

任何硬件设施及控制软件都有出现故障的情况，监管部门须定期检测，及时发现问题并尽早解决。门禁系统的安装点位由IT中心定期核查，更新台账信息。消控中心与IT中心每季度根据门禁系统台账对门禁系统硬件进行巡查，并对门禁实行远程控制的检测。监测人员会将监测结果利用不干胶形式张贴在门禁刷卡区域，这样不仅维修部门、使用部门可直接了解门禁的远程工作状态是否正常，同时也可作为一种监测记录，保卫部门每季度门禁检测完毕后及时将检测问题通报维修部门，并将检测、维修记录存档。后勤维修部门则负责每季度对各门禁大门的硬件，如闭门器、合页等进行巡检和维护。

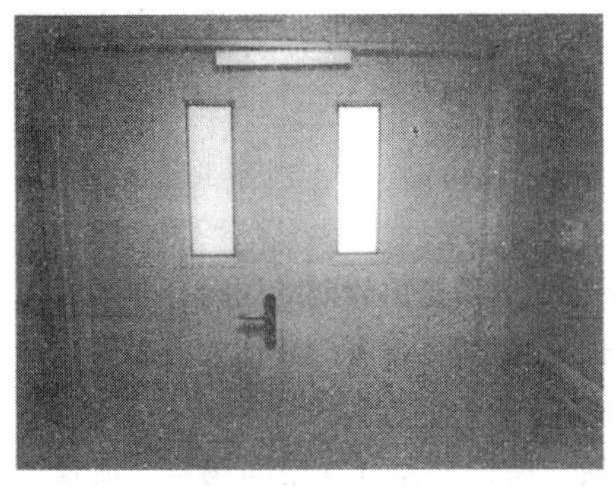

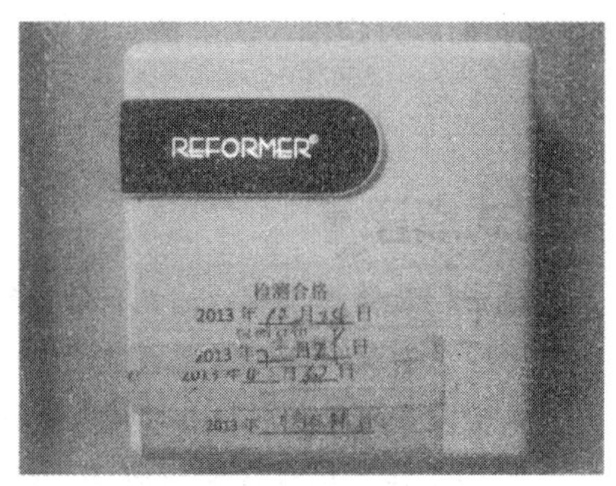

典型案例

探视时段的门禁管理

由于住院病区有较多的患者及家属需要进出，因此要根据病区的探视时间进行门禁系统的定时启停。同时，门禁设置为双面刷卡形式，防止非医务人员随意开启病区门禁大门。

在探视时段内，门禁系统处于暂停管制状态，病区主通道开放给家属和来访者随意出入。但在此时段内，保安人员要增加巡查频次，提高治安防范水平。

非探视时段，门禁系统启动，控制所有病区大门关闭。为病区创造良好的医疗环境，更减少了因大量来访者的随意出入带来的感控风险。

除了门禁系统本身，配套的大门及辅助配件同样要进行调整。病区大门由于常有病人运送或物资运送进出，我院将门禁大门的闭门器设置为105° 定位，这样可以显著减少因门禁大门必须自动关闭产生的大门高磨损率和故障率。必须注意的是，定位闭门器需手动取消定位角度后才能继续自动关闭，因此需要对所有运送员工和外包供应商配送人员进行培训，杜绝定位大门未恢复造成门禁管制失效。

采用门禁管理后，在医生查房时段里，病房内不见了以往的嘈杂拥挤。医生可以耐心地向病人询问病情和康复情况，商议下一步的治疗计划和手术方案，与家属进行充分的沟通；护士可以有条不紊地进行发药、输液、常规检查……这些改变无不有利于病人们住院期间的康复。

改进成效

自从医院开展门禁系统管理以来，医院失窃案件得到有效控制，2012年，全年失窃案件数量较2011年下降10%，尤其是病区夜间失窃案件已完全控制。

经过不断完善，目前医院各病区、手术麻醉区域等重点区域门禁安装率达

100%；而经过定期检测维护，医院门禁系统的消控中心远程控制覆盖率也达到100%。

● 招式点评 ●

通过门禁管理系统，达到有效实施重要区域人员进出管制的同时，还须考虑到发生应急情况时如何保障疏散通道的畅通，这就需要设置门禁远程控制系统，并且系统设置地点必须24小时有人值班以确保随时开启门禁。

院内工作人员存在岗位调动、科室轮转，院内科室存在空间调整、流程再造等情况，因此每位员工门禁的开放权限需不断变换，门禁安装点位也会发生变化。因此，全院要制定门禁安装和门禁权限开放流程，确保门禁系统管理有条不紊。

（陈杰　林敏）

083
抢救车全院标配

某日，护士A在巡视病房时发现一患者突发意识不清，呼之不应，立即呼叫求助，同时快速评估患者，发现患者心跳呼吸骤停，立即开始以30:2的频率进行床边CPR，护士B在30秒内将抢救车推至患者床边，拉开抢救车锁，遵医嘱静脉推注肾上腺素1mg，并打开除颤仪备用。医护团队在与死神争分夺秒地抢救了10分钟后，监护仪屏幕上出现了生命迹象，患者得救了。

在这次抢救过程中，医务人员娴熟的急救技术和高标配的抢救车在整个抢救过程中发挥了重要作用。

抢救车是存放抢救药品、物品的专用车，在危重患者的抢救中具有及时、准确、方便、易取的特点。因此，要求抢救车内的急救药品、物品、仪器全院标配齐全并定位存放，性能良好，处于备用状态。

● 标准出处 ●

设施管理与安全（FMS）8：医院制定并实施医疗仪器的检查、测试和维护计划，记录实施结果。

药品管理和使用（MMU）3.2：能及时获得急救药品，并对储存药房外的急救药进行监控，确保安全。

● 难点分析 ●

★医院对抢救车虽有管理要求，但针对各病区收治病种不同，导致各专科药物配置不同，且各住院大楼抢救车车型不同，全院缺乏同质化标配以及抢救车管理制度。

★医院对除颤仪等重要抢救仪器的放置位置、日常功能检测缺乏同质化的管理，同时医院未对每个病区配置除颤仪，公共区域尤其是门诊未配置除颤仪，增加了医院及患者的安全隐患。

★如何进行全院抢救车标配，标配后如何制订相应的管理制度，减轻护理单元管理压力及护士交接班时间，确保抢救车处于备用状态时药物及急救物品完好率处于100%？

★抢救车标配后，如何确保医护人员（特别是流动性大的员工）在抢救过程中能够快速准确地找到抢救药物及物品并正确熟练使用？

制定标准和操作流程

医院成立“加强抢救车规范化管理项目小组”，对全院各病区抢救车现状进行调研，针对抢救车种类多、抢救药品及物品放置不一、补充不及时等问题，决定由相关职能科室负责进行全院抢救车的标配。

规范抢救车标配

1. 统一抢救车型号

经临床工程部、医务部、护理部调研抢救车型号及其配置，充分讨论后引进美卓牌抢救车及菲利普双相除颤仪，对医院各病区抢救车进行更换，统一全院抢救车的型号。

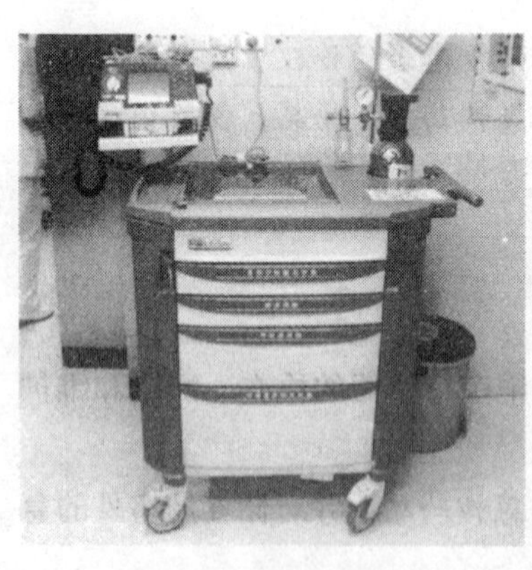

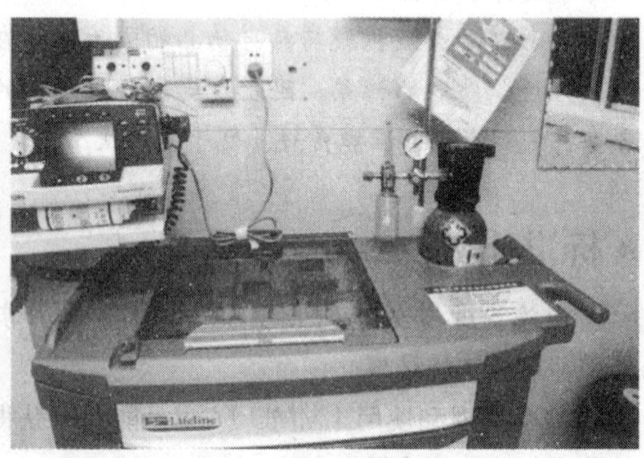

2. 统一抢救车配置

◎由相关职能科室负责，征求临床各科室收治病种情况以及抢救时使用频率最高的抢救药物及物品，由抢救车标配的筹备小组讨论并确定10种新的抢救药物。

◎绘制示意图：护理部根据抢救车结构绘制了急救药品、物品放置示意图，统一悬挂在抢救车上，便于清点；同时护理部对抢救车新标配相关内容进行培训，各护理单元严格按照护理部统一设计、印制下发的示意图放置急救药品、物品（见表1、表2）。

◎统一设立标识系统：根据医院规定严格规范药品基数，标明药品名称、剂量。高危药品根据医院药品管理制度使用红底白字作为高危标识，以便使用时第一时间提醒护士，同时增加《抢救药物儿童剂量及换算参考资料》表，方便医护人员抢救时用药换算。

◎统一摆药顺序：全院统一要求将每种药品的安瓿按照失效时间的先后从左到右排序，培养护士的思维定式，以防用药时不熟悉情况而延误抢救时机。

◎引进新型一次性带号码塑料锁替代原先纸质封条，提高美观度和方便抢救车管理。

表1 全院抢救车抢救药品标准配置目录

编号	分类	药品	基数	药品	基数	药品	基数
上层	药物	肾上腺素 Adrenaline （1mg/1ml）	10	砂轮1个		重酒石酸去甲肾上腺素 Noradrenaline （2mg/ml）	10
		多巴胺 Dopamine （20mg/2ml）	10	50%葡萄糖 Dextrose （20ml）	5	氯化琥珀胆碱 （司可林） Succinylcholine chloride （100mg/2ml）	3
		阿托品 Atropine （0.5mg/ml）	5			硝酸甘油 Nitroglycerin （5mg/ml）	5
		可达龙 Amiodarone （150mg/3ml）	5	咪达唑仑 Midazolam （5mg/1ml）	3	10%葡萄糖酸钙 Calcium gluconate （1g/10ml）	5

表2 全院抢救车物品标准配置目录

编号	分类	物品	基数	物品	基数	物品	基数
抽屉1	各类注射器及手套	1ml	2	10ml	2	血气针筒	2
		2ml	2	20ml	2	灭菌手套	2
		5ml	2	50ml	2		
抽屉2	输液用物	51/2号头皮针	2	输液器	2	压脉带	2
		7号头皮针	2	肝素帽	2	碘伏棉签	2
		8号头皮针	2	三通	2	干棉签	2
		18号留置针	2	静脉延长管	2	胶布	1
		20号留置针	2	500ml平衡液（软）	1	小敷贴	5
		22号留置针	2	500ml生理盐水（软）	1	穿刺薄膜贴	5
		24号留置针	2				
抽屉3	呼吸道用物及其他	压舌板	1	8号口咽通气管	1	小儿吸氧面罩	1
		自封剪刀	1	10号口咽通气管	1	小儿吸痰管	2
		拉舌钳	1	吸痰管	5	500ml生理盐水	1
		张口器	1	鼻塞	3	敷料碗	2
		6号口咽通气管	1	吸氧面罩	2	扁白带	1
抽屉4	呼吸道用物及其他	呼吸皮囊及面罩	1	血管钳	2	听诊器	1
		小儿呼吸皮囊及面罩	1	电筒	1	电极片（板）	1
		吸引装置	1	备用电池	2	电接板	1
后面		心脏胸外按压板	1				

抢救车日常管理

1. 抢救车24小时保持锁闭状态，打开条件仅限抢救患者和每月定期检查。

当抢救车被打开，需及时补充药品、物品，按照失效日期的先后调整安瓿的位置，做好清洁、消毒；检查抢救车内药品、物品的数量和质量以及有效期双人核对、上锁备用，并在《抢救车开启后的配置检查记录表》上登记，并记录锁号，双人签名做好记录。

2. 抢救车每班交接，交接者检查是否处于有效锁闭状态，核对锁号，并记录于《抢救车完好性检查、除颤仪检测登记单》，将责任落实到班、落实到交接双方。

3. 除颤仪管理

除颤仪放置在抢救车上的固定位置，特殊科室如门诊根据实际需求另行放置，具体管理参照《护理单元设备仪器管理制度》执行。

护士每天对除颤仪进行日常系统检测，检测纸保留一天；工程师每月2次对除颤仪进行检测，检查后登记在《抢救车完好性检查、除颤仪检测登记单》。

工程师每半年对除颤仪做周期维护保养，并贴上“预防性维护标签”，填写《医疗设备维护、维修、保养记录》，存档在临床医学工程部。

每台除颤仪都挂有《除颤仪操作使用规程》和《除颤仪安全检查表》。

4. 便携式氧气钢瓶放置在抢救车固定支架上。每周1次及每次使用后检测氧气压力、更换氧气湿化瓶，并记录在《抢救车、除颤仪检测登记单》。钢瓶压力＜5mpa时予以及时更换。

5. 建立护士长监督管理制度，护士长定期对抢救车的交接情况进行检查；临床医学工程部定期对除颤仪进行检测；药剂科定期对抢救车内的抢救药进行检查，确保抢救车完好率为100%。

制度培训

建立院级制度《抢救车、除颤仪使用和管理制度》,《护理单元设备仪器管理制度》,明确规定抢救车的管理和使用规范，以及各相关人员所履行的职责。

1. 由医院相关职能科室组织对全院医务人员进行抢救车管理制度培训，并将制度挂网，方便医务人员查询，此次制度培训纳入个人年度学分考核当中，全院培训达标率必须达到100%。

2. 科室组织抢救车实体培训，由专管人员对抢救车的结构、使用方法以及抢救药物及物品放置进行现场培训，同时对抢救车内的10大抢救药物排序、规格剂量、药理作用、使用方法、不良反应及注意事项等进行授课培训，进行考核，并纳入个人电子技术档案中，考核达标率必须达100%。

● 典型案例 ●

抢救病人未雨绸缪

本文开头所述的抢救事例就是一个典型案例，医护人员之所以在极短的时间内能够配合默契，快速抢救成功，这一切跟护理部未雨绸缪的准备工作密不可分。同时护理部成立抢救车管理质控小组，每半年对全院所有区域抢救车管理和使用情况进行追踪稽查，并考核护士对抢救车内的十大抢救药物排序、规格剂量、药理作用、使用方法及除颤仪、呼吸皮囊使用的熟练程度，确保患者在突发病情变化需要抢救时，能在最短时间里得到最高质量的救助，确保生命安全，这也是JCI的宗旨所在。

• 改进成效 •

对全院各病区进行抢救车和除颤仪的统一标配，并根据《全院急救紧急呼叫及处理标准规范》，确定门诊、核磁共振、CT等公共区域抢救车的配备点，确保院内任何区域发生999事件时，抢救车都能在5分钟内达到。

全院抢救车标配后，实现了同质化的培训，便于医护人员有效、快捷地抢救危重患者，为患者的抢救赢得了宝贵的时间，抢救成功率由91.01%提升到92.23%；简化了抢救车日常管理流程，缓解护理单元管理的压力，日常管理时间节约40分钟/天；提高了储存药房外的急救药品的安全，同时药品配置量下降242%。

• 招式点评 •

抢救车全院统一标配，实现同质化管理，可方便医务人员在不同区域抢救患者时都能快速准确地使用，提高抢救效率。同时，它还有助于护士的管理与培训，使他们尽快熟悉工作环境、适应抢救工作程序。护士交接班通常只需检查抢救车有无上锁及锁号是否正确，仅需30秒左右即可完成抢救车交接班，很大程度上节约了护士的时间和工作量，提高了护理人员的满意度。

（封秀琴　王华芬）

084 医用冰箱如何“消灭”隐患

医用冰箱是医院每个科室必备的医疗设备，主要用于存放各类药品、血液、标本、试剂等需要冷藏的物品。在日常使用管理中对医用冰箱管理的不到位，给药品和其他存放有温度限值要求的物品的质量保障带来安全隐患，因此，制定有效的医用冰箱管理制度非常重要。

● 标准出处 ●

设施管理与安全（FMS）8：医院制定并实施医疗仪器的检查、测试和维护计划，记录实施结果。

药品管理和使用（MMU）3：正确、安全地储存药物。

医院感染预防和控制（PCI）7.4：医院应降低饮食服务，机械和工程控制场所的感染风险。

● 难点分析 ●

★如何有效地监控全院范围内医用冰箱的运行状况，做到及时发现问题，及时处理问题，保证冷藏物品的质量？

★全院的医用冰箱都有温度探头或温度计直接测量其冷藏室的温度，如何保证测量数据的准确性？

★如何制定相关的巡检流程、维护方案和相关的应急预案和流程？

• 制定标准和操作流程 •

区域分类

考虑到医院各科室夜间有无安排工作人员和各科室医用冰箱的数量情况，我们采取两种监控方式监控医用冰箱的运行状况，尽早发现故障，处理故障，保证放置物品的质量。

监控方式1：全院的药房、输血科、实验室和各医技科室内使用的医用冰箱全部安装温度采集系统，24小时连续实时监控医用冰箱的温度变化，并带有报警系统以便通知值班人员。

监控方式2：全院病区内使用的医用冰箱，由于大部分医用冰箱无温度显示，所以在医用冰箱内放置温度计来测量箱内温度。各科室安排专职人员每天两次在不同的时间段（早上8点、下午5点）检查并记录医用冰箱的温度，并负责对医用冰箱定期清洁除霜。

保证测量数据的准确性

全院的医用冰箱所用的温度测量工具有两种，一种是温度探头，一种是液体温度计。

计量：医用冰箱内在用的液体温度计每年由临床医学工程部统一负责安排送省计量局检测，保证在用的温度计测量数据的准确性。

温度测量：除了计量以外，临床医学工程部每半年对医用冰箱的温度进行测量，更换误差较大的温度探头（温度计），进一步保证测量数据的准确性。

根据检测周期的不同（计量周期为一年一次，测量周期为半年一次），我们安排计量和温度测量交替进行。例如，1月份安排计量工作，那么将温度测量时间安排在3月、9月。这样实施有助于提早发现问题，保障临床工作。

巡检、维护和应急预案

巡检：为进一步保障医用冰箱的正常运行，临床医学工程部将医用冰箱（主要为超低温医用冰箱）纳入到每月医疗设备的巡检中。巡检内容包括使用情况、工作环境等，并记录存档（见表1、表2）：

维护：根据JCI要求，临床医学工程部根据设备的说明书制定了超低温医用冰箱的维护方案，普通低温医用冰箱维护有后勤管理中心维护。并根据医疗器械（设备）风险评估与管理制度制定维护周期。

应急预案：医用冰箱应急预案参照浙医二院医疗设备应急流程和浙医二院医疗设备维修流程（见图1、图2）。

表1 医疗设备巡检项目表

医疗设备巡检项目表		
设备外观	1	设备外观清洁，风扇等过滤网清洁
	2	设备使用环境良好，无杂物遮挡
	3	设备电源电缆及导线等无裸露现象
使用安全	1	医护人员会正确使用仪器
	2	医护人员知道设备故障处理流程（待修卡）
	3	有设备日常安全使用记录
	4	医护人员知道设备操作流程及注意事项
	5	医疗设备正确放置
	6	强电、发热设备使用安全评估
维护保养情况	1	设备资产标签
	2	设备质检、维护标签
	3	设备计量标签
	4	设备操作SOP
	5	PM记录（软件上是否确认），资料与实际符合规定
临床交流	1	使用培训情况
	2	试用、投放设备情况
	3	临床建议与要求

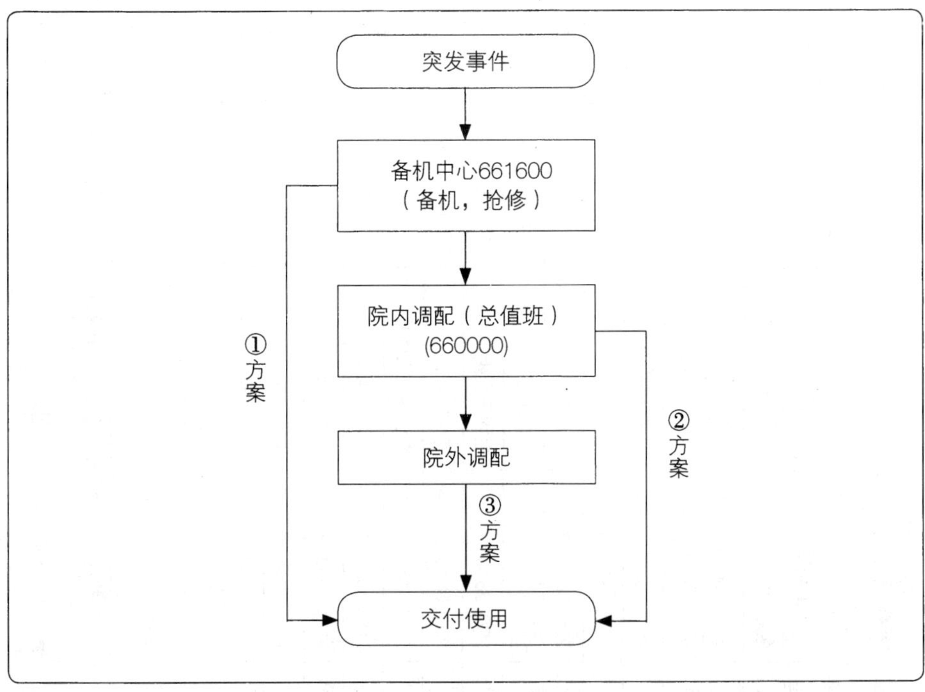

图1 浙医二院医疗设备应急流程

表2　医疗设备巡检记录单

使用科室：＿＿＿＿＿＿责任工程师：＿＿＿＿　　　　　　＿＿＿＿年＿月

序号	设备编号	设备名称	型号	使用情况		外观整洁	标签情况	备注
				正常	故障			
1	20086840220005	全自动酶免分析仪	TECAN					
2	20106840400030	凝血检验检测系统	TEG5000					
3	20026841200004	高速冷冻离心机	贝克莱低温					
4	20026822130039	倒置显微镜	LEICA DMIL					
5	20056858100049	超低温冰箱	705					
6	20026841200037	离心机	BORCKMAN					
7	20026858100002	低温冰箱	−86度					
8	20076840300036	生物安全柜	HFSAFE−900A2					
9	20106840300044	酶标仪	TECAN sunrise					
10	20086857100050	高压蒸汽灭菌器	MLS−3750					
11	20076858100055	低温冰箱	MDF−192(−70)					
12	20026858290040	血库冰箱	MDR−505D					
13	20026858290041	血库冰箱	MDR−505D					
14	20026858290039	血库冰箱	MDR−505D					
15	20026858290042	血库冰箱	MDR−505D					
总体评价								

注：巡检时需特别注意设备外观整洁度及各类标签是否齐全，标签包括：资产标签、PM标签、计量标签等。

使用科室签字：＿＿＿＿日期：＿＿＿＿　　　　工程技术组审核人员：＿＿＿＿日期：＿＿＿＿

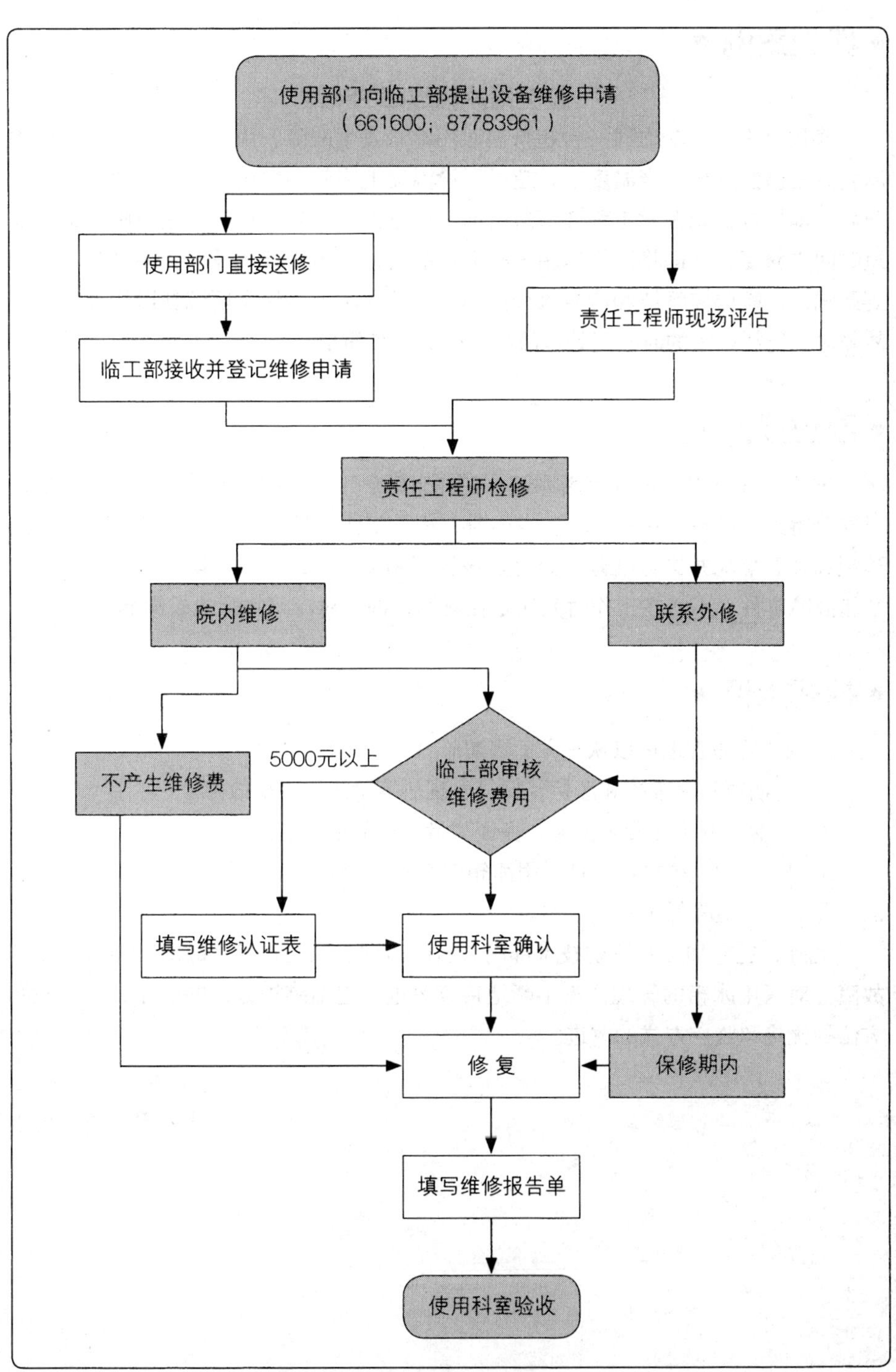

图2 浙医二院医疗设备维修流程

• 典型案例 •

一起医用冰箱故障的处理

某周日下午，输血科一台超低温医用冰箱发生故障，由于输血科安装了医用冰箱温度监控系统，当温度上升超过所设温度上限就会发出报警声。值班人员发现后立即拨打临床医学工程部值班电话。值班人员赶到现场后评估故障，无法在短时间内修复，立即将医用冰箱内冷藏物品转移。由于处理及时，冷藏物品未受到影响。医院监控系统和应急流程的建立，从根本上确保了医院在医用冰箱发生故障时，能在最短的时间里处理故障，确保物品质量。

• 改进成效 •

方案实施以来，全院医用冰箱都在临床医学工程部统一监管之下，冰箱的运行安全得到了保障。在故障真实发生时，相关工作人员100%能够在规定时间内到达现场查看情况并进行维修、处理。该管理制度运行以后，医院发生了多起医用冰箱故障事件，不管在工作时间还是在夜间，都未对冷藏物品造成影响。

• 招式点评 •

医用冰箱的管理可以从三方面来实施：

1. 定期预防性维护和巡检，提早发现故障隐患，减少故障。

2. 定期检测（计量）温度，保证测量数据的准确性。

3. 用不同的方式对全院医用冰箱温度进行监控，在保证医用冰箱正常运行的情况下有效地降低了管理成本。

此外，还应加强对医院技术部门人员的培训，以便在发生故障时能及时处理故障。对医用冰箱的管理还需不断地持续改进，包括维护方案的细化、温度检测方法的优化和监控方式的改进。

（王力　王志康）

SQE

员工资格与教育

员工资格与教育（Staff Qualifications and Education）章节是JCI评价与指导医院人力资源管理工作的核心，以确保医院员工具备相应的资格和能力，能履行医院宗旨并以满足患者需求为目标，涵盖了员工招聘、人员配备、教育培训、资质授权、考核评价等标准的测量要素。它从管理内涵到工作程序，从选、用、育、留各个环节为人力资源管理提供了改进的思路和框架。

合格的员工是确保医院能为患者提供优质、安全医疗服务的首要因素，因此，医院必须在传统的人事管理工作基础上，更注重员工资质的审核与管理，以及对员工的培训与开发，从而保障员工知识技能水平的稳定和不断提升，以适应医院改革和发展的需要。通过回顾和分析，我们认为本章节的重点与难点是：制定岗位职责并科学地应用；加强对员工资质尤其是专业资质的审核与更新；构建系统、有效的院内培训体系；完善员工考核评价方法且更趋向专业化。

除了厘清评审准备的重点内容外，我们还要认识到JCI的追踪评审法给准备工作带来的难度。人力资源管理是一项涉及全院部门和人员的系统且繁琐的工作，委员们纵横交错、寻根究底的检查方式，迫使我们的日常工作必须更扎实、细致，各环节之间更注重逻辑性和连续性，对于各部门交流合作不畅形成的孤岛式管理文化也必须做出彻底改变。只有在医院建立起系统的人力资源管理能力和组织框架，畅通各部门间的沟通，才能防止百密一疏的失误。

085

岗位分析厘清岗位职责

在医院日常工作中，管理者常会发现员工不清楚自己的定位，不知道自己该干什么、能干什么，究其原因是员工不明确自己的岗位职责。岗位职责通常是将组织内各项有关工作性质、内容、任务、责任与处理方法等工作本身的因素，以及担任此项工作的人员所应具备的资格或条件等工作人员的因素，形成书面记录的文件。

对于员工个人来说，清楚自己的岗位职责就有了明确的目标和义务，就有可能主动去做好一些与岗位职责有关的事情，并明确不可独立承担的工作内容。对于医院来说，岗位职责可以作为确定员工聘用条件、分配工作任务、制定培训计划和工作评价的依据。

● 标准出处 ●

员工资格与教育（SQE）1.1：每位员工都有书面的当前工作职责。

员工资格与教育（SQE）13：医院建立一套标准的程序，以便根据护士的资质证书和相关的法规要求来确定其岗位职责和临床工作任务的分配。

员工资格与教育（SQE）16：医院建立一套标准的程序，以便根据其他卫生专业人员的资质证书和其他相关的法规要求，来确定其岗位职责和临床工作任务的分配。

主管、领导和指导（GLD）5.3：部门负责人制定本部门专业人员的选用标准，并据此选用或推荐员工。

• 难点分析 •

★我们不能简单地把工作内容的罗列作为对岗位职责的理解，尽管这种认识在社会上带有普遍性。在岗位职责的制定过程中，第一个难点便是如何充分理解它的内涵与作用，根据医院的实际情况，制定适用的岗位职责格式与模板。

★为了获取岗位职责编写所需的信息，并能够合理设置岗位，应当先进行岗位分析。但由于医院工作专业性强，流程复杂，因此不能简单照搬企业的经验和模式。医院如何进行岗位分析，不同性质的部门如何设定岗位，才能符合自身的行业特征与组织架构特点？

★ JCI要求每位员工都要有书面的工作职责，除此之外，医院还有大量的外包人员、进修人员、实习生、志愿者等，也需一视同仁。可见这是一项复杂、工作量繁重的系统工作，不是仅靠一两个部门可以完成的。确定组织分工及工作流程，做到既有合理分工又有协作统一，这是确保医院能够有序建立岗位职责并持续维护的关键。

• 制定标准和操作流程 •

岗位分析的时机

岗位分析也称工作分析，指全面了解、获取与工作有关信息的过程，是对组织某个特定岗位的工作内容、岗位属性、任职资格的描述和研究过程。

新增岗位：拟增设新岗位时需制定岗位职责，以明确新增岗位的职责权限与任职资格，便于到岗员工迅速融入工作。

岗位职责变动：工作内容或职责范围发生变化时，需重新进行岗位分析，调整或重新制定岗位职责。

岗位分析的步骤

1. 明确组织分工

岗位分析工作由医院领导牵头，人力资源部统筹协调。将在院人员按工作性质、组织管理的不同，划分为医生、医技、护理、行政、后勤、外包、实习、志愿者等几大类，根据日常工作管理情况分别确定其主管职能部门作为岗位分析与岗位职责制定的责任部门。

2. 设定岗位

主管职能部门根据医院组织结构、所分管各部门的工作职责，设计各部门的岗位类别、数量及名称，并征求部门负责人意见。人力资源部协助各主管职能部门分析岗位设定的有效性和合理性，必要时，可建议调整岗位定位、职责和权限，进行合理配置。

3. 信息收集与分析

主管职能部门与各部门负责人沟通，收集各部门工作内容及各岗位工作规范、流程，初步拟订各类岗位职责模板。各部门负责人根据拟订的岗位工作内容分析确定从事该岗位所需的任职资格和基本条件。

4. 制定岗位职责

主管职能部门负责所分管各类岗位职责初稿的编写，具体组织形式和流程由职能部门根据实际工作情况决定，所分管的各部门负责人及各类岗位员工应予以协助和配合。人力资源部收集各主管职能部门完成的岗位职责初稿并进行初审后交分管院长复审，通过后由院长最终审批。

5. 签订与发布岗位职责

经审批后，岗位任职人须与其主管领导双方签字确认。经签订的岗位职责一式三份，由人力资源部、所在部门、员工本人分别保存，并由人力资源部统一将全院范围的岗位职责编订成册。

岗位职责的维护和更新

如遇部门职责调整，岗位新增或异动等情况，由人力资源部协助各主管职能部门，及时完成岗位职责的更新、发布等程序，避免因岗位职责延迟更新，造成员工权责不清的情况。

人力资源部会同各主管职能部门每三年或在必要时组织全院范围内岗位职责的评估、修订，修订后的职责须及时告知部门和员工。

岗位职责的培训

岗位职责发布半个月内，部门负责人须主导安排在岗人员的培训，要求在岗人员熟悉并履行岗位职责。

● 典型案例 ●

分类分级定岗职

结合研究JCI精神与多家医院经验，我院根据自身特点和需求设计了岗位职责的建议格式，包括岗位的基本资料、工作任务与职责描述、任职条件、工作特征、考核要点五方面内容。

医院的行政管理体系复杂，医生、医技、护理、行政等各类人员的工作内容和性质差别较大，组织管理模式各异，因此，对于不同类别的岗位，无论是岗位职责的模板与格式，还是岗位分析的组织分工与工作流程都不可一概而论。医院既要考虑岗位职责格式的一致性，也要兼顾各类别岗位职责在制定、应用中的特殊性。我院的实践经验是，医院制定的岗位职责格式建议全院使用，但也允许各主管职能部门根据不同类别岗位的特点做适当修改，报人力资源部同意后使用。

医院经过专题会议讨论，明确了各类人员岗位职责工作的主管职能部门后，各职能部门开始综合考虑现有的组织结构、不同岗位工作性质的差别等因素，分别制定了岗位分析方案，编制岗位目录。

目前，我院的医疗人员仍主要按其聘任的专业技术资格等级来划分其应履行的工作职责和应承担的责任，因此，临床医疗科室的岗位首先按职称等级划分为主任医师、副主任医师、主治医师、住院医师、实习医师五类。此外，设定按职务等级划分的医疗管理岗位和专项兼职岗位作为补充。考虑到各临床医疗科室之间存在着业务内容的差异，医疗主管职能部门——医务部在制定医疗科室岗位职责模板时，先将各个岗位的基本职责予以明确，而专科工作职责留待各科室根据实际业务情况编写后再进行补充、修改。这种做法既保证了全体临床医疗岗位基本职责的完整性，也能体现各专科的个性化工作内容。

我院对护理临床岗位的设定基于《护士分层进阶制度》，该制度按照护理人员的临床照顾能力、工作年限、教与学能力等因素，将其划分为N0至N4五个层级，并提出相应的考核、培训要求。在我院大部分护理单元，临床护理岗位按照N0至N4五个层级设定，以便根据护士的资质和临床护理能力细化岗位职责及临床工作任务的分配。其次，按照管理权限分层级设定护理管理岗位。各护理单元根据实际工作需要另设辅助护士、楼层秘书等护理辅助岗位。

各医技、行政、后勤科室的部门职责均不具有普遍性，因此，各主管职能部门积极征求科室意见，由科室主导完成岗位设定、岗位职责编制等一系列工作，职能部门主要对岗位设定的合理性与岗位职责的规范性进行把关。

• 改进成效 •

通过岗位分析制定岗位职责，是对医院岗位管理工作的重新检视和规范，使医院各岗位的工作职责更加明确，角色分工更加清晰。医院完成岗位职责的制定后，将其作为人力资源管理的基础，在各项相关工作中发挥重要的作用。

在制定人员需求计划时，将岗位职责规定的任职条件作为招聘新员工的基础标准和要求，有利于规范招聘工作，避免了因人设岗的现象，确保招聘的客观、公正。员工入职或岗位变动后，各部门负责人根据岗位职责描述的工作职责与范围对其进行科室岗前培训，分配工作任务，使员工更清晰、全面地了解工作内容，明确服务范围。各职能部门也把岗位职责及考核要点作为员工考核评价的依据，设计科学、合理、可量化的评价指标和标准，定期对员工进行工作评价。医院根据各项考核结果，明确员工实际能力与岗位要求的差距，更有针对性地制定员工培训计划，加强培训实效。

● 招式点评 ●

医院的岗位分析及岗位职责制定是一项覆盖全院的系统性工作，其组织实施必然会经历一段磨合期。期间既需要领导的重视与支持，也要有各部门的相互协作，以及全院员工的积极配合。唯有在岗位分析工作的初期就明确权责，理顺部门间的关系，建立良好工作氛围，才能形成长效的运行机制，来确保岗位职责签署、履行、维护等后续工作的有序开展，以及岗位职责在其他人力资源相关工作中的顺利应用。

（姜稚心　陈斐　蓝剑楠　陆艳）

086

“培训大学”高效运作秘诀

员工培训作为提升医院核心竞争力的重要途径，已经被越来越多的医院所重视。一方面医院频繁组织各种培训，另一方面，培训中的一些问题（如不能有效地与实际工作相结合、培训效果不理想、培训组织管理缺乏系统性等）也逐渐显现。如何提高培训质量和效率成为医院迫切需要解决的问题。

● 标准出处 ●

员工资格与教育（SQE）7：对所有新员工，进行全院性的和特定工作职责的岗前培训。

员工资格与教育（SQE）8：每位员工接受在职培训和其他形式的教育和培训，以提高其技能和知识。

员工资格与教育（SQE）8.1：为病人提供治疗服务的人员，以及医院规定的其他人员，都需接受复苏技术培训，并掌握复苏技术。

员工资格与教育（SQE）8.2：医院为员工教育和培训提供设备和时间。

员工资格与教育（SQE）8.3：医院通过学术委员会规定教学的内容，为员工提供卫生专业教学。

主管、领导和指导（GLD）5.4：部门负责人对本部门所有员工根据其相应的义务和职责，为他们提供岗前教育和培训。

难点分析

★医院不同类别员工的培训管理往往分散在多个职能部门，管理缺乏系统性，造成资源浪费，培训有效性不足。如何整合医院现有的各类培训资源，形成一个有效完整的培训管理体系来提高培训工作的绩效?

★以往医院对培训内容的选择存在一定的盲目性，常常是培训时热热闹闹，培训后才发现没什么效果。因此，值得探讨的是，如何科学分析培训需求，有针对性地设置培训课程，才能提升培训内容的有效性?

★JCI强调以病人安全为核心，医院必须厘清哪些内容是JCI关注的重点，把其纳入到员工培训内容及课程中，并确保培训效果。

★如何组织安排新员工岗前培训，才能使其在有限的时间内，既了解医院的整体情况，亦能有针对性地掌握所在部门及专业的工作职责与规范，帮助新员工最快地融入医院这一职场环境?

★怎样根据员工在医院中的角色来确定其心肺复苏培训等级，以确保各类岗位的员工都有足够的急救能力来支持医院急救系统的运行?

制定标准和操作流程

建培训大学 推全员培训制

医院于2012年成立“浙医二院培训大学”，旨在以医院核心价值观为指导，整合现有培训资源，组织具有针对性和实效性的规范化员工培训，普遍提升全员综合素质、服务意识与业务技能，为医院发展提供人力资源保障。“培训大学”由医院院长、党委书记任校长，常务副院长任执行校长。采取学院式的组织架构，设置综合性学院和专业性学院，分别开展医院战略与文化、综合人文素质、医院从业基本常识及专业技能相关的培训。专业性学院按工作性质不同划分为医、技培训学院，护理培训学院，行政培训学院，后勤培训学院（见图1）。

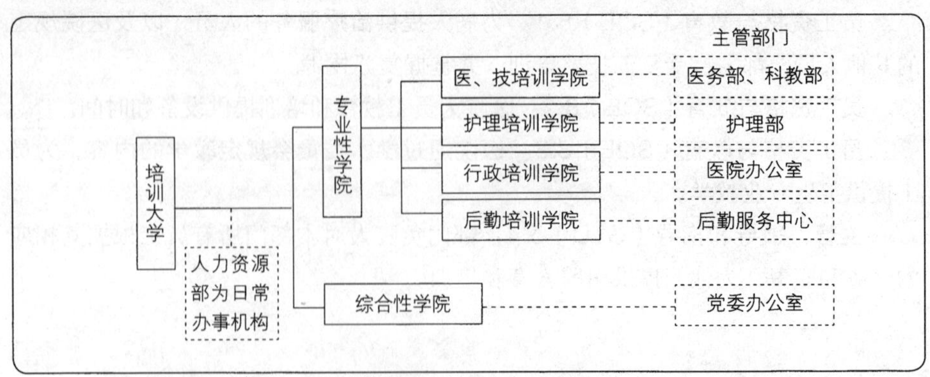

图1 培训大学组织结构图

培训大学的设立，除了整合原有培训资源，重新建立院内培训管理机制外，还根据JCI的要求，将新的培训内容及培训理念融合进来，明确规定医院文化、急救防灾、院感防控、质量管理等内容为全院员工每年的必修课程，以确保员工能力满足照顾病人的基本要求。

课程设置方面，培训大学各学院主管部门会同本学院相关部门或人员，综合分析员工各类考核情况、临床工作表现以及医院质量监控结果，商讨并确定学期培训计划，并与会议纪要一同上报。人力资源部根据医院近期发展计划和员工培训需求对各学院提供的培训计划进行审核、汇总，统筹安排授课时间、地点，编制每学期培训计划表，经校长批准后发放各学院并于院内网公布。各专业性学院还按照员工不同职称、职务或年资等因素，分层次设置培训重点，确定授课内容，设定修学要求，从而增加培训的个性化，提高培训效果，更有助于各层次人员的纵向培养和提升。

在培训实施中，采取现场和网络教学相结合的培训方式，同时建立培训大学网上管理平台，形成个人培训大学电子档案，员工可查询自己的培训记录及学分完成情况。

积极组织新员工岗前培训

根据员工的类别及岗位，我院把新员工岗前培训分为三个层次：

1. 综合性岗前培训。根据医院员工的报到时间、规模及批次，新员工综合性岗前培训分为集中性岗前培训及常规性岗前培训。集中性岗前培训针对特定时间内医院统一报到的大批量新员工，常规岗前培训每两个月开展一次，主要对该时段内进院的新员工进行培训。综合性岗前培训的主要内容包括医院文化与价值观，急救防灾，院感防控，质量管理，医院规章制度，医务人员医德规范等。

2. 部门性专业岗前培训，由医务部或护理部分别组织医、技、护员工参加，以常规业务知识、技能及工作规范为培训重点。

3. 所在科室岗前培训，由所在科室介绍部门概况、岗位职责、专业知识技能、职业安全等。

此外，进修人员、实习生、外包人员、志愿者均需参加其主管部门组织的岗前培训，以符合医院对员工综合素质和能力的基本要求。

展开全员心肺复苏培训

为了提高全员急救意识和抢救能力，达到JCI关于全员接受复苏技能培训的要求，医院建立了《心肺复苏培训制度》，确定了各类人员的培训等级和有效期。根据美国心脏协会（AHA）的心肺复苏培训课程设置指南，并结合实际工作需要，我院划分了基本CPR（Cardiopulmonary Resuscitation，心肺复苏）、BLS（Basic Life Support，基础生命支持）、ACLS（Advanced Cardiovascular Life Support，高级心脏生命支持）三个层次的培训课程，培训对象分别为：

1. 基本 CPR 培训：全体行政后勤人员；

2. BLS 培训：所有医师、医技和护理人员；

3. ACLS 培训：急诊科、重症监护室、麻醉科、心内科、呼吸内科、心脏大血管外科、烧伤科的全体医生以及急诊抢救室、重症监护病房（EICU、ICU、NICU、CCU、外科重症、心脏大血管监护、胸外监护）和复苏室的N2级及以上护士。

各层次的心肺复苏培训有效期均为两年，超过两年需再次复训和考核。该课程作为全体在院人员的常规必修培训项目，纳入培训大学组织管理，确保各类各层次人员培训覆盖率达到100%。医院还通过反复的追踪检查和应急演练来巩固培训效果，锻炼实战能力。

• 典型案例 •

新员工岗前培训

2012年我院新员工综合性集中岗前培训为期一周，参训新员工共计404人，仅有7人因特殊情况请假缺培，有2人未通过培训考核，但这9人也均在岗前培训结束后的一周内完成了自学和补考。相比往年，2012年的岗前培训有了质的飞跃。

如何提升大规模新员工岗前培训的到课率并确保培训效果，既是JCI委员在培训方面的检查重点，也是员工培训组织工作的难点之一。医院针对这一问题，制定了如下的方案并严格执行。

1. 提前确定培训日程、培训课程及培训师资，并制作培训日程表。

2. 制作《新员工指南》，将医院文化与价值观、医院历史与概况、主要相关制度等纳入其中，以便新员工学习了解。

3. 于新员工报到当天，明确告知员工培训制度及规定，强调培训纪律和注意事项。

4. 加强对员工的出勤管理，原则上岗前培训不允许请假。

5. 重视培训考核，以巩固培训效果。对于缺考或考核不合格者，需重新自学培训课程并进行补考，考核合格方可上岗。

6. 培训结束，人力资源部统计各课程到课率及考试合格率，并通过问卷调查对培训效果进行评估，根据员工对培训工作的意见和建议，调整日后岗前培训的方式和内容，以增强岗前培训的针对性和实效性。

• 改进成效 •

培训大学的建立，有效地整合了培训资源，扩大了培训覆盖面，丰富了培训内容，构建了完整、规范的院内培训组织体系。同时建成的培训大学网上信息平台，不仅方便员工参与网上教学，查询培训学分，也是员工个人资料档案中体现员工培训情况的重要记录。综合性学院的建立改变了原来培训单纯强调专业知识与技能的局面，真正将员工素质、能力的提升与医院战略发展结合起来，最大程度地使医院和员工获得双赢。

新员工岗前培训愈发全面、规范。在综合性岗前培训方面，常规性岗前培训的概念更为明确，随意性明显减少。集中性岗前培训的出勤率、到课率大大提升，同时把考核与反馈调查作为测量培训效果的工具，促进了培训质量的不断改进和提升。此外，把部门性专业岗前培训和科室岗前培训结果纳入到新员工试用期满考核中，既体现了培训的重要性，也确保了考核的真实性和客观性。

全院积极开展心肺复苏培训，使急救技术在全院得到普及，覆盖率达到100%，成为医院急救系统得以运行的基础和保证。

● 招式点评 ●

为了改变以往员工培训各自为政的局面，医院通过开办培训大学，整合院内培训资源，使培训的组织管理更加系统、有序。此外，培训大学对培训内容进行了有效地管控。培训大学的课程设置以医院战略规划、业务发展需要和质量监控结果为导向，每学期各学院主管部门会同本学院相关部门或人员商讨学期培训计划，报人力资源部协调、汇总后在院内网公布，确保培训内容更具实用性和时效性。

JCI为医院培训的创新与改革带来了契机，也为医院培训注入了新的活力，促使医院培训工作向着更加全面、系统、规范、高效的目标发展。目前，我院培训大学的建立与实施逐步形成了医院培训的新格局，如何继续推进、稳固并确保长效运行，将是医院今后培训工作的重点。

（汪鑫　姜稚心　徐亚平　童婧之　陆艳）

087

让医生拥有"阳光资质"

资质是医疗人员实施各项诊疗活动所应具备的条件与身份，是获得为病人诊疗服务权利的首要条件。资质的管理主要包括制定制度、培训考核、授权监控等环节。所谓医疗人员的"阳光资质"管理就是如何使上述环节达到公开、量化、标准化，最终实现医疗人员资质与个人能力水平的一致性。

现有的资质授权基本以职称为主导，比如一位刚刚晋升为正高主任医师的外科医生，可能昨天尚不能开展的手术，因为职称提高了，制度便"允许"其开展，事实上他可能尚不具备开展该手术的能力。另外一种情形，某医生已被授权某项专科资质，但近一年来长期不开展，那么该医生的能力是否仍符合该项专科资质的要求?

类似上述情形，是我们推行医疗人员"阳光资质"管理的内在动力和挑战。

• 标准出处 •

员工资格与教育（SQE）9：医院建立一套有效的程序，收集、核实及评价医生独立行医的资格证明(执照、学历证明、培训、能力和经历)。

员工资格与教育（SQE）9.1：医院领导至少每三年更新医务人员的准入资格，使其能提供继续的医疗服务。

员工资格与教育（SQE）10：医院建立一套标准、客观、有据可循的程序，以确保所有医生所提供的临床服务与其资质相符。

员工资格与教育（SQE）11：医院建立一个体系，对每位医生在临床质量和安全方面开展的临床实践进行绩效评估。

● 难点分析 ●

★职称主导资质：可上、难下

职称是衡量一个人能力大小、经验富缺的一种形式。目前的职称评定制度基本能够反映人员的工作素质及技术能力，但仍有一定的不足：职称评定方式和评定内容单一化；职称评定标准不能完全反映申报者的实际能力。

医疗人员除非出现重大医疗事件和医德问题，一般情况下职称不会降级。

★资质评定的指标难以量化

资质评定包含了理论知识与实际操作能力考核，对于实际操作能力的考核基本上由医院或科主任的主观判断为准，客观依据不足。比如，既往手术授权标准中要求达到5例的规定，一是缺少客观依据，二是不能涵盖同级其它术式的准入标准。

资质准入标准容易制定，关键是如何确定退出指标，资质取消或降级才有统一标准。

● 制定标准和操作流程 ●

医疗人员资质管理参照标准

1. 医院资质管理核心制度：

《医疗人员资质准入管理制度》

《医疗人员医疗质量与安全考核制度》

《手术（介入）资格准入、分级管理制度》

2. 医疗人员资质管理操作流程：

◎医疗执行委员会负责审核医疗人员资质，决定授权；

◎医疗质量与安全管理委员会负责医疗人员相关资质的评定、审议工作；

◎医务部负责组织医疗人员参加卫生行政部门、专业学术组织和医院要求的各类需要准入资质的培训和考核；

◎各医疗科室成立以科主任为组长的医师资质分级评定专家组，负责层面科室申请资质医师能力审议（医疗人员资质授权流程见图1）。

3. 医疗人员资质公示平台

医院通过院内信息网建立医疗人员资质查询与公示平台，使全院员工均可即时获得医疗人员资质信息。

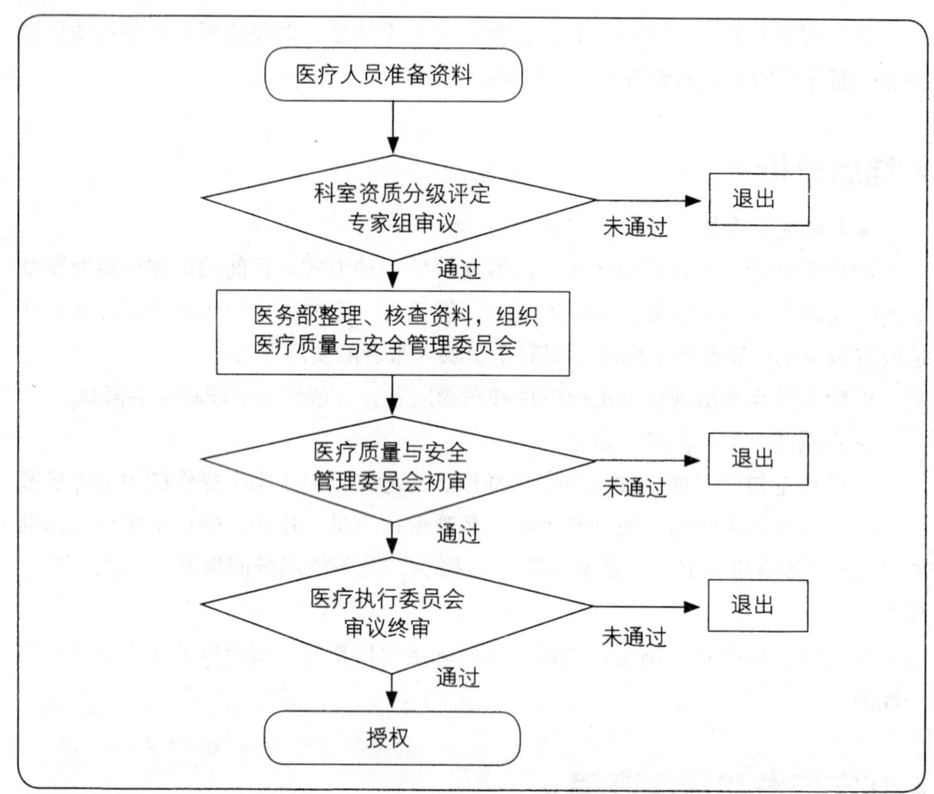

图1　医疗人员资质授权流程

● 典型案例 ●

甲状腺手术资质管理

甲状腺手术是治疗甲状腺疾病的主要手段。随着甲状腺疾患的增加以及学科新技术的发展，甲状腺手术逐步由开放转变到腔镜微创方式，按照甲状腺不同的疾病特点，其手术方式已增加到近30种，众所周知，甲状腺手术易并发血管和神经的损伤，导致严重的并发症，甚至危及患者生命。我院甲状腺手术年平均量达2000例，如何在“阳光资质”的管理模式下，规范、安全的开展甲状腺手术是资质管理需要思考的问题。

制定甲状腺授权标准

制定《甲状腺外科手术资格准入、分级管理制度》，规范甲状腺术式分类、准入标准、退出标准等内容。

梳理授权项目

结合手术难度及手术项目将甲状腺分为五类（见表1）：

表1 甲状腺手术分类

手术分类	手术名称
特类手术	腔镜甲状腺癌根治术
	腔镜下甲状腺双侧全切除术
	腔镜下甲状旁腺全切除/次全切除术
Ⅳ类手术	甲状腺双侧全切除术
	甲状腺再次手术
	甲状腺次全切除术（甲亢）
	甲癌根治+联合脏器（食管、气管、喉等）切除术
	双侧颈淋巴结清扫术
	腔镜下甲状腺腺叶全/近全切除术
	腔镜下甲状腺部分切除术
	腔镜下甲状旁腺瘤切除术
	甲状旁腺异体移植术
	甲状旁腺全切除/次全切除术
	胸骨后甲状腺切除术
Ⅲ类手术	双侧甲状腺腺叶次全切除
	单侧颈淋巴结清扫术
	腔镜甲状腺单侧腺叶次全切除术
	甲状旁腺瘤摘除术
	甲状腺部分切除术
	喉返神经探查术
	甲状旁腺自体移植术
	单侧甲状腺腺叶全切除术
	异位甲状腺切除术
	甲状腺术后探查止血术
Ⅱ类手术	甲状腺单侧腺叶次全/近全切除
Ⅰ类手术	甲状腺峡部切除术
	颈部淋巴结切除活检

甲状腺资质准入

腔镜甲状腺手术准入条件：具有甲、乙等资质的医师；主刀完成相应开放手术100例以上；具有腔镜基础，通过腔镜甲状腺手术的专业培训3个月以上。

开放甲状腺手术资质准入条件：丁等资质，完成甲状腺外科Ⅰ类手术：上级医指导下主刀5例，作为一助10例以上；丙等资质，完成甲状腺外科Ⅱ类手术：上级医指导下主刀5例，作为一助10例以上；乙等资质，成甲状腺外科Ⅲ类手术：在上级医指导下主刀5例，作为一助10例以上；甲等资质，完成甲状腺外科Ⅳ类和特类手术：在上级医指导下主刀50例，作为一助100例以上。

资质维持

新获资质的医师，Ⅰ、Ⅱ、Ⅲ类手术分别要求每年完成主刀25例以上；Ⅳ类和特类手术要求每年完成主刀10例以上；年手术量未完成者，对下一年度手术资质进行相应降级处理（一般按照现有资质降一级处理）。

资质取消

出现甲状腺手术不良事件；非计划性二次手术≥8%；围手术期死亡率≥1%；术后出血≥5%；喉返神经损伤≥10%；永久甲状旁腺损伤≥5%；甲状腺手术发生一级医疗事故主要责任以上或二级医疗事故完全责任。

• 改进成效 •

通过完善资质管理制度、明确资质评定职责、梳理资质审批流程、建立医疗人员资质公示平台等举措的实施，我院资质管理基本突破职称主导的授权模式，实现了资质授权、年度评价等工作的标准量化，达到个人能力与资质授权的一致性。对适应医院快速发展的需要、确保患者手术安全起到了积极作用。

• 招式点评 •

资质是医疗人员各项医疗活动所应具备的条件与身份，是获得为病人服务诊疗权利的首要条件。资质管理则是医院管理的核心工作。

随着社会及医院的发展，医疗人员资质管理公开化、标准化、量化大势所趋。在制定标准化、量化资质管理时，医院应认真分析国际、国内及自身对于资质评定的要求，思考每项资质评定指标所需的量化标准及依据，结合医院实际情况制定申请标准。努力做到专业技术与临床需求相结合、学科发展需求与授权相结合、质量与考核相结合、同期评定与定期考核相结合，以实现“阳光资质”的核心管理理念——个人能力与临床技能一致。

（马戈　李伟）

088

如何完善员工考核体系

著名的管理大师彼得·德鲁克说过，“如果你不能正确地评价，就无法正确地管理。”员工的考核评价是人力资源管理体系中不可或缺的必备环节，也是现代医院管理中重要的管理工具。但是，说时容易做时难，在实际的考核工作中往往暴露出很多问题。

以往我院员工考核主要通过总结式的年度考评进行，采取方式无非是员工撰写一年的工作总结，主管领导在此基础上给予评语和考核等级，上交人力资源部，即完成考核工作。这种“千人一面”的考评方式，往往使考核流于形式，难以真正区分员工表现的优劣，不利于医院绩效管理的实施和运作，也无法推动医院质量管理的改进。JCI标准中关于员工能力考核的标准为破解医院考核困境提示了方向。

• 标准出处 •

员工资格与教育（SQE）3：医院有一个规定的程序来确保临床岗位员工的知识和技能可持续地满足病人的需求。

员工资格与教育（SQE）4：医院制定一个规定的程序，来确保非临床岗位员工的知识和技能，以持续地满足医院需求和岗位要求。

员工资格与教育（SQE）10：医院建立一套标准、客观、有据可循的程序，以确保所有医生所提供的临床服务与其资质相符。

员工资格与教育（SQE）11：医院建立一个体系，对每位医生在临床质量和安全方面开展的临床实践进行绩效评估。

难点分析

★JCI要求，从初次聘用开始，医院应对员工持续地进行评价，确保员工的知识和技能持续地满足病人的需求和医院发展的要求。如何针对员工在不同阶段的特点确定考评类型，设计一套完整的考核评价体系？

★年度考核是医院考评最重要的形式，如何设计年度考核方案，如何综合地运用定性和定量指标，才能使考核更全面、客观地反映员工业务能力和工作表现？

★在考核指标体系的设计过程中，定量指标的选取和目标值的确定往往是最大的难点，例如，怎样才能使所选的指标能反映员工的医疗服务质量并具有可测量性？如何科学地设定目标值？

制定标准和操作流程

新员工试用期满考核

为了确保医院录用的新员工可以胜任岗位工作，医院制定了新员工试用期满考核制度并设计考核表，采用指标式考核，内容包括试用期内的思想政治表现、工作能力、工作态度和工作表现等，由新员工自评与部门主管评价相结合。为确保以能力为基础进行考核，故将新员工相关的医院综合性、专业性与科室岗前培训结果记入考核表，并要求科室观察新员工表现后对其专业能力给予客观评价。医院根据试用期满考核结果决定是否正式聘用，通过这一程序确保员工知识和技能满足病人需求和岗位要求。

改进合同期满考核

医院根据JCI评审要求改进员工合同期满考核，考核指标的设定涵盖病人服务、临床知识、基于实践的学习和提高、沟通能力、专业素质、系统化地操作几个方面，以此评价员工的综合能力。考核经员工自评与主管测评后，交由各相关职能管理部门，分别对员工在医疗质量与安全、继续教育、医德医风等方面的表现给予评价，最终经院务会讨论，综合确定考核结果并作为决定员工是否续聘及续聘时间的依据。

分层分类构建年度考核体系

医院按照医务人员、非医务人员分类别设计年度考核，将传统的个人总结式考核转变为指标式考核。以美国毕业后医学教育评鉴委员会（Accreditation Council for Graduate Medical Education）提出的医师应具备的六大核心能力为基础，从综合素养、专业能力、工作绩效、工作态度四个维度设计20项考核指标，综合评价员工的年度工作表现。考核由员工自评、主管测评后，经院务会审核通过，确定考核结果。

除年度综合考核外，主管职能部门还分别对临床、医技、护理三类专业技术人员进行专业能力评价。医务部每年对医生、医技人员进行专业能力评价，护理部每年对护士进行分层考核，包括每季度一次的基于岗位职责的岗位评价、一年一度的各专科胜任能力考核等。

• 典型案例 •

个性化指标“考”医生

在SQE11关于医生持续监控和评估标准的指导下，医院领导与临床科室主任反复研究讨论，最终确立了以“质量管理和病人安全”为核心，由科室主导的医生专业能力评价模式。由各临床、医技科室根据医院的发展目标，分解出各科室的关键质量指标，并结合本专科特色与临床实际工作情况，从诊疗质量、合理用药、病历质量、医疗工作量、工作效率、医疗安全等方面，选取与影响科室质量与安全的关键诊疗项目相关的5个以上可量化指标作为本科室医疗人员专业能力评价的依据。指标还可参考本专科的诊疗指南、相关质量监控指标或高发不良事件来选取，并兼顾指标相关数据收集的可行性。值得注意的是，所选的指标必须是业务流程中任职者可控制其结果并体现个人诊疗水平的，否则就不适于作为衡量员工个人业务能力和工作表现的指标。

同时，医院引用目标管理的方式，通过循证的方法，科学制定考核指标的评价标准。以所选取的指标在国际或国内先进医疗机构的完成情况或理想数值，或以科室自身上一年度该指标的平均完成值为基础提高一定幅度，设立考核目标值，以此引导全科人员对科室关键质量指标加以重视，促进科室医疗服务质量和效率的提升。

各科室完成指标设计并制定评价标准后，形成书面的考核方案，交由医务部审核，以确保科室选取的质量指标能够客观、有效地反映被评价对象的业务能力和工作表现，而且易于操作。

在医生SQE专场的访谈现场，JCI检查委员对我院十余个临床科室的专业能力考核指标逐一审查，当她看到病人非预期重返治疗、医师遵从临床路径诊疗等项目被许多科室纳入了对医生能力考核的指标中时，满意地表示，这样的考核才能有效地推动医院全面质量管理的实施，促进病人安全目标的实现。

• 改进成效 •

医院依据JCI的要求，完善了员工考核体系和评估类型，新增了新员工试用期满考核，改进了合同期满考核与年度考核，实现了从员工入院开始便对其进行持续性的评价，以确保员工的知识和技能持续地满足病人的需求和岗位的要求。

医院着重建立了以“质量管理和病人安全”为核心的医生专业能力评价模式，各科室对反映医疗质量的关键指标进行了梳理，使科室主管们更加明确科室的主要责任和目标，并以此为基础明确科室医疗人员的业绩衡量指标，从而推动每位员工都按照医院的目标和要求去改进和提升。

● 招式点评 ●

员工考核最根本的目的是改善工作成效。为使员工考核有的放矢，医院以提升医疗服务质量、实现医院发展目标为导向，改变了以往关注综合表现的评价模式，更强调了对医务人员专业能力的评估。以各科室为主导制定个性化的考核指标，能够更科学、客观地反映医疗人员专业水平和工作质量及效率，提升了考核评估的有效性。

（陆艳　魏兴玲　姜稚心）

089
把好员工建档关

人力资源管理是一项连续性的工作，反映员工资格能力、主要经历、工作表现、品德作风等个人情况的重要文件资料都必须如实地记录、留存。以往医院对员工人事信息资料的记载与保存主要依赖于传统人事档案。但随着事业单位人事代理制度的实行，员工的人事档案不再进入医院，而交由人事档案代理机构托管，这就容易导致档案资料收集、补充、更新不及时，也对医院查阅、利用档案信息造成不便。

员工资格与教育（SQE）章节中关于医院应具有每位员工书面的个人信息记录的要求恰好为医院组织建立院内员工个人档案提供了契机，也为有效提升档案内容的针对性和实用性，使之更符合现代医院管理的需要提供了操作依据。

标准出处

员工资格与教育（SQE）5：医院有每位员工书面的个人信息记录。

员工资格与教育（SQE）9：医院建立一套有效的程序，收集、核实及评价医生独立行医的资格证明 (执照、学历证明、培训、能力和经历)。

员工资格与教育（SQE）9.1（测量要素3）：更新的权限内容要记录在员工的个人档案中。

员工资格与教育（SQE）11（测量要素5）：医务人员的评估信息记录在员工档案或其他相关的档案中。

员工资格与教育（SQE）14（测量要素5）：恰当的评价结果记录在护士人员的个人档案或其他文件中。

员工资格与教育（SQE）15

测量要素4：其他卫生专业人员都有档案保存。

测量要素5：每份档案内应包括执业证书、资格证书、注册文件的复印件。

员工资格与教育（SQE）17（测量要素3）：恰当的评价结果记录在其他卫生专业人员的资格档案或其他文件中。

难点分析

★ 梳理SQE标准中有关员工个人资料档案的要求，认识其与传统人事档案的区别与联系，规划JCI个人档案应包含哪些内容？采用怎样的档案管理方式更便于信息资料的维护和利用？

★JCI十分重视对员工的执照、学历证明等各类资格证书的真实性查验，因此，在档案基础资料的整理过程中，首先要明确各类证书应通过什么方式来核查其真实性和有效性，并以怎样的方式在档案中清晰地体现？

★JCI个人资料档案的建立和维护涉及全体在院人员，是一项工作量繁重且具有连续性的系统工作。如何确定合理的组织分工及工作流程是确保档案能够高效地建立并持续维护的关键。

制定标准和操作流程

档案内容

1. 员工个人档案首页，包括个人基本信息、教育经历、从业资格、技术等级、在职教育与培训、工作经历。

2. 资格及准入证明。

3. 员工岗位职责。

4. 医疗权限。

5. 考核评价记录和奖惩记录。

6. 教育培训记录。

7. 其他材料。

档案建立与真实性查验程序

1. 自员工聘用之日起，人力资源部为每位员工建立一份完整的员工个人资料档案，及时收集、整理所需资料，并立卷归档、妥善保存。

2. 外包人员自进入我院工作起，所在部门须督促外包公司或自行组织建立外包人员个人资料档案，档案内容可参照院内员工或根据实际情况适当简化。档案由外包人员所在部门保管，人力资源部门不定期抽查。

3. 核实归档材料，确保材料真实、审查手续完备。

◎人力资源部负责学历、学位证书的真实性查验：员工在国内取得的学历学位，通过教育部授权的中国高等教育学生信息网（学信网）进行网上查验或通过人事档案查验并记录；员工在国（境）外取得的学历学位须通过教育部留学服务中心国外学历学位认证，认证书复印件交人资部存档。

◎医务部根据《执业医师法》等政策法规及院内相关制度，对全院医师、医技人员的资格证、执照、上岗证进行收集、查验，复印件交人力资源部存档。

◎护理部根据《护士条例》等政策法规及院内相关制度，对全院护士执业资格证书进行收集、查验，复印件交人力资源部存档。

◎医院通过政府网站、电话、人事档案等方式核实员工教育、执照、上岗证、工作经历等资料真实性后，由查验人于证书复印件上签字盖章，使查验结果和时间一目了然。

◎各科室建立专门的员工档案资料夹，以科室为单位保存员工的科室培训记录、特殊资质证书、岗位职责等，作为专场访谈时的佐证资料备查。

档案维护

档案涉及的相关内容如有变更，实时更新。档案每三年全面审核一次，并在首页加盖审核章。

• 典型案例 •

护理档案精益求精

在医院完成护理人员档案建档后，我院护理部还组织成立了员工资格与教育（SQE）专职审核小组，主要负责对档案进行审核、补充与完善，力求每份档案都由两人以上核对，确保档案资料规范齐全。为了在委员审查时能够快速、清晰地呈现相应资料，审核小组还将护理人员档案用五色易可贴分类并标识对应条文，再对各部分内容逐一检查。

护理人员档案首页

仔细核对员工的基本信息、工作岗位、护理专业能力层级、轮转经历等信息，着重比对首页中教育、专业技术职务、执照及各类专项资质等信息与档案中所附的相关证书是否一致。确认每份档案的信息是否已经由员工本人、护士长及护理部三方审核并签字。

各类证书

复查每位员工的毕业证书、学位证书、护士执照、上岗证、职称证书或聘任文件等证书是否齐备，确认各证书已经官方渠道或源发地核实并盖审核印章，且必须符合相应的有效期。

岗位职责

员工的岗位职责与其临床工作任务是否相符是SQE专场的必查内容，必须谨慎仔细地核对。我院护理人员岗位职责是由护理部统一进行岗位分析并设定岗位后，各科室根据实际工作情况分别按护士的不同专业能力层级制定，按工作性质的不同主要分为病房、监护室、急诊以及特殊岗位等几大类。审核小组逐一审核确认每位员工签署的岗位职责与其所在岗位和专业能力层级相一致，特殊岗位附有专项工作职责。

考核评价

医院对护理人员设计了一套全方位的考核评价体系，除全院员工均须参加的年度考核、新员工试用期满考核外，还有专门针对护理人员的季度考核、护士基本岗位能力评价和专科胜任能力评价。审核小组须对上述评价表是否齐全，评价结果是否合格，缺勤人员有无缺考说明，轮转护理人员有无不同轮转科室的考核等情况进行检查。各科室对于专科胜任能力都有不同的要求，如儿童照护、呼吸机的操作、化疗药物的使用等，因此，各科护士长需准备相应的佐证资料备查，以证实考核的真实性。

教育培训

在职教育培训的连续性和有效性也是评审时档案审查的一项要点。审核小组要逐一检查档案中每位员工的教育培训记录，包括是否达到医院规定的学分要求，是否完成院感、消防等必修培训内容，以及是否根据医院要求获得相应等级的心肺复苏培训合格证书，且尚在有效期内。

• 改进成效 •

我院从员工各种证书、资料的收集，真实性与有效性的核实到资料的整理、归档、上架，历时约一年，为全体在职员工、外聘专家、外包人员、进修人员、实习生、志愿者建立起一人一册的院内个人资料档案。

整个建档过程可以视作对医院人力资源管理工作的一次全面检视和规范，尤其是在各类证书的收集和查验时，会发现部分资格证书即将失效，医院记录的信息与证书所载信息不符等情况，促使各职能部门对相关工作查漏补缺并及时更新，从而提高了员工各项信息的准确率并确保员工资格的有效性。其次，院内档案将原来分散在各部门的反映员工个人资格能力及工作表现的资料整合起来，减少了档案调阅步骤和时间，为使用者提供了方便，也提升了档案的利用率。更重要的是，JCI对档案内容的要求涉及许多业务管理工作，这就突破了传统人事管理的界限，使得医务、护理、科教等更多的职能部门积极有效地投入到医院人力资源工作中来，畅通了部门间的交流合作，消除了管理上的盲区，逐步形成医院系统的人力资源管理能力和组织框架。

• 招式点评 •

员工的个人资料档案是能够全面反映医院人力资源管理是否符合JCI标准的载体，也是委员SQE专场访谈时最重要的检查资料。

与传统人事档案旨在保存员工一生完整的人事资料不同的是，JCI个人档案建立的出发点是为医院内部管理服务，记录并确保每名员工从入院起持续具有合格的资质和能力来为患者提供优质安全的医疗服务，这与SQE的主旨和精神是一脉相承的。因而其在内容上增加了对员工专业资质、岗位职责、业务能力及培训情况的详细记录；在管理上，则更注重对证书及各类文件的持续更新和有效期确认，以及档案内各部分资料间在逻辑关系上的合理性。

在历时约一年的建档过程中，我们体会到信息量的庞大和工作任务的繁重，而各相关职能部们间的有效沟通与合作，以及全院各科室和员工的配合是提高建档效率，确保档案质量的前提。我院员工建档工作的组织模式是由人力资源部统筹管理，各相关职能部门分工合作。人力资源部负责明确建档制度和分工，安排购置基础设施，汇总整理档案资料后归档上架，对档案资料的完整性和有效性进行最终审核；医务、护理、科教等各职能部门根据日常分管工作收集建档所需证书和文件，完成真实性查验，并确保资料符合评审标准。

员工个人资料档案的建立不是一劳永逸的，我院能顺利通过JCI的评审也仅仅是踏出了千里之行的第一步。档案资料的更新维护和有效利用才是实现档案动态管理、持续发展的关键所在。因此，如何应用信息技术来辅助档案管理、更新及利用是我院正在探索的课题，也是今后工作的重点和改进方向。

（郝磊俊　谢丛照　宋绍春　陆艳）

090

志愿者也专业

今天，在医疗活动的多个环节，越来越多地可以见到志愿者的身影。作为非医务人员，如何保证志愿者为病人提供服务的过程既符合医疗安全标准，又符合高质量的服务标准，是对医疗机构管理能力的重要评估项目之一。

• 标准出处 •

员工资格与教育（SQE）1.1：每个员工都有书面的当前的工作职责。

员工资格与教育（SQE）7：对所有新员工，进行全员性的和特定工作职责的岗前培训。

医院感染预防和控制（PCI）5.1：医院内所有病人、员工和探访者的活动场地都应纳入感染控制计划。

• 难点分析 •

★文化层次不同，身份背景不同，如何挑选恰当、实用的岗前培训内容？

★完善的岗位职责和考核标准是规范志愿者行为的必要保障，如何量身定做规范，让志愿者感到既舒适又不失严谨？

★如何培养志愿者的感控习惯，让其在提供服务的同时保障患者与自己的安全。

制定标准和操作流程

组织架构及管理流程（见图1、图2）

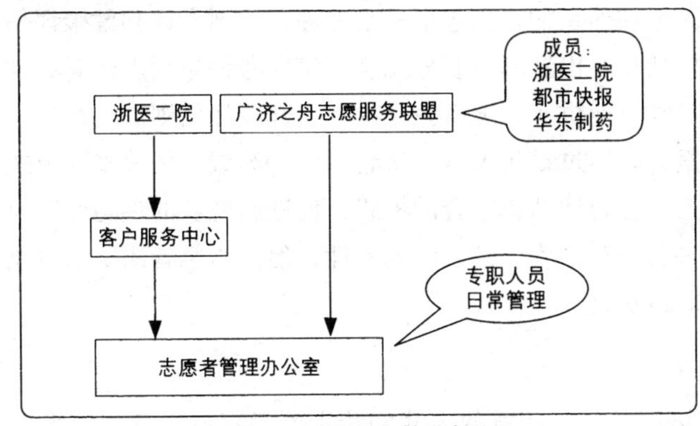

图1　志愿服务管理框架

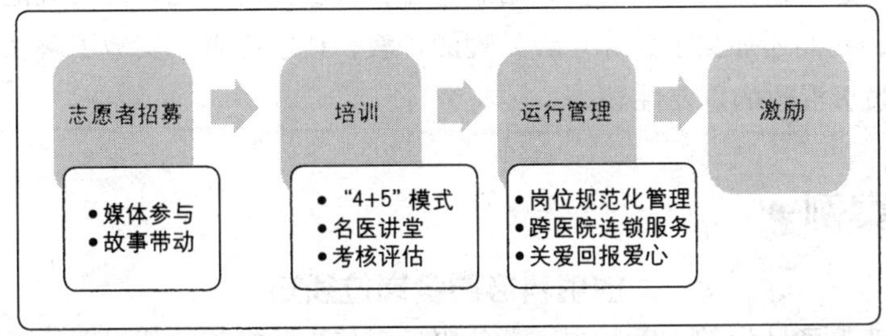

图2　志愿者管理流程图

岗前培训

医院志愿者服务的特殊性源于服务对象的特殊性，志愿服务既要体现人文关怀，又要保障患者和志愿者的安全，要做到这一点，岗前培训尤为重要。为此，我们精心设计培训课程，认真制作培训课件，并在培训模式上不断改进完善。目前，我们已经形成了“4＋5”的培训模式，即4个小时的课堂培训（包括志愿服务和志愿精神介绍、医院文化介绍、院感知识介绍、医院场地和服务内容介绍、志愿服务注意事项介绍、老志愿者现身说法、心脑肺复苏培训及考核等课程）和5个小时的带教（每个新加入的志愿者，第一次上岗时，管理员会安排一名老志愿者带教一天，帮助志愿者克服环境生疏和服务不熟的困难，以确保顺利进入工作状态）。

此外，为不断强志愿者的专业技能及丰富志愿者日常生活，每个月我们都安排有资深的临床专家主讲的常见病，慢性病预防、治疗和康复的专题讲座，不断提高志愿者的医学常识和个人素养，为志愿者走专业化道路拓展空间，并已成功组建了多支专业小组，包括：心理辅导组、语言支持专业组，骨髓移植支持专业组、造口护理组等小组。

岗位职责及考核标准

为保证志愿者的服务质量，我们为每个服务岗位制订了岗位职责，建立了完善的考核体系。岗位职责的建立参考了相关科室的建议与在岗志愿者的意见，不断修改完成。考核体系的建立包括日常考评、培训考评和健康评估三大内容。日常考评主要包括日常出勤率、服务态度；培训考评包括志愿者参加岗前培训后的试卷测评、日常专业讲座的继续教育次数；健康评估则规定每位志愿者每年应上交一次体检报告。通过量化考核、试卷测评、健康评估等多种形式及志愿者自我评分和管理人员综合评估相结合的模式，促进志愿者的参与性和自律性，自觉做到考核的公平、公正，确保结果的真实性，促使志愿者团队朝着制度化、系统化、专业化的道路发展。

感染控制

通过岗前培训及日常的宣教，我们让志愿者养成优良的洗手习惯，同时将洗手行为与感染监控资料实时反馈给志愿者，旨在提高志愿者行为规范和洗手质量。此外，我们还加强了医疗垃圾处理的宣教，让志愿者真实地了解杜绝医疗垃圾与生活垃圾混放的重要性。

• 典型案例 •

放射科志愿者岗位须知

随着志愿者队伍的不断壮大，新的服务岗位不断增加。如何能让志愿者不断适应新岗位需求，除了必要的岗位培训外，详细的岗位职责必不可少。放射科三楼服务岗位是继门诊服务外第一个设置的具有专科性的服务岗位。初期志愿者仅是靠自己去摸索或咨询医护人员，在工作人员繁忙或恰逢志愿者性格内向时，有些问题便不能及时解决。在老志愿者的总结下，志愿者办公室结合科室意见，完成了第一份“放射科志愿者服务须知”（见图3），内容包括了预约检查流程、周边环境等内容，以后每位新志愿者上岗前，经短期培训即可提供到位的服务。岗位职责的制订并非一劳永逸，在以后的工作中遇到特殊的问题及新增内容，我们还将不断修正。

• 改进成效 •

截至目前，我院已有5103名志愿者顺利完成了岗前培训，1万余人次参加服务，累计为病人提供14万余小时、260万次服务 。社会志愿者提供了98%的志愿服务，媒体报道200余次，接待国内近200家医院参观。我们的志愿者团队连续获得了2011年浙江省优秀志愿服务集体，2012年被团中央授予“全国青年志愿者优秀项目奖”，2013年获“感动浙江卫生十大事例”等荣誉称号。

放射科志愿者服务须知

1. 放射科1层：大厅是普放和磁共振预约、登记、检查处（包括普放检查及磁共振检查的3、4号机房）；磁共振检查的1、2号机房在3号楼1层；

放射科2层：乳房、口腔摄片(8号机房)、导管室、介入手术室；

放射科3层：CT室，脑科3层：冠脉CT室。

2. 所有放射检查均应先由医生开检查单→付费→预约→登记→检查。

3. 取片、取报告时间：急诊普放检查后1小时在大厅取片，凭就诊卡在刷卡机上取报告单；非急诊患者检查后2小时取片，凭就诊卡在刷卡机上取报告单；下午3点以后完成检查的患者，在第二个工作日取片、取报告；超过5天的报告单，可凭就诊卡和医保卡在登记取片窗口打印。

4. CT预约、登记、检查均在3楼。急诊CT检查后1小时在登记窗口取片，凭就诊卡在刷卡机上取报告单；非急诊CT检查后2小时取片，第二个工作日下午2点后凭就诊卡在刷卡机上取报告单：下午3点以后完成检查的患者，在第二个工作日取片、取报告；超过5天的报告单，可凭就诊卡和医保卡在登记取片窗口取。

5. 增强CT检查的患者（三号机房的患者），检查前要去注射处埋留置针及在注射休息处等候，其他在相应机房门口休息等候。

6. CT门口不允许轮椅、平车及过多人员滞留，要及时疏散。

7. 一般CT检查按号子顺序进行叫号检查，如果有急诊，我们本着急诊优先的理念进行，所以有时候会出现号子后面的先做，前面的迟做现象。导致此种现象的其他原因可能如下：

A、不是当天预约的患者未准时到。（如甲昨天预约8号检查，但由于迟到导致前面30号的患者都已检查结束，电子屏显示的号源即从8号到31号）。

B、检查病人不在。

8. 1楼卫生间在急诊室西侧，2楼卫生间在日间病房西侧，3楼卫生间在脑科3楼的体检部和3楼连廊的最南面

9. 提倡主动服务。

10. 放射科志愿者值班时间：上午：8－12：00　　下午：13：30－16：30

11. 放射科1号机房24小时开机。

图3　放射科志愿者服务须知

• 招式点评 •

恰当、实用的岗前培训，既要保证培训内容的全面，更要保证培训效果的落实。“4＋5”的志愿者岗前培训模式，让志愿者在学与用间获得了良好的知识传递。完善的岗位职责是规范志愿者行为的必要保障，一个岗位一份须知，时时更新，保证了志愿者轻松上岗、从容淡定的轻松处理各种突发事件。

（冀楠　徐翔　方序）

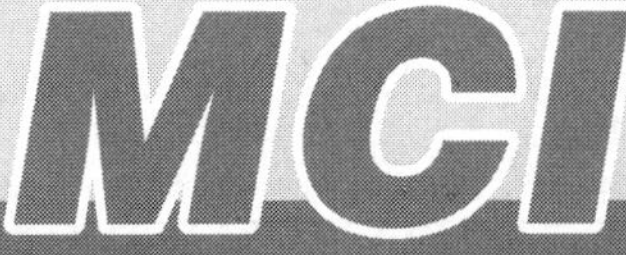

MCI 交流与信息管理

交流与信息的管理（Management of Communication and Information）章节是JCI标准中关于交流和信息管理的部分，其中包括医院与社区之间的沟通、医护人员与病人和家属的交流、与医院内外医疗服务提供者之间的交流、领导和规划、病历管理、综合性资料和信息等几部分内容。

医院管理涉及的信息很多，例如人事信息、市场信息、病人信息、财务信息等。其中医患交流、医医交流、医疗信息是医疗决策和临床诊治的基础，医院信息是医院进行质量决策和质量控制并制定质量计划和措施的重要依据，是非常重要的资源。

现代医疗高度依赖准确、顺畅、实时的信息交流和信息来源。医院根据JCI要求制定的一系列规章制度以及医院所具备的高度集成化的信息管理系统都保障了交流的有效、安全和信息的完整、通达。

091

医院社区联动发展

近年来，各级政府为了解决百姓“看病难、看病贵”的问题，大力发展社区卫生服务，提高了社区医院的吸引力。但由于大医院与社区卫生服务机构之间缺乏良性互动，再加上社区卫生人员专业技术水平不高，患者普遍缺乏信任感，“大医院门庭若市、社区医院门可罗雀”的现象仍然存在。对此，医院与社区的联动或许是一剂良方。

• 标准出处 •

交流与信息管理（MCI）1：医院与相关社区的交流有利于提供服务和获得病人医疗服务的信息。

主管、领导和指导（GLD）3.1：医院领导应和社区其他组织的领导，共同制定计划，以满足本社区的医疗需求。

患者与家属教育（PFE）3：医院与社区中支持持续健康促进和疾病预防教育的医疗机构建立关系。

医疗可及性和连续性（ACC）3.1：医院应很好地了解所在社区的医疗资源，如医院机构以及所服务的人群。

• 难点分析 •

★病人和社区的需求随时间而不断变化，如何及时获取信息并用于医院总体规划的制定？

★如何兼顾病人的前期治疗及后期康复，为病人提供方便、快捷、优质、连续性的医疗服务？

★如何根据不同社区人群健康状况特点制定适当的健康教育和疾病预防的宣教方式？

● 制定标准和操作流程 ●

形成一套机制

建立联席会议制度，由卫生局主管领导，社区卫生服务中心主任，医院主管院长及相关职能部门负责人参加，一般一年两次会议，使医院与社区能在定期协商、沟通的基础上，使大家从不同层面、不同角度进行互相了解。

挂职一批干部

委派优秀干部深入基层挂职锻炼，挂职时间通常为一年，通过社区日常工作中的锻炼，及时获取群众对医疗服务的需求，感受和评价。

建立一条通道

为推进各类合作，逐步开通社区远程医疗会诊和社区双向转诊网络医疗服务平台，以平台为载体，实现医疗资源的共享。遇到疑难急症患者时，社区卫生服务中心可立即通过绿色通道上转医院，同时医院也可及时下转慢性病患者和可下转的手术后康复病人，以提高床位的周转率。通过平台，还可实现双向转诊检查预约、床位预约、专家门诊挂号预约及转诊病人诊疗信息共享。

搭建一个平台

双方建立以社区健康协作为平台的“1+X”模式，即3名以上专家指导1名社区医生，社区医生可参加实用临床讲座及操作培训，进修学习，形成了专家团队、医疗技术、带教培训等资源的共享。双方建立“点对点”试点科室，并推行联合门诊和联合查房。联合门诊指我院组织专家到对口 的社区卫生服务中心定期坐诊，在病人下转社区后，为患者提供“连续性”的诊疗服务。联合查房指对口社区卫生服务中心的医生可来院参加查房，这样既有利于社区卫生服务中心对患者延续服务、系统管理，也有利于社区医生医疗技术和水平的提升。

设立社区专员

主要负责纵向协作的上下联动及社区健康教育、疾病预约宣教活动的组织和开展。

典型案例

大手牵小手

进入康复期的患者向社区医院转诊是缓解大医院住院难、加快床位周转率的重要举措，过去由于缺乏诊断标准，社区技术力量薄弱，使得这一政策在推进中遇到瓶颈。2013年，我院启动了完善康复医疗服务体系的试点工作，以建立具有专科特色的社区康复中心为突破口，把病人及时下转给满足其需要的专业人员或机构，并首次以脑卒中、脊髓损伤、骨折术后等4种常见病为试点。

以脑卒中为例，康复治疗在发病后前3个月效果最明显，如不早期康复，肢体的运动可呈现明显异常的行走模式，即误用综合征。早期、专业的康复治疗可事半功倍，并最大程度减少残疾对正常生活的影响。为此，我院通过对多家社区卫生服务中心的调研及面谈，选择了一家康复师专科技能基础好、康复场地条件好的社区卫生服务中心，双方达成初步合作意向并签署协议。随后，我院通过专科和社区工作有机结合，做到“输血”与“造血”并重，逐步完成了对口科室病种上转、下转规范，通过联合门诊、联合查房、远程会诊等技术扶植工作，提升了社区医疗机构的整体服务能力，实现病人连贯、同质化治疗。

改进成效

通过挂职锻炼、医务协作平台等互动模式，社区与医院间信息沟通更加流畅。通过完善康复医疗服务体系、社区双向转诊网络医疗服务平台，保证了上转流畅、下转对口，使病人获得方便、快捷、优质、连续性医疗服务。通过远程医疗会诊咨询、联合门诊、联合查房，提升了社区医生医疗技术和水平。通过社区健康促进、健康教育活动的开展，使医院从面对疾病到面对病人服务，从面对病人到面对健康人的转型，实现了“人人享有卫生保健”的战略和“社区导向”的卫生服务。

招式点评

社区联席会议制度，优秀干部深入基层挂职锻炼加强了社区与医院间的联系。“1+X”模式提升了社区医务人员的专业技能。“专网预约”使分级诊疗落到实处。

（冀楠　徐翔）

092

跨团队协作促信息化提升

中国医院信息化起步于上世纪80年代末，最初是医院利用新技术进行流程改造、提高效率的自发行为。因此，医院信息化是在计算机技术发展的基础上，以需求驱动为导向逐步建立起来的。经过近20年的发展，医院内部各信息系统之间错综复杂的现象难以避免。

时至今日，为了适应国家医改政策和医院精细化管理的要求，医院对信息化的要求也越来越高。由适当的临床、行政人员共同参与信息管理技术的选择、整合和运用是JCI的要求，也是医院信息化发展到一定程度后的必然选择。

• 标准出处 •

交流与信息管理（MCI）4：医院上下各方面的沟通是有效的。

交流与信息管理（MCI）5：领导要确保提供临床服务的员工之间、部门之间能有效地沟通和协调。

交流与信息管理（MCI）9：医院规划和设计信息管理流程以满足医院内外的信息需求。

交流与信息管理（MCI）15：由合适的临床和行政人员共同参与信息管理技术的选择、整合和运用。

• 难点分析 •

★由于现代医学的复杂程度和专业细分，临床信息系统的整体设计思路是最主要难点。

★医、护、技等各部门围绕JCI要求所提出的需求和流程的合理性应在什么层面由什么人来确定？

★医院已有信息系统如何高效地修改，以满足临床的需求？

● 制定标准和操作流程 ●

临床信息系统的主要思路

1. 围绕病人为中心，医院为每个接受评估或治疗的就诊病人建立唯一的病案号，保证医疗连续性过程中的信息调阅；

2. 建立关键信息的修改制度，保证信息准确性；

3. 对医院所有信息系统中的信息源进行讨论和定义，保证数据的一元性，建立医院数据集；

4. 医护一体化软件建设，数据高度共享；

5. 建立临床数据中心及高效的数据集成交换平台；

6. 建立科研统计分析平台。

成立工作小组

医务部牵头组建医生电子病历工作小组；

护理部牵头组建护理电子病历工作小组。

建立会议制度及工作流程

建立例会制度，医生电子病历小组成员包括医务部主任、抽调的业务科室主任和临床一线有代表性的医生、IT中心主任和软件工程师、软件开发商项目经理和开发团队，每周两天脱产讨论；护理电子病历小组成员包括护理部主任、抽调的护士长和组长、IT中心主任和软件工程师、软件开发商项目经理和开发团队，每周半天脱产讨论。

会议主要内容包括：

1. 根据卫生行政部门、医保和评审评价等对临床信息系统的要求，制定相关流程，拟定软件开发内容；

2. 对临床需求和流程进行梳理，对有歧义的流程进行讨论决定；

3. 讨论并确定临床医护人员日常工作关心的信息内容，定义数据来源；

4. 对临床信息数据源进行定义，保证数据的一元性；

5. 与技术人员共同确定程序界面和操作流程；

6. 追踪软件开发进度。

每次会后，IT中心软件工程师根据会议内容详细的需求设计文档，经医务部、护理部、IT中心相关主任签字确认后交由软件开发商开发，并追踪软件开发进度。

• 典型案例 •

跨部门定义病人入院时间

JCI评审对病历要求非常高，评审人员对时间的前后一致性非常敏感。医务部在病历检查过程中经常会发现病历资料中入院时间前后不一致的现象，主要表现为：病案首页、病程记录、护理记录及其他有入院时间的医疗文书。

具体分析后得知，病历首页入院时间来源于病人在住院收费处办理入院手续的时间；病程中医生可以手工录入入院时间；护理记录中以病人进入病房进行首次评估为入院时间；其他有入院时间的医疗文书则分别取自上述三个时间或直接手工再录入一个时间。

由于没有在医院层面给入院时间一个明确定义，导致病历中病人同一次入院出现多个入院时间。

电子病历工作小组及时讨论了这个问题，经过多次会议，医护充分沟通，最后决定以护理记录中病人首次评估时间作为病人当次入院的入院时间，同时让软件工程师修改相关软件，所有入院时间均取自这个数据源，取消手工录入修改功能。

• 改进成效 •

医院信息化不能仅仅依靠以信息技术人员为主的信息中心，医护人员的参与是非常重要的。医院通过建立电子病历工作小组，建立例会制度，形成医疗人员和信息技术人员的良好互动，极大地推进了临床信息系统的进程。成立工作小组以来，新开发了抗生素管理、高危药品管理、相似药品管理等软件，规范了ICD-10诊断标准，修订了医院所有医疗文书和知情同意书，形成了多团队照护体系，尤其是护理电子病历软件的满意度达到了90%。

• 招式点评 •

医护积极参与的跨团队合作，改变了医院信息化单纯依靠计算机技术人员的局面，使临床需求、流程制订和信息技术有机结合起来，保证信息化建设正确高效地进行。以临床路径信息化为例，起初信息技术人员觉得无从着手，工作迟迟不能有效推进，备感压力。通过例会机制明确了临床科室和信息科的职责和分工，临床科室负责制定书面化的流程路径，信息科负责转化成计算机语言，在短时内该项工作取得重要突破，两周内就上线42个路径。信息技术人员通过与临床医生的互动，提升用户需求的阅读能力，这对于医院信息化的推进至关重要。

（俞剑）

093
电子病历 分级授权

病人信息在计算机网络中的高度共享给医护人员带了工作上的便捷和高效，也给医院在患者隐私保护、医护人员职责权限管理上带来了挑战。在医院信息化管理制度中，必须为信息保密、起始定义、流通边界制订专门的规范进行管理和监督，并对医护权限进行分类管理。

• 标准出处 •

交流与信息管理（MCI）7：制度规定哪些服务提供者可以获得病历资料。

交流与信息管理（MCI）10：要有符合当地法律法规的制度来保障信息安全，包括信息的完整性。

交流与信息管理（MCI）18：医院用制度规定有权在病历中书写的人员。

• 难点分析 •

★电子病历系统包含病人的敏感信息，这些信息无形又无处不在，传输很难控制。从安全方面考虑，其管理策略、角色定义和系统管理非常重要。

★电子病历的权限管理，从某种意义上就是信息的安全管理，如何建立有效的医院信息平台计算环境安全必须重点关注，包括用户身份识别、访问控制、系统安全审计、信息保密和完整性等。这是涉及到计算机科学、软件工程、应用数学、密码学等多学科交叉复杂的系统性工程问题。

★在建立安全机制并构建了电子病历权限访问控制机制和平台后，如何平衡灵活性和安全性则是另一个需要解决的问题。

• 制定标准和操作流程 •

患者信息分类

1. 保密信息：反映患者隐私并要求加以保护的信息。遗失、破坏或泄露此类信息是违反法律法规或医院规章制度的，并会造成医院和患者的严重损失。

2. 一般信息：患者在医院日常活动中产生的不需要特别处理或特殊保护的信息。

表1 患者信息调阅用户分类

用户名称	用户描述
患者	来医院就诊或进行健康体检的接受医院服务的个人
患者主管医生	直接接触患者，给予详细的询问病史、检查、开立医嘱并根据患者病情制定全面诊疗方案的医生
病人主管护士	直接接触患者，根据医生的诊疗方案给予患者护理服务的专业卫生技术人员
受医院委托为患者服务的医技部门工作人员	承担医技检验、检查和治疗等工作的医生
医院管理人员	直接在医院的诊疗活动中充当过程监控、流程干预的医疗质量管理人员
医院病案管理人员	对医院病案进行管理，并进行病案归类、数据统计、指标项测量的档案管理人员
医院IT维护人员	医院信息系统的维护人员
医院各临床委员会人员	医院内负责医院非程序性决策，例如磋商事宜、协调工作、交流信息、制定计划的管理人员
医院或患者委托的律师	委托律师
政府检查者	上级主管部门代表
通过认证的第三方检查者	经过上级主管部门或医院认可的其他机构的代表

访问权限角色分类

医院用户的数量虽然比较多，但其职位是比较固定的，职位所对应的权限也是比较固定的。当某一用户担任了一个新的职位，他就会负责相应的工作，拥有相应的权限。因此需要将职位抽象为角色，使角色对应权限，用户对应角色。例如：一个拥有内科医生角色的用户，同时也具有医生的角色，并且也具有职员的角色。

具体的角色包括：工作人员，医生，护士，药剂师，挂号员，内科医生，外科医生，妇科医生，内科主任，外科主任，妇科主任，医务科科长，护理部主任，药房主任，院长等。

如果将以上角色进行分类，可分为普通角色和管理角色。普通角色包括内科医生、外科医生、妇科医生、护士、药剂师、挂号员等；管理角色包括院长、医务科科长、内科主任、外科主任、妇科主任、总护士长、药房主任等。

这两类角色权限不同，普通角色能有限访问电子病历，而管理角色除了拥有普通角色的权力外，还能对普通用户的权限做出更改。

电子病历权限分类

各业务权限是根据业务服务与管理人员在特定医疗应用场景下执行的特定业务职能来划分的，一个用户在不同的应用场景下拥有不同的权限。一般情况下，用户与权限存在一定关系，如临床医生可承担医嘱开立、病历文书、手术麻醉、健康体检等业务职能；医技医生可承担检查、检验治疗等职能。护士承担护理评估、患者生命体征测量、医嘱核对执行等职能。这些用户、角色和权限都必须在电子病历系统中根据需要进行相应的定义、赋值和管理（见表2）。

表2　电子病历权限描述

权限名称	权限描述
客户服务	预约、登记等服务功能
病历文书	医护人员对患者疾病的发生、发展、归转，进行检查、诊断、治疗等医疗活动的纪录
检验、特种检查	通过实验室技术、医疗仪器为临床诊断、治疗提供依据
治疗	对患者进行康复治疗、放化疗、介入治疗等
决策	医疗活动和管理策略的制定和更改
医务管理	医生在诊疗活动中的质量管理

电子病历权限功能模块

电子病历的身份认证和权限管理模块包括：

1. 基本业务模块。提供了业务操作人员对自己可访问病历信息的添加、编辑、删除和注销操作，并根据需要对添加和注销部分增加数字签名。

2. 计算机数据库管理模块。系统对用户信息的管理和存储。

3. 信息查询模块。用户对范围内允许的信息进行查询。

4. 身份认证模块。区分不同用户、权限、角色。

信息保密措施规范

建立院级制度《全院信息保密管理规范》，明确相关人员在信息保密和患者隐私信息保护中所承担的职责。

全院性培训

为了真正让全院员工尤其是医护、医技、IT、管理人员对患者信息安全和操作权限有深刻的理解，医院通过公布SOP标准、网上课程培训考核、集中培训等多种形式对全院职工开展全院性培训，要求全院电子病历操作人员，均需参加《全院信息保密管理规范》的讲解培训，并通过网上考试。

• 典型案例 •

三线抗菌药物使用权限

浙医二院对抗菌药物的使用有非常严格的权限控制。一线抗菌药住院医生可以直接开具医嘱；二线抗菌药在住院医生开具医嘱基础上由主诊医生电子审批，否则住院药房不能接收到医嘱；三线抗菌药需在主诊医生审批的基础上由科主任电子审批方能生效。

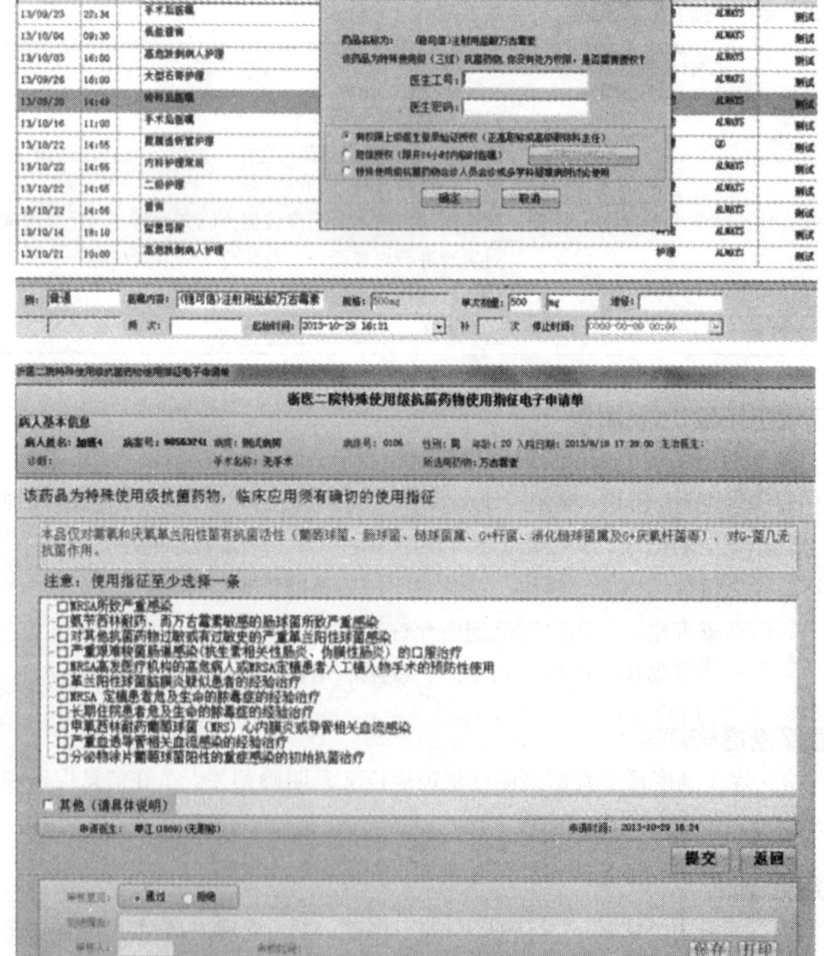

● 改进成效 ●

根据医院实际业务应用，信息系统可以按照人员的工作内容和所需的系统资源划分业务权限、用户、角色。这些角色、权限、用户可以交叉也可以集成，通过技术手段实现下级拥有上级授权、上级对下级进行管理的功能。电子病历的权限管理已覆盖医院电子病历系统的全部敏感系统模块和所有操作人员。

该系统正式运行后，院内电子病历系统中的信息、人员完全可控。可在1分钟内完成任何人员的权限设置和控制。

● 招式点评 ●

完善的病历权限管理系统提供了安全、可靠、方便、高级别的认证方法，普通用户根本无法冒充他人对病历进行非法操作，即使是系统管理员也没有权限。用户／岗位角色／功能权限管理模型便于统一、敏捷地管理各岗位角色和用户权限，大大简化了用户的授权管理，规范控制备用户的使用权限，保证电子病历数据的安全性、可靠性。系统通过主诊医生、科主任，护士等权限角色分类，实现带痕迹修改，医院病历质量控制部门动态监督，由此形成电子病历的三级监控。另外，基于电子病历系统的抗菌药控制审批系统等单项医疗控制软件的应用，不仅有利于医疗制度的贯彻执行，同时更增强了电子病历系统的安全性和隐私保密性。

（梁俊）

094

护理病历 无声胜有声

某医院消化内科一位病人因确诊“胃肿瘤”需手术治疗转至胃肠外科，护士在电话里进行了简单的口头交接，病人前往胃肠外科，护理人员在接到病历后即开始阅读，可是她发现该患者的病历记载中缺少既往用药史、心理评估、营养评估，消化系统的专科评估也不完整，需要再次花时间仔细询问患者，评估并记录。这位护士有些恼火，因为工作已经很忙了，对方却没有提供完整的信息，再打电话沟通更是浪费时间。

上述情况在医院中屡见不鲜，临床工作中该如何努力完善病历质量?

关于病历的书写，JCI认证对此有明确的标准和执行规范，病历的质量与完整性也是评价医院诊治水平和照护品质的重要依据。

• 标准出处 •

交流与信息管理（MCI）7：病历要提供给相关医务人员，以利于基本信息的沟通，及时在病历中作好记录，确保最新信息得到交流。

交流与信息管理（MCI）19：医院为每一个接受评估或治疗的就诊病人建立和保存病历。

交流与信息管理（MCI）19.1：病历要包含足够的信息以明确病人身份、支持诊断、评判治疗情况、记录治疗经过和结果，促进治疗护理的连贯性。

交流与信息管理（MCI）19.2：医院制度规定病历书写的员工资格，并规定记录内容和格式。

交流与信息管理（MCI）19.3：每次记录都要有记录者名字和记录时间。

交流与信息管理（MCI）19.4：作为绩效改进活动的一部分，医院定期检查病历完整性。

患者评估（AOP）1.5：评估结果记录于病历中，使相关人员及时获得病人信息。

难点分析

★如何确保病历评估记录的内容能全面完整体现病人既往病史、用药情况、心理、社会、家庭经济状况、疼痛、营养、心理及康复需要?

★如何体现病人对医疗、护理的需求，对诊疗的承受能力，从而为病人有针对性地制定最佳的诊治计划和出院计划?

★病历记录包含的内容最大程度体现“完整”，如何确保病人信息能被正确地传递与交流，促进护理的连贯性?

制定标准和操作流程

鉴于护理病历书写的重要性，制订更具操作性的《护理病历书写规范》，明确评估项目与内容，采用结构化护理电子病历评估模板，引导护理人员对各大系统、疼痛、营养、心理及康复等进行具体评估记录，明确评估频次及时机，达到完整、连续性评估与记录要求。

完善护理入院记录

病患进入医院即给建档，在护理入院记录中体现病人疾病史、既往病史、过敏史、疼痛体验史、心理、社会、家庭经济状况及出院计划，并分为成人与儿童版，体现儿童这一特殊人群的身心评估。要求在8小时内完成护理入院的首次评估。

建立护理健康教育评估记录模板

在每次宣教之前必须对接受者病人或家属的沟通语言、教育程度、教育时机、教育方法以及学习动机、学习障碍等文化价值观进行评估，对宣教的成效由教育者和接受者分别评估，体现护患互动和对患者的充分尊重。要求根据患者整个诊治需求，随时完成。

建立患者健康问题汇总例表

通过全面护理评估，确立患者现存的健康问题以及健康风险问题，形成住院患者健康问题表。确保病人存在的问题得到有计划、有目的的处理与评价，使病患的信息得到有效和动态的传递。要求根据患者诊治过程，实时完成。

建立各类护理告知书

在临床护理过程中，为了充分发挥患者及家属的能动性，我们建立了各类风险防范的告知书，如《预防患者跌倒/坠床告知书》、《PICC置管风险告知书》、《压疮防范告知书》、《病员外出风险防范告知书》、《刺激性药物外周静脉使用风险告知书》、《保护性约束风险告知书》等，以敦促临床护士的有效工作，同时完整记录了护患共同努力的过程。

建立护理动态过程的记录表

明确界定对于生命体征等基本信息、疼痛体验、跌倒风险、压疮风险、生活自理能力等每个班次至少评估1次并完整记录，专科疾病变化随时评估记录。对存在的健康问题和风险问题所采取的举措和成效动态记录。护理记录单可以清晰明了地展示护理人员根据诊治方案所采取的举措、达到的效果以及进一步的关注点，使病患的照护过程完整展现。

建立护理病历完整性质控标准

为保证护理病历书写质量，达到90%以上的“完整性”的达标率，需增加对护理病历完整性核查环节进行质量控制。护理部成立由10名资深护理病历专家组成的护理病历质控组，每月对每个护理单元，抽取5%～10%的运行病历进行查核，以患者的诊治和健康需求为线索，去核实是否进行了全面、准确的评估，从初始评估、再评估、健康教育评估、健康问题等4个一级指标24条二级指标，每一条目设有“是、否、不适用”三个层级进行核查。每月反馈存在问题并持续改进。各护理单元的护士长和病历质控护士用同一评价表单进行自查。在这样的循环往复过程中，促使护理人员养成好的评估记录习惯，完整体现病患存在的客观问题与护理需求，既全面又有重点地实施照护（见图1）。

• 典型案例 •

连续护理记录“揭”问题

一位48岁的男性患者，确诊胃癌收治外科病区。一天前行胃大部切除术，带回腹腔引流管一根，固定妥，术后生命体征均在正常范围内，患者无不适主诉。责任护士小刘按要求记录患者病情及生命体征。

由于小刘护士年资较低，病区责任组长张护士负责审查小刘的病历书写及病人管理情况。在审查病历书写的过程中，张护士发现了异常：①患者腹腔引流液在术后24小时内总共只有90ml，而在术后第二天引流量却不断增多，上午有70ml，下午110ml，且引流液颜色较鲜艳。②患者血压92~98mmHg/62~65mmHg，

_____年___月 护理病历完整性检查表 检查者签名：_____

目录	检查内容	科室： 病案号____				科室： 病案号____				科室： 病案号____				科室： 病案号____				科室： 病案号____				合计				整改措施
		是	否	不适用	备注	是	否	不适用	备注	是	否	不适用	备注	是	否	不适用	备注	是	否	不适用	备注	是	否	不适用	完整率	
初始评估	入院评估单完整																									
	疼痛评估																									
	营养评估（BMI）																									
	ADL评估/Barthle评估																									
	压疮风险/压疮评估																									
	坠床/跌倒风险评估																									
	心理评估																									
	各系统评估																									
再评估	疼痛评估																									
	ADL评估/Barthle评估																									
	压疮风险/压疮评估																									
	坠床/跌倒风险评估																									
	约束评估																									
	专科系统评估																									
教育评估	入院教育																									
	药物宣教																									
	特殊检查/治疗宣教																									
	手术宣教																									
	出院宣教																									
护理计划	护理诊断																									
	相关因素																									
	护理目标																									
	护理措施																									
	目标达成																									
合计																										

备注：1. 请至少抽查5份病历。
2. 对于每一份病历，实际稽查结果在“是”、“否”、“不适用”栏中填写数字“1”，以便计算“完整率”。

启用时间：2012.9 修订时间：2013.5

图1 护理病历完整性检查表

心率88~98次/分，呼吸20次/分。再对照查看患者入院评估单，张护士发现患者的生命体征目前虽均在正常范围内，但与入院时基础血压、脉搏相比有了较大差距。据此张护士推断患者很可能有腹腔活动性出血，出血速度不是太快，而患者正值壮年男性，术前身体基础条件较好，现在尚处在代偿期，所以看起来还“正常”。

张护士将患者情况及时汇报主管医生，而后得到证实，患者腹腔确实有活动性出血。经主管医生及时处理，出血情况得到了控制，患者预后良好。

正因为有连续的评估和病情记录，张护士才能发现并推断患者的病情变化。新护士小刘虽然临床经验不足，但完整的评估和记录为他人的判断提供了很好的依据。由此可见，一份完整的病历记录在患者的安全管理中起到了不可忽视的作用。

● 改进成效 ●

历时一年的改进，我院护理病历质量得到了明显的改善，病历完整性有了明显的提升。2013年上半年监控数据统计显示：护理病历甲级率为100%，各种评估的总体完整性达到了90%以上。其中患者入院压疮风险和跌倒/坠床风险初始评估率达到100%；心理评估、营养评估、药物宣教评估完整率分别达到94.00%、98.00%、92.00%，较2012年分别提升了14.62%、13.76%和7.09%。

与此同时，通过对护理病历完整性的不断稽查和问题反馈，护理人员对患者安全风险评估及系统评估日趋重视，并逐步形成常态化。

● 招式点评 ●

病人信息在为患者提供整体的护理过程中起着非常重要的作用，而整个诊治和照护过程应完整、准确地记录在病历中。

如何确保护士在实际照护病人时的护理思维、方法手段更加客观有依据，并力争达到同质化，是护理照护品质的量化指标，也是护理病历质量的精髓。为此，我们明确了护理病历书写内容和要求，并建立了标准化入院评估模板、健康教育评估模板、健康问题确立模板以及各种知情告知书。

智能化的电子病历软件可实现对各项评估内容的自动筛查，对于明显异常的评估值在保存时即会有对话框提醒，避免因录入错误引起信息不准确。评估缺项在规定时间内也有提示。

通过定期运行病历书写质量和完整性稽查并及时反馈至临床，临床护士在病历书写过程中不断梳理工作，准确执行标准，改进不足，提升临床照护品质。

(王华芬 郑亚萍 黄鑫)

095
质量监测系统　重在数据整合

很多医院的信息化建设一直遵循着以满足临床业务需求为导向的发展模式，在软件设计理念和架构上缺乏自上而下的指导性管理目标。而JCI非常重视医院对信息资源的有效整合和管理，要求“各医院必须设法获取、管理和使用信息，以利于改进个人工作绩效和医院整体绩效，从而促进病人康复”。

通过数据整合建立诸如“医院质量监测系统（HQMS）”等符合JCI精神的质量监测指标系统无疑对医院的信息化建设提出了更高、更明确的管理要求。这可能需要我们调整信息化建设思路，以监测指标为出发点，对信息化软件工程进行通盘规划、设计和改造，并且持续改进，完善相关的制度、流程和数据规范，将管理、决策思想和目标渗透到软件工程的设计细节中去，从而持续改善医疗质量和安全。

● 标准出处 ●

交流与信息管理（MCI）9：医院规划和设计信息管理流程以满足医院内外的信息需求。

交流与信息管理（MCI）13：医院使用标准化的诊断代码、（手术和）操作编码、符号、缩写和定义。

交流与信息管理（MCI）14：及时满足医院内外对数据和信息的需求，并以用户所期望的格式和所要求的频率提供。

交流与信息管理（MCI）15：由合适的临床和行政人员共同参与信息管理技术的选择、整合和运用。

交流与信息管理（MCI）20：整合数据和信息，以支持病人服务、医院管理和质量管理项目。

交流与信息管理（MCI）20.1：医院有流程收集数据，并规定需定期收集的数据和信息以满足院内临床和行政人员及院外机构的需求。

交流与信息管理（MCI）21：医院从现有资源中及时获取的信息能支持临床、教育、科研和管理工作。

• 难点分析 •

医疗机构可能是社会上业务流程最复杂、信息化集成难度最大的一个行业，基本应用了包括传统HIS（如收费、库房、医保等）、行政管理、护理EMR、医生EMR、PACS、LIS、心电、手麻、监护等在内的一系列软件信息系统，几乎每一套软件信息系统的背后都有一个支撑其运行的数据库。尽管每个相对独立的信息系统都能在局部范围内自成体系并且在一定程度上相互配合，保障业务正常运转，但是从整个医院范围内来看，如此复杂的系统架构恰恰为建立医院质量监测系统带来了很大的难度，主要表现在以下方面：

★不同信息系统背后数据库的多样性和差异性对IT的数据整合能力要求很高。

★数据的标准、定义以及监测指标的设计依赖于IT与临床部门、质量管理部门能否充分沟通并达成一致。

★针对监测指标数据结果的真实有效性能否建立具备可操作性的验证、改进流程。

• 制定标准和操作流程 •

实现医院质量监测指标的计算机智能分析是一项系统工程，其运行过程包括指标的定义、设计、实施、验证、分析、改进六个环节，每一个环节对结果而言都至关重要，并且相互之间紧密联系，形成一个PDCA质量改进环，如图1所示：

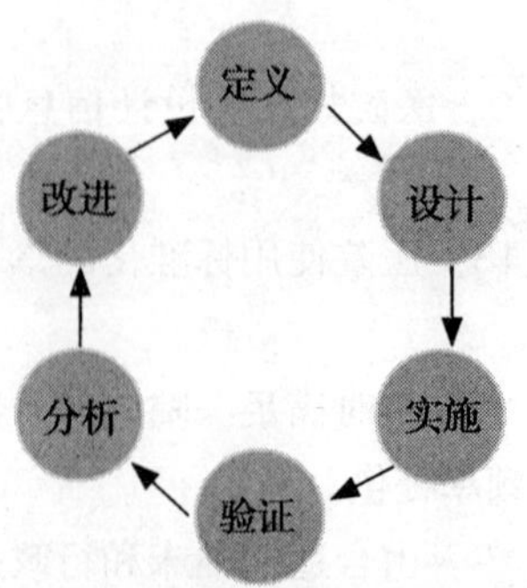

图1　监测指标运行过程图

试以手术并发症类指标中的手术患者并发症发生率指标举例（下称“举例指标”）说明，其计算公式定义如下：

$$手术患者并发症发生率=\frac{手术患者并发症发生例数}{同期手术患者出院人次}\times 100\%$$

（ICD -10：T81.0，T81.1，T81.3，T81.7，T81.8，T81.9，O70，O71）

定义环节

对监测指标进行智能分析的第一步就是需要明确指标的概念，并且用书面语言精确的描述其定义。

通过仔细分析该举例指标的字面定义，我们重点关注其中的三项关键词：“手术”、“并发症”、“出院”，并将其计算公式进一步翻译理解为：

分母：某一时间段内出院并且做过手术的患者人次；分子：与分母同范围患者中发生手术并发症（术后诊断符合公式所指定ICD-10编码）的患者人次。

设计环节

在明确了指标的字面定义之后，我们将进入非常重要的设计环节，包括：

1. 将指标的字面定义翻译成技术层面的数据定义，即我们必须判断是否能够从数据库中获取到相应的数据元素以满足指标的字面定义的需求。比如就举例指标来说，在我们现有的业务系统中，我们可以准确获取某一时间段内发生出院、手术业务的患者人次，但是却无法获取发生手术并发症的患者人次。

2. 根据指标数据定义的分析结果，对软件系统的数据结构、操作界面、流程等做出合理调整，并且最大程度地避免干扰用户的合理操作方法和习惯。比如要解决上述获取手术并发症患者人次的焦点问题，软件系统必须支持以下几点：术后能够准确及时地将术后并发症诊断录入保存至软件系统中；保存的术后并发症诊断能够与指定术后并发症ICD-10码建立一一对应关系或保持一致。

3. 必要时设计合理规范的流程SOP和制度，以约束正确的人做正确的事，确保指标数据定义能被准确地采集和应用。

实施环节

指标的实施环节是将指标的设计思路和成果有效贯彻落实的关键步骤。指标设计无论有多完美，如果在实际应用过程中出现各种不符合设计预期的偏差，都可能直接影响到最后的统计结果。

比如在举例指标中，手术并发症可能会被认为是容易带来投诉和纠纷的麻烦，如果人为刻意地在软件系统中忽略、隐瞒记载此类事件，则显然指标的智能监测形同虚设。因此，某种意义上说，合理规范的流程SOP和制度约束对指标的实施环节至关重要。

验证环节

为了保证监测指标统计结果的真实性和权威性，指标所涉及的用户部门和监控部门建议定期采用抽样分析、对比验证等方法对统计结果进行核实，以避免由于环境、业务、技术等各种因素造成的数据差错。

分析环节

其实监测指标的统计数据本身并不能直接表明问题的实质，只有善于对指标数据进行系统的分析利用，比如通过横向或纵向的数据比较、关联挖掘，才能发现管理或流程中存在的问题并持续改进。

改进环节

在监测指标的整个运行过程中，我们可能需要根据实际存在的问题来不断地修正相应的定义、设计和实施等环节，使得监测指标真正达到服务于管理、决策的目的。

● 典型案例 ●

多部门协作构建HQMS

浙医二院于2002年8月开始着手建立“医院质量监测系统（HQMS）”，期间质量管理办公室、医务部、病案室、院感科、IT中心等多部门多次联合召开监测指标分析沟通会议，明确定义、制定标准、达成共识。在清晰的业务逻辑基础之上，基于病案管理ICD-10诊断、ICD-9手术操作、行政标准科室代码等编码标准，IT中心运用技术手段对各相关信息系统所涉及的临床业务数据进行采集和统计，设计了监测指标智能分析系统并集成在OA办公系统当中，支持医院管理部门直接查看从全院、科室以及个人等不同层面统计分析的质量监测指标。截至目前，已累计实现涉及住院死亡率、住院重返率、合理用药、医院运行类等130余种监测指标，并顺利成为卫生计生委首批为数不多的完成HQMS系统数据上报并被评为A级数据质量的单位之一。

● 改进成效 ●

通过数据整合建立质量监测指标系统，医院的行政管理部门拥有了一种全新的主动干预手段，及时监控临床医疗质量关键指标。在此之前，监管部门往往只能按照特定的检查要求，通过随机抽查或针对性调查的方式被动地检查医疗质量；同样，IT部门也往往只能临时安排人力按照要求准备数据。整个过程费时费力，效率低下。

现今，只要患者一出院，临床部门按照医院规定及时完成病历文书并交至病案室后，监测指标智能分析系统将第一时间自动采集汇总并计算相关监测指标项目数据，并将数据代入由预先定义的分子、分母组成的公式自动计算监测指标，监管部门可以及时地获取所关心的指标汇总和明细数据，并通过数据分析来掌控整个医疗流程、质量的合理性。

● 招式点评 ●

建立医院质量监测系统，需要IT部门具备较强的数据整合能力，同时又要求临床、行政管理部门与IT部门进行充分沟通和对接，并对质量监测数据进行严格的验证和分析，生成指标数据的每一个环节都值得谨慎对待和持续改进，因为最终管理部门将通过数据影响决策，通过决策影响医疗和运营。

（许杰）

096

病人信息安全 步步设防

与银行的客户信息直接关系到财产不同，医院所包含的个人信息更偏重于个人生理信息。一般来说，病人到医院就诊，提供或产生的信息包括：个人基本信息，包括姓名、家庭住址、联系人、联系电话等；生理信息，包括过敏史、检验检查结果、家族病史等；另外还有经济信息，如费用发生状况、支票结算等，可反映病人的工作单位情况及职位高低。

这些信息中，病历或病史无疑是个人最重要的隐私信息，尤其是心理疾病、传染性疾病等病情，对于病人来说更是不愿为外人道。一旦外泄，可能造成病人与医院的民事纠纷甚至是刑事纠纷。

• 标准出处 •

交流与信息管理（MCI）10.1：要有符合当地法律法规的书面的保护隐私和保密制度。

交流与信息管理（MCI）10.2：医院应有制度规定病人被允许查阅哪些有关他们病情的信息，以及病人在被允许的情况下获得查阅信息的流程。

交流与信息管理（MCI）11.1：医院应有符合当地法律法规的书面制度，保障信息安全包括信息的完整性。

交流与信息管理（MCI）11.2：制度规定各类数据和信息的安全级别。

交流与信息管理（MCI）11.3：计划规定了因信息需求或工作关系可允许获取各类资料和信息的人员。

交流与信息管理（MCI）12.1：医院要有关于病历及其他数据和信息的保存制度。

交流与信息管理（MCI）12.2：对保存流程有符合要求的保密和安全措施。

交流与信息管理（MCI）12.3：病历、数据和信息要以适当的方法予以销毁。

难点分析

★医院在处理病人信息中存在一大困惑，哪些病人信息隐私需要保护？信息应保密到什么程度？

★信息隐私保护作为一种文明意识，还未根植于广大医护人员和民众心中。

制定标准和操作流程

定义病人信息

病人信息主要包括病人基本信息和医疗信息：基本信息是有关个人的一切信息资料，诸如姓名、性别、年龄、身高、体重、家庭电话号码、住址、工作单位等。医疗信息是指病人的既往史、家族史、血型、过敏史、医生开立的处方、医嘱、治疗方案、手术记录、化验放射影像结果等等。

相关人员职责

医护人员：要将尊重和保护病人信息隐私作为从医的职业道德和意识。

信息人员：要遵守国家的法律法规，医院和科室的各项规章制度，将保护病人信息隐私作为要恪守的职业道德。

病人信息隐私保护流程及措施

1. 根据《中华人民共和国计算机信息系统安全保护条例》、《中华人民共和国计算机信息网络国际联网管理暂行规定》和《浙江省卫生信息系统管理办法》，制定了全院性制度《信息保密制度》，严格规定了信息保密范畴和内容。

2. 制定《应用系统用户权限设定及用户密码管理制度》，首先要有科室医生的权限设置。其次控制好病案系统的权限，从主任到科员有层次的分配功能，才能最大限度地保护病人隐私。同时规定包括医生在内的所有信息系统操作人员必须每两个月更改密码，否则将无法登录系统。

3. 制定《医务部病案复印管理制度》、《医务部病案保密制度》、《医务部病案查阅制度》，严格保证病历的安全查阅、复印、存档。同时规定病人被允许查阅哪些有关他们病情的信息，以及病人在被允许的情况下获得查阅信息的流程。未经患者允许，不准任何无关人员参与其病案的讨论或会诊。应妥善保管其病历资料，不得让无关人员翻阅，更不能丢失；未经患者许可、授权，不得允许他人复印患者的病历资料；涉及公检法工作时例外。

4. 医院和IT中心员工及所有信息系统软件开发商签署《信息保密协议书》。

● 典型案例 ●

信息化手段“秒杀”统方陋行

从信息系统的角度，首先应将医院内外网严格分离，中间用网闸，保证内部信息不会外漏。所有联入医院内网的电脑全部施行IP地址绑定，可全方位地进行监控，确保网络安全和信息安全。所有联入医院内网的临床区域工作电脑的U盘和光盘口原则上都封锁，使病人信息无法泄露。

最明显的例子，医院内网监控和IP地址绑定完全杜绝了统方的可能。以往尽管我们出台了严格的规章制度，可是统方现象仍很难杜绝。现在只要有电脑接入院内网调用药品数据，监控系统立即可以捕捉到在哪一楼层、哪个房间用哪个IP地址调用数据的信息。因此，统方事件再也不会发生，从而保护了药品信息的安全，杜绝了医药腐败。

● 改进成效 ●

根据JCI要求，医院确保数据和信息的隐私和保密，尤其注重某些敏感数据和信息的保密。医院制定了相关制度和程序规定安全流程，只有经授权的人员才被允许获取数据和信息。医院同时制定并实施有关病历及其他数据和信息保存的制度。病人病历资料及其他数据信息的调阅和保存均需按法律法规的要求进行。所有这些改进在日常临床活动和信息交换过程中得到了充分的显现。

● 招式点评 ●

根据JCI要求，我院信息系统进行了很大改进，很多地方体现了对病人隐私的保护和人文关怀。比如叫号系统（包括门诊诊间叫号、B超、内镜、放射、检验叫号），叫号屏和语音提示都隐去了病人名字，只显示内部号；药房取药窗口液晶屏也去掉病人名字，只显示内部号；病房里病人床头卡去掉了病人名字；包括电子病历和护士工作站在内的所有信息系统，当操作人员未退出系统而离开，系统在一定时间内没有操作指令，便会自动退出，以保护病人信息安全。

除了已明确要求执行的制度内容，患者还需要被尊重和体恤。这需要包括医生、护士、营养师、药剂师、后勤员工、心理社会工作者、志愿者、家属乃至患者本人在内的所有人共同参与和努力，理解患者的特殊心理需要，提高文明程度，培养尊重隐私的意识。

（姜琼）

097

医学术语 缩写有规矩

当你看到“I”时，你会理解为大写字母“I”或是小写字母“l”还是数字“1”？医疗行业中很可能因为小小的辨识不清而导致重大的医疗事故。医务人员之间正确的信息交流及信息交换，对确保治疗的顺利进行至关重要。重要的信息可以通过口头、书面或电子的形式进行交流，而这些信息中时常包含着重要的标准术语、定义、词汇和名称。统一诊断代码、手术及操作编码，规范标准化的缩写和符号都是必要的。同时，还要明确哪些缩写或符号是“不能使用”的。

标准出处

交流与信息管理（MCI）13.1：使用标准化的定义。

交流与信息管理（MCI）13.2：使用标准化的符号，并规定和监控不能使用的符号。

交流与信息管理（MCI）13.3：使用标准化的缩写，并规定和监控不能使用的缩写。

药品管理和使用（MMU）4.1：医院规定完整的医嘱或处方要素，使用可接受的各种医嘱类型。

难点分析

★医院众多科室涉及的医学术语繁多，不同学科之间的标准术语、定义、词汇和名称的缩写及符号各不相同。

★如何让医生长期形成的习惯在短期内改变？

★如何保障对流动性很大的实习生和进修生进行培训宣教？

• 制定标准和操作流程 •

目的

统一本院医学术语缩写，方便医务人员查询使用。

相关人员职责

医护人员：遵循医学术语缩写规定，正确使用。

医务部：负责收集和制定全院医学术语缩写一览表,并对该规定进行监督检查。

病案管理委员会：负责制定全院医学术语缩写政策。

规范的医学术语缩写要求

本院常用的缩写名词整理成册，供医务人员参考使用，原则上不使用名册以外的医学英文缩写词。在缩写词的使用上，遵循当用则用，不当用则不用的原则。需病人保管的医疗文书资料（如疾病诊断证明、出院记录等）若非必要以书写医学名词全名而不使用缩写为原则。如要使用名册外的缩写词，首先要写出术语全称，再用括号列出简称，以后在全文中统一使用此缩写词。

1. 横杠（—）：原则上表示无或不适用。

2. 禁止使用相关缩写如下：

◎ 小数点后尾数零（X.0 mg）写成X mg;

◎ “U”易与“0”、“4”等混淆，写成“unit 或单位”；

◎ “IU”易与“IV”、“10”等混淆，写成“unit 或单位”；

◎ “RI”中的“I”易被看成“1”，与“RI”后之数字混淆，写成“regular insulin 或普通胰岛素”；

◎ “cc”易与“U”、“0”混淆，改成“ml”。

3. 常用缩写列表（见附表）。

• 典型案例 •

“NS”缩写惹歧义

在某次追踪检查中，发现病程录中出现了“NS（–）”的缩写。检查者认为这不符合医院统一的医学名词书写规定。医生原想表达的是神经系统体征（Neurological System）阴性，但是在医学名词缩写的规范用法中，“NS”代表“生理盐水（Normal Saline）”。因此，检查者记录了该缺陷，并把类似问题作为后续的重点追踪检查指标之一。

改进成效

根据JCI标准建立的医学术语缩写标准库，目前已能涵盖临床科室的大部分需求。医务人员间的信息交流日渐规范化和标准化，在日常使用中会主动关注使用的缩写术语是否标准和规范，保证了医务人员之间信息交流的无异义。以药物医嘱为例，不规范的医学名词缩写已做到零发生。

招式点评

对医院信息系统中原来存在的不规范术语缩写依据制度标准进行整顿规范，例如医嘱频率、剂量单位从原来使用的“U”规范为“Unit”，禁止了“cc”的使用等，逐一清查校对。医学术语缩写标准库也要求进行定期维护，及时对医务人员进行宣教。在使用过程中，当发现一些科室的常用医学术语缩写未能及时增加到医院《医学术语缩写规定》文件中时，各科室应根据现有的医学术语缩写规定，增列本科室的常用医学术语缩写，上报医务部，并挂网通知公告。

《医学术语缩写规定》已作为制度在院网上随时可以查看。医务部会定期追踪，抽检运行病历，对病历不规范的医学术语缩写追查到人，询问原因，及时宣教。

（宋瑶姿）

附表： 《医学术语缩写》

1 aa – of each[各]
2 Ab – antibody[抗体]
3 abd – abdomen[腹部]
4 ABG – arterial blood gas[动脉血气]
5 abnm – abnormal[异常]
6 Abp – arterial blood pressure[动脉压]
7 Abs – absent[无]
8 abstr – abstract[摘要]
9 a.c – before meals[饭前]
10 Ach – actylcholine[乙酰胆碱]
11 ACH – adrenal cortical hormone[肾上腺皮质激素]
12 ACT – active coagulative time[活化凝血时间]
13 ACTH – adrenocorticotripic[促肾上腺皮质激素]
14 ad(add.) – adde[加]
15 ad effect – ad effectum [直到有效]
16 ADH – antidiuretic hormone[抗利尿激素]
17 ADL – activities of daily living scale[日常生活能力量表]
18 ad lib – at liesure[随意]
19 adm (admin) –adminstration[给药]
20 ad us est –for external use[外用]
21 af – atrial fibrillation[房颤]
22 aF – atrial flutter[房扑]
23 A/G ratio – albumin–globulin ratio[白–球蛋白比]
24 AIDS – acquired immune deficiency syndrome[艾滋病]
25 al – left ear[左耳]
26 alb – albumin[白蛋白]
27 AM – before noon[上午]
28 amb – ambulance[救护车]
29 amp (ampul) – ampoule[安瓿]
30 AN – anxiety[焦虑症]
31 ANA – anesthesia[麻醉]
32 anal – analgesic[镇痛药]
33 appr (approx.) – approximately [大约]
34 AR – aortic regurgitation[主闭]
35 AS – aortic stenosis[主狭]
36 ASA – aspirin[阿司匹林]

37 ASD – atrial septal defect[房缺]
38 AST – aspartate transaminase[谷草转氨酶]
39 ALT – alanine aminotransferase[谷丙转氨酶]
40 atm (atmos.) – atomsphere[大气压]
41 ATD – adjustment disorder[适应障碍]
42 ATS – antitetanic serum[抗破伤风血清]
43 av – average[平均]
44 Ba – Barium[钡]
45 BBT – basal body temperature[基础体温]
46 BCG – bacille Calmette– Guerin[卡介苗]
47 biblio – biliography[参考文献]
48 bid – twice a day[每日二次]
49 b.m – basal metabolism[基础代谢]
50 Bp – blood pressure[血压]
51 BP – bipolar disorder[双相障碍]
52 bpm – baets per minute[次/分]
53 BPRS – brief psychiatric rating scale[简明精神病量表]
54 BRMS – bech–rafaelsen mania scale[躁狂量表]
55 BS – blood sugar[血糖]
56 BW – body weight[体重]
57 BMI – body mass index[体重指数]
58 C – centigrade[摄氏温度计]
59 CA–carcinoma[癌]
60 Cal – calorie[卡]
61 Cap – capsule[囊]
62 C.B.C – complete blood count[血常规]
63 CC – chief complaint[主诉]
64 CC. list – critical condition list[病危通知单]
65 CCU – Coronary care unit[冠心病监护室]
66 CD – caesarean delivered[剖腹产]
67 CDC – calculated date of confinement[预产期]
68 CEA – carcinoembryonic antigen[癌胚抗原]
69 CG – control group[对照组]
70 CGI – clinical global impression[临床总体印象量表]
71 CK – creatine kinase[肌酸激酶]
72 Cl – centilitre[毫升]
73 cm – centimetre[厘米]
74 CNS – central nervous system[中枢神经系统]
75 Co – compound[复方]
76 contra – contraindicated[禁忌]
77 CT – computerized tomography[计算机断层扫描]
78 C.V – curriculum vitae[简历]
79 DBp – diastolic blood pressure[舒张压]
80 DD – differential diagnosis[鉴别诊断]
81 DE – depression[抑郁症]
82 dept – department[科]
83 diag – diagonsis[诊断]
84 DIC – disseminate intravascular coagulation[弥漫性血管内凝血]
85 dl – deciliter[分升]
86 DM –diabetic mellitus[糖尿病]
87 DM – diastolic murmur[舒张期杂音]
88 D.O.A – dead on arrival[到达时已死亡]
89 DOB – date of birth[出生日期]
90 Dr – doctor[医生]
91 DIW – dextrose in water[葡萄糖液]
92 D–5–W – 5% dextrose in water[5%葡萄糖液]
93 DU – duodenal ulcer[十二指肠溃疡]
94 ECG(EKG)– electrocardiograph[心电图]
95 ECHO – echogram[超声]
96 EDD(EDC)–expected date of delivery (confinement)[预产期]
97 ENT – ears, nose and throat[五官科]
98 EMG – electromyogram[肌电图]
99 ER – emergency room[急诊室]
100 EPQ – eysenck personality questionnaire[艾森克个性测验]
101 et al – and elsewhere[等等]
102 tc – and so forth[等等]
103 F(Fahr.)–Fahrenheit [华氏]
104 F – Female[女性]
105 F.B.S– fasting blood sugar[空腹血糖]
106 FDP–fibrinogen degradation products[纤维蛋白原降解产物]
107 FFA – free fatty acid[游离脂肪酸]
108 FUO – fever of unknown origin[不明原因发热]
109 FX – fracture [骨折]
110 GAD – generalized anxiety disorder[广泛性焦虑]
111 GAS – global Assessment Scale[大体评定量表]
112 GH – growth hormone[生长素]
113 GI – gastrointestinal[消化]
114 GITS – gastrointestinal therapy system[胃肠治疗系统]
115 gtt – drops[滴]
116 GU – gastric ulcer[胃溃疡]
117 HAMA – hamilton anxiety rating scale[汉密尔顿焦虑量表]
118 HAMD – hamilton depression rating scale[汉密尔顿抑郁量表]
119 Hb – hemoglobin[血红蛋白]
120 HBp – high blood pressure[高血压]
121 HCG – human choroionic gonadotropic

hormone[人绒毛膜促性腺激素]
122 HDL – high density lipoprotein[高密度脂蛋白]
123 HR – heart rate[心率]
124 ht – height[身高]
125 HIS – hachinski ischemic score[缺血指数量表]
126 HTN – hypertension[高血压]
127 Hx – history [病历]
128 HY – hysterica[癔症]
129 IABP – intra – aortic balloon pacing[主动脉内囊反搏]
130 I/O – intake and output [进出量]
131 ICU – intensive care unit[重症监护病房]
132 ie – that is [即]
133 Ig – immunoglobulin[免疫球蛋白]
134 Im – iutramuscular[肌内的]
135 INH – inhalation[吸入]
136 INH – isoniazid[异烟肼]
137 Inj – injection[注射]
138 IH – hypodermic injection [皮下注射]
139 Int – intern[实习生]
140 Imp – impression[临床印象]
141 IP – in–patient[住院病人]
142 IV – intravenously[静脉内]
143 J – joule[焦耳]
144 K.U.B – Kidney,ureter and bladder[肾、输尿管和膀胱]
145 LBp – low blood pressure [低血压]
146 LC – laparoscopic cholecystectomy[腹腔镜胆囊切除术]
147 LDL – Low density lipoprotein[低密度脂蛋白]
148 LES – life events scale[生活事件量表]
149 Liq – liquid[液体]
150 LMP – last menstrual period[末次月经]
151 LP – lumbar puncture[腰穿]
152 M – male[男性]
153 MA – mania[躁狂症]
154 MCD – mean corpuscular diameter[平均红细胞直径]
155 MCH – mean corpuscular hemoglobin[平均红细胞血红蛋白量]
156 MCHC – mean corpuscular hemoglobin concentration[平均红细胞血红蛋白浓度]
157 MCV – mean corpuscular volume[平均红细胞体积]
158 MI – myocardial infarction[心梗]
159 min – minute[分]
160 mixt – mixture[合剂]
161 mmHg – millimeters of mercury[毫米汞柱]
162 MMPI – minnesota multiphasic personality inventory[明尼苏达人格测验]
163 MMSE – mini–mental state exam[简明心理状况测定]
164 MRI – magnetic resonance image[核磁共振]
165 MS – mitral stenosis[二尖瓣狭窄]
166 N/V –nausea and vomiting[恶心呕吐]
167 N.B – note bene [注意]
168 NE – norepinephrine [去甲肾上腺炎]
169 neg – negative[阴性的]
170 NIDDM – non–insulin–dependent diabetis mellitus[II 型糖尿病]
171 norm – normal[正常的]
172 NPN – non–protein nitrogen[非蛋白氮]
173 NPO – non–peros[禁食]
174 NS – normal saline[生理盐水]
175 OB – obstetrics [产科学]
176 OCD – obssessive compulsive disorder[强迫症]
177 OGTT – oral glucose tolerance test[口服糖耐量试验]
178 OP – out–patient[门诊病人]
179 OPC – out–patient clinic[门诊]
180 OR – operating room[手术室]
181 OT – old tuberculin[旧结核菌素]
182 P – pulse[脉搏]
183 PANSS – positive and negative syndrome scale[阳性与阴性症状量表]
184 P.C – post cibum [饭后]
185 PD – panic disorder[惊恐障碍]
186 PE (Px.)– physical examination[体检]
187 PET – positron emission tomography[正电子发射计算机断层扫描]
188 PG – prostaglandin[前列腺素]
189 PH – past history [过去史]
190 PHI – present history illness[现病史]
191 PM – post meridiem[下午]
192 Post–op – postoperation[术后]
193 pre–op – preoperation[术前]
194 priv – private[私人的]
195 prn – pro re nata[必要时]
196 prog – prognosis[预后]
197 P.S – postscript[附言]
198 PSQI – pittsburgh sleep quality index[匹兹堡睡眠质量指数量表]
199 Psy – psychiatry[精神病学]

200 psychol - psychology[心理学]
201 PT - prothrombin time[凝血酶原时间]
202 PTSD - post-tramatic stress disorder[创伤后应激障碍]
203 qd - quaque die [每日一次]
204 qid -quater in die [每日四次]
205 qn -quaque nocte[每晚]
206 qw - every week[一周一次]
207 qm - every morning[每晨一次]
208 qod - every other day[隔日一次]
209 RBC -red blood count[红细胞计数]
210 ref -reference[参考文献]
211 RHD -Rheumatic heart disease[风心病]
212 rout -routin[常规]
213 RT -radiotherapy[放射治疗]
214 SAD - social anxiety disorder[社交焦虑症]
215 SAS - zung self-rating anxiety scale[宗氏焦虑自评量表]
216 SBE - subacute bacterial endocarditis[亚急性细菌性心内膜炎]
217 SC - schizophrenia[精神分裂症]
218 SCL-90 - symptom check list-90[症状自评量表]
219 SDS - zung self-rating depression scale[宗氏抑郁自评量表]
220 Seq -sequela[后遗症]
221 sex -sexual[性别的]
222 SFD - somatoform disorder[躯体形式障碍]
223 sig -signa[标明用法]
224 SK -streptokinase[链激酶]
225 SLE -sgstemic lupus erythematosus[系统性红斑狼疮]
226 SM -systolic murmur[收缩期杂音]
227 SPECT - single-photon Emission computed tomography[单光子发射型计算机断层显像]
228 SR -sinus rhythm[窦性节律]
229 SSS -sick sinus syndrome[病窦综合征]
230 stat - at once[立即]
231 Sx - symptom or sign[症状或体征]
232 Syr - syrup[糖浆]
233 T - tempreture[体温]
234 Tab - stablet[片剂]
235 TAT - toxin-antitoxin[毒素抗毒素]
236 TB -tuberculosis[结核]
237 TESS - treatment emergent symptom scale[药物副作用量表]
238 tid - three times daily[每日三次]
239 TSH - thyroid-stimulating hormone[促甲状腺激素]
240 us - ultrasound[超声]
241 VIP - very important person[贵宾]
242 Vit - vitamine[维生素]
243 VSD - ventricular septal defect[室缺]
244 VMA - hydroxymandelic acid[香草杏仁酸]
245 WAIS - wechsler adult intelligence scale[韦氏智力测定]
246 WBC - white blood cell[白细胞]
247 Wt - weight[体重]
248 WMS - wechsler memory scale[成人韦氏记忆测定]
249 Y/O - years old [岁]
250 YBOCS - Yale-Brown obsessive compulsive scale[耶鲁布朗强迫量表]
251 16-PF: Cattell's 16 Personality Factor Questionnaire 卡特尔人格测验

098
如何确保病案号的唯一性

身份辨识是医疗安全的基础，全人全程的连贯医疗是医疗质量的保证。作为病人辨识符的病案号，是医院严格执行身份辨识，有效开展连贯性医疗的基石。病案号的唯一性管理，能确保病人在医院所有的信息是连贯的，患者从发病到康复的整个过程都能得到系统展现，医护人员能便捷地查看患者历次在院体检、门急诊、住院等诊疗信息，以便医护人员全面掌握患者疾病救治的过程，有助于医护人员正确诊疗，为患者提供更高效、更安全的医疗照护。也只有在病案号唯一性的基础上，采用“姓名”和“病案号”作为身份辨识方式，才是科学、安全的。

病案号的唯一性有力地保证了患者就医的安全性和连续性，及为科学研究提供准确的信息。

标准出处

交流与信息管理（MCI）19.1：病历要包含足够的信息以明确病人身份、支持诊断、评判治疗情况、记录治疗的经过和结果，促进治疗的连贯性。

国际患者安全目标（IPSG）1：准确确认病人身份。

医疗可及性和连续性（ACC）2：医院设计及实施各种流程，为病人提供连贯的服务并协调医务人员之间的工作。

难点分析

★什么是病案号？如何保证病案号的唯一性？

★历史的病案号数据如何整理？

★如何在保证未带身份证或急诊无名氏患者就医权的基础上确保病案号的唯一性？

• 制定标准和操作流程 •

定义病案号

病案号是指每位患者在医院有且仅有一个号码作为医院管理患者就医信息的专用码，其与患者的法定身份信息（身份证明号码，如居民身份证号码、护照号码等）一一对应。医院为每个患者建立患者基本信息库，至少包括患者姓名、性别、出生年月、身份证明号码、联系电话、家庭地址。同一患者可以在医院的门诊、急诊和病房有多条就诊信息记录，但所有记录只与该患者唯一的病案号关联。

制度规范管理

在医院确定“姓名”和“病案号”作为患者身份辨识方式并颁布《患者身份辨识制度》后，由门诊部牵头，组织各行政职能科室讨论制订《患者基本信息产生和修正管理办法》，明确了门诊部、医务部、病案室、IT中心、质量管理办公室和临床科室、医技科室在病案号管理中的职责，并对患者信息产生、未带身份证患者和急诊无名氏患者的信息核实、患者信息修正等环节的操作用制度的形式进行规范，使病案号的管理有据可依。

历史病案号数据整理

医院的信息系统初建于1994年，而医院到2009年才开始实施病案号管理。基线调查发现：截止2012年5月，在医院信息系统中累积了600万条患者信息，有病案号的不足200万条，仅占32.77%。在病案号的信息中，有身份证号码的仅108万条，同名同姓一个病案号的只有87万条。

历史数据整理成为医院病案号唯一性管理的最大难题。

为了完成这个项目，从2012年9月起，门诊部开始实施“病案号唯一性质量改进项目”，IT中心专门开发了患者病案号管理软件，门诊部安排专人对同名同姓多个病案号的数据进行整理、归并。通过10个月的努力，到2013年7月，按计划完成质量改进项目，医院数据库中相同身份证号码一个病案号的比例达到了100%。

严管患者信息入口

门诊部在开始“病案号唯一性质量改进项目”的同时，着手新病人信息的入口管理。

《患者基本信息产生和修正管理办法》明确规定，门急诊挂号是新病人信息的唯一入口；所有病人住院，必须经过门急诊的处理，采用电子化的住院申请单，病人的信息通过信息系统无损传递；除门诊部病案号管理专员外，全院任何部门、任何人不能修改病人信息。

1. 门诊

推行实名制就诊管理，全面开展24小时自助挂号服务，由病人或病人家属在自助设备上通过计算机“阅读”身份证、医保卡的形式，自助完成挂号，将原来由收费员手工录入患者信息，转变为由设备自动读取信息并写入医院的信息系统，基本消灭了手工录入信息导致的信息错误。自助挂号的全面推行，不但解决了实名制管理的问题，而且大大缩短了病人挂号、缴费的等候时间。

2. 急诊

随身带身份证、医保卡的急诊病人就诊时，由收费员通过身份证阅读器或医保卡读卡器读取病人信息，并完成建档，避免手工操作导致的错误。

3. 住院处

医院规定住院患者必须经过门急诊流程，未经过门诊建档的患者不允许直接收入病房，保证患者病案号的正确。

未带身份证或急诊无名氏患者的信息管理

为了保障未带身份证或急诊无名氏患者的就医权，《患者基本信息产生和修正管理办法》专门设计了管理流程：

1. 门诊

未带身份证的病人挂号前需要填写《未带身份证的新病人信息登记表》，由收费员手工录入建档，并完成挂号。手工建档的信息系统默认为“待核实信息”，自动显示红色。

2. 急诊

未带身份证的普通急诊病人，按照门诊流程处理。

当无名氏患者送到急诊室抢救，以“无名氏＋就诊年月日＋两位数顺序号”的形式作为患者姓名，为患者建档。这些信息信息系统默认为“无名氏信息”，自动显示黄色。

3. 门诊部的病案号管理专员在患者就诊的第二天，通过电话、短信等形式核实患者的身份信息，登记并在信息系统中修正。

4. 在无名氏就治过程中，当患者家属或公安部门提供患者准确的个人信息时，医务人员填写《患者一级信息修正申请表》，提交门诊部，由门诊部病案号管理专员按制度规定修正。

典型案例

两院区共享病案号

患者建档时病案号按同一规则产生，同一源头获取。医院本院已有历史数据产生，而新设分院没有历史数据，结合两家医院的实际情况，为实现集团医院下患者病案号的统一管理，将本院现有病案号生成机制改由共享平台的统一患者主索引服务接管。各院区在新建患者基本信息时，都需通过共享平台的患者主索引服务来实现新患者的建档，各系统包括本院和分院的门急诊登记、体检登记等程序。在共享平台建立本院、分院统一患者基本信息库，统一数据表存储，该表中增加一个病案号对照字段，本院、分院患者的基本信息都上传到共享平台；本院、分院新建患者信息时，都需要和共享平台患者信息表进行数据匹配校验，如有符合匹配条件的数据，则下载数据到本地的患者基本信息库中，此时不需新增病案号，病案号采用共享平台患者基本信息库的病案号；如无符合匹配条件的数据，则新增患者信息档案，需增加新病案号，上传到共享平台的患者基本信息库中。

改进成效

在病案号唯一性得到保证后，医务人员的诊疗活动更加规范和严格，从而确保正确的治疗、正确的时间、依正确的途径给予正确的患者。目前我院对患者进行问诊、给药、标本采集、检验、检查、输血或血制品、治疗、侵入性操作、手术、发特殊饮食之前都需要使用患者姓名和病案号核对患者身份，确保各种医疗行为的安全。采用病案号之后，我院患者身份辨识操作正确率由76.2%上升到99%，未发生因患者身份辨识错误引起的不良事件。

依托信息化对病案号使用条码化管理，全院使用PDA和扫描枪来确保给药、治疗的正确性；通过病案号，医院信息系统可将患者在我院历次就诊、体检等所有信息统一起来，患者的过敏史、用药禁忌、病史可以一目了然地展现在眼前，为医护人员的诊断提供了极大便利。

为保证病案号的准确性，我院设立了专职病案号管理岗位，主要职责是对每天新建病案号患者信息进行审核，电话与患者沟通，对需要合并病案号的患者信息使用专用程序合并，对患者基本信息库中历史存在的不规范信息记录进行梳理合并，维护患者基本信息数据库，确保信息准确。患者基本信息修改流程见图1。

经过为期一年的改进，医院病案号的管理取得了良好的成效，同一身份证号码对应同一病案号的比例从80.81%上升到98.80%，具体如图2所示。

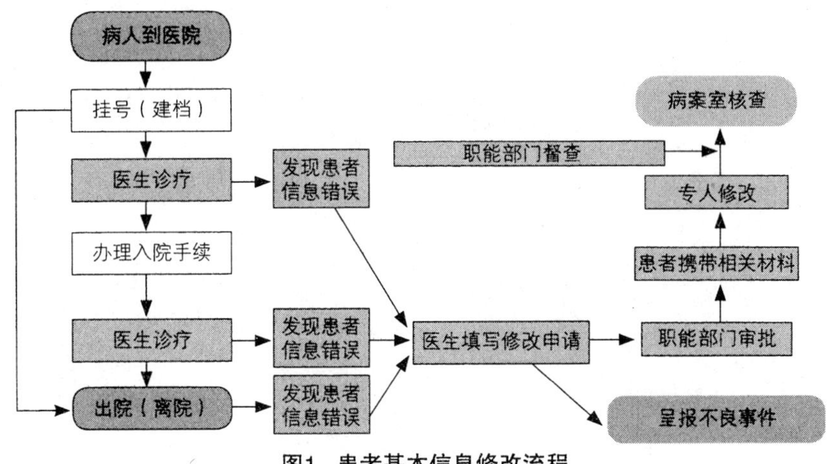

图1　患者基本信息修改流程

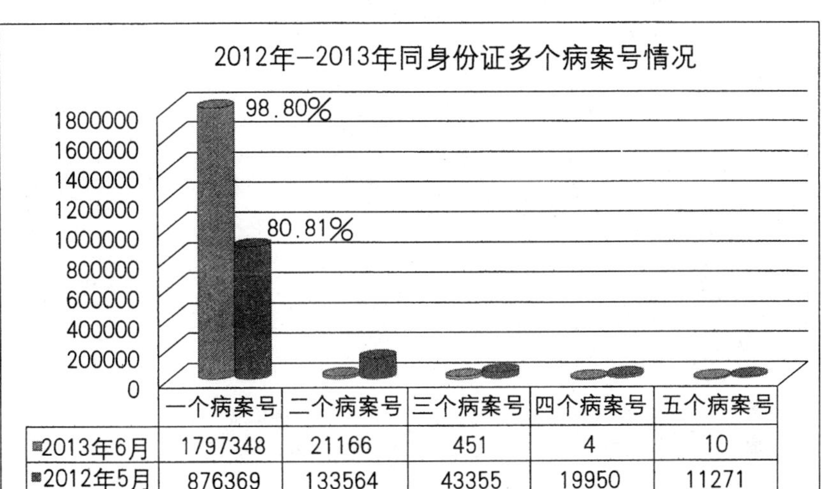

	一个病案号	二个病案号	三个病案号	四个病案号	五个病案号
2013年6月	1797348	21166	451	4	10
2012年5月	876369	133564	43355	19950	11271

图2　患者病案号比例改进前后分布图

● 招式点评 ●

患者病案号是连贯性医疗的基础，我院三年前起步建设，医务、护理、门诊、质管、财务、IT通力配合，对所有的医疗文书、报告单、软件界面、医疗流程进行全面的排查和改进，建立追踪机制，目前病案号管理已走上正规。在病案号管理过程中，设立专职岗位尤为关键，能实现患者基本信息的统一管理，最大程度地确保患者病案号的准确性。

医院自身的病案号管理还有其局限性，国家正在推广居民健康卡，建立国家、省、市三级数据平台，相信不远的将来，患者信息将不仅仅在一家医院内得以连贯地展现。

（郭振江　徐翔）

MPE

医学教育

医学教育（Medical Professional Education）章节是JCI委员会在2012年10月新增的医学学术中心（AMC）标准内容之一。

本章节内容旨在考查医疗机构在从事临床医学专业教育的同时是否做到了保障患者的安全。与以往的医院评审相比，该内容对医院而言是新的评审项目，考查重点是从保护患者安全出发的医学专业教育。

从MPE章节指南来看，评估的内容涉及医疗机构内与医学专业教育相关的所有软、硬件设施设备和全过程，如医学专业教育组织架构、规章制度、临床师资培训及临床资源等，目的是为了保护患者安全的同时提供优质的医学专业教育。医院有责任采取各种措施：如规定医院医学专业教育管理委员会对全院的临床医学专业教育开展情况进行监督；明确规定临床指导教师的职责和监管权限；明确各类医学学员的培训管理程序及监管要求；明确医学学员规范的岗前培训等，让医学学员从一进院就知晓“在临床培训中如何更大程度地保护患者的安全”。

本章节所选招式基本涵盖了医学专业教育的主要方面，目的是最大程度地保护患者安全，促进医疗质量持续改进的同时不断提高医学专业教育的质量，为社会提供优秀的医药卫生人才。

099

“玩转”医学专业教育管委会

作为大学的附属医院，我们有义务和责任进行医学专业教育活动。

医院医学教育规划的制订、医学专业教育项目的设置、医学专业培养方案及教学大纲的修订、师资培训方案以及各类医学教育管理制度的审核等，都需要在医院领导层面构建一个专门的组织，来全面协调、监督和管理院内的医学专业教育项目。由此，医院医学专业教育管理委员会应运而生。

● 标准出处 ●

医学教育（MPE）1.1：提供的医学教育由医院最高管理和领导层决定，与医院的使命一致，并有记录。

医学教育（MPE）1.3：医院管理和领导认可一套指标来监测和评估当前正在运行的医学教育项目，并对监测数据有文件审核。

医学教育（MPE）1.4：医院管理和领导至少每年一次审核医院内医学教育项目，且审核被记录。

● 难点分析 ●

★医院医学专业教育管理委员会的章程如何制订？

★如何建立处理相关事务的统一操作流程？

★如何维护医院医学专业教育管理委员会的日常运作？

制定标准和操作流程

委员会章程

医院医学专业教育管理委员会的章程至少包括以下三个方面的内容：

1. 成员组成

医院医学专业教育管理委员会的成员来自与医学教育相关的各个类别和层级的人员，包括医院院级领导、临床科室主任、临床医生、各类医学学员代表、医学教育管理人员，只有这样才能真实反映医院医学专业教育中存在的问题，有利于后继医疗质量和教学质量的持续改进。

2. 职责

制订医院医学教育发展计划，建议根据医院医学专业教育具体情况制订（一般与医院的整体规划同步）；审查医院各项医学教育任务、重大教学改革措施以及实施方案；制定医学教育改革与发展的方针、举措和激励机制；审核医院医学教育相关年度预算与决算；根据医院实际情况制定年度招收外校学员的数量及专业；决定医院各类临床教学人员的资质和职责；监督其年度培训计划的落实；根据临床指导教师考核情况定期更新名单并予以公布；确定纳入医院医学教育和质量安全管理的学员范畴，对学员的资质、职责、职业道德等做出明确规定，确定对学员进行保护患者隐私与权利、保证医疗质量与患者安全，以及患者满意度评估的考核；监督医院各层级学员培训计划的落实情况，并就存在的问题提出改进方案并修订下一年度教学计划；制定临床医学教育项目质量的过程检测指标，定期审核各类学员能力评估结果和对临床指导教师满意度调查的报告，提出改进意见；协调各类医学教育任务之间的冲突，对医院教育相关管理人员、设施、场地的添置、完善提出建议等。

3. 操作流程（见图1）

日常运作

医院医学专业教育管理委员会主任全面负责并主持工作，委员会成员认真履行相应职责，医院教学管理部门（如科教部）负责委员会的日常事务。医院医学教育委员会的日常管理和会议记录等工作由秘书承担。秘书在会后及时完成会议纪要并发给委员会成员，便于追踪和改进医学专业教育中存在的问题。

会议频率根据医院医学专业教育任务的总量定，每年至少1次。会议时间安排与医学专业教育任务的下达时间匹配，如第一次会议安排在新学期开始前，此时讨论的内容包括下学期医院所有医学专业教育的教学任务，如果各类教学任务间出现冲突，也可以提前讨论与协调。

如多次安排委员会会议，建议其中一次安排在学期结束初期，这样一学期医学学员的各类培训评估成绩已出来，可以在会上审核其评估统计报告。当然在特

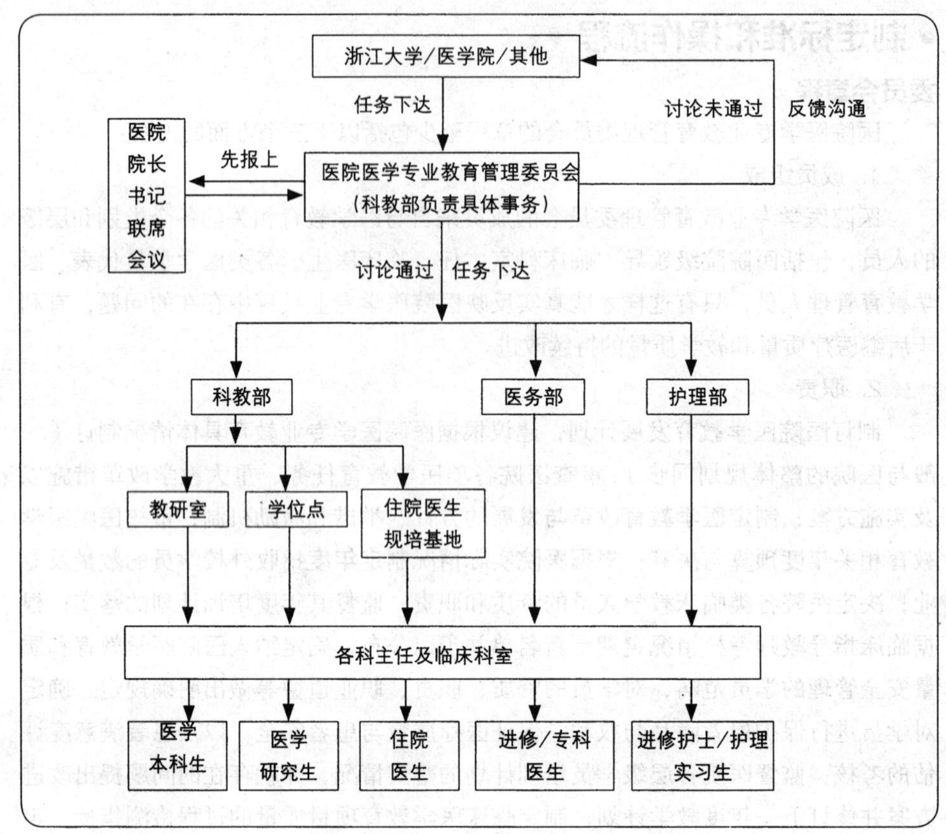

图1 医学专业教育标准化操作流程

殊情况（如遇医院重大、突发教学事件）下，也可临时召开医院医学专业教育管理委员会会议，集体商讨应对策略，以保证医学专业教育的正常进行。

医学专业教育项目质量持续改进

针对医院医学专业教育管理委员会会议上提出的意见和建议，委员会秘书不断督促其改进，并要求在下一次委员会会议上通报上一次相关项目的改进情况，就改进情况制订下一步的计划。

典型案例

学生“评”老师

2012年8月，医学院2008级七年制医学学员见习结束了，医院教学管理部门（科教部）召集学生进行了问卷调查。对医学学员轮转过的18个临床科室进行调查，调查项目及分值如下：① 临床轮转安排（如进科介绍、门诊见习安排等）（10分）；② 学业指导老师的工作态度（20分）；③ 临床老师给予的指导（40

分）；④ 临床老师的理论授课质量及组织（20分）；⑤ 出科考核的组织与实施（10分）。本次调查共发73份问卷，回收73份，回收率100%。科教部将本次调查结果进行统计并上报医院医学教育委员会审核。

委员会就学生普遍反映较差的临床科室及带教老师提出以下改进意见：

1. 将医学学员对临床科室及带教老师满意度的统计结果反馈给相关临床科室主任和带教老师。

2. 评选出2012年度“优秀带教科室”和“优秀带教老师”。

3. 根据医院《临床指导老师资格认定及培训考核管理制度》规定，第一年发生学生对指导教师满意度调查不合格者，由相关管理部门督促指导教师改进；连续两年发生满意度调查不合格者，取消次年临床指导教师资格，隔年经医学教育委员会审批通过，方可再度授予临床指导教师资格。

4. 重申医学学员的申诉途径。如果医学学员在临床培训过程中，对临床带教老师的带教态度不满或对考评成绩持有异议，均可向相关教学管理部门申诉，由教学管理部门做好师生之间的沟通协调工作。

5. 教学管理部门应增加与学员面对面的交流机会，多举办座谈会，便于及时了解医学学员的想法、意见及建议，改进管理流程，提高医疗安全和教学质量。

招式点评

大学附属医院有必要建立“医院医学专业教育管理委员会”并进行有效运作。首先，制订规范的章程作为委员会的纲领性文件；其次，成立一个专门的组织——医学专业教育管理委员会来执行委员会的职能，日常管理则由医院医学教育管理部门负责运作。所有涉及医院医学专业教育的相关问题只有通过不断地被发现、提交讨论、不断改进、跟踪讨论，才能不断完善。

（范让　徐雯　苏英　胡新央）

100

“严”师才能出高徒

临床教学是医学专业教育的核心阶段，而在临床教学中扮演重要角色的临床指导教师，其师资水平直接影响到医院医学学员的培训质量。因此，严谨的资质认定和严格的师资培训是临床指导老师队伍质量的重要保障。

一位实习医生进入心内科进行为期4周的临床轮转，具备什么资质的临床教师才可以担任他的临床指导教师，而这位临床指导教师又承担哪些职责？临床指导教师是否需要定期培训？培训内容又包括哪些呢？如此一系列的问题需在医院《临床指导教师的资质认定及培训管理制度》中进行详细阐述，以此作为医院师资建设的重要指南。这是保护患者安全、提高临床医学专业教育质量的重要手段，也是JCI认证对医疗机构医学专业教育（MPE）评估的重点项目之一。

• 标准出处 •

医学教育（MPE）2.1：有证据显示有足够数量的专业人员，且具有相应的教育、培训和能力来支持和推动商定学生（指从附属医学院或正规渠道来的在医院培训的协议学员）学习。

医学教育（MPE）3.1：临床教学人员被确定为医院员工，且有临床教学人员的完整列表，包括专业和学术职称。

医学教育（MPE）3.2：临床教学人员被教育知晓这些人及他们的责任和权利。

医学教育（MPE）3.3：医院有程序监管学术职称、更新或续期的要求，并且保持职称最新。

难点分析

★如何认定临床指导教师的资质是师资培训的最重要关卡？

★如何培训已经认定的临床指导教师以保证目前临床教学的需求？

★如何考核临床指导教师？

★临床指导教师的资质更新与审查也是JCI检查的又一重点和难点。

制定标准和操作流程

资质认定条件

我院临床指导教师的资质认定根据专业特点分为两大类：一是临床医学、口腔医学专业；二是医技专业。

1. 临床医学、口腔医学专业师资的要求包括：

◎已取得执业医师执照并具有住院医师及以上职称者（其中实习医生的临床指导教师可由有执业医师资格的住院医师或以上职称人员担任，有执业医师资格的住院医师的临床指导教师须由主治医师或以上职称人员担任）；

◎近三年未发生承担主要或完全责任的医疗损害事件；

◎近三年未发生重大或严重教学事故；

◎连续两年学生满意度调查未出现不合格情况。

2. 医技专业师资的要求包括：

◎本科以上学历并具有主治医师职称及以上；

◎近三年未发生承担主要或完全责任的医疗损害事件；

◎近三年未发生重大或严重教学事故；

◎连续两年学生满意度调查未出现不合格情况。

资格认定工作流程

首先，由医院人力资源部提供并核实临床教师的职称和学历等基本情况，科教部、医务部定期（每年9月初）根据“临床指导老师资质认定条件”对临床教师的材料进行初审；

其次，初审合格后，由科教部将初审合格名单呈报医院医学专业教育管理委员会，经审核通过并上网公布医院临床指导老师名单；

最后，符合以上条件者，由医院医学专业教育管理委员会签发医院临床指导教师上岗证，并在职工档案中记录。

临床指导教师的培训

为了使临床指导教师进一步地了解医院临床教学总体情况，规范临床教师的带教职责，不断提高临床指导教师的教学技能，以保证临床教学质量，为此我们制定了一系列的管理规范：

1. 临床指导教师上岗前须参加“医院临床教学情况介绍和教师须知”专题讲座培训，明确规定临床指导教师职责。

2. 临床指导教师每年须接受各类临床教学培训并达到规定要求：接受各类临床技能培训总学时数不少于12学时，其中教学技能类培训不少于6学时，人文管理类培训不少于4学时，交流辅导类不少于2学时。

临床指导教师的考核

我们还制订了医院临床指导教师的培训考核规范，这是保证临床教师质量的又一项举措。考核内容包括：

1. 临床指导教师在参加上岗前培训后需完成培训考核；

2. 临床指导教师需接受来自于带教学生的满意度评估；

3. 医院和科室每年对临床指导教师进行年度考核；

4. 所有临床指导教师在晋升副高或正高职称前，须参加医学部组织的“教学知识理论考核”并通过。

资质更新与审查

近几年随着公立医院的不断扩张，每家医院每年在 8 月前后都会新进一大批新员工，同时也存在少量医生离职的现象。那么如何来做临床指导教师的资质更新与审查呢？我院制定了规范的流程如下：

医院医学专业教育管理委员会每年一次审查临床指导教师资质，审查内容及标准包括以下四个方面，这些资料由医院教学管理部门（科教部）、医院医疗事务管理部门（医务部）收集并呈报委员会讨论：

1. 参加各类临床技能培训的总学时数不少于12学时，其中教学技能类培训不少于6学时，人文管理类培训不少于4学时，交流辅导类不少于2学时；

2. 医学学员对临床指导教师的满意度不低于70%；

3. 未发生承担主要或完全责任的医疗损害事件；

4. 发生重大或严重教学事故。

以上资料经医院医学专业教育管理委员会审核讨论确定后，如出现不符合临床带教资格老师的，立即取消其当年的临床指导教师资格。满3年后须经医院医学专业教育管理委员会重新审批通过，方可再度授予临床指导教师资格。

临床指导教师须接受其指导学员的满意度调查，第一年发生医学学员对指导教师满意度调查不合格情况者，由相关管理部门督促指导教师改进；连续两年发生满意度调查不合格情况，取消次年临床指导教师资格，隔年经医学专业教育管理委员会审批通过，方可再度授予临床指导教师资格。

发生承担主要或完全责任的医疗损害事件和重大或严重教学事故后，发现人或知情人及相关科室应立即上报医院医学专业教育管理委员会，经讨论确定后，立即取消当年临床指导教师资格。满3年后需经医院医学专业教育管理委员会审批通过，方可再度授予临床指导教师资格。

临床指导教师对培训、考核、评估过程和结果等如有任何不满，可向相关管理部门提出申诉，由管理部门核对、汇总向医院医学专业教育管理委员会上报。

● 典型案例 ●

失去教学资格的临床教师

2012年初，我院教学管理部门在院网上公布“2012年医院临床教师教学培训安排表”（见表1），每次按2学时计算，共20学时。临床指导教师可以根据自己的临床工作安排有选择性地参加临床教学培训。

表1　2012年医院临床教师教学培训安排表

序号	课程类别	主　题
1	教学技能	Teaching When Time is Limited
2	交流辅导	临床指导老师经验分享
3	教学技能	How to Improve the Clinical Teaching?
4	人文管理	《妙手仁医——吴孟超》、《大医精诚——张伯礼》
5	教学技能	教学查房
6	人文管理	老树新枝 医院文化
7	教学技能	医院医学教育情况介绍和临床教师须知
8	教学技能	临床PBL教学理论与实践
9	人文管理	医学人文与核心价值观
10	交流辅导	说课比赛

2013年1月底，医院教学管理部门统计了2012年医院临床指导教师接受临床教学培训的学时数。结果显示：2012年度我院有1位临床指导教师临床教学培训的学时数未达标。根据医院《临床指导教师资质认定、培训及管理规定》要求，医院医学教学管理部门已于2013年9月份将上述情况呈报给医院医学专业教育管理委员会，经讨论决定取消这位临床指导教师2013年度的带教资格。

● 改进成效 ●

医院通过制定《临床指导教师资质认定、培训及管理规定 》并予以实施，虽然制度实施时间不长，但成效明显，主要体现在以下三个方面：

1. 临床指导教师参与临床教学技能培训的积极性大幅度提高。制度实施以前，部分医生（特别外科医生）会以种种原因缺席医院的各类学术活动，但现在就不同了，每次的临床教学技能培训现场座无虚席，学习氛围良好。

2. 临床指导教师的整体素质提高了。从一开始的准入制度，到后继的年度培训，为保证临床指导教师的教学质量提供了客观的条件。同时，根据医学学员的反馈，他们对其指导的满意度日益提高。

3. 引入医学学员对临床指导教师的评估，不仅开辟了医学学员申诉的新渠道，而且对临床指导教师的评估更加真实、客观，便于医院教学管理部门对医院教学师资的管理。

招式点评

如何认定临床指导教师资质、培训及管理，是评估医学专业教育中很重要的一个部分，也是JCI评估的重点。临床指导教师的资质认定须从本院实际出发，综合考虑医院各专业师资分布情况（如数量、职称等）、医学学员数量等因素，既要能保证医院临床教学的需求，又要保证临床教学的质量。

随着医学科学技术的迅猛发展，医学教育国际标准概念的引入和实践，客观上对医学人才培养和临床指导教师提出了更高的要求。这就需要临床指导教师本身也要与时俱进，不断接受相关培训，使其内化后应用到临床教学中去。至于如何设计培训内容、如何考核与更新则是另一重要课题，值得进一步探索。

（范让　徐雯　苏英　胡新央）

101

如何监管医学学员的医疗行为

医疗行为就是以治疗疾病为目的的诊断治疗行为。医学学员在成为正式医生之前必须经过漫长、严格的临床训练过程。在这培训过程中，为了充分保障患者安全，如何对作为特殊群体的医学学员的医疗行为进行有效的监督和管理是非常重要的，也是JCI评审对医疗机构医学专业教育的重要评估项目之一。

● 标准出处 ●

医学教育（MPE）4.1：医院确定对每种层次学员所要求的监管标准。

医学教育（MPE）4.5：有统一的过程记录所要求的监督，与组织政策、计划目标、病人护理的质量和安全性是一致的。

医学教育（MEP）4.7：对病人病历进行审查，以符合文件的要求和频率。

● 难点分析 ●

★如何对院内的医学学员进行分类，是进行医疗行为监管的首要前提。

★如何来规定不同类别医学学员的医疗行为（包括医疗文书的书写），既能达到较好地保护患者安全，又能较好地培养医学学员独立的临床能力，这是医学专业教育中的重点。

★临床教师如何对医学学员的医疗行为进行监管，是JCI检查的重中之重。

制定标准和操作流程

学员分类

根据管理和规范要求，学员分为两类：有执业医师资格并在我院注册的执业医师学员和无执业医师资格（或虽有执业医师证但未在我院注册）学员。其中无执业医师资格的学员，可按学习时期不同分为实习医师和见习医师。

学员医疗行为

1. 对于有执业医师资格且在我院注册同时参加医院组织的岗前培训并考核通过的医学学员，在执业活动中享有下列权利并需履行下列义务（参见《医师执业管理制度》）：

◎在注册的执业范围内，进行医学诊查、疾病调查、医学处置、出具相应的医学证明文件，参加病房或急诊的值班，遇到不能解决的问题及时向上级主管医师汇报，选择合理的医疗、预防、保健方案。

◎按照卫生行政部门规定的标准，获得与本人执业活动相当的医疗设备基本条件。

◎根据住院医师规范化培训标准细则要求，学习有关专业理论知识，掌握本学科基本理论；掌握本学科基本诊疗技术以及本学科主要疾病的临床诊疗知识和综合处置能力。

◎从事医学研究、学术交流，参加专业学术团体；参加专业培训，接受继续医学教育；努力钻研业务，更新知识，提高专业技术水平；

◎遵守法律、法规，遵守技术操作规范；树立敬业精神，遵守职业道德，履行医师职责，尽职尽责为患者服务；

◎关心、爱护、尊重患者，尊重患者的知情同意权和隐私权，保护患者的合法权益；宣传卫生保健知识，对患者进行健康教育。

◎为保障医疗安全，提高医疗服务质量，医院对取得执业医师资格并在我院注册的学员每年进行医疗行为资质认定。具体流程为：医师本人提出申请，医务部门进行初审（科审），初审合格者递交至医疗执行管理委员会终审（院审），审核通过者由人力资源管理部门对其资质存档，并公布于院内网。

2. 实习医师包括无执业医师资格（或虽有执业医师证但未在我院注册）的在培住院医师和医学研究生，以及医学本科实习生（包括不同学制），其医疗资质均视同实习医生。

◎在临床指导教师的监督指导下，可以接触观察患者、询问患者病史、检查患者体征、查阅患者有关资料、参与分析讨论患者病情、书写病历及住院患者病程记录、填写各类检查和处置单，对患者实施有关诊疗操作，作为助手参加有关手术。无执业医师资格的医学学员不得独自为患者提供临床诊疗服务。

◎无执业医师资格的医学学员其余要求同有执照医师资格的第4～6条。

◎无执业医师资格的医学学员所写的有关诊疗的医学文书，须经其临床指导教师或上级医生审核并签字后才能作为正式医疗文件。学员书写医学记录的要求和频率参照《学员培养方案》、《病人评估管理制度》和《病历书写制度》。其临床指导教师或上级医生应在该医学记录规定完成的时限内完成审核并签字。

3. 见习医师：在临床指导教师的指导和监督下接触、观察病人、询问病史，查阅患者有关资料、参与分析讨论患者病情。见习医师所写的病史不可进入运行病历，可作为医学生作业经指导教师批改后保存。

医学学员的文书监督：遵照《医学学员医学文书监督表》（见附表）。

医学学员相关的医疗责任

在医学教育临床实践过程中发生的医疗事故或医疗纠纷，经鉴定，属于医方原因造成的，由临床教学基地和相关医疗机构承担责任。因临床指导教师或上级医生指导不当而导致的医疗事故或医疗纠纷，临床指导教师或上级医生承担相应责任。无执业医师资格的医学学员在临床指导教师或上级医生指导下参与医学教育临床实践活动，不承担医疗事故或医疗纠纷责任。无执业医师资格的医学学员未经临床指导教师或上级医生同意，擅自超越资质开展临床诊疗活动引起后果的，承担相应责任。

医学学员的临床指导教师应担负指导、监管和考核学员的责任。如临床指导教师确需离开，可委托相同或以上资质医师行使指导和监管的责任；医学学员如遇到紧急医疗情况无法请示到指导教师，可由当天病区值班二唤医生或由值班二唤医生所委托的相同或以上资质医生行使指导、监管责任。

医学学员岗前与继续教育培训

旨在保护患者安全，有必要对医学学员进行各类医疗行为安全培训，增强他们保护患者安全的意识，明确自己的职责，顺利完成临床轮转学习工作。

1. 岗前培训

在医学学员进临床前，由医学学员分管的职能科室组织岗前培训，其中很重要的一项培训内容就是医院对医学学员医疗行为的要求，提前让医学学员知晓各自职责，如遇超出本人职责范围的临床诊疗活动，一定要及时向上级主管医生汇报，由主管医师来解决。在培训结束前，为了检查医学学员岗前培训的效果，教学管理部门特组织岗前培训理论考核。

2. 继续培训

每年定期举行各类医疗安全专题讲座，不断地加强医学学员的安全意识，保护患者，提高医学教育质量。

典型案例

马虎病历潜伏安全危机

实习同学A刚从内科轮转到外科，对外科疾病的病历书写不甚熟悉。某日，病房新入院一甲状腺癌的患者B，A对该患者的疾病发现、诊治经过等进行了详细的询问，并进行体格检查，患者入院当天书写了入院病历及首次病程记录，但由于专业知识不足及马虎大意，将原本左侧甲状腺癌结节写成了右侧，本在上极附近的肿块触诊成下极结节，对结节的大小及活动程度等特点的描述也不够确切。而当天上级主治医师忙于手术，未能及时对A所书写的病历进行审核并签字。主管护士根据A写的病历书写了护士记录。甲状腺疾病患者周转非常快，往往入院后第二、三天即接受手术治疗。患者B入院后第二天即将行手术，术前行手术部位标记时再次核查了患者的入院病史及相关的辅助检查，发现原本左侧甲状腺肿瘤从病史到术前小结均写成了右侧，而甲状腺B超等辅助检查却明确显示病灶位于左侧。通知上级医生后，对A书写的病历进行了详细的查看及修正，及时避免了有损患者安全的潜在医患纠纷。

改进成效

根据《中华人民共和国执业医师法》、《医学教育临床实践管理暂行规定》等相关法规，我院为了加强对医学学员医疗行为的管理，特地制订了《医学学员医疗行为管理制度》，明确医学学员和临床指导教师的权责，做到责权明确，其中涉及各类医学学员的医疗文书的监督，另作详细的规定（见附表），所有这些规章制度在岗前培训中安排专门的讲座进行宣教。实践证明，“制度先行、加强监管、处罚违规”的医学学员医疗行为管理原则在临床管理中非常有效。

招式点评

根据JCI要求制订和实施了医学学员医疗行为的监管制度，明确各类医学学员和各个层级临床指导教师的职责，做到全面监管医疗组内医学学员的医疗文书的书写，不仅达到保障患者安全、规范医学专业教育管理、保证医学专业教育质量的目的，而且也起到有效地避免一些因监管不严而造成医疗纠纷的作用。

（范让　徐雯　苏英　胡新央）

附表：

医学专业人员教学相关的医疗文书监督
（MPE Supervision Medical Record Documentation）

项目 Item	住院医师(具有执业证并注册) Resident Physician	住院实习医生（无执业证或未注册的住院医和实习生） Intern Physician	医学生(见习生) Medical Student
住院记录Admission			
大病史 Admission H&P	*	!	※
首次诊疗计划单（首次病程录） Initial Care Plan Sheet	*	※	※
开具医嘱 Medical Order Prescription	*	※	※
健康教育评估单 Health Education Assessment Sheet	*	※	※
病程记录 Progress Note	*	!	※
主诊医师查房记录 Attending Ward Inspection Note	o	!	※
I侵入性操作知情同意单 nvasive Procedure Consent Sheet	*	※	※
操作记录（不是手术记录）Procedure Note (not OR)	o	!	※
交接班记录Off-Service/On-service Note	*	※	※
出院小结Discharge Summary	*	!	※
术前记录/术前最新信息更新记录 Preoperative Note/Update	*	!	※
麻醉前评估Preanesthesia Assessment	*	※	※
术后记录/术后最新信息更新记录 Postoperative Note/Update	*	!	※
麻醉后评估单Postanesthesia Assessment	*	※	※
手术记录Operation Note	o	※	※
麻醉记录Anesthesiologist Note	※	※	※
门诊病历记录OPD Medical Record	o	!	※
急诊病历记录ER Medical Record	o	※	※
转科记录（out) Trансfer Sheet	*	※	※
转科记录（in) Transfer Sheet	*	※	※

*= Authorized for documentation 授权记录

O= Authorized for documentation with countersign from attending physician 授权记录但要有Attending 医师在上面连署签名

※ =Authorized for doumentation with countersign from attending physician or resident physician 授权记录但要有Attending 医师或住院医师在上面连署签名

! = Only if authorized on the information system by licensed physician,together with countersign from attending physician or resident physician 如果只是被有执照的医生授权在信息系统，要有Attending 医师或住院医师在一起连署签名

NA= Not applicable 不适用

102

始业教育塑专业品质

临床教学是医学专业教育的核心阶段，随着医学教育国际标准概念的引入和实践，临床医学专业教育更加注重实践环节。这样一来，医学学员在医院里轮转的时间就更长了。规范的始业教育培训对新入院的医学学员来说，显得尤为重要。它不仅能引导他们较好地了解医院的文化、规章制度，而且也使他们更快、更好地融入到临床工作和学习中去。

医院是否为医学学员提供始业教育培训？是否包括国际患者安全目标、医院感染、心肺复苏等全面的培训内容？在医学学员一进医院时就做好充分的宣传教育，可起到事半功倍的效果。当然，在其后的临床培训过程中也需不断加强继续教育和监管，提高医学学员的职业专业素养。

• 标准出处 •

医学教育（MPE）6.1：所有学员的始业教育培训至少包括以下 1 ~ 6 内容：

1. 医院质量与患者安全项目；
2. 感染控制项目；
3. 医疗安全项目；
4. 国际病人安全目标；
5. 其它必要的医院定位，包括部门和科室水平；
6. 任何正在进行的必要教育。

医学教育（MPE）6.2：学员纳入医院质量监测方案的数据中。

医学教育（MPE）6.3：监督学员的人选能确保学员了解并参与项目。

医学教育（MPE）6.4：学员可以证明知晓这些项目。

难点分析

★如何制定医学学员始业教育培训的内容是保证其培训质量的首道关卡；

★如何科学、合理地评估医学学员对始业教育内容的掌握情况，这将有利于调整始业教育培训方式、培训内容；

★如何监控医学学员的医疗安全项目并不断反馈，帮助其提高医疗安全意识，促其养成良好的职业素养？

制订标准和操作流程

培训要求和内容

根据各类医学学员的培训大纲制订培训要求和培训内容，所有医学学员在进入临床轮转前须参加医院教学管理部门安排的始业教育培训，内容主要涵盖以下几个方面：

1. 医院历史及总体情况介绍；
2. 医疗安全、医学学员培训管理相关的规章制度；
3. 医院感染相关知识；
4. 临床药物的合理使用；
5. 国际患者安全目标；
6. 临床指导教师职责及识别；
7. 消防、急救及内外科基本技能等相关知识；
8. 医院培训要求和内容等。

在医院始业教育培训期间，医院教育管理部门将各类医学学员的岗位职责书发给他们，使他们在充分了解医院临床培训要求的情况下签署，一份交教学管理部门保存，一份医学学员保存，用于事后对照检查。

培训考核和方式

始业教育培训结束后安排理论考试，用于检查医学学员始业教育培训的效果，试卷和考试成绩由相关教学管理部门留档保存。至于内、外科临床基本技能及心肺复苏的培训，专门安排临床指导教师进行培训、训练，训练结束后再进行技能考核，如出现考核（包括理论和技能考核）不及格现象，根据医院医学教育管理部门的规定进行再次补考，如补考不合格不能进入临床轮转。

典型案例

医学学员见习始业教育周培训

以七年制医学学员进院见习为例，医院教学管理部门在见习医生进入临床培训前安排了为期一周的始业教育周培训。具体培训内容见表1。

表1 见习医生始业教育培训安排表

星期	内容
一	领导动员和医院介绍
	急诊接诊、创伤处理、心肺复苏(CPR)等
	消防控制知识
	见习注意事项
二	心肺复苏(CPR)模拟实践和考核（一班学生）
	体格检查培训考核（二班学生分甲乙组内外科交叉）
	心肺复苏(CPR)模拟实践和考核（二班学生）
	体格检查培训考核（一班学生分甲乙组内外科交叉）
三	病史采集，问诊技巧
	病历书写及住院病历书写的注意事项
	医院感染专题讲座
	医疗质量与病人安全、医患沟通、医生和医学生权限介绍、实习中注意事项等
	中班病例讨论演示（这是一种新型、专门用于见习阶段的教学模式）
	国际患者安全十大目标及不良事件通报
四	内、外科基本操作培训（一班学生分甲乙组内外科交叉）
	内、外科基本操作培训（二班学生分甲乙组内外科交叉）
五	电子病历书写培训
	如何成为一名好的见习生——与患者及上级医师的交流
	PBL演示（这是一种新型、专门用于见习阶段的教学模式）
	岗前培训理论考试

改进成效

医学学员基本临床技能得到提升，包括体格检查、胸穿、腰穿、骨穿、穿手术衣、洗手、缝合等，为他们进入临床工作奠定了良好的基础。始业教育特别注重心肺复苏技能训练，目的是帮助学员提高应对突发事件的处理能力。

此外，注重培养良好的职业态度，使之在临床培训过程中做到保护病人隐私、注重与患者及家属的沟通，达到提高医疗质量的目的。

目前，医院已将医学学员纳入到医院医疗质量监控体系中，一旦发现问题，及时提醒改进，并督促其临床指导教师帮助其不断改进，为其以后的执医生涯打好基础。本制度自实施以来，在临床指导教师、医学学员、医学教育管理部门以及医院医疗管理部门反馈良好。

● 招式点评 ●

规范医学学员的始业教育培训内容是JCI检查中的重要内容之一。如何制定规范的岗前培训内容需充分考虑临床工作要求、培训目标及管理三方面因素。从临床工作要求出发，培训内容应涵盖以下内容：医疗质量和医疗安全、医院感染、内外科临床基本技能、医患沟通、医学学员权限及注意事项等。从培训要求出发，需要告知医学学员本阶段培训的目标、轮转要求、课程及各类考核安排等。当然，为了方便医院教学部门的管理，还需要培训医院相关的规章制度。

医院教学管理部门在培训结束前安排理论和技能考核，如发现考核不合格的，根据医院《医学学员补修、重修规定》进行补考。在医学学员结束考试后，医院教学管理部门将对医学学员的考核情况进行分析，发现多数人掌握得不好的知识点，在下次培训过程中予以强化。值得一提的是，今年在理论考核结束后增加了一个环节——“始业教育培训内容”的调查。调查项目围绕培训内容的完整性、重要性、必要性三方面进行，下年度的培训内容将根据调查结果和临床指导教师的反馈作适当调整，使之更加符合临床工作、医学教育及医学学员的需求。

始业教育培训对医学学员的临床培训固然重要，但更重要的是医学学员的职业意识的培养，“后继”纳入医院质量监管体系的范畴也相当重要。

（范让　徐雯　苏英　胡新央）

103
全面评估医学学员

临床教学是医学专业教育的核心阶段，医学学员通过临床轮转，掌握扎实的医学知识和专业实践技能，培养正确的职业价值观。因此，临床教学在医生的培养过程中是非常重要的阶段。

一位临床医学专业的实习医生完成前期的课程学习，进入临床进行为期一年的实习轮转，如何科学合理地评估医学学员是保护患者安全、提高临床医学专业教育质量的重要手段，也是JCI评审对医疗机构医学专业教育（MPE）评估的重点项目之一。

● 标准出处 ●

医学教育（MPE）4.1：医院政策确定对每种层次学员所要求的监管标准。

医学教育（MPE）4.2：所提供的标准是基于学员的能力。

医学教育（MPE）6.1：所有学员的岗前培训至少包括以下1～6内容：

1. 医院质量与患者安全项目；
2. 感染控制项目；
3. 医疗安全项目；
4. 国际病人安全目标；
5. 其他必要的医院定位，包括部门和科室水平；
6. 任何正在进行的必要的教育。

• 难点分析 •

★如何来制订作为评估基础的医学学员培训要求和内容；

★如何评估医学学员的临床学习是JCI检查的重中之重；

★如出现医学学员阶段评估不合格的情况，应该如何去应对也是医学专业教育评估中必须要面对的问题。

• 制定标准和操作流程 •

培训要求和内容

根据各类医学学员的培训大纲制订培训要求和培训内容，具体可分为以下三个方面：

1. 始业教育

每年各类医学学员进入临床轮转前都安排始业教育培训，内容主要涵盖医院情况介绍、院内感染、临床药物的合理使用、国际患者十大安全目标、临床科室介绍以及相关的培养环节和要求等。并在医院岗前培训期间，将各类医学学员的岗位职责书发给他们，使他们在充分了解医院临床培训要求的情况下签署，一份交教学管理部门保存，一份由医学学员保存，用于事后对照检查。

2. 临床能力

培养医学学员正确地认知医学职业的基本要素、基本道德规范、伦理原则和法律责任，培养敬业精神，将医学基础知识和临床实践有机结合，掌握医疗决定和行动的各种原则，学习国家相关法规和政策，并用以指导医疗实践活动。完成各科基本病种和基本操作的要求内容，有效训练临床技能和临床思维能力，能及时、有效地诊断和处理病人。培养有效的交流沟通、信息管理及组织协调能力和团队合作精神。医学学员在我院培训期间，需接受医院的质量与患者安全项目、感染控制项目、医疗安全项目、国际患者安全目标的培训。

3. 培训时间

根据各类医学学员的教学大纲/培训标准的要求进行安排，各有不同。

培训考核和方式

始业教育培训结束后安排理论考试，用于检查医学学员岗前培训的效果，目的在于让他们能够更快更好地了解医院的规章制度和培训要求，尽快融入到临床学习中去。试卷和考试成绩由相关教学管理部门留档保存。至于临床考核则由平时考核、出科考核和综合考核（一般由医学院组织，成绩单列）三部分组成。

1. 平时考核

所有培训的科室都进行平时考核。根据轮转科室“平时表现评价表”及“平时临床能力考核表”得分，由各轮转科室组织考核。培训期间如出现下列情况之一的，视为该学员在培训科室平时考核不合格，需重修该科培训：旷工两天及以上；无故不参加值班；无故不抢救病人；收受病人或家属钱物；违反操作规程，造成医疗差错或事故；其他经带教老师和医院、医学院认定的违纪情况（如仿冒老师签名）；多次迟到、早退、脱岗等，经教育仍不改正的。

2. 满意度调查

各类医学学员均需接受来自患者、临床指导老师和护士长对其平时表现的综合评价，作为医学学员平时表现的考核内容之一。

3. 出科考核

医学学员在临床科室完成培训后要参加科室（研究生、住院医生）/教研室（见习医生、实习医生）组织的出科考核。考核内容分为理论和技能两个部分，理论考核所占比例视医学学员的类型而定。临床能力考核部分将在理论考核之前进行，如临床能力考核不及格，医学学员将不能参加后续的理论考核，须补考合格后方能参加；如补考仍不合格，学生须重新申请该科的培训。

4. 阶段考核

在医院培训时间超过一年的医学学员（包括研究生和住院医生），每年将接受“年度考核”评估。评估内容包括：综合素养（30%），业务能力（30%），工作绩效（25%），工作态度（15%）。如出现年度评估不合格的情况，该学员需重新轮转。

5. 综合考核

综合考核视医学学员类型而定。如见习医生、实习医生在临床培训全部结束后进行，包括客观结构化临床能力考核和理论考核两部分，两项考核成绩各占50%。临床能力考核和理论考核中只要有一项补考仍不合格就不能进入下一阶段的培养。

6. 培训成绩

综合以上平时考核、出科考核和综合考核三方面，各部分比例视学员培训标准而定。

医学学员临床学习补修重修制度

针对出现医学学员阶段评估不合格的情况，我院特制定“医学学员临床学习补修重修制度”。制度明确规定，出现下列情况之一的，需补修或重修：

1. 因各种原因，医学学员在同一临床科室累计缺勤达到或超过该课（科）计划学习时间的三分之一或以上，须在学习结束后补修该课程（科室）学习。如缺临床学习达四个月者，应予降级。

2. 除学校、医学院、医院等安排的活动外，因各种其他原因，医学学员在同一临床科室累计缺勤不到该课（科）计划实习时间的三分之一，但超过一周及以上时，则实习生必须补修该课程（科室）。

3. 医学学员出科或出轮考试成绩不合格，所在科室安排1次额外辅导和补考，补考1次仍然不合格者，则须参加该课（科）重修。

4. 医学学员平时考核不合格，不能参加该课出科考核，须重修。有下列情况之一的，视为该生在实习科室平时考核不合格：旷实习两天及以上；无故不参加值班；无故不抢救病人；收受病人或家属钱物；违反国家法律和医院规定，造成医疗差错或事故；其他经带教老师和医院、医学院认定的违纪情况（如仿冒老师签名）；多次迟到、早退、脱岗等，经教育仍不改正的。

5. 在学习结束时，医学学员学习的基本病种、基本操作项目必须如实填写在考核登记手册或登录住院医师信息管理系统输入，登记缺失或记录不全，或出科/出轮考核不合格且未通过补考者，则必须在学习全部结束后重修该课程学习。未通过过程考核者，由医学学员本人提出申请，医院医学教育委员会审核同意并报上级管理部门同意后，培训时间顺延，顺延时间最长为一年。

6. 医学学员未通过结业笔试或临床技能考核者，次年可再次报考，累计两次未通过者，经医院医学专业教育管理委员会审查并报上级管理部门同意后，停止其培训资格。

7. 所有在培住院医师必须在第一年内通过全国执业医师考试，取得执业医师证书。对未通过者可允许第二年再考一次。累计两次考试均未通过者，经医院医学专业教育管理委员会审查并报上级管理部门同意后，终止其住院医师培训资格。

8. 重修所需费用由重修生自行承担，重修期间相应的生活安排也由重修生自行解决。

• 典型案例 •

内科实习生如何顺利出科

以实习医生的内科出科成绩为例，该学员除了参加原先的所有培训和考核外，现又在他的“平时表现评估”中增加了两个维度的评估：① 病人对医学学员的满意度评估；② 护士人员对医学学员的满意度评估。现将实习医生《内科》出科成绩评估内容进行前后对照，详见表1。

• 改进成效 •

对全院的医学学员进行规范的岗前培训，有利于医学学员更快、更好地了解医院、了解临床科室、了解临床工作，更顺利地融入到临床工作和学习中去，为进入临床学习做好充分的思想、心理和专业的准备。规范医学学员的评估内容、强调评估主体多元化、评估方法多样化，也不仅有利于提高医学学员的专业技

表1　实习医生《内科》实习出科成绩评估改进前后对照表

序号	项目	项目内容	改进前		改进后		备注
1	平时表现	出勤情况	√	40%	√	40%	
		规章制度执行情况	√		√		
		临床工作完成情况	√		√		
		与病人的沟通、病人隐私保护等			√		新增了病人对医学学员的满意度评估
		与医疗团队的协作			√		新增了护士对医学学员的满意度评估
2	临床能力	病史采集、病历撰写、病人病史汇报/总结、体格检查及临床操作等	√	30%	√	30%	
3	理论成绩		√	30%	√	30%	

能，更重要的是增加其社会认知能力、人际交流和团队精神等综合素质的全方位训练，培养良好的职业态度和价值观，为其以后的执医生涯打好基础。

另考虑到由于种种原因可能出现临床考核不及格的情况，我院特地制订了《医学学员临床学习补修重修制度》，明确规定补修重修的程序和流程，提前告知医学学员，做到有“章”可循、有“法”必依。

• 招式点评 •

如何科学、合理地评估医学学员，是医学专业教育中很重要的一个部分，也是JCI评估的重点。评价体制就像是一个指挥棒，无形中指引着医学学员的行为方式。引导医学学员怀着积极向上的心态学习、关心患者、尊敬师长，这正是构建科学、合理的医学学员评估制度的目的所在。

要做到科学合理的评估，不但要对医学学员进行学前评估，更重要的是进行切实可行的学中评估和学末评估，同时增强评估主体的多元化和评估内容的多样化，在保证公平合理的前提下，这无疑能促进医学学员的自主学习和自我管理。

（范让　徐雯　苏英　胡新央）

104

住院医培训：教学相长

作为医教研一体的大型综合性教学医院，担负着培养本院和来院培训的外院住院医师的责任，完善的住院医师培训体系是医院教学体系最基本的组成。能否培养出合格的住院医师，是医院临床和教学综合实力的体现，也是JCI评审对医疗机构医学专业教育的重要评估项目之一。

• 标准出处 •

医学教育（MPE）1.1：提供的医学教育由医院最高管理和领导层决定，与医院的使命一致，并有记录。

医学教育（MPE）2.1：有证据显示有足够数量的专业人员，且具有相应的教育，培训和能力来支持和推动商定的学生学习。

医学教育（MPE）4.1：医院政策确定对每种层次学员所要求的监管标准。

医学教育（MPE）4.2：所提供的标准是基于学员的能力证明。

• 难点分析 •

★我院有自己的核心价值观、愿景及使命，如何在住院医师培训中体现我院的使命，使其接受培训后在思想意识上，从医院使命升华为医生专业道德，并体现在其以后的工作中？

★我院在培住院医师的教育背景、专业基础、临床能力参差不齐，最终服务的患者人群、需要的技术能力也不同。如何针对不同水平的在培住院医师进行不同的教育活动，因材施教，这是住院医师培训的一大挑战。

• 制定标准和操作流程 •

融入医院核心价值观、愿景及使命

1. 住院医师培训前集中进行医院文化教育。结合医院的核心价值观、愿景及使命教育，使得住院医师在接受培训的过程中，对自己的前途和医院的未来有准确的定位。

2. 住院医师培训期间不断强化职业道德教育。定期举行各种教育活动，树立在培住院医师的职业责任感和使命感，每年集中进行希波克拉底誓言宣誓，规定在培住院医工作期间规范化着装，定期举行讲座明确医生行医目标是为全面考虑患者实际情况进行诊治，而非单纯考虑专科情况实施专科技术。

因材施教开展不同培训

由于本院在培住院医和外院来培住院医教育背景不同，临床能力不同，未来供职机构和服务患者群体不同，在进行基本临床规范化培训的基础上，针对本院在培住院医师进行了额外的培训内容。

1. 针对所有住院医师的培训

◎培训方法：以临床实践技能培训为重点，主要采取相关临床科室实践轮转的方式对住院医师进行带教和指导。专业理论学习以自学为主，集中授课为辅。

◎培训内容：在培训基地带教医师指导下，按照《浙江省住院医师规范化培训标准（2011版）》要求，完成包括职业道德、专业理论知识、临床技能等方面的培训任务，以及有关卫生法律法规、循证医学、医学伦理、临床科研、重点传染病防治知识、临床思维与人际沟通等公共科目知识学习。培训对象在我院学习期间，需接受医院质量与患者安全项目、感染控制项目、医疗安全项目、国际患者安全目标的培训。

2. 针对本院住院医师的培训

结合本院在培住院医师教育背景及专业背景，实施具备本院特色的培训。

◎华盛顿医疗手册的培训：我院向来具备国际化视野，针对目前医疗全球统一化和规范化的形势，为更好地培养我院住院医师的人文素养、规范化行医的意识和英语能力，进行了华盛顿医疗手册的培训。培训为每一位学员统一配备了《华盛顿医疗手册》学习用书；由各个科室的高级专业医疗人员分别进行各个专业的授课，授课课件规定统一出自华盛顿医疗手册的规范内容，并进行英文授课；在专业技术授课的基础上，结合技术，强调技术进行中对患者的人文关怀，提高在培住院医师的人文素养；定期进行考核，针对考核中出现的问题和不足在授课教师和学员两方面进行整改。

◎针对在培博士学位的住院医师进行科研培训：我院住院医大多具有博士学位，在学生时代就参与各种科研活动，并获得一定成绩。为培养具有博士学位的在培住院医的科研能力，在住院医师培训期间，设立科研轮转，时间3~6个月。期间熟悉我院的科研平台，明确目前的科研项目和未来的科研方向，探索研究方法，为未来医生生涯中需要进行的科学研究做准备。

• 典型案例 •

玉不琢，不成器

住院医师A是来自国内高等医学府的临床医学博士，专业基础扎实，但进入医院初期，由于着装随便，且缺少医学人文关怀的学习，缺乏与患者交流的技巧，工作中无法得到患者的信任。

但由于住院医师规范化培训进行了医院文化教育和医生职业道德教育，A医师被自己供职医院的悠久历史和文化熏陶感染，渐渐把医院的未来和自己的前途结合起来，有了强烈的职业认同感，并明确了医生所必须有的职业道德——对病人有“爱心”、“良心”和“关心”，并感受到规范着装是对自身职业和患者的尊重。在以后的工作中，A医师开始规范着装，加强与患者的交流，在医疗过程中注入人文关怀，后来发现患者对他的信任逐渐增加，临床工作也得以顺利开展。

培训过程中，A医师还接受了华盛顿医疗手册的系统教育。有一次，他在临床工作中遇到一例以胸闷、呼吸困难入院的病例，外院进行多项检查未明确病因，A医师根据华盛顿医疗手册中接受的静脉血栓及抗凝治疗，考虑患者可能为下肢静脉血栓引起的肺栓塞，通过下肢静脉彩超及肺动脉造影检查，最终明确诊断，给予患者妥善的治疗，受到了患者和家属的赞誉。

• 改进成效 •

住院医师培训是国内和国际培养合格临床医生的关键过程，在引入JCI体系进行系统改进前，我院的住院医师培训缺乏系统完善的制度保障，培训往往不够系统，经常出现住院医师“偏科”的情况——住院医师能否接受良好的临床教育往往取决于碰到的科室或某位培训教师的水平。改进过程中，完善的制度建设使得住院医师培训的每一过程都有章可循，使在培住院医师能够得到良好、统一、规范的培训教育，保证了培训质量。

以往住院医师培训多注重临床能力，轻思想道德和人文素养，住院医师往往感觉临床能力提高了，患者的信任反而下降了。改进后，我们把临床技能培训和医院的人文背景相结合，使住院医师在思想道德和人文素养上得到同步提高。

过去的住院医师培训仅对所有住院医进行单一模式的培训，但在改进后，针对英语能力和科研能力更强的住院医进行国际规范性的华盛顿医疗手册学习和科研训练，满足了不同层次住院医师的需要。

● 招式点评 ●

住院医师培训的关键是抓住临床指导教师和住院医师这两个“教”和“学”的培训主体，在临床指导教师的选择中，必须严格审核教师资质，保证教师接受足够的教学培训，使其有统一和规范的教学思想、教学理念及教学方法，并不断更新教师的资质，通过住院医师的反馈明确临床指导教师是否合格，教学相长。

在住院医师培训过程中，依靠“培训→考核→改进”的步骤，不但强调培训过程的规范，更注重培训效果的优良，不断提高医院的培训水平。住院医师培训注重职业道德、专业水平、实践技能三方面能力的全面提升，使其具备完整的医疗水平，为未来工作打下坚实基础。同时，还应因材施教，鼓励更高层次的医学人才在拥有合格医疗背景的同时，满足国际化的要求和具备独立科研的能力。

（陈佳琦　董颖　徐雯　胡新央）

HRP

人体研究

人体研究（Human Subject Research Programs）章节是美国医疗卫生机构认证联合委员会（JCAHO）于2012年10月新增的医学学术中心（AMC）标准的内容之一，并从2013年1月1日起将其作为医学学术中心评审的重点内容。本章节标准旨在考查医疗机构在开展与人体相关研究过程中对参与临床研究的受试者健康权益保护是否到位。与以往的医院评审相比，该章节内容较新，一般不作为综合性医院评审的重点内容，而是归入GCP等专项认证。

HRP章节标准涉及临床研究所有参与人员和全过程，包括：医院管理层面、研究者层面、受试者层面，同时关注临床研究过程前、过程中和后续的追踪。医院领导有责任从医院管理层面为人体相关研究提供相应的保障，包括成立人体研究伦理委员会，制定SOP，对全院人体相关研究开展情况进行监督；明确开展临床研究的范围；明确申办方和CRO的资质和权限；签署研究合同并监督执行；研究者研究方案接受伦理委员会审查，在开展研究过程中接受监督；研究者在与受试者签署知情同意书时必须完全告知，让受试者充分理解，自主选择，最大程度保护受试者的安全。

本章节选择“研究者的资质和继续教育”、“获取知情同意书”、“特殊受试者的保护”、“严重不良事件的上报及处理”、“临床研究药品管理”、“临床研究病历相关注意事项”为切入点，基本涵盖了临床研究的主要方面，是保护参加临床研究受试者健康权益、保证临床研究顺利开展的重要措施。

105

把关临床研究者资质

一名医生要组建研究团队开展Ⅳ期临床药物研究，这个团队中，研究者本人必须是医院的正式职工，项目负责人作为临床药物试验的主要研究者（PI），须具有高级技术职称资格，主要研究人员须参加国家食品药品监督管理局（SFDA）认可的国家级GCP培训，并取得合格证书。除此之外，这些科研人员还需具有伦理方面的培训和合格证明，他们必须从事临床专业、临床研究相关或辅助专业，或从事临床管理和服务并有充分时间和精力完成这项临床研究。

以人体为对象的临床研究，其研究人员的资质管理非常严格。与那些成熟的诊疗技术相比，在人体上进行药物、器械、诊疗新技术的尝试性研究，受试者承担的风险更高，只有具备一定诊疗和科研经验的医务人员才能承担。

临床研究项目的负责人需向人体研究委员会提交哪些材料证明自己和研究团队的资质？伦理委员会批准该医务人员和团队开展临床研究后，为保证不断更新其相关知识，又需要安排和督促该团队再接受哪些培训？都是开展临床研究所必须明确的问题。

• 标准出处 •

人体研究（HRP）2：领导人确立科研项目的范围。

测量要素4：具有允许参加科研项目的人员资格的文件记录。

人体研究（HRP）3：领导人确立科研赞助者的要求，以确保其对伦理研究操作的承诺。

测量要素2：要求包括赞助商使用接受过培训并有资格进行科研的团队。

人体研究（HRP）5：医院识别和管理本院内进行的研究的利益冲突。

测量要素3：医院具有一个持续的教育和监督的过程，以确保符合要求。

人体研究（HRP）6：医院把人体临床试验课题科研项目纳入本院质量和病人安全方案。

测量要素3：将评估员工参与科研项目和员工资格与教育（SQE）章节中专业表现的持续监测过程相结合。

• 难点分析 •

★对开展临床研究的医务人员，医院需设定基本的多维度资质要求。

★人体研究伦理委员会需对临床研究人员提交的资质证明材料进行审核，确保其有资质开展以人体为对象的临床研究项目。

★医院需对尚没有开展临床研究资质的医务人员进行科研思维、诊疗技术、伦理、GCP等培训，使他们具备开展临床研究的资质；对已有资质的医务人员还需进行持续教育，并做好记录。

• 制定标准和操作流程 •

资质准入

依据JCI标准，以人体为对象的临床研究者资质需要由医院管理者以保证受试者健康安全为前提来制定，可结合医院的实际和特色。我们将开展临床研究的人员分为项目负责人和项目参与者两类，作为项目负责人的资质要求高于项目参与者。

项目负责人：须为本院正式员工，具有临床相关专业执业资格或初级以上职称，有科研背景或曾参加科研培训的经历，具有伦理相关培训合格证明。有充分的时间和精力完成临床研究。其中，临床药物和器械试验的PI还须在医疗机构中具有高级技术职称资格，具有GCP培训证书，临床新技术项目的PI还须在医疗机构中具有同类手术的准入资质。对于既往承担临床研究项目中曾经出现严重违背伦理或GCP者，将暂停其主要研究者资格，再次申报项目需重新经IRB和GCP培训合格，并经伦理委员会讨论通过者方可继续承担项目。

项目参与人员：从事临床专业、临床研究相关或辅助专业、临床管理和服务部门的人员，有充分的时间和精力完成临床研究。实习人员需在上级或带教人员指导下开展工作。

资质审查与管理

由项目负责人统筹安排参与研究的人员，明确职责和分工，并负责审查项目组所有成员与本研究项目无经济或非经济的利益冲突。递交申请表时由伦理委员会秘书形式审查，伦理委员会讨论确定。

人员和排序一旦确定，原则上不予改动，如有特殊原因确需更改需提交伦理委员会审批。

人员培训

我院对所有有意从事和正在从事临床研究的相关人员定期进行IRB、GCP以及相关制度和知识的培训。专业科室必须根据本专业情况建立培训计划。

对于药物实验项目，机构负责人、专业科室负责人和主要研究人员必须参加SFDA认可的GCP培训班（国家级GCP培训），并取得合格证书。

机构各专业组应有计划的组织安排已接受过正规培训的研究人员在科内进行讲课培训，使专业科室的每名专业人员(包括护士)都对药物临床研究的相关知识有所了解，包括临床药理学的相关知识、医学统计学、GCP知识、《赫尔辛基宣言》、国家以人体为对象的临床研究的法律法规、本机构和本专业有关临床研究的各项管理制度及标准操作规程等。

每承担一项临床研究时，项目主要研究者必须组织全体参研人员学习伦理有关制度、GCP、标准操作规程、临床试验方案及流程、病例报告表内容及病历填写要求与注意事项、不良事件及严重不良事件的记录、报告与处理等，并在每项研究前、研究中及临床总结的各个阶段结合具体问题进行培训。

• 招式点评 •

设定资质准入门槛、加强培训是保障以人体为对象的临床研究受试者安全和健康以及保证临床科研科学、严谨的前端控制手段。研究人员的资质设定要求多维度，包括人体研究相关的法律、制度、伦理、GCP、科学研究经历、诊疗手段等等，以全方面保证临床科研顺利开展。即便在试验过程中发生不良事件也可以确保有资质的人员按照标准流程指导处理。对项目组成员进行再教育，可以使他们不断更新与人体相关的临床研究知识，使他们的操作流程符合最新规范。

（毛晨佳　徐雯　胡新央　楼洪刚）

106

如何处理临床试验过程中严重不良事件

《赫尔辛基宣言》指出："在人体医学研究中，对受试者健康的考虑应优先于科学和社会的兴趣。"临床试验的目的是观察新药、新器械的安全性和有效性，充分保障受试者的安全是首要条件。不良事件是指病人或临床试验受试者接受一种药品、器械后出现的不良医学事件。虽然不良事件不一定产生与治疗有因果关系的不良反应，但所有被确认的不良反应首先是作为不良事件被发现和记录的。因此，在临床试验机构中建立健全对不良事件的监控机制，才能及时发现不良事件，采取必要的处理措施，尽可能地减少受试者受到的健康损害。

• 标准出处 •

人体研究（HRP）6：医院把人体临床试验课题科研项目纳入本院质量和病人安全方案。

测量要素1：科研项目过程中出现的不良事件，应参照QPS章节所述近似错误及其他不良事件的原则和方法进行处理。

• 难点分析 •

★如何界定临床试验过程中的不良事件和严重不良事件?

★临床试验严重不良事件的上报及处理流程?

★发生临床试验严重不良反应后如何处理?

• 制定标准和操作流程 •

定义不良事件、严重不良事件

临床试验不良事件：病人或临床试验受试者接受一种药品后出现的不良医学事件，但并不一定与治疗有因果关系。在临床试验方案中，常用如下定义：自患者签署知情同意书入选试验开始到试验结束，期间发生的任何不良医学事件，无论与试验用药有无因果关系，均判定为不良事件。

严重不良事件：临床试验过程中发生需住院治疗、延长住院时间、伤残、影响工作能力、危及生命或死亡、导致先天畸形等事件。

上报及处理流程

在临床试验开始前和进行过程中，研究者应向受试者说明、要求受试者如实反映用药后的病情变化。每次随访时，研究者都应细致问诊，及时发现受试者自上次随访以来所发生的任何不良事件。研究者应避免诱导性提问。

受试者发生严重不良事件时，研究者应立即根据受试者的病情明确诊断，给予必要的救治处理，并决定是否中止试验。保护受试者安全。需会诊时紧急联系相关科室协助进行抢救，必要时送ICU。

临床各专业组在临床试验过程中若出现任何严重不良事件，必须立即报告项目主要研究者。需要紧急处理者，应同时报告本院医务部，负责组织妥善处理。同时，研究者必须填写严重不良事件报告表，记录严重不良反应发生时间、严重程度、持续时间、采取的医疗措施等，并在24小时内向医院内伦理委员会报告，同时通过院内网的“不良事件和近似错误无责上报系统”中上报质量管理办公室，院外向申办者/CRO、国家食品药品监督管理局研究监督处、省级食品药品监督管理局注册处报告。报告内容包括患者信息、可疑药物名称、报告来源、严重且非预期的事件或结果、因果关系初步评价、报告人信息。在随后的8天内报告详细的随访资料，内容包括患者详情、怀疑的药物、其他治疗、怀疑的药物不良反应详情、事件（怀疑的药物不良反应）报告人详情、管理和申办者或公司详情。伦理委员会对严重不良事件/非预期不良事件进行监测与评估，监督完善研究方案等。

发生严重不良事件，需立即查明所服药物的种类，研究者在得到项目主要研究者批准后，从试验药物管理人员处领取并拆封随药物下发的应急信件，查明所服药物的种类并及时抢救，在病案上述明理由、签字并注明日期。一旦破盲，该受试者即被中止试验，并作为脱落病例处理，同时将处理结果通知临床监查员。研究者还应在病例报告表中详细记录破盲的理由、日期并签字。

对试验期间出现的所有不良事件及严重不良事件，不管是否与试验用药有因果关系，研究者均应在原始记录中记录，并转抄至病例报告表中。不良事件及严重不良事件的记录应包括：事件及所有相关症状的描述；发生时间；终止时间；程度及发作频度；因事件所做的检查；是否需要治疗，如需要，记录所给予的治疗；事件的最终结果；是否与应用试验药物有关等（研究者应将所有不良事件及严重不良事件进行药物相关性分析，判断事件是否与试验药物有关）。在原始记录中应记录报告时间、报告方式以及报告的机构。研究者要保证记录真实、准确、完整、及时、合法。研究者应填写不良事件表或严重不良事件报告表，签名并注明日期（见图1）。

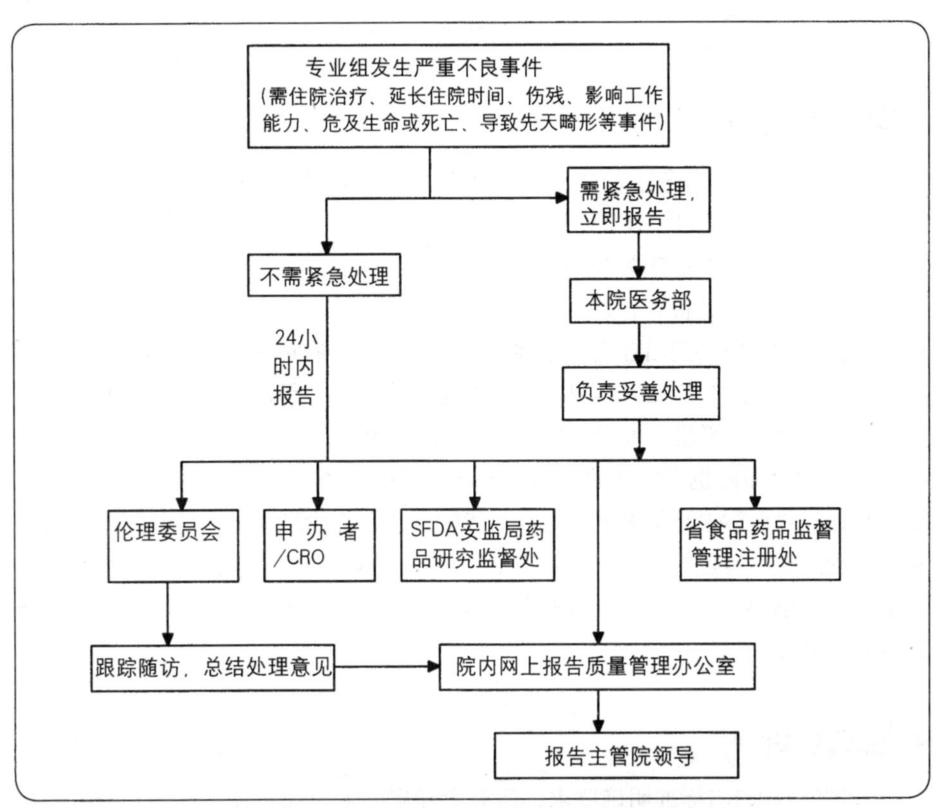

图1 临床试验中发生严重不良事件的标准操作流程

严重不良反应的后续处理

研究者应对所有不良事件及严重不良事件进行追踪调查，根据病情决定随访时间，在随访过程中给予必要的处理和治疗措施，直到妥善解决或病情稳定，若化验异常应追踪至恢复正常，以确保将受试者损害降至最低。详细记录处理经过及结果，有关不良事件或严重不良事件的医学文件均应记录在原始文件中，包括实验室检查的申请单和检查结果报告单。所有记录均应有研究者的签名和日期。追踪随访方式可以根据事件的轻重选择住院、门诊、家访、电话通讯等多种形式。

当多个受试者出现相同的不良事件或严重不良事件，而在目前的研究者手册或研究方案中没有提到其性质、严重程度和频度与试验药物有关时，研究者应尽快通过上述报告途径向申办者报告这一事件，并协助申办者一起研究有关信息，包括病史、既往治疗史、伴随疾病合并用药及变化、使用试验药物的剂量和有无过量应用等。如确诊此不良事件或严重不良事件为非预期药物不良反应，应协助申办者写出安全性报告交药品监督管理部门和医学伦理委员会，并通报所有参加同一药物试验（包括不同试验方案）的研究者，必要时修改研究者手册，使其包括新的不良反应或已知不良反应的频度和严重程度的变化。

• 典型案例 •

临床试验中出现严重不良事件处理案例

患者M于2013年1月3日随机进入某临床研究项目。2013年9月27日，患者出现发烧，尿道出血，经诊断为肾功能不全引起，于当日收住当地医院对症治疗。在当地医院查体和辅助检查，诊断为肾功能不全，伴尿路感染、双输尿管梗阻伴肾积水。在经过一段时间治疗后，精神虽有好转，双下肢仍有浮肿，仍有尿路真菌感染。患者遂于2013年10月14日转至我院进一步治疗，予以抗感染、营养支持等对症处理。后病情平稳，患者于2013年10月20日出院。

研究者获知此例严重不良事件（SAE）的时间为2013年10月10日，于2013年10月11日将此SAE的首次报告上报至我院人体研究伦理委员会，并同时上报国家、省食品药品监督管理局和本院质量管理办公室。研究者于2013年10月24日再次上报了此例SAE的随访、总结报告，本院伦理委员会审查结果为“同意研究继续按原方案进行”。

• 招式点评 •

我国法规及JCI标准明确要求，研究者和申办者应在不良事件的监控中发挥主要作用。临床试验机构、伦理委员会是负责保障研究者按法规要求实施安全性监控的重要部门，首先应建立健全严重不良事件的上报制度，明确严重不良事件的上报时间和流程，更应高度重视针对不良事件的监管机制，最大限度地保障受试者安全。

（毛晨佳　江波　胡新央　徐雯　阮邹荣）

107 临床研究病历的特殊管理

临床研究病历是指参加临床试验或者临床研究中的病历资料，包括患者的病历、检查化验等材料，通常分为门诊病历和住院病历。临床研究病历不同于患者的普通病历，需要体现患者参加临床试验或者临床研究的信息，同时又要注意患者信息的保护，如何在两者之间寻求平衡相当有难度。

● 标准出处 ●

人体研究（HRP）6：医院把人体临床试验课题科研项目纳入本院质量和病人安全方案。

● 难点分析 ●

★相比于常规患者病历，临床研究病历有更为严格的要求。如何确保病历记载符合临床研究的要求？临床研究病历是指参加临床试验或者临床研究中的病历资料，包括患者的病历、检查化验等材料，通常分为门诊病历和住院病历。临床研究病历不同于患者的普通病历，需要体现患者参加临床试验或者临床研究的信息，同时又要注意患者信息的保护，如何在两者之间寻求平衡相当有难度。

★如何建立临床研究病历的保存体系，确保临床研究病历的保存、借阅符合临床试验质量管理规范的要求？

★因为受试者参加临床试验属于患者隐私信息，如何在病历记录的同时做好患者的隐私保护？

• 制定标准和操作流程 •

制定临床研究病历记录的标准操作规程

临床研究病历在常规医疗病历的基础上增加以下内容：

1. 临床研究病历的医嘱中应注明使用的临床研究用药物名称，在嘱托中注明该临床试验的项目编号。

2. 在患者进行知情同意书签署的当天在病程记录中有体现。

3. 除在医嘱中记录外，使用临床试验药物在当天病程记录中有记录。

4. 病历递交病案室保存时在病历保存系统中标记为临床研究病历。

建病历查阅流程

住院患者的病历资料由病案室统一保管。研究者或者监察员需要查阅相关病历时，需要填写临床试验病历查阅申请表，由项目负责人和机构办公室签署同意查阅意见后，方可查阅，监察员须在研究者陪同的情况下共同查阅。与项目无关的医生或其他人员一般情况下不能查阅临床研究病历，除非出于该患者的医疗需要，并且征得患者本人同意的情况下。其病历查阅流程如下（见图1）：

1. 填写病历查阅申请单，由项目负责人核实查阅病历，相关管理部门核实项目。

2. 申办方查阅病历必须由本院研究人员陪同，查阅人应出具工作证或身份证，并在病案室登记。

3. 查阅需在病案室内完成，一律不外借，需保证病历中的一切原始记录及资料完整，不能损坏、涂改、拆散病历。

4. 如需要复印项目相关检查单，应注意隐去患者姓名，保护患者隐私信息。

5. 该临床试验项目负责人应对查阅病历的完整性负责。

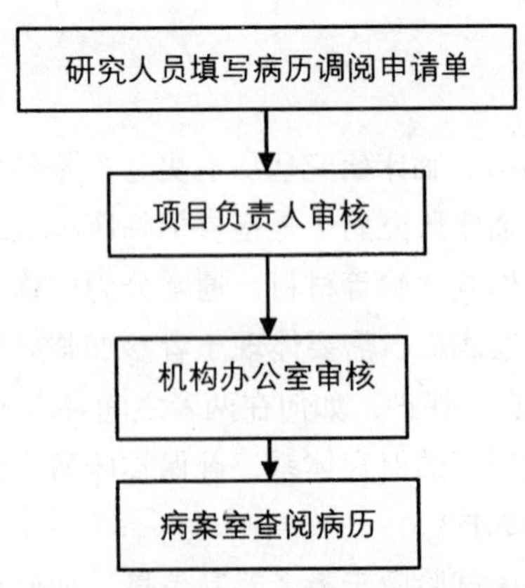

图1　临床研究病历查阅流程图

人员培训

由机构办公室定期对研究人员、监察员、病案室病案管理人员定期进行GCP和临床试验病历查阅SOP培训，让所有人员知晓临床试验病历书写、保存和查阅的特殊要求，并要求严格参照SOP进行。

典型案例

如何备查临床研究病历

我院某主任医师负责的某临床试验，其开具的医嘱中需详细注明临床试验药物的名称、用法及试验编号。在病程记录中，详细注明知情同意的日期、参加的项目名称、用药日期以及用药后患者的情况。项目完成后，研究者将知情同意书的复印件加入患者病历。由项目负责人检查病历记载的完整性并签名。病历首页中注明临床研究病历以及临床研究编号。档案室人员在接到这份病历后，看到临床研究病历的标识，在病历管理的系统中记录，以便后续查询中可以识别。如果项目组或监察员需要查阅，需填写申请表，经项目负责人和机构办公室审核确认后方可查阅。

JCI检查小组在检查过程中一般采取两种检查方式：

1. 随机抽取一个临床研究项目并对其中一位受试者的病历情况进行追踪：该临床研究病历是否对患者参加临床试验的信息进行了记录，包括试验用药物名称和用法、项目名称、知情同意书的日期、患者用药日期以及患者用药后相应指标的观察等。

2. 在病案室进行病历查阅，考查病案管理人员能否快速识别哪些是临床试验病历，临床试验病历的查阅流程和要求等。

改进成效

我院对于临床试验研究病历的记录和查阅一直在不断努力地规范与完善。事实上，2005年我院即制定了患者原始资料记录的标准操作规程，要求在开展临床试验的过程中记录和保存原始资料。

2011年，医院对原始病历记录提出新的要求，要求在医嘱中要体现临床试验药物的使用时间和方法，并制定了临床试验病历查阅的操作规程。此后，在各级药品监管部门的核查中，检查人员发现，在原始病历中能够体现患者的用药信息，对于药品监督管理部门对于试验开展的真实性判断有了充分的依据。然而，一些疗效判断的症状记录仍不详细。例如，对于止吐药物，其疗效判断的主要指标之一就是呕吐的次数和程度，然而原始病历中往往不能找到与患者日记卡或医生日记卡相一致的记录。

2012年，医院进一步明确，不仅要在医嘱中体现临床试验药物的使用，在病程中也必须详细记录知情同意过程、患者临床试验药物的使用过程以及患者用药后观察指标的变化情况。病历查阅增加了电子查阅功能，帮助病案室人员方便地识别临床研究病历。

• 招式点评 •

不同于常规病历，多数临床研究病历要求能体现患者使用临床试验药物/器械的过程以及患者使用以后的症状和体征等情况。与此同时，出于对患者隐私保护和申办方相关研究信息的保密，上述病历不能供所有人员随意查阅，这就要求医院在管理临床研究病历时不仅要统一记录方式，确保记录信息完整，还要根据信息保护的需要对临床研究病历进行更为严格的管理。

我院针对上述特殊情况，制定了完整、细致的SOP，使研究人员和相关管理人员有据可依。与此同时，为了确保SOP的有效执行，临床试验的管理部门组织了多次培训，对全院参与临床试验的医护人员以及相关管理人员进行GCP和相关SOP的培训。管理部门还组织了多次检查，对SOP执行情况进行评估，对于未良好执行的科室进行再培训和考核，直至SOP得以良好执行。

（江波　胡新央　徐雯　阮邹荣）

108
临床研究药物：专库专管

临床研究药物是指Ⅰ、Ⅱ、Ⅲ、Ⅳ期药物临床试验（包括人体生物利用度或生物等效性试验）或科研项目中所使用的药物。多数药物是未上市的新药，使用对象是参与这些研究的受试者。药物在接收、储存、发放和使用过程中出现任何差错，都将可能对受试者的健康及试验进程造成影响。如何管理和使用临床研究药物是JCI评审对医疗机构管理医院用药和人体临床试验的重要评估项目。

• 标准出处 •

人体研究（HRP）6：医院把人体临床试验课题科研项目纳入本院质量和病人安全方案。

测量要素2：科研项目包括在医院有害物质管理、生物医学设备管理、药品管理等计划中。

药品管理和使用（MMU）1：医院的药物使用必须遵守相关的法律法规，并有效地管理医院用药，以满足病人的需要。

药品管理和使用（MMU）3：正确、安全地储存药物。

• 难点分析 •

★相比于常规药物，临床研究药物对储存和运输有更为严格的要求。如何确保临床研究药物在储存和运输过程中符合研究方案的要求？

★如何建立临床研究药物的信息追踪系统，确保药物自进入医疗机构后，到最后受试者使用或申办方回收销毁全过程均有相应记录？

★不同临床研究项目的药物使用方法各不相同，如何确保研究人员充分了解自己参与项目药物的使用？

• 制定标准和操作流程 •

统一管理

药物临床试验机构对医院所有临床研究药物进行统一管理。机构办公室负责药物的接收、储存、发放至各研究科室及药物回收至申办方；机构办公室在项目的不同时期对各研究科室的药物管理情况进行检查；各研究科室的研究人员负责与机构办公室的药物交接以及受试者的给药和用药教育。

中心药库

建立临床研究药物中心药库，根据药物不同的储存条件划分为常温区和冷藏区，设立专门的药物管理人员。

为确保临床研究药物的安全，不同项目的药物存放于独立带锁的药物储存柜；冷藏用冰箱均有上锁功能；未经授权，仅有药物管理人员能够出入药库；建立药库温湿度监控系统，常温区设置温湿度探头，冷藏区设置温度探头，实行24小时实时监控，对超范围情况能够第一时间通过手机通知药物管理人员；机构办公室对温湿度监控系统和冷藏冰箱每年进行维护和校准，每月初导出上一个月的温湿度监控数据；对于院内运输的冷藏药物，提供全程冷链运输和温度记录，确保药物在方案规定的范围内使用；机构办公室定期对中心药库的药物进行盘点，如有破损、丢失，应及时登记并上报申办方和主管领导；临床研究药物应严格按照方案要求分发给受试者，不得转交和转卖，不得作其他试验使用，更不得给非受试者使用。

交接流程

临床研究药物的接收：申办方通过物流或专人将药物运输至机构办公室，由机构药物管理人员对药物进行核对和入库，并填写药物接收记录。如有破损或缺失，需及时联系申办方进行退换，对温度有要求的药物，还需检查运输过程的温度记录，只有确认药物完好的情况下才能将药物接收进入中心药库。新一批次药物的接收还需申办方提供药检报告。

临床研究药物的领用和发放：各研究科室根据受试者访视情况向中心药房提出药物领用申请并填写手工处方单。研究人员和机构药物管理人员双方共同核对领用药物的相关信息（药物编号、规格、数量、批号、有效期等），经双方确认无误后在药物领用申请表上签字，并由研究人员将药物从机构办公室转运至研究科室。对温度有要求的药物，运输过程需在保温箱中进行，通过便携温度计记录运输过程的温度变化，并填写运输温度记录。研究人员负责将药物发放至受试者，要注意再次核对受试者和药物的信息（特别是受试者编号与药物编号一一对应的临床研究），记录相关信息并按研究方案进行用药教育。分发过的所有试验用药物必须有符合手续的处方或病历医嘱记录，以备查对。

临床研究药物的退回：研究人员要注意空瓶、空盒以及剩余药物的回收和记录，除非研究方案另有要求，不得将空瓶、空盒以及剩余药物作为医疗垃圾处理。研究人员定期需将空瓶、空盒以及剩余药物退回至中心药库，经双方共同核对后由中心药房接收。

临床研究药物的回收：申办方需定期或项目结束后对临床研究药物进行回收。

药物接收、领用、发放、退回、回收及温度记录均须在研究结束后作为原始资料归档，便于申办方稽查和药监管理部门核查。

（临床药物的接收、领用、发放、退回、回收等流程图见图1～图5）：

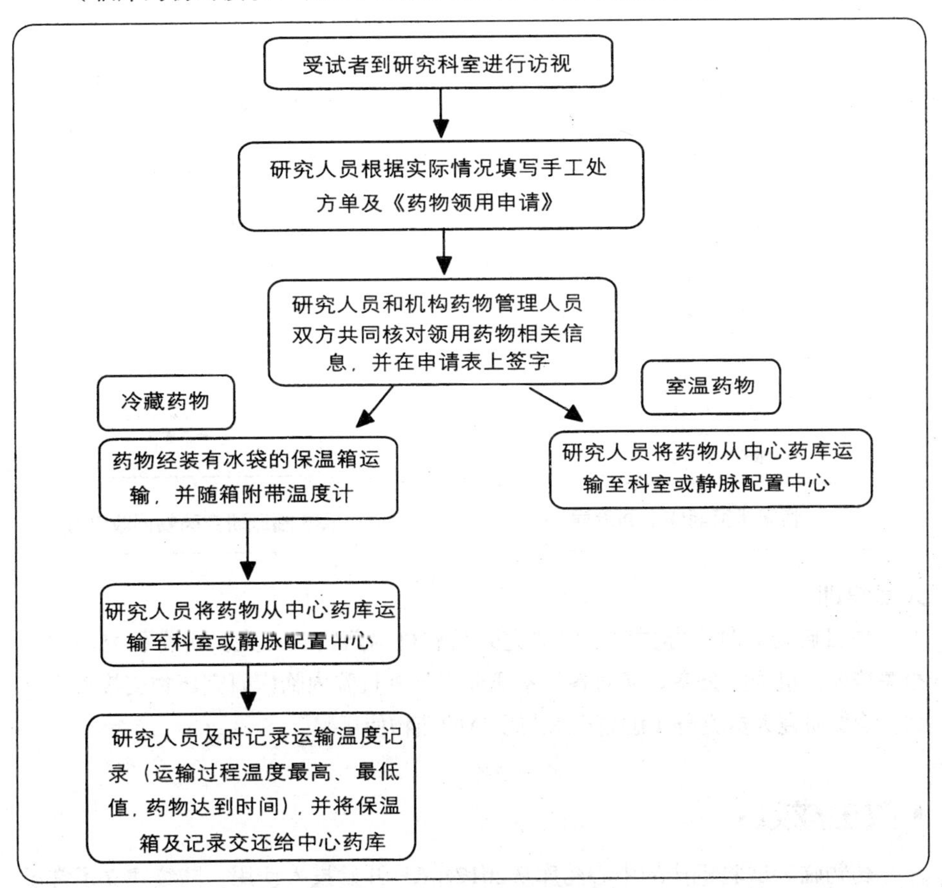

图1　临床研究药物接收流程

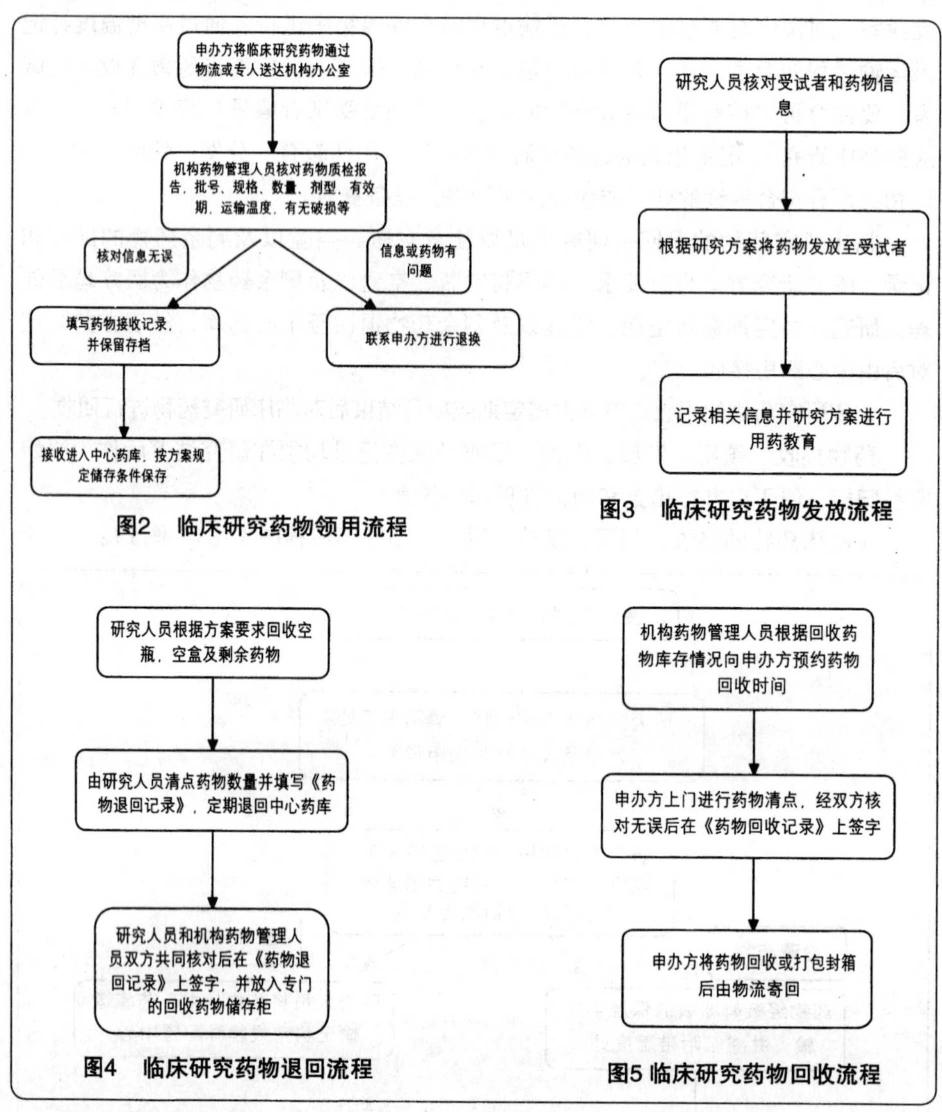

图2　临床研究药物领用流程

图3　临床研究药物发放流程

图4　临床研究药物退回流程

图5 临床研究药物回收流程

人员培训

项目启动会时申办方对科室研究人员和机构药物管理人员进行研究药物的相关培训，机构办公室定期对各科室研究人员进行院内临床研究药物交接流程培训，确保研究人员充分了解自己参与项目的药物使用。

• 改进成效 •

药物临床试验机构的中心药库从2012年6月开始投入使用，陆续建立了常温药物储存库、药物冷藏库、无线温湿度监控系统和电子药物数据库。2012年12

月，实现医院所有临床研究药物均进入中心药库管理，2013年1月，实现了所有冷藏药物全程冷链运输，确保了药物在运输过程中的安全。

• 招式点评 •

不同于常规药物，多数临床研究药物属于未上市的新药，申办方和项目方案对药物的管理有更为严格的要求。这就要求医院在管理临床研究药物时不仅要统一管理，确保受试者用药安全，还要根据项目方案的要求对不同的药物进行个性化管理。

根据试验药物管理制度，研究药物需要机构进行统一接收并存放于中心药库。但有些研究方案对药物的储存条件有特殊的规定（如每隔一分钟监测一次温度），并且为研究者提供了特定的冰箱和带有记忆功能的温度计（TT4温度计）等，而在中心药库不能实现方案要求的药物储存和监控条件。因此，在保证药物安全的前提下可适当采取个性化管理措施，如要求机构药物管理人员在药物到达时前往专业科室，会同科室研究人员一同接收药物，并在平时加强对该项目药物管理的检查等。

目前越来越多的国际多中心项目在接收药物时会要求药物管理人员登录相应的网站或拨打电话进行药物信息的登录，这需要机构药物管理人员根据不同的研究方案，采取不同的药物接收注册方式。

无论研究方案如何不同，试验药物的安全（储存安全、运输安全、使用安全）始终是临床研究药物管理的首要目标。

（陈金亮　徐雯　阮邹荣　胡新央）

109

临床研究如何知情同意

一位早期的肿瘤患者A兼有精神分裂症，精神科医生对其认知进行评估后，判定为具有部分认知能力。若现有一种治疗肿瘤疾病的临床III期试验药物经肿瘤科医生评估对治愈患者的肿瘤有很大的帮助。这位患者能否用这种治疗肿瘤的试验药物？若现有一种治疗精神类疾病的临床III期试验药物经精神科医生评估对改善患者的精神疾病有很大的帮助。这位患者能否用这种精神类的试验药物？

A患者能否作为受试者参加临床研究？如何参加临床研究？研究者如何制定知情同意书？如何告知受试者临床研究相关事宜、受试者的权利和义务，并让受试者签署知情同意书？

• 标准出处 •

人体研究（HRP）7：医院制定必要的政策和程序，在研究对象选择和研究过程中，告知和保护患者。

• 难点分析 •

★以人体为对象的临床研究项目中知情同意书的制定、内容、审核、告知及签署是一个很严谨的过程，如何全面、完整地做好上述各环节？

★弱势群体如儿童、认知障碍患者参加临床研究，和一般受试者不同，他们进行知情同意告知和签署应注意什么？

制定标准和操作流程

知情同意书设计法律依据

我院临床研究项目的知情同意书是根据《赫尔辛基宣言》、国际医学科学组织委员会（CIOMS）的“人体生物医学研究国际伦理指南”，国家食品药品监督管理局（SFDA）《药物临床试验质量管理规范》和《医疗器械临床试验规定》以及临床试验方案进行设计的。

在涉及人类受试者的医学研究中，既应当考虑自己国家关于涉及人类受试者研究的伦理、法律与管理规范和标准，也应当考虑相应的国际规范和标准。在研究知情同意书设计和获取的过程中须把握个体研究受试者的安全和健康必须优于其他所有利益的原则。

知情同意书内容及审核

1.“知情告知”内容

研究背景与研究目的（需详细说明研究方法及在国内外的现状和背景）；具体的程序和流程（研究起止时间和回访时间）；如果参加研究将需要做什么（包括预期参加研究持续时间，给予的治疗方案，告知受试者可能被分配到试验的不同组别，检查操作，需要受试者配合的事项）；根据已有的经验和试验结果推测受试者预期可能的受益；可能发生的风险与不便，以及出现与研究相关损害的医疗与补偿等费用；可替代的治疗措施（即如果不参加本研究，可以采取的替代方案）；个人资料有限保密问题；怎样获得更多的信息；自愿参与研究的原则，在试验的任何阶段有随时退出研究并且不会遭到歧视或报复，其医疗待遇与权益不受影响的权力；研究和知情同意书已经向伦理委员会报告，并通过审核获得批准；开展本临床研究的项目组联系人及联系方式、伦理咨询和投诉的联系方式等以保证随时回答受试者提出的疑问或响应受试者的要求。

2.“同意签字”内容

受试者声明已经阅读了有关研究资料，所有的疑问都得到满意的答复，完全理解有关医学研究的资料以及该研究可能产生的风险和受益；确认已有充足的时间进行考虑；知晓参加研究是自愿的，有权在任何时间退出本研究，而不会受到歧视或报复，医疗待遇与权益不会受到影响；同意伦理委员会或申办者查阅研究资料，表示自愿参加研究。

3.“知情同意书”的批准

在研究开始前，知情同意书应与研究方案一起提交给人体相关研究伦理委员会进行考虑、评论、指导和批准。临床研究项目在获得人体相关研究伦理委员会批准后才可开展。研究者在研究过程中必须向该委员会提供监测信息，尤其是有关任何严重不良事件的信息。若在研究过程中为保护受试者安全对知情同意书进行修正，仍需上报人体相关伦理委员会批准，方可起用新版本的知情同意书。

特殊责任人的知情同意签署

执行知情同意的研究者、受试者必须亲自签署知情同意书并注明日期。对无能力表达同意的受试者，应取得其法定监护人同意及签名并注明日期。临床科研项目负责人对签署的知情同意书审核后签字。临床研究项目知情同意书签署流程见图1。

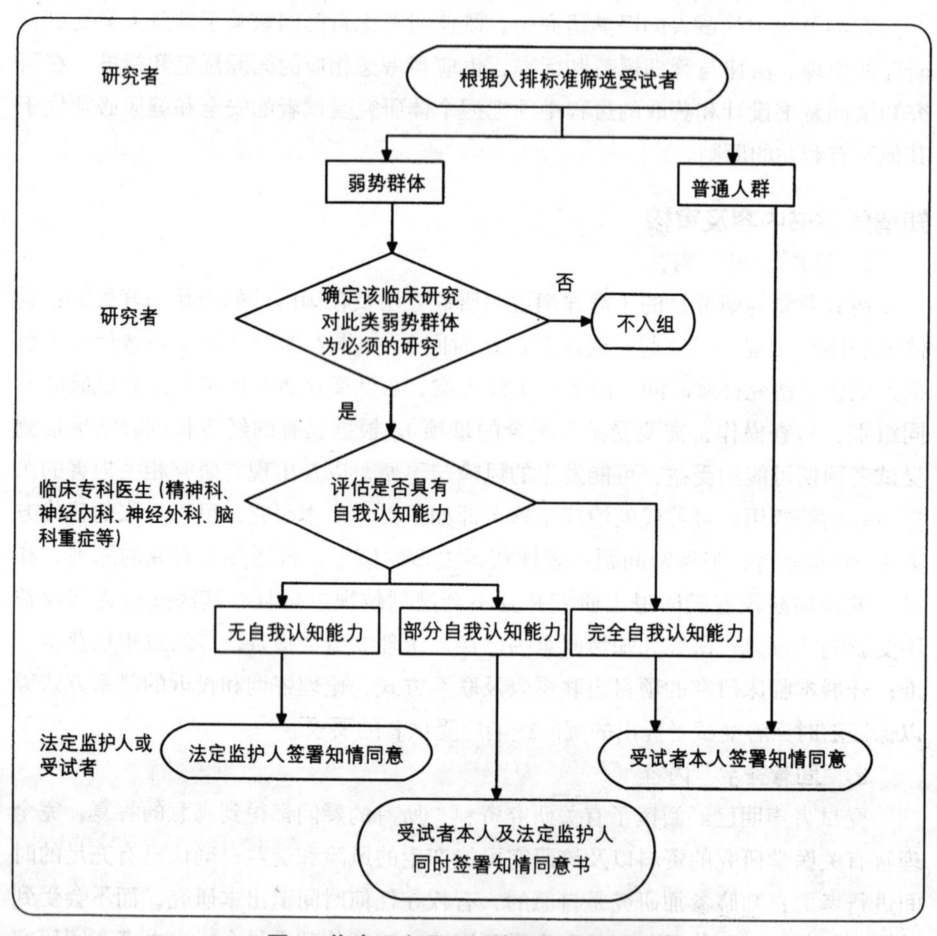

图1 临床研究项目知情同意书签署流程

精神障碍者原则上不作为受试者，除非该研究对于所代表人群的健康是必须的，而且不可能由具有法律及行为能力的个体来完成。这类知情同意应由临床专科医生（精神科、神经内科、神经外科、脑科重症等）对符合入选标准的精神障碍患者是否具有自我认知能力进行判断，并做出结论和签字，若精神障碍患者具备完全自我认知能力由受试对象本人签字并注明日期；若精神障碍患者具备部分自我认知能力，由受试者对象本人和法定监护人同时签字并注明日期；若该精神障碍患者不具有自我认知能力，则由受试对象的法定监护人签字并注明日期。

儿童原则上不能作为受试者，除非危重情况下或该研究的拟定适应证仅限于儿童，并必须征得其法定监护人签署的知情同意书；当儿童实际上能做出同意参加研究的决定时，还必须征得其本人同意。

在紧急情况下，无法取得本人及其合法代表的知情同意书，如缺乏已被证实有效的治疗方法，而研究药物有望挽救生命，恢复健康，或减轻病痛，可考虑作为受试者，但需要在研究方案和有关文件中清楚说明纳入这些对象的方法，并事先取得伦理委员会同意。

不能将囚犯、孕妇、智障和其他可能在经济或教育上处于劣势的个体作为研究对象，除非该医疗干预手段的适应证仅限于上述人群。

弱势群体必要时可以要求一些形式的监查，如伦理委员会委派代表在场观察，或考虑由一个中立的第三方来获取知情同意，将强迫或不正当影响的可能性降到最低。

我院规定本院职工自愿参加符合临床研究入排标准，且不是该项目的参与人员，则可作为受试者。

知情同意的沟通原则

研究者应用通俗易懂的语言，本着“完全告知”的原则，将知情同意书中的内容解释给受试者听。受试者在“充分理解”的基础上“自主选择”是否参加临床研究。在沟通过程中研究者有义务对受试者提出的临床研究相关问题进行解答。在参与临床研究过程中，受试者亦可以随时咨询，由研究人员给予解答，并将释疑过程记录在研究病历中。

• 典型案例 •

精神/认知障碍患者如何签署知情同意书

精神/认知障碍患者参加临床研究是弱势群体参加临床研究的一种。规范该类受试者知情同意书的获得是尊重他们意愿，保护他们健康权益的一种重要方式。

在开始研究程序之前，确认该临床研究对此类精神障碍患者是必须的，不能由认知正常的受试者参加。

由精神科医生依照精神状态自我认知能力评定来判断符合入选标准的精神障碍患者是否具有自我认知能力，并做出结论和签字。其他临床科室（如神经内科、神经外科、脑科重症等）医师评估其他意识障碍疾病受试者的意识状态。

依据受试者的意识状态评估结果，决定由受试对象、受试者和法定监护人，亦或受试者的法定监护人在充分理解、自主选择的基础上签署知情同意书并注明日期。

由此可以回答本文开头A患者能否参加临床研究，以及其知情同意书的获得应注意哪些要素。

A患者由于有精神类疾病，在我院受试者入选标准中，原则上不作为受试者，除非该研究对于所代表人群的健康是必须的，而且不可能由具有法律及行为能力的个体来完成。肿瘤药物可由精神正常的人作为临床试验的受试者，因此A患者不能作为受试者参加肿瘤药物临床试验。

而在我院的受试者人选标准中，精神类药物不可能由具有法律及行为能力的个体来完成。因此A患者能作为受试者参加精神类药物临床试验。作为受试者前，精神科医生已对其认知情况作了判断，按照我院认知障碍患者知情同意书告知标准操作流程，研究者需将临床研究的内容、对受试者的利弊、受试者权利和义务充分告知受试者本人和法定监护人，由受试者和法定监护人同时在知情同意书上签字并注明日期，方可参加临床研究。

• 招式点评 •

以人体为对象的临床研究项目中，知情同意书的制定、内容、审核、告知及签署是一个很严谨的过程，应严格遵循法律及伦理标准，以保护受试者安全和健康权益，确保研究者不受利益影响诱导受试者参与临床研究，完全告知研究的利与弊，让受试者充分理解、自主选择是否参加临床研究，并签署知情同意书。

人体相关研究伦理委员会应对全过程进行审核和监督。若在研究过程中为保护受试者安全对知情同意书进行修正，仍需上报人体相关伦理委员会批准，方可起用新版本的知情同意书。研究者在研究过程中和项目结束时必须向该委员会提供包括知情同意书签署情况的项目相关信息。

弱势群体如儿童、认知障碍患者参加临床研究，要和一般受试者区别对待，作为特殊责任人签署知情同意书。

（毛晨佳　胡新央　徐雯　楼洪刚）